"北大医学"研究生规划教材

口腔正畸学

主　　编　李巍然

副 主 编　谷　岩　胡　炜　韩　冰

编　　委　（按姓名汉语拼音排序，均来自北京大学口腔医院）

陈　贵　高雪梅　谷　岩　韩　冰

胡　炜　贾绮林　江久汇　姜若萍

李巍然　李小彤　刘　怡　柳大为

聂　琼　施　捷　孙燕楠　魏　松

许天民　寻春雷　周彦恒

编写秘书　刘晓默

U0197449

北京大学医学出版社

KOUQIANG ZHENGJIXUE

图书在版编目（CIP）数据

口腔正畸学 / 李巍然主编 . —北京：北京大学医学出版社，2023.6

ISBN 978-7-5659-2799-7

Ⅰ. ①口… Ⅱ. ①李… Ⅲ. ①口腔正畸学–研究生–教材 Ⅳ. ①R783.5

中国国家版本馆 CIP 数据核字（2023）第 006082 号

口腔正畸学

主 编：李巍然

出版发行：北京大学医学出版社

地 址：（100191）北京市海淀区学院路 38 号 北京大学医学部院内

电 话：发行部 010-82802230；图书邮购 010-82802495

网 址：http://www.pumpress.com.cn

E - m a i l：booksale@bjmu.edu.cn

印 刷：北京金康利印刷有限公司

经 销：新华书店

责任编辑：郭 颖 责任校对：靳新强 责任印制：李 啸

开 本：850 mm×1168 mm 1/16 印张：32.5 字数：930 千字

版 次：2023 年 6 月第 1 版 2023 年 6 月第 1 次印刷

书 号：ISBN 978-7-5659-2799-7

定 价：125.00 元

本书由

北京大学医学出版基金资助出版

前　言

口腔正畸学的发展历史已有 100 余年，作为医学领域中相对年轻的学科，其发展迅速、前景广阔。随着近几十年来，计算机技术的发展及新材料的不断出现，口腔正畸新型矫治器矫治技术不断涌现，新的矫治理念不断形成。口腔正畸学以错𬌗畸形为治疗对象，而错𬌗畸形是世界卫生组织定义的三大口腔疾病之一，在我国的患病率约为 68%。随着人民生活水平的不断提高，寻求错𬌗畸形治疗的患者数量日益增长，对口腔正畸医生的需求不断扩大。

口腔正畸学是一门兼具雄厚理论基础及精细临床操作的二级口腔学科，其长期以来的重点教学对象是处于口腔医学专业本科毕业后研究生阶段的医学生。口腔科医生需要经过 2~3 年系统的口腔正畸专业训练方能开展规范的正畸诊疗工作，而目前口腔正畸学的本科教材及各类正畸专著对于口腔正畸的专业研究生及规培生而言针对性不强，因此，出版一本具有针对性教学目标的教材迫在眉睫。

本教材凝练了北京大学口腔医院正畸教研室数十年来口腔正畸研究生教育教学的经验，是在多年的教学探索与改进中积淀而成的。其编写者均是教研室长期从事口腔正畸临床教学及研究生培养的资深教授，因此本教材凝结着众多北医前辈对口腔正畸专业研究生培养过程中的心血和智慧。

本教材内容分为基础篇、诊断篇、矫治技术篇、错𬌗畸形矫治篇和口腔正畸相关交叉学科篇五部分，从规范化培训入手，以临床胜任力为导向，着眼研究生及规培生口腔正畸完整理论体系的建立和实践能力的培养，力求为研究生及青年医生提供一本结合临床实践、系统全面且针对性强的参考书。教材内容具有鲜明的特色，在基础篇的生长发育章节，将生长发育与正畸治疗紧密结合，将生物力学结合临床治疗实际进行分析论述；在诊断篇数字化技术与口腔正畸展示了三维头影测量分析与重叠、数字牙𬌗模型测量与重叠以及三维面相的测量与重叠等新技术；在矫治技术篇中通过典型病例的深入解析，带领读者进一步体会治疗学理论及其临床应用。对于相关的临床操作内容，本教材中还加入了视频资料，以提高教学效果，更好地实现教学目标。

在临床医生的培养过程中，知识、理论、操作技能固然重要，但要成为好医生，其重要一课是对学生进行人文素养教育、医德教育，本教材的各章节中均设有贴近临床的拓展小故事，以此在潜移默化中实现育人目标。

本教材有幸获得北京大学的重点支持，纳入"北大医学"研究生规划教材系列，感谢北京大学医学出版社的支持和帮助。希望此书能成为口腔正畸专业医师培训的重要参考书，欢迎正畸研究生、青年医生及广大从事口腔正畸的医师对书中存在的不足予以批评指正。

李巍然

目　录

1

第一篇　基础篇

第一章

颌面生长发育与矫治时机的选择

◎ **学习目标**

基本目标

1. 掌握颌面部骨骼生长发育的基本知识。
2. 掌握颌骨三维方向的生长特征。
3. 掌握颌骨生长发育的预测方法。

发展目标

应用生长发育知识，判断颌骨三维方向不调的矫治时机。

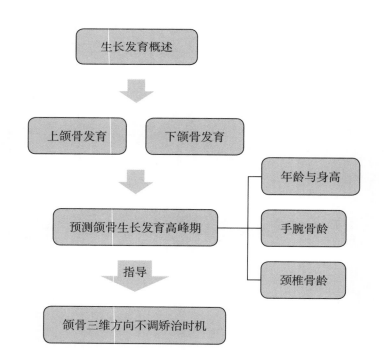

第一节　颌面部骨骼生长发育概述

颅、颌、面的生长发育知识是每一位口腔医生所应掌握的，是口腔正畸学的基础知识。错𬌗畸形的发生和发展与颅、颌、面的生长发育有着密切的关系。错𬌗畸形常是颅、颌、面生长发育过程中所形成的各种发育畸形的具体表现。颅、颌、面的生长发育出现异常时，又可促进错𬌗畸形的发展。因此，错𬌗畸形与颅、颌、面的生长发育是相互影响和相互制约的。在进行正畸治疗时，常需要考虑骨骼和牙𬌗的生长发育，利用其生长潜力，纠正一些错𬌗畸形。因此掌握和了解这方面的基本知识，有助于预防错𬌗畸形的发生和发展，并可对错𬌗畸形进行早期诊断和预后估计，从而不断提高正畸治疗效果。

一、生长期

这是生长发育中的一个重要概念。不同个体的生物钟是不同的，生物钟是指生物体生命活动的内在节律性。个体的生物钟有性别差异，这主要受遗传因素控制，也随营养、疾病等环境因素而有所变异。青春迸发期即青春期高峰具有重要意义，可对其他生长活动起参照作用（图 1-1）。

个体的生长发育通常用生物龄描述。生物龄包括年龄、骨龄、牙龄、智龄等。

（1）年龄：根据出生年月而定。

（2）骨龄：根据手腕骨的钙化程度或颈椎椎体形态变化而定。

（3）牙龄：根据牙齿的钙化及萌出数目而定。一般粗略地分为乳牙期、替牙期和恒牙期。

（4）智龄：根据个体智力成熟程度而定。

一般女孩的生长发育早于男孩。例如，女性的青春期牙齿钙化和腕骨钙化等均早于男性。生长发育时间的变异在青春期表现特别明显。某些青少年生长迅速，成熟早，可较快地完成生长；而有些青少年则生长较慢，每个人都要经历青春迸发期。但不同个体，其青春迸发期的时间是不同的，这在女孩中表现得比较明显。女孩月经初潮是性成熟的极好标志。而性成熟均伴随生长迸发期。图 1-2 分别显示了成熟早、成熟速度平均和成熟迟的女孩生长速度曲线。三者的生长显然是不同的。在 11 岁时，成熟早的女孩已越过其青春迸发期，而成熟迟的女孩甚至尚未开始快速生长。这就是生长变异现象。

由于上述原因，一般的年龄常常不是反映个体生长情况的良好指标，因此使用如前所述的其他生物龄势在必行，这可减少生长时间的变异，在估计个体生长发育方面是非常重要的。

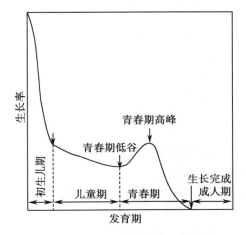

图 1-1　不同发育期的生长率不同

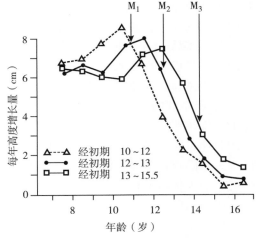

M₁：成熟早的经初期；M₂：成熟速度平均的经初期；M₃：成熟迟的经初期

图 1-2　成熟早、成熟速度平均和成熟迟的女孩生长速度曲线

二、颅面部生长发育的比例变化

颅面部以颅底平面（Na—Ba）为分界面，可分为颅部及面部两个部分。颅部及面部生长速度是不同的，新生儿及婴儿期颅骨较面部骨骼发育充分，此时头部外面观颅部宽大，面部相对短小。在出生时颅骨的发育已完成 60%~65%，2~3 岁时完成 85%。3~4 岁时脑部生长速度减慢，颅骨的生长速度也随之减缓。但是，此时面部骨骼持续生长，尤其是面部垂直向生长大于横向生长。初生婴儿面部高度仅占成人面部高度的 40%，5 岁时约占 77%；初生婴儿面部宽度占成人面部宽度的 63%，5 岁时约占 84%。因此，随着年龄的增长，面型会逐渐变长。

第二节　颌骨的生长发育

一、上颌骨的生长发育

（一）上颌骨三维方向的生长

上颌骨来自上颌突、侧鼻突和中鼻突。上颌骨包括前颌骨和上颌骨体。其体积增加是表面骨生长和骨缝骨沉积生长的结果。上颌骨部有 4 个骨缝，即额颌缝、颧颌缝、颞颧缝和翼腭缝（图 1-3），其生长可增加上颌的高度和长度。上颌骨沉积的最大量发生在上颌结节区，这可使牙弓向后增长。

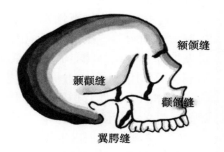

图 1-3　上颌骨的 4 个骨缝

1. 上颌骨长度的增长　上颌骨的长度增长有两个基本机制：①被动移位：由于颅底的生长而推动上颌骨向前移位生长；②上颌骨缝和上颌结节区及腭骨后缘的骨生长。上颌骨的被动移位在乳牙列时比较重，而当颅底软骨联合生长减慢时，其作用减弱。上颌骨长度在替牙期及恒牙期的增加主要来自骨缝的生长及上颌骨后缘的骨沉积。

2. 上颌宽度的增长　在腭盖正中缝处增生新骨、上颌骨颊侧面增生新骨，舌侧面吸收陈骨。左、右尖牙之间的宽度在 6~8 岁时迅速增加，到 12 岁时接近完成。左、右磨牙间宽度在 10~12 岁时几乎完成。因此轻度拥挤在替牙期间有可能自行调整；替牙期错𬌗畸形的矫治为了不妨碍上颌宽度的发育，如果设计可摘矫治器，则不宜让患者戴得时间过久。

3. 上颌骨高度的增长　上颌窦的发育增加了上颌骨的高度。在腭盖和牙槽突表面增生新骨的同时，在鼻腔底面吸收骨质，则腭盖和牙槽突逐渐下降，鼻腔也随之向下扩展，因牙槽突增长的速度大于腭盖，而使腭穹隆逐渐升高。

4. 腭中缝的生长发育　腭中缝是上颌腭部的解剖结构，在婴幼儿时期未闭合，中央充满未骨化的结缔组织。随着全身的生长发育，颅面部骨不断生长发育成熟、骨化程度增加，腭中缝结缔组织骨化，腭中缝逐渐闭合。对人头骨标本的观察研究显示，人上颌腭中缝骨化闭合情况的个体间生理年龄存在差异。Persson 等学者的研究显示，腭中缝骨化闭合起始时间与骨骼生长发育相关性较强。人体各部位骨骼生长发育速度存在差异，因此，评估上颌腭中缝生长发育最有说服力的证据来自对腭中缝区域的直接观察。组织学研究结果是局部形态学观察研究的金标准，但进行人体活体腭中缝区域组织学研究于伦理和实际操作都并不现实。腭中缝的生长发育是连续过程，骨化闭合自后部向前部进行。锥形线束计算机断层扫描（cone-beam computed tomography，CBCT）是目前广泛使用的影像学检查方法之一，对硬组织的观察较有优势，不存在二维平片的结构重叠干扰问题，获得的信息较全面，因此有国外研究者采用 CBCT 对腭中缝区域进行探索性形态学研究，CBCT 可以获得观察区域的三维形态信息并归纳总结为典型形态特征。腭中缝发育成熟与骨化的程度是影响扩弓时机选择的重要因素，如何有效评估腭中缝生长发育骨化程度并进行时期分类以把握扩弓时机，是临床正畸需要解决的重要问题。

北京大学口腔医院正畸科课题组收集了 1076 例中国人群样本进行 CBCT，观察总结水平位有阶段意义的形态特征，将腭中缝连续的骨化闭合过程划分为 5 期，初步建立了中国人群腭中缝生长发育过程中的形态学分期方法（MPS1 ~ MPS5），其特征见表 1-1 和图 1-4。

表 1-1　中国人群腭中缝形态学分期方法特征归纳表（水平位）

分期	低密度区	过渡区	高密度区
1	1. 腭中缝全长 2. 软组织密度影像 3. 外界较平直 4. 前向后逐渐缩窄	1. 低密度区外侧 2. 软骨组织密度影像 3. 内界平直，外界波浪状	1. 过渡区外侧 2. 骨组织密度影像 3. 内界波浪状
2	1. 外界波浪状 2. 前向后逐渐缩窄 * 后部为 2 期特征，而前部为 1 期特征者划入 2 期	1. 宽度基本不变 2. 内外界均为波浪状	与 1 期相同
3	1. 外界波浪状，与高密度区相邻 2. 前向后逐渐缩窄 * 后部为 3 期特征，而前部为 2 期特征者划入 3 期	消失	内界波浪状
4	基本消失 * 4s1：后部（未超过后 1/2）为 4 期特征，而前部（超过前 1/2）为 3 期特征 * 4s2：后部（超过后 1/2）为 4 期特征，而前部（未超过前 1/2）为 3 期特征	消失	双侧隔以短波浪或点状不连续界线
5	消失 * 后部为 5 期特征，而前部为 4 期特征者划入 5 期		双侧融合

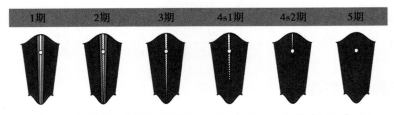

图 1-4　腭中缝生长发育过程的形态变化分期法各期特征示意图

（二）上颌骨的旋转

生长旋转是指颌骨在生长发育过程中，以颌骨某一部位为中心，发生向前或向后的生长移动。这种生长移动有内外旋转和前后旋转之分。

（1）内旋转（internal rotation）：旋转发生在颌骨中心。

（2）外旋转（external rotation）：颌骨表面改建所致的旋转。

（3）前旋转（forward rotation）：颌骨的后部生长较前部多，颌骨为向前旋转。

（4）后旋转（backward rotation）：颌骨的前部生长较后部多，颌骨为向后旋转。

上颌内旋转时，在鼻面有不同程度的骨吸收，在腭平面及腭的前后部均有不同程度的骨沉积，还存在上颌切牙和磨牙的萌出。这些骨的表面变化就是上颌骨的外旋转。多数情况下，内旋转和外旋转方向相反、量相等，即为等量反向旋转。因为旋转抵消，上颌轴（以腭平面表示）为零。但有时也会出现内、外旋转不平衡，引起上颌腭平面的轻微变化。

（三）上颌骨的稳定结构

1. 头颅侧位片上的稳定结构　Björk 以种植体重叠分析生长发育过程中上颌骨解剖结构稳定性发现，上颌骨在头颅侧位片上没有非常稳定的结构，但腭骨的鼻侧（即鼻底）存在着不断进行的骨质吸收，在口腔侧（腭侧）除了上部的眶底和最下部的嵴突（key ridge）生长改形不显著，即上颌骨颧突前部相对而言稳定，但后部随生长发育有持续的改建重塑。因此 Björk 认为可以采用上颌骨内部相对稳定的部位作为重叠的依据，即重叠上颌骨嵴突前缘，使腭部鼻腔侧骨吸收量与眶下缘骨沉积量相等，这是普遍认为可靠的上颌骨重叠方法。然而 Björk 结构法对头颅侧位片的质量要求高，在临床中并不实用。

2. 上颌数字化牙颌模型的稳定结构　在上颌模型稳定结构的研究中，腭皱一直是学者研究的焦点。腭皱是上颌模型特有的解剖结构，通常左右各 2～5 条。根据腭皱的长度，可以分为初级腭皱（>5 mm）、次级腭皱（3～5 mm）和片段式腭皱（<3 mm）。通常硬腭前部左右侧各有 3 条初级或次级腭皱，由前往后，分别称为第一腭皱、第二腭皱和第三腭皱。各条腭皱接近正中腭平面的一端称为近心端，远离正中腭平面的一端称为远心端。

生长发育过程中，腭皱是随着生长发育变化的，但变化量不大，因此当观察时间较短时，腭皱可以视为相对稳定并用于上颌数字化牙𬌗模型重叠的参考区域。成人正畸拔牙矫治过程中，大范围牙齿移动会明显改变腭皱的形态，但是学者们普遍认为第三腭皱的近心端是稳定的。北京大学口腔医院正畸科课题组利用金属微螺钉，探索了拔除上颌第一双尖牙强支抗成人患者上颌模型在正畸治疗前后的稳定结构。该研究使用了 3 颗不加力的微螺钉作为参照，研究了前牙最大量内收的患者上颌腭部的稳定结构，以 0.5 mm 变化为稳定标准，确定了成人拔牙治疗前后上颌的稳定结构为：第三腭皱内 2/3 及其远中局部腭穹隆，这个区域基本位于腭部的正中，距离发生牙齿移动的位置最远。

3. CBCT 上的稳定结构　目前尚未有用于上颌骨在 CBCT 上稳定结构重叠的金标准。有研究根据头颅侧位片上上颌骨稳定结构的研究结果，提出用于生长发育期患者的两种体素法重叠的上颌骨参考区域，其中 MAX 区定义为：下界为牙槽突平面，上界为通过两侧眶点所在平面，后界为第二磨牙远中面的切面，外界为双侧颧突过眶点连线所在平面内的上颌骨区域。PIZ 区定义为：上、下、外界与 MAX 区相同，前界为尖牙远中面的切面，后界为第一磨牙远中面的切面内的上颌骨区域，结果发现两个区域用来配准都具有较高的可靠性，但仍缺乏对重叠后准确性的评价。

二、下颌骨的生长发育

（一）下颌骨各功能单元的生长发育

1. 髁突的生长　以往研究曾认为髁突是下颌骨生长的主要中心，即所谓的生长中心理论。但从软骨结构上看，髁突软骨与骺板软骨不同，是继发性软骨，其功能是引发局部的适应性生长。从动物实验看，髁突切除后，下颌骨仍然有一定的生长。因此越来越多的观点认为，下颌骨髁突的继发性软骨并非下颌骨生长的调控中心。髁突软骨作为一种特殊的无血管组织，间歇性的压力可以影响髁突的生长，后者对下颌升支生长贡献更大，而对下颌骨长度的增长作用有限。

2. 升支和下颌体的生长　下颌升支的生长主要表现在升支后缘和上部产生最大的骨沉积，由此增加下颌垂直向和前后向的高度和长度。最明显的骨吸收区发生在升支前缘，这对于下颌牙弓长度增加是至关重要的。研究表明，在 7～16 岁期间，下颌升支高度每年增加 1～2 mm。下颌体下面很少有骨基质沉积。下颌骨体长每年增加 2～3 mm。

3. 下颌角的生长　出生时下颌升支短，下颌角钝。当咀嚼功能开始时，下颌角逐渐变锐。但当牙齿完全脱落时，牙槽突吸收，下颌角亦随之变钝。这表明下颌角的形态与肌肉功能的关系密切。Björk 发现髁突垂直生长明显时，下颌角趋于变锐，下磨牙趋于较近中萌出。当髁突向前生长较显著时，则下颌角增加，且下磨牙趋于较远中萌出，下颌角的大小与下颌骨的形态密切相关，而后者与骨性错𬌗畸形早期治疗的预后评估密切相关。

4. 颏部的生长　颏部随年龄而改变其形状，特别是在第二性征出现时，其变化更为显著。然而颏部外形的突出并非自身骨沉积的生长。颏部是骨生长不反应区，仅有较少的骨沉积。其突出主要是由于下颌体后部骨生长增加下颌长度，升支后缘和髁突软骨生长增加下颌长度和高度，而使下颌骨整体向前、向下移位，颏部亦随之向前、向下移位，同时颏上区是骨吸收区，牙槽部的骨吸收使颏外形凸现出来。

综上所述，下颌的生长即下颌骨向下、向前移位，反应性向上、向后生长，以保持与颅骨的联系。

（二）下颌骨的旋转生长

下颌骨的生长旋转是因为前后面高生长不协调所致。面后高生长大于面前高生长时，产生下颌前旋转；面前高生长大于面后高生长时，产生下颌后旋转。面前高的生长取决于咀嚼肌、舌骨上肌群及相关筋膜的生长。面后高的生长取决于髁突生长的垂直分量和蝶枕联合生长。随着颈椎的生长，头垂直伸长。头胸肌前膜链生长、拉伸，促使下颌骨和舌骨的生长，使面前高增加。正是由于存在这些生长的不平衡，才出现了下颌骨的旋转。

下颌切牙的萌出方向是向上、向前，正常的下颌内旋转使下颌前部向上，这种旋转改变了下切牙的萌出道，使牙齿后移。内旋转时，直立切牙，下磨牙近中移动，会使下牙弓长度缩短（图 1-5）。因为下颌前旋转较上颌骨为大，因此下牙弓较上牙弓容易出现牙弓缩短，使牙列拥挤。可以说，下颌骨的旋转常是造成下颌牙列前部牙弓拥挤的一个因素。

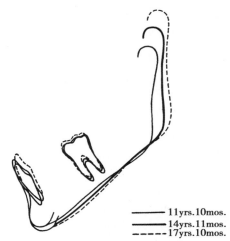

———— 11yrs.10mos.
──── 14yrs.11mos.
------- 17yrs.10mos.

图 1-5　下颌骨旋转与切牙的位置关系

（三）下颌骨的稳定结构

1. 头颅侧位片上的二维稳定结构　Björk 的种植体研究表明，下颌骨下缘并不稳定，而下牙槽神经管、牙冠开始矿化而牙根尚未开始发育的第三磨牙牙胚、下颌正中联合及其下缘内侧骨皮质是下颌的相对稳定结构。因此 Björk 提出了一种替代种植钉重叠法的下颌重叠法：通过重叠 5 个结构，分别是颏顶部、正中联合舌侧骨皮质、正中联合内部骨小梁、下牙槽神经管的细微结构、牙冠开始矿化但牙根尚未开始发育的第三磨牙牙胚，来实现下颌骨的重叠。

2. CBCT 下颌骨三维稳定结构　既往研究表明，以往 Björk 通过种植钉重叠在二维头颅侧位片上找到的稳定结构并不适用于 CBCT 图像的三维重叠。以往的 CBCT 研究认为下颌骨体部，即下颌根尖下对应平面为上界、下颌骨下缘为下界的下颌体部区域是生长发育过程中的相对稳定区域。也有学者直接应用正中联合骨质和下颌下缘骨皮质形态做最大区域匹配进行重叠。北京大学口腔医院正畸科课题组分析青春期患者在平均生长期为 4.6 年的 CBCT 结果，发现在生长发育过程中，CBCT 图像上的稳定标志点包括下颌联合内侧骨皮质的后部曲线最深点（C 点）、C 点与颏前点连线与下颌联合内侧骨皮质前缘的交点（D 点）、下颌联合内侧骨皮质最低点（E 点）及颏孔点（MF 点），这些坐标可用于下颌骨区域重叠。

3. 下颌模型上的稳定结构　有研究发现，以双侧下颌隆突重叠下颌模型，因其误差小而被视为可参照的稳定结构。但是巨大下颌隆突的发生率并不高，使这一结构作为重叠参考区在临床的应用受到限制。下颌内斜线也可作为一个稳定区域，但其特征并不明显，需要取功能性印膜才能清晰显示。

第三节　颌骨生长发育的预测

一、生长发育高峰期的概念

从生长发育的角度而言，青春迸发期是指生长速度加快，并且达到最大值，随后生长速度减慢的一个阶段。这是生长发育中的另一重要概念。不同个体的生物钟是不同的。这主要受遗传因素控制，也随营养、疾病等环境因素而有所变异。对于每一个个体，生长发育高峰的开始年龄和持续时间不尽相同，在青春迸发期内，人体骨骼、肌肉发生一系列显著的变化。学者们感兴趣的是，何时生长过程进入加速时期，例如青春迸发期，何时生长停止，生长最快的年龄——青春迸发期具有重要意义，可对其他生长活动起参照作用。

二、预测方法

（一）年龄与身高

一般而言，女孩生长发育高峰从 10.0 岁开始，在 14.7 岁结束；而男孩生长发育高峰从 12.1 岁开始，在 17 岁结束。身高变化速度的高峰出现在生长发育高峰开始后的第 2 年，即女孩为 12 岁，男孩为 14.1 岁。女孩生长发育期在 17.5 岁结束，而男孩则在 19.2 岁结束。不同个体生长发育高峰期开始的年龄、持续时间及生长速度具有较大差异，因此年龄不能作为研究生长发育的指标。

以往许多研究曾指出，颌面部的生长发育高峰期与身高的增长高峰有密切关系。尽管如此，事实上对于临床工作者而言，个体身高纵向变化资料记录多数不够完备，很难凭借身高的变化预测生长发育高峰的开始。

（二）骨龄与生长发育阶段

1. 手腕骨龄　骨骼定性改变的估计提供了一个分析儿童成熟率的方法。这种估计通常是借助手腕骨 X 线检查取得的，也可根据身体其他部分的情况来确定。Fishman 提出了 11 个手腕骨骨骼成熟指标，根据骨骺闭合程度、骨化中心的数目、骨骺的关节边缘结构和腕骨关节表面的改形来确定骨龄（图 1-6）。因此，通过比较患者手腕骨 X 线片和系列标准手腕骨 X 线片可确定患者骨龄。

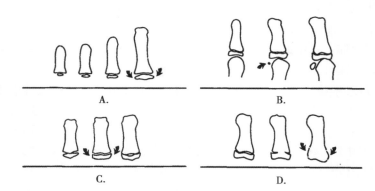

图 1-6（1）　四阶段骨成熟指标
A. 骨骺骨干等宽　B. 籽骨出现骨化　C. 骨骺呈帽状　D. 骨骺融合

成熟评价系统（SMA）分为 4 期，即高峰前加速期、高峰期、高峰后减速期和生长结束期，具体如下：

（1）高峰前加速期（骨骺与骨干等宽 SMI 1 ~ 3）

第三指近节指骨（SMI 1），

第三指中节指骨（SMI 2），

第五指中节指骨（SMI 3），

（2）高峰期（骨化、骨骺形成骺帽 SMI 4～7）

籽骨骨化（SMI 4），

第三指远节指骨骨骺形成骺帽（SMI 5），

第三指中节指骨骨骺形成骺帽（SMI 6），

第五指中节指骨骨骺形成骺帽（SMI 7），

（3）高峰后减速期（骨骺与骨干融合 SMI 8～9）

第三指远节指骨（SMI 8），

第三指近节指骨（SMI 9），

（4）生长结束期（骨骺与骨干融合 SMI 10～11）

第三指中节指骨（SMI 10），

桡骨（SMI 11）。

　　女孩的骨骼成熟要快于男孩。男女在出生时很少有不同；在儿童时期和青春期，其性别差异增加；到了青年期，其差异又减小。如果孩子的成熟水平正处于两个标准手腕骨 X 线片之间，则其骨龄可取两标准之间的中位数。

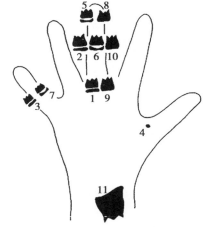

1. 第三指近节指骨骺骨干等宽；2. 第三指中节指骨骺骨干等宽；3. 第五指中节指骨骺骨干等宽；4. 籽骨骨化；5. 第三指远节指骨骺形成骺帽；6. 第三指中节指骨骺形成骺帽；7. 第五指中节指骨骺形成骺帽；8. 第三指远节指骨骺融合；9. 第三指近节指骨骺融合；10. 第三指中节指骨骺融合；11. 桡骨骺融合

图 1-6（2）　Fishman 氏（SMIs）骨骼成熟指标

2. 颈椎骨龄

（1）传统颈椎骨龄法：正畸临床中常用手腕骨来评价骨龄，手腕骨龄虽然准确，但其最大的缺点是除了正畸患者常规拍照的头颅侧位片外，还需加拍手腕骨 X 线片，故会增加患者 X 线辐射量及经济支出。而颈椎骨在正畸患者常规拍摄的头颅侧位片中就清晰可见，其大小和形态随年龄增长呈规律性改变，因此采用颈椎骨形态变化作为骨龄指标来判断儿童生长发育的状况，越来越受到学者的关注。

　　纵向研究结果表明，颈椎形态变化与下颌骨生长发育所处阶段及生长发育潜力密切相关，且与身高的生长高峰一致，说明颈椎法可以预测下颌骨生长发育高峰。即通过头颅侧位片上的颈椎影像观察颈椎形态变化，继而确定个体所处生长发育阶段，并且头颅侧位片是正畸治疗中需要常规拍摄的 X 线片，无需额外拍摄手腕骨片，因此越来越多的学者提倡以颈椎分析法确定个体生长发育阶段。Lamparski、O'Reilly 和 Yanniello 等学者通过研究第 2～6 节颈椎形态学变化与下颌骨生长变化的关系，提出以分析颈椎形态预测生长发育的阶段，即传统的颈椎分析法（图 1-7）。

　　（2）改良颈椎骨龄法：临床工作者经常需要从某一张头颅侧位片评估患者所处的生长发育阶段，同时在拍照头颅侧位片时，由于照射视野的限制，往往不能显示第 5、6 节颈椎影像。

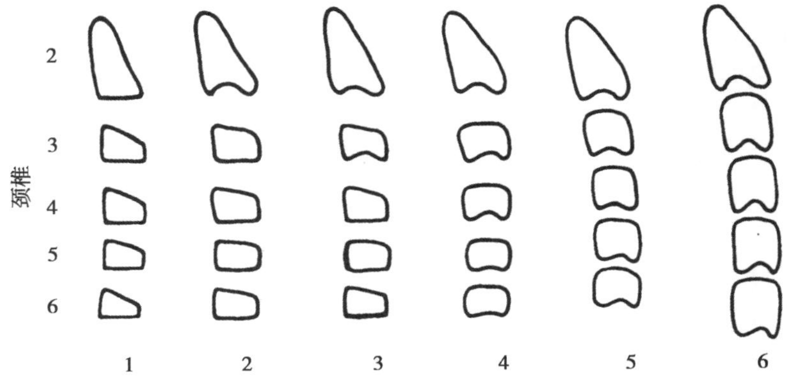

颈椎　2　3　4　5　6

1　2　3　4　5　6

图 1-7　传统的颈椎分析法

Baccetti 等学者于 2002 年在传统颈椎法的基础上提出了改良颈椎法，其优点是利用头颅侧位片上较为清晰且不受照射视野限制的第 2、3、4 节颈椎形态变化来判断生长发育阶段，并将生长发育划分成 CVMS Ⅰ～Ⅴ共 5 个阶段。2005 年，Baccetti 等学者将改良颈椎法的 5 个阶段扩展至 6 个阶段，这就是目前临床上最常使用的颈椎法。具体描述如图 1-8 所示。

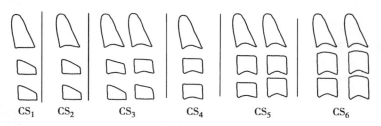

图 1-8　改良颈椎分析法

CS_1：第 2～4 节颈椎椎体下缘平坦，第 3、4 节椎体呈梯形。表明生长发育高峰最快在此 2 年后出现。

CS_2：第 2 节颈椎椎体下缘略凹陷，第 3、4 节椎体呈梯形。表明生长发育高峰在此 1 年后出现。

CS_3：第 2、3 节颈椎椎体下缘凹陷，第 3、4 节椎体呈梯形或水平向呈长方形。表明此阶段出现生长发育高峰。

CS_4：第 2～4 节颈椎椎体下缘凹陷，第 3、4 节椎体水平向呈长方形。表明生长发育高峰在此阶段结束或在此阶段前的 1 年内已经结束。

CS_5：第 2～4 节颈椎椎体下缘凹陷，第 3、4 节椎体至少有 1 个呈正方形。表明生长发育高峰在此阶段 1 年前结束。

CS_6：第 2～4 节颈椎椎体下缘凹陷，第 3、4 节椎体至少有一个垂直向呈长方形。表明生长发育高峰至少在此 2 年前结束。

（3）QCVM 颈椎骨龄定量分期法：陈莉莉、许天民、林久祥教授等采用北京大学口腔颅面生长发育研究中心收集的、8～18 岁正常颌青少年混合纵向资料（这也是目前国内国际样本量最多、跟踪随访时间最长的临床纵向资料之一），以 Fishman 手腕骨龄分期法（SMI）为金标准，分为 11 组（SMI 1～11）；同时，选取头颅侧位片上第 2～4 段颈椎的 42 个颈椎参数，运用非参数曲线拟合分析法与 SMI 1～11 进行相关性分析，找出了与颈椎骨龄关系最为密切、影响最为突出的 3 个指标参数，分别是 H4/W4（第 4 颈椎高度与宽度之比）、AH3/PH3（第 3 颈椎前面高与后面高之比）、狢2（第 2 颈椎底角），并于 2008 年提出了颈椎骨龄定量分期法（quantitative cervical vertebral maturation，QCVM）（图 1-9）。

QCVM 分期法具有以下 4 期：

QCVM Ⅰ（高峰前期或加速期）；

QCVM Ⅱ（高峰期）；

QCVM Ⅲ（高峰后期或减速期）；

QCVM Ⅳ（结束期）。

具体计算公式如下：

颈椎骨龄 =-4.13+3.57×H4/W4+4.07×AH3/PH3+0.03×狢2

QCVM Ⅰ：QCVMS＜1.7404；

QCVM Ⅱ：1.7404＜QCVMS＜2.623；

QCVM Ⅲ：2.623＜QCVMS＜3.5199；

QCVM Ⅳ：QCVMS＜3.5199。

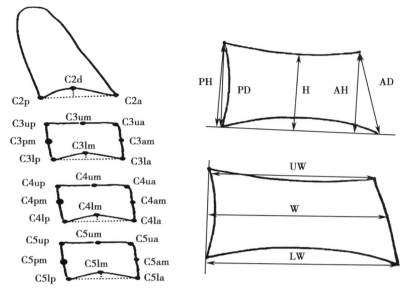

图 1-9　颈椎标志点及颈椎参数示意图

（引自 Chen LL，Xu TM，Jiang JH，et al. Am J Orthod Dentofacial Orthop. 2008；134: 720.e1-e7.）

　　临床应用时，先测得患者 X 线头颅侧位片颈椎的 H4/W4、AH/PH3 及殆2 这 3 个参数的数值，代入上述的颈椎骨龄公式，即可确定患者所处的生长发育阶段，预测生长发育高峰期，估算生长发育完成百分比，从而确定青少年患者的最佳矫治时机。

　　3. 颈椎骨龄与腭中缝分期的相关性　目前腭中缝生长发育状态与颈椎骨龄关系的研究较少。以往有学者研究颈椎骨龄与上颌快速扩弓疗效的关系，将样本分为早期扩弓组（CS1 ~ 3 期）与晚期扩弓组（CS4 ~ 6 期），分别测量其扩弓疗效，结果显示，早期组较晚期组的骨性扩弓效应更多。但该研究未明确组间腭中缝骨化闭合程度差异。Angelieri 等学者基于 140 例样本建立其腭中缝形态学分期方法，并研究该方法与颈椎骨龄的相关性，发现诊断效能最强的三组 CS—腭中缝形态学分期配对：（CS1-2）—（A-B），CS3—C，CS5—（D-E）。这些研究结果表明，若无 CBCT 检查结果，可凭颈椎骨龄进行预测，但颈椎骨龄处于生长发育高峰后期者（CS4 ~ 5 期），对其评估腭中缝骨化闭合状态时最好加拍 CBCT，因为 CS5 期者中有 13.5% 仍处于腭中缝形态学分期 C 期，传统牙支持式上颌快速扩弓仍有可行性。

　　北京大学口腔医院正畸科课题组基于中国人群 1076 例样本的研究表明，颈椎骨龄 CS4 期者占比最大的是 MPS3 期（31.2%）与 4s1 期（46.6%），二者占比相近。而 CS3 期者中，占比最大的是 MPS3 期（57.7%），4s1 期占比明显减小（13.5%）。从生长发育高峰期（CS3 期）到高峰后期（CS4 期），很多个体腭中缝由未开始到开始骨化闭合。高峰后期（CS4 期）者腭中缝骨化闭合程度的不确定性较大，应于扩弓前加拍 CBCT，以明确腭中缝骨化闭合状态。

　　上述研究结果也印证了人体不同部位骨骼生长发育速度不同，以颈椎骨龄分期评估腭中缝，并非各期对应，仅部分时期的参考意义较强。对于腭中缝形态学分期与颈椎骨龄相关性分析的结论为：①诊断效能最强的配对：CS6—MPS5，CS5—MPS4s2，CS1—MPS1，CS4—MPS4s1，CS2—MPS1，CS3—MPS3。②处于 CS4 的传统牙支持式上颌快速扩弓者有必要加拍治疗前 CBCT，以明确腭中缝骨化闭合状态。

第四节 上颌宽度不调的矫治时机

一、正常骀牙弓的纵向生长变化

对于未经治疗个体上颌牙弓宽度变化进行纵向研究，结果发现 7 ~ 15 岁青少年上颌牙弓宽度（即双侧上颌第一恒磨牙腭侧宽度）平均增加 2.6 mm（表 1-2）。进一步将这些未经治疗个体按照最初的牙弓宽度分为 3 组：最初牙弓宽度＜31 mm（最窄）组、最初牙弓宽度 31 ~ 35 mm（中间）组和最初牙弓宽度＞35 mm（最宽）组，则各组牙弓宽度变化分别为 +3.3 mm、+2.5 mm 和 +1.7 mm（表 1-3）。尽管最窄组个体 7 ~ 15 岁牙弓宽度增长最多，但是与密歇根大学生长发育中心以往的研究资料相比，此时牙弓宽度与牙弓严重拥挤组牙弓宽度均值相似，而与正常骀组相差 5 mm。这一结果提示：如果替牙期患者牙弓宽度小于 31 mm，其牙弓宽度很难仅依靠生长发育达到正常值，因此扩弓是十分必要的。

表 1-2 7 ~ 15 岁青少年牙弓宽度纵向变化

年龄	均值（mm）	标准差（mm）	年龄	均值（mm）	标准差（mm）
7	32.7	1.4	12	35.2	1.4
8	33.2	1.5	13	35.4	1.5
9	33.2	1.4	14	35.2	1.4
10	33.7	1.5	15	35.3	1.4
11	34.5	1.4			

*7 ~ 15 岁青少年牙弓宽度平均增加 2.6 mm。

表 1-3 7 ~ 15 岁青少年牙弓宽度纵向变化

年龄	最初牙弓宽度 <31 mm		最初牙弓宽度 31 ~ 35 mm		最初牙弓宽度 >35 mm	
	均值（mm）	标准差（mm）	均值（mm）	标准差（mm）	均值（mm）	标准差（mm）
7	28.9	1.3	32.8	0.9	36.5	1.2
8	29.3	1.1	33.1	1.1	37.1	1.2
9	30.0	1.1	33.6	1.3	37.4	1.1
10	30.3	1.4	34.0	1.4	37.5	1.1
11	30.4	1.6	34.3	1.7	37.5	0.9
12	30.9	1.3	34.5	2.1	37.5	1.2
13	31.4	1.4	34.7	1.6	37.5	1.6
14	31.7	1.6	35.0	1.6	37.8	1.6
15	32.2	1.4	35.3	1.9	38.2	1.9

二、上颌宽度不调的矫治时机

北京大学口腔医院正畸科课题组通过采用以 Gini 系数为评估指标的决策树分析方法及 Spearman

相关系数检验与诊断试验的分析方法，研究腭中缝分期方法与现在常用改良颈椎分析法各个分期的相关关系，以及颈椎分期对腭中缝生长发育过程骨化闭合程度的预测能力。结果提示：①诊断效能最强的改良颈椎骨龄分期（CS）—腭中缝形态学分期（MPS）配对为：CS6—MPS5，CS5—MPS4s2，CS1—MPS1，CS4—MPS4s1，CS2—MPS1，CS3—MPS3。②处于CS4的需采用传统牙支持式上颌快速扩弓者，有必要加拍治疗前CBCT以明确腭中缝骨化闭合状态。

上颌骨宽度不调可导致后牙反𬌗、上颌牙列拥挤及微笑时颊廊过宽等。传统牙支持式上颌快速扩弓是正畸治疗上颌骨宽度不调常用的方法。以往研究表明，年龄越小，上颌扩弓的骨性效果越大，牙齿的颊倾越小。腭中缝发育成熟与骨化程度是传统牙支持式上颌快速扩弓时机选择的重要影响因素。根据北京大学口腔医院正畸科课题组的研究结果，颈椎骨龄在CS1～3期者，绝大多数个体腭中缝尚处于未融合阶段，因此采用传统牙支持式上颌快速扩弓装置，骨性扩弓效果较好。

上颌扩弓后不仅可以矫治后牙反𬌗，同时也可以为牙齿排列提供间隙。根据密歇根大学生长发育中心的长期纵向研究表明，乳牙列的单侧后牙反𬌗，如果不能得到及时的矫治，经历生长发育高峰期后，即达到CS4期，双侧下颌升支不调的程度越发严重，最终导致面部不对称的发生，因此针对后牙反𬌗的矫治，上颌扩弓应尽早进行，甚至在CS1期进行。

第五节　颌骨垂直向不调的矫治时机

面部垂直向生长过度导致的高角开𬌗病例的矫治机制为促进下颌升支的生长，使下颌骨向前旋转。根据密歇根大学生长发育中心对于生长发育高峰期前后以矫形力矫治器（扩弓及垂直颏兜牵引）矫治的高角开𬌗倾向病例进行疗效分析，早期矫治组指在生长发育高峰期（CS1～2期），晚期矫治组指在生长发育高峰期或高峰期后（CS3期及以后）。结果发现，平均戴用矫治器2年半后，早期矫治组与对照组相比，下颌平面角、下颌角（Gonial angle）和下颌升支长度（Co-Go）没有变化。晚期矫治组与对照组相比，下颌平面角显著减小，下颌角减小，下颌升支长度显著增加，这些因素都是开𬌗矫治的机制。该研究结果提示，矫治面部垂直向生长过度导致的高角开𬌗病例的最佳时机应在生长发育高峰期或高峰期稍后。值得注意的是，前牙开𬌗往往伴有口腔不良习惯，如舌习惯等，因此针对口腔不良习惯，需要尽早干预，必要时进行舌肌训练，避免其对面部生长产生不利的影响。面部垂直向发育不足导致的低角深覆𬌗病例，如果同时伴有颌骨矢状向不调，如下颌发育不足导致的深覆盖，在不存在咬合创伤或牙龈创伤的前提下，则应该在生长发育高峰期（CS3～4期）进行矫治（详见本章第六节），即通过导下颌向前使双侧前磨牙区及磨牙区脱离咬合接触，刺激上下颌牙槽骨的发育及磨牙的萌出，使后牙建𬌗，增加面部垂直向高度，从而改善深覆𬌗。但如果深覆𬌗的存在已经导致咬合创伤或牙龈创伤，则应尽早干预深覆𬌗。

第六节　颌骨矢状向不调的矫治时机

一、骨性Ⅱ类错𬌗

有学者曾对乳牙列至替牙列未经治疗的骨性Ⅱ类错𬌗的生长变化进行纵向研究，并与正常𬌗进行比较。结果表明，研究对象在乳牙列即具有骨性Ⅱ类错𬌗的典型颅面形态特征：下颌发育不足和下颌位置后缩。随着生长发育到替牙期，这种颅面形态特征不会发生自我调整，并且覆盖逐渐增大。骨性Ⅱ类错𬌗通常伴上颌牙弓宽度不足，并且随着年龄增长，上颌牙弓宽度不足不会改善，甚至会更加严重，也正是由于上颌宽度不足，进一步限制了下颌骨矢状向位置的改变及下颌的生长。

由于下颌后缩和上颌牙弓宽度不足是替牙期骨性Ⅱ类错𬌗个体最常见的临床特征，也就成为骨性Ⅱ类错𬌗替牙期矫治的重点。以往曾针对骨性Ⅱ类错𬌗的矫治提出了"双期矫治"的概念，即在替牙期或恒牙早期使用功能矫治器矫治上下颌骨矢状向不调，随后采用固定矫治器进行全面矫治。许多替牙期患者由于上颌牙弓宽度不足，导致下颌处于后退位，上下切牙不能建立正常覆𬌗覆盖关系。此时患者没有严重的骨骼畸形，但侧面观可见下颌后缩的Ⅱ类面形，磨牙关系可为远中尖牙对尖或者完全远中关系。因此这个"双期矫治"的概念可被赋予新的涵义：即第一阶段先进行上颌扩弓，解除上颌牙弓宽度不调，解除上颌牙弓对下颌牙弓的约束，促进下颌牙弓自主性前移，调整下颌骨位置以改善下颌后缩面型；第二阶段对中重度下颌后缩个体通过戴用功能矫治器，矫治上下颌骨矢状向不调，特别是下颌后缩的矫治。临床上常用的功能矫治器为 Activator和 Twinblock。它可打破咀嚼肌平衡，引导下颌被迫向前向下固定于新位置，刺激和促进下颌向前生长，建立正常的覆𬌗覆盖，并通过后牙牙导面控制上下后牙萌出差异，从而调整磨牙关系。此后立即进入固定矫治器全面正畸治疗阶段。

以往临床研究在使用功能矫治器矫治下颌后缩时，多以年龄作为判断治疗时机的标准，比如8～9岁开始治疗。如前所述，以年龄来判断下颌骨的生长发育期存在较大误差，实际上大量临床研究表明，功能矫治器的使用应该在个体生长发育高峰期（CS3 期）进行，使矫形治疗能有效促进下颌骨的生长。治疗时机的不同远比不同类型的矫治器所产生疗效的差异要大。以往多数针对功能矫治器疗效的临床研究忽略了患者的骨龄，如果患者在生长发育高峰前期过早开始戴用功能矫治器，理论上功能矫治器戴用时间为 1 年左右，如果此时患者尚未达到生长发育高峰却停止戴用矫治器，势必会导致复发，进而引出功能矫治器无效的结论。综上所述，应该根据患者手腕骨片、颈椎片分析生长发育阶段，以决定功能矫治器开始使用的时间，而不应单纯从年龄上评估患者的生长发育状况。功能矫治器开始使用的最佳时间是患者处于生长发育高峰时（CS3 期）。通过对功能矫治器疗效的随机临床研究分析发现，在生长发育高峰期（CS3～4 期）使用功能矫治器，此时下颌长度的增长与相应的对照组相比有显著性临床差异。

二、骨性Ⅲ类错𬌗前牙反𬌗

密歇根大学生长发育中心将未经治疗的骨性Ⅲ类错𬌗前牙反𬌗与骨性Ⅰ类错𬌗进行长期追踪对比研究，发现 8.5～15 岁前牙反𬌗个体面中部长度（Co-A）较安氏Ⅰ类个体增长少 2 mm，而下颌骨长度（Co-Gn）较安氏Ⅰ类个体多增长 4 mm，因此随着生长发育，骨性Ⅲ类错𬌗前牙反𬌗个体上下颌骨矢状向不调日趋严重。根据颈椎骨龄分析，男女性骨性Ⅲ类错𬌗前牙反𬌗个体下颌骨生长高峰出现在 CS3～4 阶段，此阶段历时 15～18 个月，下颌骨的生长一直持续到成人期，在CS4～6 阶段，男女性骨性Ⅲ类错𬌗前牙反𬌗个体下颌骨生长量分别为正常𬌗个体的 3 倍和 2 倍。面部垂直向显著生长不仅出现在 CS3～4 阶段，即尖牙和双尖牙萌出时，而且在生长发育的高峰期后，即在第 2、3 磨牙完全萌出时，面部垂直向也有显著变化。上述研究结果提示，对于骨性Ⅲ类错𬌗前牙反𬌗患者正畸治疗计划的制订，需要注意在生长发育高峰期后下颌骨仍有较大的生长潜力，同时生长发育高峰期后面部垂直向的显著改变不利于骨性Ⅲ类错𬌗前牙反𬌗矫治，这对于骨性Ⅲ类错𬌗前牙反𬌗矫治完成后的保持与长期稳定十分重要。

替牙期上颌骨明显发育不足的前牙反𬌗的矫治，主要通过生长改形治疗，即矫形力矫治器，利用患者的生长潜力，促进上颌生长，改变下颌骨的生长方向，并在一定程度上抑制下颌骨生长，减轻颌骨的畸形度。值得注意的是，替牙期矫形治疗的时机十分重要，随着年龄的增长，矫形力对颌骨矫形作用降低。临床常用的矫形力矫治器为前方牵引器。使用前方牵引器的最佳时机是在上颌恒切牙萌出时，颈椎发育处于 CS3 期之前，即生长发育高峰期前。以往文献研究表明，快速扩弓装置除可开展腭中缝外，对上颌后部骨缝也有作用，而骨缝的开展有利于上颌骨前移。因此，即使对于无宽度不调的上颌发育不足病例，也提倡先快速开展腭中缝再进行前方牵引，促进上颌骨前移。前方牵引装置产生矫形力，牵引上颌骨向前下方移动和上牙列前移，反作用力相应地作用于下颌，抑制下颌骨生长并使其向后下旋转。尽管有文献表明，在生长发育高峰后，也可使用前方牵引器，但是与未经治疗的对照组相比，上颌骨前移缓慢且量小，无统计学差异，主要是上前牙列的前移。但是此阶段使用前方牵引器可以改变下颌骨生长方向，并在一定程度上抑制下颌骨生长。因此有学者提出"双机会矫治"的概念，即在生长发育高峰期前接受前方牵引矫治的骨性Ⅲ类错𬌗前牙反𬌗患者，如果未能完全矫治错𬌗畸形，则在生长发育高峰期仍有第2次机会接受前方牵引矫治，此阶段主要效果是改变下颌骨生长方向，并在一定程度上抑制下颌骨的生长。早期和晚期矫治都可发生显著的牙性变化。

由于骨性Ⅲ类错𬌗患者生长发育快速期后下颌仍有较显著的长度及高度的显著变化，对于恒牙期时的骨性Ⅲ类错𬌗，尤其是下颌发育过度者的治疗，应在生长发育高峰期后开始，以免下颌骨的生长潜力对正畸治疗方案的选择、疗程及治疗效果产生影响。

综合思考题

1. 骨性Ⅱ类错𬌗下颌后缩患者的矫治时机是何时？
2. 在生长发育高峰前期及生长发育高峰期或后期使用前方牵引矫治前牙反𬌗的机制是什么？

（谷　岩）

拓展小故事及综合思考题参考答案见数字资源

参考文献

1. 林久祥.口腔正畸学.北京：人民卫生出版社，2011.
2. 林久祥，李巍然.现代口腔正畸学.4版.北京：北京大学医学出版社，2021.
3. William R，Henry W F.Contemporary Orthodontics.5th ed. Singapore：Elsevier Pre. Ltd.，2013.
4. McNamara J J, Brudon W L. Orthodontics and dentofacial orthopedics. Ann Arbor（Mich）：Needham Press，2001.

第二章

口腔正畸生物力学及其临床应用

◎ **学习目标** ....

基本目标

1. 掌握正畸生物力学中的基本概念。
2. 掌握牙齿移动的基本方式和常见的牙齿移动类型。
3. 了解 M/F 比与牙移动的关系。

发展目标

1. 了解正畸生物力学分析方法。
2. 了解生物力学在口腔正畸中的应用。

....

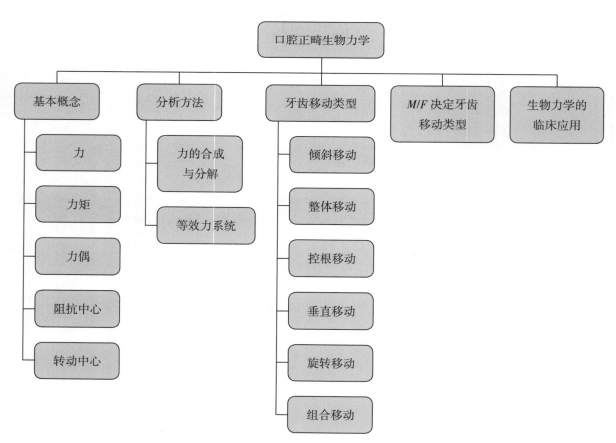

第一节 概　述

口腔正畸学是研究如何对牙颌畸形进行矫治的一门科学。对牙颌畸形的矫治离不开牙齿或牙列在颌骨中的移动，有时还需要移动颌骨。这些矫治的方法大多是将"力"施加在牙冠上，通过牙冠将力传导至牙根，进而传导到牙周膜和牙槽骨。在力的作用下，牙周组织发生生物学改建，牙齿在颌骨中发生移动。所以，正畸学中所说的"力学"，不仅具有物理学中力学的内涵，还具有生物学属性（力作用下的生物学反应），所以正畸中的"力学"是力学和生物学的复合体，称为生物力学。

近代口腔正畸生物力学的发展史与固定矫治器的发明与发展息息相关。1928年，Angle研制出方丝弓矫治器，托槽槽沟尺寸为0.022英寸×0.028英寸，使用截面为长方形的黄金弓丝，在弓丝上使用3个序列弯曲以调控牙齿在三维方向上的移动，方丝弓矫治器创新性地解决了牙齿的转矩控制难题。1941年，Tweed医生对方丝弓矫治技术进行了改进，并成功进行了拔牙矫治。由于拔牙矫治中需要对牙齿进行更加精准的控制，矫治中的生物力学机制也变得更加复杂。1986年，Merrifield等进一步提出了Tweed-Merrifield矫治理念（顺序性定向力技术），通过在后牙弯制后倾曲序列备抗，增强内收前牙时的后牙支抗；同时通过配合前牙J钩高位牵引和Ⅱ类颌间牵引进一步增强支抗控制。1954年，Begg医生在Angle以往研制的带状弓矫治器基础上发展出Begg矫治器，通过灵活运用各种生物力学原理，在全程不使用方丝的前提下成功完成了拔牙病例的矫治。Begg矫治技术使用带有后倾曲的澳大利亚不锈钢圆丝作为矫治弓丝，在第1期以打开前牙深覆𬌗见长；第2期为关闭间隙阶段颌内牵引配合Ⅱ类颌间牵引，用后倾曲控制后牙整体移动，前牙为非控制性倾斜移动；第3期利用控根辅弓和正轴簧进行上切牙根舌向控根移动，并使拔牙间隙两侧牙根平行。Begg矫治技术中的许多力学机制至今还在方丝弓细丝弓技术中应用。1987年，Kesling医生将Begg托槽与方丝弓托槽融合在一起，设计了Tip-Edg矫治器。1963年，Jarabak提出了方丝弓细丝弓理念，在矫治早期使用细丝弓，圆丝排齐牙列，关闭间隙阶段使用方丝弓控制牙齿的三维移动。1966年，Burston医生创立了片段弓技术，并毕生致力于钻研正畸生物力学，提出了许多矫治力学原理。1974年，Rickett医生发明了生物渐进技术，著名的多用途唇弓就是他的发明。同样是在1974年，Kim医生设计了多曲方丝弓技术矫治前牙开𬌗。1982年，Mulligan医生提出了"2×4"技术，该技术使用简单的矫治力学机制完成替牙期的早期矫治。1970年，Andrews医生在方丝弓矫治器的基础上创新性地提出了直丝弓矫治器，使该矫治技术成为当代主流的矫治技术。

正是固定矫治器及其矫治技术的不断发展和完善，极大地推动了口腔正畸生物力学的发展。正畸力学从早期的光弹应力分析到三维有限元研究，以往多采用间接手段对牙齿受力情况进行分析。随着微型传感器技术的发展，力学测试平台应运而生，这项技术可以实时直接测量牙齿上的真实三维受力状况，为口腔正畸生物力学研究增添了利器。同时，正畸生物力学的研究也从单纯的力学研究逐渐发展为正畸生物学研究，尤其是对牙齿移动生物学的研究逐年深入。

了解生物力学的基本概念，掌握生物力学的基本原理并做到灵活运用，可以提高矫治效率，缩短矫治疗程，并提升矫治疗效。本章重点阐述的是力学部分，并不涉及生物学部分。此外，钢丝和弹性材料等的材料力学将在第三章口腔正畸材料学中讲述，这里不做详述。

第二节　正畸生物力学中的基本概念

正畸生物力学中既有传统力学的基本概念，如力、力矩、力偶和力偶矩及转动中心等，也有正畸学特有的阻抗中心。

一、矫治力及其种类

施加在牙齿或颌骨上的矫治力由 3 个基本要素构成，即具有一定大小、方向和作用点。根据矫治力的大小可以分为轻力和重力。目前没有统一的轻力和重力的认定标准，有人认为 60 g 以下算轻力，也有人认为 200 g 以下的力都可以算轻力。以往认为轻力不会导致牙周膜变性坏死，发生直接骨吸收；重力会导致牙周膜变性坏死，发生间接骨吸收（潜行性吸收）。最近的研究发现，无论是轻力还是重力，牙周膜都存在不同程度的玻璃样变。研究还表明，牙齿移动的最适力值有一定范围，而且这个范围很宽泛，个体差异还很大。最适力值与牙齿的移动类型也有关系。因此，临床上很难确定牙齿移动的最适力值。

从矫治力的作用效果看，又可以分为正畸力和矫形力。正畸力的力值较小，主要用于移动牙齿，如固定矫治器、活动矫治器或无托槽隐形矫治器所产生的矫治力均为正畸力。矫形力的力值大，主要作用于颌骨，是对生长发育期骨性错𬌗畸形进行生长改良矫治的重要手段，如上颌快速扩弓、口外弓、前方牵引等矫治器产生的矫治力均为矫形力。

按矫治力的持续时间又分为持续力和间断力。持续力指矫治力一直保持在一个有效值以上，可以持续作用于牙齿，如用镍钛丝排齐牙列时，镍钛丝对错位牙一直持续加力，直到牙齿移动，弓丝回复到原始位置。间断力指矫治力随着矫治器的摘戴或因矫治器材料的力学松弛，使牙齿受到的力值水平多次降低到有效值以下，牙齿的受力是间断的，如无托槽隐形矫治器在戴入时牙齿受力，摘下后牙齿不受力。此外，无托槽隐形矫治器材料会发生力学松弛，某些性能不佳的材料会导致矫治力衰减过快，牙齿受力也相应减小。再如，很多矫形力矫治器每日仅戴用 10 ~ 12 h，对颌骨施加的也是间断力。

二、阻抗中心

阻抗中心（center of resistance），也称为阻力中心或抗力中心，是口腔正畸学从临床实践中引申出来的概念。顾名思义，阻抗中心是对抗物体移动的所有阻力集中点。生长在牙槽骨中的牙齿受到牙周膜和牙槽骨等牙周支持组织的约束，牙的阻抗中心可以定义为牙周组织产生的阻力的合力中心。当外力通过阻抗中心时，牙齿不发生转动，而是出现外力方向上的平移。因此，可以用阻抗中心代表牙齿运动时约束阻力的简化中心，这样便于进行力学分析。牙的阻抗中心与牙根形态和长度，与牙根表面牙周膜的分布以及牙槽骨高度等有关。研究表明，若牙齿周围支持组织正常，单根牙的阻抗中心在牙长轴上，约位于牙根颈 1/3 与中 1/3 交界处（图 2-1）；多根牙的阻抗中心也在牙长轴上，位于根分叉下 1 ~ 2 mm 处（图 2-2）。若出现牙周附着丧失，牙槽骨向根尖方向退缩，该牙的阻抗中心也向根尖方向移动（图 2-3）。

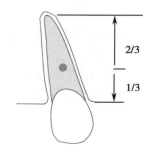
图 2-1　单根牙的阻抗中心位置

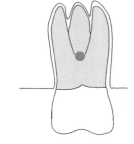
图 2-2　多根牙的阻抗中心位置

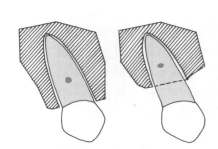
图 2-3　牙周附着丧失后阻抗中心向根尖方向移动

（左：牙周附着正常，右：牙周附着丧失）

三、转动中心

转动中心（center of rotation）也称为旋转中心，即物体在外力作用下进行定点转动时所围绕的点。此时，物体上任意两个点都不会在相同方向上发生同样的位移。不同情况下，牙齿的转动中心并不固定。转动中心与阻抗中心是两个完全不同的概念。当牙冠受到单一矫治力（F），且该力没有通过其阻抗中心时，牙齿发生倾斜移动，此时牙齿的转动中心不在其阻抗中心上，一般位于阻抗中心至根尖之间的牙根的某个点上。此时阻抗中心也会沿矫治力方向出现移动（图 2-4）。

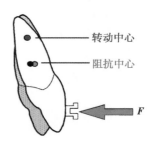

图 2-4　阻抗中心与转动中心

四、力矩

施加在牙齿上的矫治力（F）没有通过牙齿阻抗中心时，牙齿就会发生旋转。此时，矫治力的作用力线与阻抗中心之间有一定距离（d，即力臂），对阻抗中心产生了一个力矩（M_F），正是这个力矩导致牙齿出现旋转的趋势。M_F 的大小为力的大小与力臂的乘积（$M_F = F \times d$），如图 2-5 所示。正畸上力的单位是克（g），距离的单位是毫米（mm），M_F 的单位就是 g·mm，这是口腔正畸学中的习惯。实际上克是质量的单位，这里的克指的是克力，即 1 g 质量受到的重力。换算为牛顿应为 1 g =0.009 81 N 或 1 N ≈ 102 g，所以 M_F 的国际单位应该是 N·mm。矫治力作用于牙冠的同时没有通过牙齿的阻抗中心时，均会产生力矩，使牙齿发生倾斜移动。

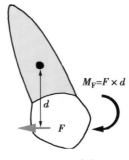

图 2-5　力矩

五、力偶和力偶矩

力偶是一对大小相等、方向相反且不在一条直线上的平行力系统。力偶的合力为零，其效果为组成力偶的两个大小相等、方向相反的力对任意点的力矩之和，这个合力矩称为力偶矩（Mc）。力偶也会使牙齿产生旋转的趋势。因此，Mc 的大小等于力偶中一个力的大小乘以两个力之间的距离（d，即力偶臂），即 $Mc = F \times d$。如图 2-6 所示。力偶矩的单位与力矩的单位一致。无论力偶作用于牙齿的任何部位，牙齿均发生围绕其阻抗中心的旋转（图 2-7）。此时，牙齿的阻抗中心不发生任何移动，牙齿的转动中心与阻抗中心一致。旋转的方向可以发生在三个维度，对应在方丝上的三个序列弯曲。

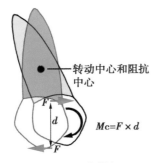

图 2-6　力偶矩

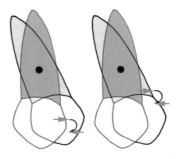

图 2-7　无论力偶施加在牙齿的任何部位，该牙均发生围绕其阻抗中心的转动

临床中力偶应用广泛。例如：当弓丝以一定角度穿入颊管或放入托槽时，在颊管或托槽的近远中端就产生一对力偶，使牙齿发生近远中向旋转，即牙轴调整（图2-8）。再如：当在方丝上加入第三序列弯曲，然后将方丝放入托槽后就会产生一对力偶，使牙齿发生唇（颊）舌向的旋转，即转矩控制（图2-9）。由于此时两个力之间的距离（力偶臂）很短，为了获得足够的力偶矩从而使牙齿发生旋转，就需要增加这一对矫治力的力值。

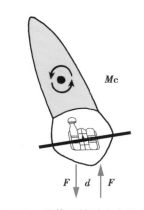
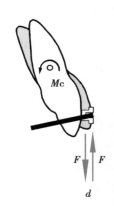

图 2-8　调整牙轴时产生的力偶　　　图 2-9　转矩控制时产生的力偶

第三节　正畸生物力学分析方法

一、力的合成与分解

矫治力的合成与分解遵循力学的一般规则：作用在牙齿上不同方向的力，可以通过矢量叠加的方法计算出其合力；作用在牙齿上的一个力也可以分解为三维方向上的分力（矢状向、垂直向和横向）。正畸临床上常用力的分解来观察牙齿在三维方向上的受力情况。

二、等效力系统

正畸矫治力通常直接作用于牙冠，多数没有通过牙齿的阻抗中心。为了便于牙齿的受力分析，在不改变牙齿受力的状况下，可以将牙冠所受的矫治力按照一定的力学等效规则转移到阻抗中心上，这就是等效力系统的概念。转移到阻抗中心的等效力可以预测牙齿的移动方向和移动方式。比如，当牙冠上受到一个没有通过其阻抗中心的矫治力时便产生了一个力矩，使牙齿出现了倾斜移动。如果将牙冠的受力情况转换到阻抗中心，就变为一个通过阻抗中心与矫治力方向相同、大小一致的力，加上一个与力矩方向相同、大小一致的力偶矩。

下面对拉尖牙向远中进行力学分析：

右上尖牙唇面的托槽部位受到的一个100 g向远中的矫治力，如果托槽中心距该牙阻抗中心的垂直距离是10 mm（力臂），则产生了一个100 g×10 mm的力矩。为了方便分析该矫治力会产生何种牙齿移动，可以将尖牙牙冠上的受力情况转移到阻抗中心上。这时相当于阻抗中心上除了受到一个100 g的向远中矫治力外，还受到一个1000 g·mm的力偶矩，如图2-10所示。矫治力使该牙远中平动的同时，力偶矩

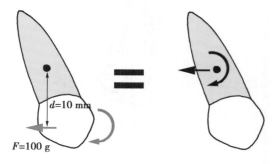

$M_F=100 g×10 mm$

图 2-10　拉尖牙向远中时的等效力系统

使该牙发生围绕阻抗中心的冠向远中、根向近中的旋转。二者叠加在一起就是牙冠向远中，牙根向近中的倾斜移动（详见本章第二节中的倾斜移动），旋转中心位于阻抗中心根方，牙冠向远中移动量大于牙根向近中的移动量。

第四节　牙齿移动的基本方式和常见的牙齿移动类型

一、牙齿移动的基本方式

任何物体的最基本移动方式只有两种：平动（translation）和转动（rotation）。牙齿移动的基本方式也不外乎这两种。正畸治疗中牙齿的移动很少为单一方式，多是平动加转动的组合移动。

1. **平动**　牙齿平动时，其旋转中心位于距阻抗中心无穷远处。有两种方法可以使牙齿平动：其一是当外力作用力线通过牙齿的阻抗中心时，牙齿产生平动。由于牙齿的阻抗中心位于牙根部位，正畸治疗中只能在牙冠上加力，不可能直接在牙根上加力。为了让外力能通过牙齿的阻抗中心，可以在长臂牵引钩上加力。长臂牵引钩是一种直接粘接在牙冠颊面、焊接在托槽上或夹持在弓丝上的一种牵引附件，其长臂的高度与牙齿阻抗中心到托槽槽沟的距离一致。当在牵引钩加力时，外力正好通过牙齿阻抗中心，使牙齿出现平动（整体移动），如图 2-11 所示。其二是当牙齿受到一个外力和一对力偶共同作用时，当力产生的力矩与力偶矩的组合合适时，牙齿也会出现平动。具体原理将在下一节中进行详细阐述。

2. **转动**　当外力没有通过牙齿的阻抗中心时，牙齿会围绕转动中心发生转动。转动中心多不在牙齿的阻抗中心上，但有一个例外，当力偶作用于牙齿上时，牙齿均发生围绕其阻抗中心的旋转。此时转动中心与阻抗中心完全一致。在正畸治疗中，牙齿的转动可以发生在三个维度上：第一序列旋转，与弓丝上第一序列弯曲相对应，此时是围绕牙齿长轴的旋转，即正畸中的纠正牙齿扭转的移动；第二序列旋转，与弓丝上第二序列弯曲相对应，此时牙齿做近远中向的旋转，即正畸中的纠正牙齿斜轴的正轴移动；第三序列旋转，与弓丝上第三序列弯曲相对应，此时牙齿做唇舌向或颊舌向旋转，即正畸中的转矩移动。

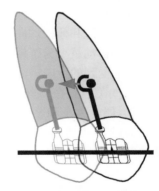

图 2-11　利用长臂牵引钩使矫治力通过牙齿的阻抗中心，牙齿发生平动（整体移动）

二、常见的牙齿移动类型及牙周膜受力情况

1. **倾斜移动**　当牙冠受到单一方向的矫治力且没有通过阻抗中心时，牙齿发生非控制性的倾斜移动。倾斜移动时转动中心位于牙齿阻抗中心与根尖之间，牙冠与根尖做相反方向的移动，牙冠的移动量大于根尖的移动量。倾斜移动相当于牙齿先进行了平动，然后以平动后牙齿的阻抗中心为转动中心又发生了转动，如图 2-12 所示。倾斜移动可以是后牙的前后向倾斜或颊舌向倾斜，也可以是前牙的近远中向倾斜或唇舌向倾斜。非控制性的倾斜移动牙根颈部和根尖部牙周膜所受的应力最大。

2. **整体移动**　这是一种特定的牙齿移动类型，牙冠和牙根做相同方向的等距离移动，即牙齿的平动。整体移动时牙齿的转动中心与阻抗中心之间的距离是无穷远。平动时，牙周膜从根尖至根颈部的应力均匀一致。正畸治疗中常见的尖牙远移、后牙近中移动均应是整体移动。

3. **控根移动**　牙冠基本不动，只让牙根移动。控根移动可以是牙根唇（颊）舌向移动（转矩），也可以是牙根近远中向移动（调整牙轴的倾斜度）。控根移动时牙齿的转动中心在阻抗中心的𬌗方。此时牙根移动量最大，而牙冠的切端或牙尖基本不动，如图 2-13 所示。控根移动时根尖周牙槽骨受到的应力最大。

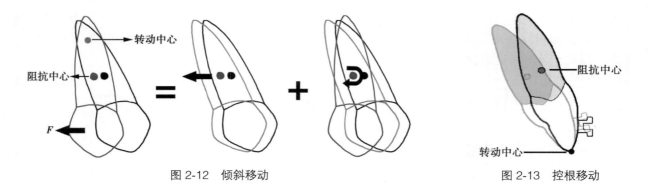

图 2-12 倾斜移动   图 2-13 控根移动

4. 垂直移动 整体移动的另一种形式，指沿牙长轴进行的上下垂直向整体移动。垂直移动有两个方向：其一是伸长移动，牙齿向殆方移动；其二是压低移动，牙齿向根方移动。垂直移动时，外力作用力线若与牙长轴一致并正好通过牙齿阻抗中心，则牙齿发生平动。

5. 旋转移动 指第一序列旋转，即牙齿围绕牙长轴的转动。正畸治疗中纠正牙齿的扭转就是旋转移动。

6. 组合移动 正畸治疗中牙齿移动非常复杂，多为上述几种移动类型组合而成的组合移动。例如：上前牙控制性倾斜移动属于倾斜移动和控根移动的组合，此时的转动中心位于根尖部或根尖外。牙齿发生控制性倾斜移动时牙冠和牙根均向同一方向移动，但牙冠的移动量大于牙根的移动量。为了做到上前牙控制性倾斜移动，除了切牙牙冠上受到的舌向矫治外，还需要增加一对根舌向冠唇向的力偶（通过在弓丝上的第三序列弯曲添加前牙正转矩），当力偶的大小和矫治力的大小达到一定的比例时，根尖向唇向的移动趋势被完全取消，甚至出现根尖也向舌侧移动的趋势，从而实现牙冠向舌向移动，而根尖不动或根尖也向舌向少量移动的情况，如图 2-14 所示。控制性倾斜移动根颈部牙周膜受到的应力最大，而根尖部最小。

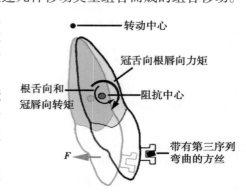

图 2-14 控制性倾斜移动

再如：下前牙整体压入移动也属于控根移动与倾斜移动的组合。压低前牙时很难使矫治力通过前牙的阻抗中心，如果牙冠唇侧受到单一方向的压低力，该力位于前牙阻抗中心的唇侧，前牙会出现唇倾（牙冠向唇侧和牙根向舌侧，如图 2-15 所示）。为了避免这种方式的压低，可以在前牙唇侧增加一对冠舌向根唇向的力偶（通过在弓丝上的第三序列弯曲添加前牙负转矩），当力偶的大小和力的大小达到一定比例时，前牙出现整体压低（牙冠和牙根同步龈向移动，牙齿不发生任何倾斜），如图 2-16

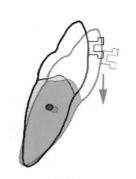

图 2-15 压低前牙时出现唇倾

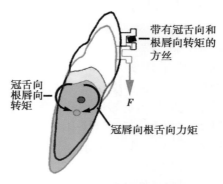

图 2-16 压低前牙的同时加入冠舌向根唇向转矩，控制下切牙做整体压入移动

所示。前牙的整体压低就是牙齿垂直移动的一种类型，临床上为了获得这种纯粹的垂直移动，需要的是牙齿的组合移动。

第五节　力矩、力偶矩和 *M/F* 比与牙齿移动的关系

一、使牙齿发生平动的方法

前面提到要使牙齿发生平动可以有两种方法，其一是施加的力通过牙齿的阻抗中心，其二是在牙齿上施加一个力与力偶的组合，当施加的力产生的力矩与力偶产生的力偶矩大小相同、方向相反时，牙齿就会沿着力的作用方向平动。下面就用临床中常见的两种力偶和力的组合来阐述如何使牙齿平动。

以拉右上尖牙沿着钢丝向远中整体移动为例，说明力和力偶的组合是如何使尖牙平动的。上颌尖牙粘接方丝弓托槽，0.018 英寸的不锈钢圆丝结扎入托槽，用链状皮圈拉尖牙向远中。施加在上颌尖牙托槽向远中的力（F_1）为 100 g，该力距离尖牙阻抗中心 10 mm（d_1），产生一个使尖牙向远中倾斜的 1000 g·mm 力矩（M_F）。由于托槽结扎在连续弓丝上，弓丝又具有较大的刚度，初始时由于托槽槽沟与不锈钢丝间有一定余隙，尖牙出现向远中的倾斜移动，当倾斜到一定角度时（超过托槽槽沟与钢丝间的余隙角时），弓丝就会在方丝托槽中产生一对力偶。力偶会使尖牙产生向近中倾斜的趋势。如果托槽槽沟近远中长度为 4 mm（d_2），弓丝在托槽的近远中末端就会各产生 250 g 的力（F_2 和 F_3），进而出现 1000 g·mm 的力偶矩（Mc）。当矫治力产生的顺时针方向的力矩与弓丝和托槽间产生的逆时针方向的力偶矩大小相同、方向相反时，两者互相抵消，消除了尖牙的所有旋转趋势，则上尖牙沿着弓丝向远中进行平动（整体移动）。这就是在力（正向力矩）和反向力偶的综合作用下，牙齿发生在矫治力方向上的远中平动。在正畸学术语中，这种关系用 Mc 与 F 之间的比值（*M/F* 比）来描述。此处的 M 代表的是力偶矩（Mc），F 代表的是矫治力。以上尖牙远中移动为例，当矫治力到尖牙阻抗中心的距离为 10 mm 时，只要 $M/F = 10/1$（$Mc = 1000$ g·mm，$F = 100$ g），尖牙就会发生向远中的整体移动（平动），详见图 2-17。

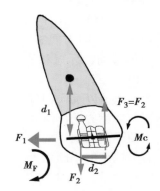

图 2-17　力偶和力 *M/F* 合适时，尖牙远中平动

以整体内收上切牙为例，说明力和力偶的组合是如何使切牙平动的。右上中切牙粘接方丝弓托槽，0.019 英寸 × 0.025 英寸的不锈钢方丝结扎入托槽，用滑动法关闭牙列间隙内收上切牙。施加在中切牙的舌向力（F_1）为 100 g，该力距离中切牙阻抗中心也是 10 mm（d_1），产生一个使中切牙向舌向倾斜的 1000 g·mm 力矩（M_F）。此时，在不锈钢方丝切牙区加入一定的冠唇向根舌向的转矩（正转矩）后放入方托槽。要注意托槽槽沟与不锈钢方丝间有一定的余隙，只有在切牙区加入的正转矩达到一定角度时（超过托槽槽沟的余隙时），弓丝才会在方托槽中产生一对力偶。力偶会使中切牙产生牙冠向唇向、牙根向舌向倾斜的趋势。方丝截面的长度为 0.025 英寸，约为 0.635 mm（d_2），弓丝加入转矩后会对托槽的槽沟内龈𬌗向两端各产生约 1574.8 g 的力（F_2 和 F_3），进而出现 1000 g·mm 的力偶矩（Mc）使牙齿向相反方向旋转。当矫治力产生的顺时针方向的力矩与弓丝和托槽间产生的逆时针方向的力偶矩大小相同、方向相反时，两者互相抵消，消除了切牙的所有旋转趋势。这就是在力（正向力矩）和正转矩（反向力偶）的综合作用下，牙齿发生在矫治力方向上的舌向平移。在正畸学术语中，这种关系用 Mc 与 F 之间的比值（*M/F*）来描述。此处的 M 代表的是力偶矩（Mc），F 代表的是外力。以上中切牙舌向移动为例，当矫治力到上切牙阻抗中心的距离为 10 mm 时，只要 $M/F = 10/1$（$Mc = 1000$ g·mm，$F = 100$ g），切牙就会向舌

向整体移动（平移），详见图 2-18。

二、力偶矩 / 力（M/F）比值和牙移动的控制

以下讨论的内容都基于一个假设，即施加在牙冠上的矫治力距离
阻抗中心 10 mm，并以内收上切牙为例。

1. $M/F=0$　只有矫治力作用在牙冠上（没有力偶），牙齿发生非控
制性倾斜移动，即牙冠舌向倾斜和根尖唇向倾斜移动。牙齿的转动中
心在阻抗中心和根尖之间。牙冠的舌向移动量大于根尖的唇向移动量，
见图 2-4。

2. M/F 逐渐增大，但小于 10/1　此时牙冠上受到一个矫治力和一
对反向力偶作用，力偶矩与矫治力的比值小于 10，即力偶矩小于矫治
力所产生的力矩。伴随着力偶矩的逐渐加大，牙齿的转动中心逐渐向
根尖方向移动，进而移出牙根，最终移动到距离根尖很远的地方。此
时牙齿出现控制性倾斜移动，即牙冠舌向倾斜移动的同时，牙根唇向
倾斜移动逐渐减少，最终转变为舌向移动。牙冠的舌向移动量仍大于
根尖的舌向移动量，见图 2-14。

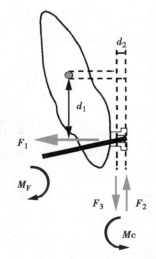

图 2-18　力偶和力 M/F 合
适时，切牙舌向平动

3. $M/F =10/1$　此时牙冠上受到一个矫治力和一对反向力偶作用，力偶矩与矫治力的比值
等于 10，即力偶矩与矫治力产生的力矩大小相等，但方向相反。此时牙齿发生舌向平动，即
整体移动，牙冠和牙根向舌向移动相同的距离。牙齿的转动中心位于根尖方向无穷远处，见图
2-19。

4. M/F 超过 10/1，但小于 12/1 或 13/1　牙冠上受到一个矫治力和一对反向力偶作用，力偶
矩与矫治力的比值大于 10/1，但小于 12/1 或 13/1，即力偶矩稍大于矫治力产生的力矩。牙齿移动
主要受到力偶矩的控制，出现牙冠和牙根均向舌向的移动。牙齿的转动中心位于牙冠的 的方，随
着力偶矩的不断增大，从无穷远处逐渐向牙尖或切端靠拢，此时牙冠的舌向移动量小于根尖的舌
向移动量，见图 2-20。

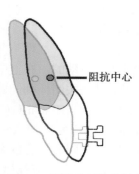

图 2-19　平动（整体移动）

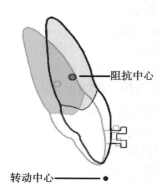

图 2-20　转动中心在切端的 的方，牙冠
的舌向移动量小于根尖的舌向移动量

5. M/F 继续增大，约为 12/1 或 13/1　此时牙冠上受到一个矫治力和一对反向力偶作用，力
偶矩与矫治力的比值约为 12/1 或 13/1，即力偶矩明显大于矫治力产生的力矩。牙齿转动中心移动
到牙尖或切端。此时牙齿出现控根移动，即牙冠基本不动，牙根向舌向倾斜移动，见图 2-13。

6. M/F 大于 13/1 并逐渐逼近无穷大　此时牙冠上受到一个矫治力和一对反向力偶作用，但
力偶矩远大于矫治力产生的力矩，力偶矩是该力系中的主导因素。牙齿会出现冠唇向根舌向的
旋转移动。随着力偶矩的无限增大，牙齿的转动中心逐渐靠近阻抗中心并最终二者重合，此时牙

冠向唇向移动量大于根尖向舌向移动量，见图 2-21。

7. 影响 M/F 比的因素　上述假设的是施加在牙冠上的矫治力距离阻抗中心 10 mm（力臂长度）。如果托槽粘接位置更靠近牙齿𬌗面或切端，或因牙槽骨退缩导致牙齿阻抗中心到托槽槽沟的距离增大到 12 mm，此时仍要牙齿整体移动，M/F 比值就需要增加到 12/1。所以，矫治力到牙齿阻抗中心的距离（力臂）决定了 M/F 比值，并不是 M/F 为 10/1 时就一定出现牙齿的整体移动。从更简单的角度分析，当矫治力产生的力矩 M_F 与力偶产生的力偶矩 Mc 大小相等、方向相反时，牙齿沿着矫治力方向整体移动，此时 Mc/M_F 比值为 1/1。

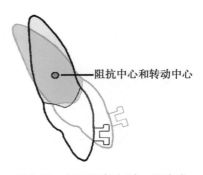

图 2-21　M/F 无穷大时，牙齿发生以阻抗中心为转动中心的旋转

以上从力学角度简单分析了 M/F 比值对牙齿移动方式的影响。但临床实际情况要复杂得多，因为弓丝与托槽之间有摩擦力，牙齿还受到咬合力等的作用。

第六节　生物力学在口腔正畸中的应用

一、矫形力中的生物力学

1. 前方牵引　单个牙齿存在阻抗中心，由多个牙连接在一起的牙弓也存在牙弓的阻抗中心，牙弓受到的约束力为每个牙受到的约束力之和。同理，上颌骨依靠骨缝与颅面其他骨骼相连，也受到这些骨缝的约束，因此，上颌骨也存在阻抗中心。国内学者采用三维有限元法对上牙弓和上颌骨的阻抗中心位置进行了研究。结果表明：上牙弓和上颌骨的阻抗中心均在正中矢状面上，前者高度约与前磨牙根尖平齐，前后位置在上颌第二前磨牙处；后者高度约位于梨状孔下缘，前后位置在第二前磨牙与第一磨牙之间。以上说明上牙弓和上颌骨的阻抗中心不一致，上颌骨的阻抗中心位置较上牙弓的阻抗中心位置更高、更偏远中。此外，国内外不同学者研究出的上颌骨与上牙弓的阻抗中心位置差异很大，这些体外研究的结果仅供参考。

使用牙支抗式前方牵引矫治器矫治前牙反𬌗时，很难使牵引力同时通过上颌骨和上牙弓的阻抗中心。临床中牵引力方向是向下、向前 30° 左右，这时牵引力线位于上牙列的阻抗中心附近，有利于上牙弓和牙槽骨出现向前、向下的整体移动（图 2-22）。体现在矫治后头影测量中的 A 点向前、向下移动。牙支抗式前方牵引矫治器由于受限于施力方向，通常能做到上牙列和牙槽骨的近中移动，无法有效做到上颌骨的整体前移。如果在上颌骨前部植入钛板，利用钛板作为支抗进行前方牵引，就可能使牵引力线通过上颌骨的阻抗中心。这时如果通过外科手术松解上颌骨的骨缝后再行前方牵引，就有可能使上颌骨整体前移，这也是上颌骨骨延长的基本方法。对于唇腭裂上颌严重发育不足的患者，可以使用这种方法前移上颌骨。

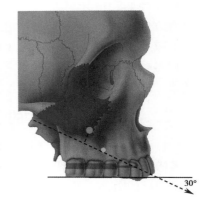

图 2-22　牙支持式前方牵引（绿点是上牙弓的阻抗中心，红点是上颌骨的阻抗中心）

2. 口外弓　口外弓直接作用于上颌第一磨牙，产生向远中的牵引力。根据头帽的位置不同，又分为低位牵引（颈牵引）、水平牵引（联合牵引）和高位牵引。第一磨牙的阻抗中心在牙长轴上位于其根分歧水平。

低位牵引力方向是向后、向下，如果使用通用型的口外弓（内弓长度与外弓长度基本一致），牵引力线位于上颌第一磨牙阻抗中心的下方，使其发生向后、向下的旋转移动。为了使第一磨牙整体向下、向后移动，需要挑选外弓比内弓长的低位牵引口外弓（图 2-23），此时将外弓向上弯，使外弓与内弓形成 10°～15° 夹角时（图 2-24），低位牵引力正好通过上颌第一磨牙的阻抗中心，第一磨牙发生向后、向下的整体移动（图 2-25）。

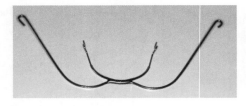 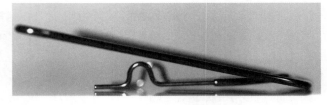

图 2-23　低位牵引口外弓（外弓比内弓长）　　图 2-24　低位牵引口外弓（外弓与内弓形成 10°～15° 夹角）

高位牵引力方向是向后、向上，如果使用通用型的口外弓，牵引力线位于上颌第一磨牙阻抗中心的后方，使其发生向后、向上的旋转移动。为了使第一磨牙整体向上、向后整体移动，此时需将外弓向上弯，使外弓与内弓形成 10°～15° 夹角，高位牵引力正好通过上颌第一磨牙的阻抗中心，从而使第一磨牙发生向后、向上的整体移动（图 2-26）。

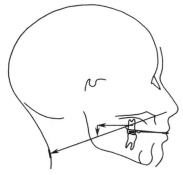 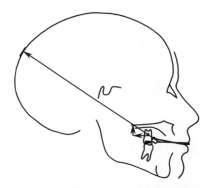

图 2-25　低位牵引的生物力学机制　　图 2-26　高位牵引口外弓的力学机制

3. 矫形力上颌扩弓　当上牙弓伴有上颌基骨狭窄时，可以使用矫形力进行上颌扩弓。对于替牙晚期和恒牙早期的青少年患者，多使用牙支持式螺旋扩弓器进行快速扩弓。扩弓时矫治力方向多位于磨牙阻抗中心的𬌗方，通常在上颌扩展的同时会出现磨牙颊倾，腭尖下垂。为了减小扩弓时上颌磨牙的颊倾，应该使用支架式的固定扩弓器，制作时将扩弓器尽可能靠近腭穹窿底部，这样扩弓时产生的矫治力可能通过磨牙的阻抗中心，做到磨牙的整体颊向移动。

二、V 型曲在临床中的应用

1. 对称 V 型曲　V 型曲应用在两个托槽中间，与每个托槽的入槽角度相同。V 型曲两侧的牙齿各自受到一个大小相同但方向相反的力偶，发生相反方向的旋转，旋转中心位于两个牙齿的阻抗中心上。

方丝弓矫治技术中上切牙区域需要打前牙美观曲，这种弯曲就是一种对称 V 型曲在临床中的应用。此时 V 型曲尖向上，右上中切牙做逆时针旋转，左上中切牙做顺时针旋转，两个牙齿的牙冠趋于靠拢，牙根趋于分开（图 2-27）。在正畸临床上，为了减少在弓丝上弯曲，也可通过调整牙齿上托槽槽沟的角度来获得与对称 V 型曲相同的作用。还以上中切牙为例，此时可

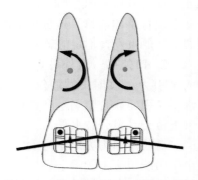

图 2-27　前牙美观曲（对称 V 型曲）

以将中切牙上的托槽均稍倾斜粘接（托槽槽沟的近中更偏𬌗向，远中槽沟更偏龈向）。当一根平直的镍钛丝纳入托槽后，两个中切牙就有牙冠靠拢，牙根向两侧移动的趋势，见图2-28。

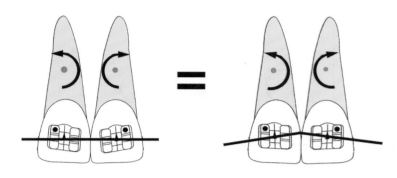

图2-28　调整托槽槽沟的角度，获得与对称 V 型曲相同的作用

　　在关闭拔牙间隙时，为了使拔牙间隙两侧牙齿在间隙关闭后保持牙根平行，也可能会使用对称的 V 型曲。拔牙间隙两侧牙齿受到颌内牵引力的作用，牙冠均发生向拔牙间隙倾斜的趋势，同时牙根均发生远离拔牙间隙的趋势。以下牙列为例说明：为了使拔除下颌第一前磨牙后的第二前磨牙与尖牙牙根平行，可在拔牙间隙的弓丝上弯制尖向上的小幅对称 V 型曲。当在弓丝上加入 V 型曲后，第二前磨牙有牙冠向远中、牙根向近中旋转的趋势，尖牙有牙冠向近中、牙根向远中旋转的趋势，这样拔牙间隙两侧牙齿的牙冠均出现远离拔牙间隙的趋势，同时牙根均出现向拔牙间隙靠拢的趋势。拔牙间隙处对称 V 型曲产生的牙齿旋转效应与颌内牵引力产生的牙齿旋转效应正好相反，两者互相抵消，最终拔牙间隙两侧牙齿在间隙关闭后其牙根保持平行。

　　2. 不对称 V 型曲　V 型曲不在两个托槽中间而偏向一个托槽，V 型曲与两个托槽的入槽角度不同。角度较大一侧的 V 型曲会产生更大的力矩和更大的垂直向分力，因而是整个力系统的决定因素。在两个距离较近的托槽之间很难弯制不对称 V 型曲，临床上多在前牙压低或伸长唇弓以及前牙转矩唇弓中运用这一原理，详见本节的相关内容。

　　3. 台阶状 V 型曲　台阶状 V 型曲是在两个托槽之间的弓丝上弯制一个垂直向的向上或向下的台阶，相当于在托槽间加入了两个方向相反的 V 型曲。当弓丝纳入托槽后，两个牙齿所受外力完全相反（一个受到伸长力，另一个受到压低力），同时两个牙齿均有向相同方向旋转的趋势（图2-29）。临床上弯制台阶曲的情况不多见，更常见的是相邻两牙垂直向位置不同，一侧高、一

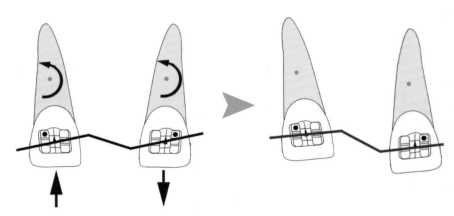

图2-29　台阶状 V 型曲纳入托槽后，一侧牙压低，另一侧牙伸长，同时两侧牙均出现相同方向的旋转。

（左：牙齿受力情况；右：牙齿移动结果）

侧低，两侧托槽槽沟不在一条水平线上。当纳入镍钛丝后，两侧牙齿会出现一升一降，也就是会发生垂直向位置改变，而且还会出现向同一方向的旋转，最终两牙的垂直向位置变为一致，见图2-30。

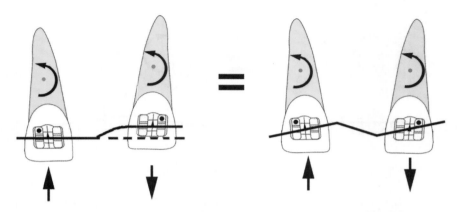

图2-30　镍钛丝纳入不同垂直向高度托槽获得与台阶状V型曲相同的作用

三、单力偶系统在临床中的应用

临床上经常使用的单力偶系统均与悬臂梁有关。正畸中的悬臂梁就是钢丝单端固定，另一侧游离发挥加力作用。游离端产生矫治力，固定端起到支抗作用。早期矫治中的前牙压低或伸长唇弓就是单力偶系统在临床中的典型应用。

1. **前牙压低唇弓**　前牙压低唇弓是在第一磨牙颊管近中弯制后倾曲（不对称V型曲），后端插入磨牙颊管，前端与切牙单点结扎。前牙受到压低力，同时产生一个大小相同、方向相反的反作用力，作用在支抗磨牙上，使磨牙伸长。此时磨牙还会发生牙冠远中倾斜的旋转。如果压低切牙的力没有通过阻抗中心，切牙也会发生牙冠唇倾的旋转，如图2-31所示。如果矫治前磨牙为远中关系，前牙深覆𬌗，上前牙较为直立，压低唇弓的作用正好有利于磨牙牙冠远中移动纠正Ⅱ类磨牙关系，在打开前牙深覆𬌗的同时唇倾上切牙。如果矫治前磨牙关系中性，可以在唇弓末端回弯抵住磨牙颊管的远中，这样弓丝矢状向长度固定。由于磨牙牙冠向远中移动受限，出现了更多的牙根向近中的控根移动，如图2-32所示。如果矫治前上切牙唇倾度正常，希望整体压低切牙，可以将压低唇弓与两侧侧切牙远中的片段弓单点结扎，压低力正好通过4个切牙的整体阻抗中心，出现4个切牙整体压低移动而不发生明显的牙冠唇向倾斜（图2-33）。

前牙压低需要的是持续轻力，压低唇弓产生的磨牙伸长力通常很小。当磨牙牙周附着正常，并有对颌牙时，不足以导致磨牙的垂直向伸长。

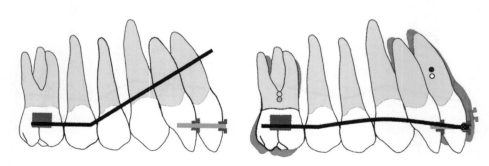

图2-31　前牙压低唇弓加力后的牙齿移动情况
（左：加力前；右：加力后，红色代表加力后牙齿移动的趋势）

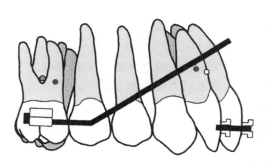

图 2-32　前牙压低唇弓末端回弯后的牙齿移动情况（黄色加力前，深绿色加力后）

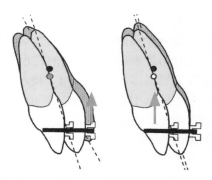

图 2-33　压低唇弓与切牙区片段弓的结扎部位不同，牙齿移动方式不同

（左：结扎点位于中切牙之间，压低力没有通过 4 个切牙整体的阻抗中心，切牙压低并唇倾；右：结扎点位于侧切牙远中，压低力通过 4 个切牙整体的阻抗中心，切牙整体压低不发生唇倾。）

2. 前牙伸长唇弓　前牙伸长唇弓的力学机制与压低唇弓正好相反，临床上可以用于矫治前牙开𬌗或进行阻生上切牙的𬌗向牵引。要注意的是，伸长前牙时前牙会出现舌倾，支抗磨牙会出现前倾。对于开𬌗病例，切牙舌倾是希望发生的移动，但磨牙前倾是不希望发生的移动，为了克服这一不利趋势，可在上颌第一磨牙上放置 Nance 弓或横腭杆。

四、双力偶系统在临床中的应用

1. 多用途唇弓　多用途唇弓用不锈钢方丝或 β 钛方丝弯制，弓丝后段插入第一磨牙颊管，在前磨牙和尖牙的托槽龈方绕过这些牙齿，前部结扎入切牙托槽，在第一磨牙颊管前的钢丝加后倾曲。被动状态下，弓丝的前牙部分位于切牙托槽的龈方。当将前牙部分与 4 个切牙结扎后，就会产生切牙的压低力，反作用力为第一磨牙的伸长力。磨牙牙冠有向远中倾斜的趋势，切牙牙冠有向唇向倾斜的趋势。为了减小切牙压低过程中的唇向倾斜，可在切牙段的方丝上加入冠舌向根唇向的负转矩。将具有前牙负转矩的方丝纳入切牙托槽后，还会额外产生后牙升高和前牙压低的力。这一效应与磨牙后倾弯产生的前牙压低和后牙升高作用相叠加，使后牙受到更大的升高力，前牙受到更大的压低力。为了轻力压低前牙，同时减小支抗磨牙的负担，需要减小后倾弯的角度。

2. 前牙转矩唇弓　前牙转矩唇弓用不锈钢方丝或 β 钛方丝弯制，在侧切牙远中弯制 V 型曲（不对称 V 型曲），后段插入磨牙颊管，前段结扎入 4 个切牙托槽。4 个切牙作为一个整体受到冠唇向根舌向的转矩，同时切牙还受到伸长力，磨牙受到压低力。如果唇弓末端不在磨牙颊管远端弯折，唇弓可以在颊管中自由滑动，上切牙就会出现牙冠唇倾（图 2-34）。当上切牙特别直立需

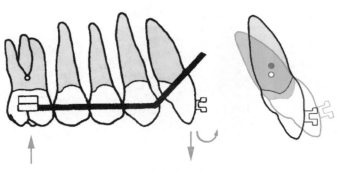

图 2-34　前牙转矩唇弓

要增加正转矩时，这是一个非常有效的措施，同时随着上切牙牙冠的唇倾，上前牙会出现间隙。如果不希望切牙牙冠唇倾，可以将前牙转矩唇弓的末端在磨牙颊管的远端回弯，控制牙弓的矢状向长度，此时切牙表现为根舌向的控根移动。切牙还是受到伸长力，磨牙也还是受到压低力。

前牙转矩唇弓多用于"2×4"技术，弓丝不纳入前磨牙和尖牙托槽，在切牙受到冠唇向转矩的同时没有磨牙远中移动的力。这与使用螺旋推簧唇向开展切牙的力学机制不同。在不锈钢丝上使用螺旋推簧开展间隙时，切牙唇倾同时磨牙远中移动。

对于拔牙病例，当上切牙较为直立，牙根靠近牙槽骨唇侧骨板，此时还必须内收上切牙时，也可以充分利用前牙转矩唇弓的力学机制。首先需要将上颌尖牙远中移动与第二前磨牙靠拢。尖牙与磨牙间"8"字结扎作为稳定支抗。如果在一根直的不锈钢方丝上加V型曲，弓丝无法放入前磨牙和尖牙托槽，此时可以使用关闭曲来增加弓丝的弹性，在关闭曲上加入"人"字型弯曲（相当于不对称V型曲）。为了减小前牙转矩唇弓对切牙的伸长力以及磨牙的压低力，可在前磨牙区域的弓丝上弯制摇椅弓。通过关闭曲关闭侧切牙与尖牙之间的间隙，相当于在前牙转矩唇弓的末端回弯。此时上切牙除了受到舌向牵引力外，还因为关闭曲上的不对称V型曲受到根舌向的转矩，两者共同作用使上切牙整体舌向移动。由于在前磨牙区的弓丝上加入了摇椅弯曲，抵消了切牙的伸长力，甚至在切牙内收的同时还有少量的压低（图2-35）。

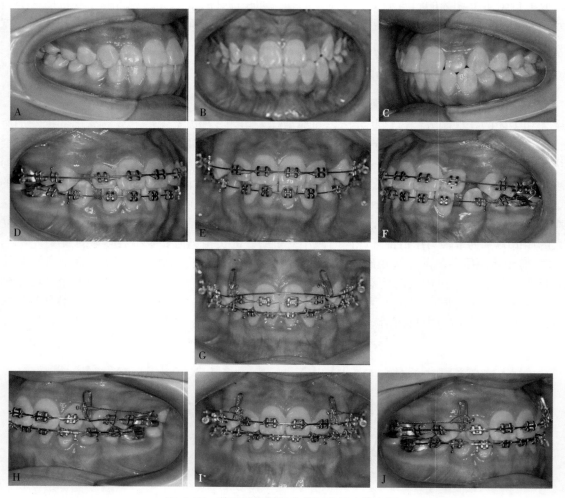

图 2-35　前牙转矩唇弓在拔牙病例中的应用

A-C：矫治前𬌗像　D-E：拉尖牙远中移动后　G：带有关闭曲的上颌前牙转矩唇弓，被动状态时唇弓位于4个切牙托槽的龈方　H-J：唇弓结扎入托槽，关闭曲加力后

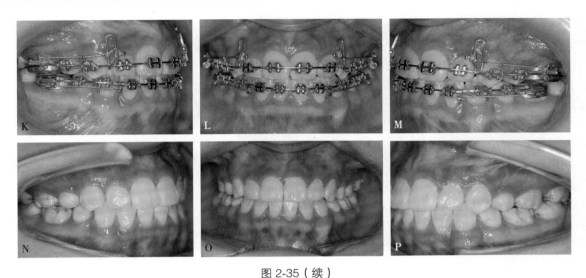

图 2-35（续）
K-M：3 个月后拔牙间隙基本关闭，上切牙唇倾度正常，前牙覆殆正常　　N-P：矫治后殆像

五、颌间牵引中的生物力学

颌间牵引属于交互支抗，是利用部分牙齿或整个牙列作为支抗去移动对颌牙齿或牙列，进而调整三维方向上的颌间关系。

1. Ⅱ类牵引　Ⅱ类牵引是在上颌前牙和下颌磨牙之间悬挂橡皮圈，主要是为了矫治Ⅱ类错殆畸形，作用力在三维方向上均有分力。

（1）矢状向分力：是纠正磨牙远中关系和前牙深覆盖的主要分力。上前牙和上牙列受到向后的牵引力；下后牙和下牙列受到向前的牵引力。矢状向分力的作用可以后移上前牙或上牙列，同时近中移动下后牙或下牙列，如图 2-36 所示。在不锈钢圆丝上做Ⅱ类牵引，可以表现为上切牙直立或舌倾、上后牙后倾、下切牙唇倾等。如果矫治前上切牙唇倾、下切牙舌倾，可以在圆丝上进行Ⅱ类牵引。如果矫治前下切牙唇倾，可在下牙列使用不锈钢方丝并弯制冠舌向根唇向的负转矩，尽可能减小Ⅱ类牵引导致的下切牙过度唇倾。

（2）垂直向分力：Ⅱ类牵引还使上下牙列受到垂直向分力，表现为上前牙和下后牙的伸长，如图 2-36 所示。由于牵引力线没有通过上下牙弓的阻抗中心，因此殆平面发生顺时针旋转，使殆平面变得更陡。临床上在使用Ⅱ类牵引矫治上下牙列矢状向关系不调时，要特别注意其垂直向分力导致的问题。对于高角伴有开殆趋势的病例，应慎重使用Ⅱ类牵引，尽可能减少Ⅱ类牵引导致的下后牙升高加重开殆。对于深覆殆病例，上牙弓使用带有摇椅弯曲的弓丝，给上前牙提供适度的压低力，减轻Ⅱ类牵引对上前牙的伸长作用。下后牙受到Ⅱ类牵引的垂直向作用适度升高，有助于深覆殆的矫治。此外，临床上不应使用过大力值的Ⅱ类牵引（如 180 g 以上力值的牵引）。

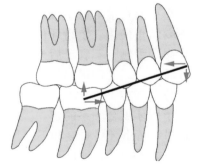

图 2-36　Ⅱ类牵引矢状向分力和垂直向分力

（3）横向分力：从横向看，由于上前牙的牙弓宽度小于下后牙的牙弓宽度，所以Ⅱ类牵引在上牙弓前部产生了向颊侧的牵引力，有使上牙弓变宽的趋势；在下牙弓后部产生了向舌侧的牵引力，有使下牙弓变窄的趋势，如图 2-37 所示。当使用截面较粗（0.018 英寸 ×0.025 英寸以上）的不锈钢方丝时，因为钢丝的刚度较大，所以上下牙弓宽度的变化表现得并不明显。但在使用较细的钢丝时，尤其是使用不锈钢圆丝时，就会产生上下牙弓宽度的变化。为了尽可能减少Ⅱ类牵

引对牙弓宽度的影响，可以将上牙列弓丝宽度适当做窄一些，将下牙列弓丝宽度适当做宽一些。

2. Ⅲ类牵引　Ⅲ类牵引方向与Ⅱ类牵引方向正好相反，是在上颌磨牙和下颌前牙之间悬挂橡皮圈，主要是为了矫治Ⅲ类错𬌗畸形，作用力在三维方向上均有分力。

（1）矢状向分力：是纠正磨牙近中关系和前牙反覆盖（反𬌗）的主要分力。下前牙和下牙列受到向后的牵引力；上后牙和上牙列受到向前的牵引力。矢状向分力的作用可以后移下前牙或下牙列，同时近中移动上后牙或上牙列。在不锈钢圆丝上做Ⅲ类牵引，可以表现为下切牙直立或舌倾、下后牙后倾、上切牙唇倾等。

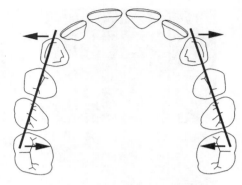

图 2-37　Ⅱ类牵引横向分力

（2）垂直向分力：Ⅲ类牵引还使上下牙列受到垂直向分力，表现为上后牙和下前牙的伸长。由于牵引力线没有通过上下牙弓的阻抗中心，𬌗平面会发生逆时针旋转，使𬌗平面变得更平。临床上在使用Ⅲ类牵引矫治上下牙列矢状向关系不调时，要特别注意其垂直向分力导致的问题。对于高角伴有开𬌗趋势的病例，应慎重使用Ⅲ类牵引，尽可能减少Ⅲ类牵引导致的上后牙升高加重开𬌗。对于深覆𬌗病例，下牙弓使用带有摇椅弯曲的弓丝，给下前牙提供适度的压低力，减轻Ⅲ类牵引对下前牙的伸长作用。上后牙受到Ⅲ类牵引的垂直向作用而适度升高，有助于深覆𬌗的矫治。由于上颌磨牙更容易被伸长，所以Ⅲ类牵引应使用更小的力值（如 50 g 左右的力值）。

（3）横向分力：从横向看，由于下前牙的牙弓宽度小于上后牙的牙弓宽度，所以Ⅲ类牵引在下牙弓前部产生了向颊侧的牵引力，有使下牙弓变宽的趋势；在上牙弓后部产生了向舌侧的牵引力，有使上牙弓变窄的趋势。当使用截面较粗（0.018 英寸 × 0.025 英寸以上）的不锈钢方丝时，因为钢丝的刚度较大，所以上下牙弓宽度的变化表现得并不明显。但在使用较细的钢丝时，尤其是使用不锈钢圆丝时，就会产生上下牙弓宽度的变化。为了尽可能减少Ⅲ类牵引对牙弓宽度的影响，可以将下牙列弓丝宽度适当做窄一些，将上牙列弓丝宽度适当做宽一些。

3. 后牙交互牵引　当上后牙颊倾和下后牙舌倾导致后牙深覆盖或锁𬌗时，可以在上后牙颊侧与下后牙舌侧之间进行交互牵引。这种牵引产生的水平向分力有助于纠正上后牙颊倾和下后牙舌倾，但垂直向分力又会导致上下后牙垂直向伸长。如果患者咬合力不足以维持后牙垂直高度，交互牵引有可能导致下颌顺时针旋转，下面高变长，前牙覆𬌗变浅或开𬌗。对于高角覆𬌗较浅的病例要慎重使用。上后牙位置基本正常，下后牙舌倾明显造成的锁𬌗，如果进行交互牵引会使上后牙出现舌倾，不利于后牙咬合关系的建立。这种情况可以在上牙列使用粗的不锈钢方丝维持上后牙转矩，或使用横腭杆维持上牙弓宽度和上磨牙位置，然后再进行交互牵引纠正后牙锁𬌗。下后牙位置基本正常，上后牙颊倾明显造成的锁𬌗，如果进行交互牵引会使下后牙出现过度颊倾，不利于后牙咬合关系的建立。这种情况可以在下牙列使用粗的不锈钢方丝维持下后牙转矩，或使用舌弓维持下牙弓宽度和下磨牙位置，然后再进行交互牵引纠正后牙锁𬌗。

如果锁𬌗后牙伴有垂直向过长明显的特征时，使用交互牵引会导致垂直向不调更加严重。此时应使用种植支抗钉辅助纠正锁𬌗，同时压低上下后牙。

后牙反𬌗也可以通过交互牵引进行纠正，作用力方向和特点与纠正锁𬌗时的交互牵引方向正好相反。

4. 前牙斜行牵引　当上下牙列中线与面部中线不一致时，可以使用前牙斜行牵引。如果上牙列中线偏向右侧，下牙列中线偏向左侧，则在右上尖牙与左下尖牙间挂橡皮圈，反之亦然。临床上主要利用前牙斜行牵引产生的横向力矫正前牙中线不调。不过，前牙斜行牵引还会产生垂直向分力，长期过重的牵引力会导致前牙𬌗平面的倾斜。如上面的举例，会出现右上前牙下垂，左下前牙伸长，导致前牙𬌗平面左高、右低。为了减小前牙斜行牵引可能导致的前牙𬌗平面倾斜，应在较粗的不锈钢丝上进行牵引，牵引周期不要过长，牵引力不要过大。如果上牙列中线与面中线一致，下牙列中线与面中线不一致，应在上颌使用粗的不锈钢方丝，并做末端结扎稳定上牙列，这样有助于在纠正下牙列中线的同时保持上牙列中线，反之亦然。

5. **垂直牵引**　垂直牵引是在上下牙齿颊侧的固定装置间挂皮圈，目的是使牙齿咬合紧密。垂直牵引可用于前牙也可用于后牙。由于垂直牵引力没有通过牙齿的阻抗中心，会导致上下牙的舌倾，当使用圆丝进行牵引时会表现得更明显。为了避免产生这种第三序列的旋转，可以在后牙使用方丝控制转矩。

六、平面导板和斜面导板的生物力学

1. **平面导板**　平面导板是用于矫治前牙深覆𬌗的活动矫治器，基托部分与上前牙舌隆突和上颌腭黏膜贴合，并利用它们作为支抗。戴用平面导板后，下牙列只有下切牙切端与平导接触，当进食时，利用咀嚼力压低下前牙。下切牙多有一定的唇倾度，因而在压低的同时还会出现唇倾。下后牙与上后牙不接触，在没有对颌牙的咀嚼压力下，上下后牙都会出现自然的萌长，后部牙槽高度增加。平面导板的直接作用是压低下前牙，间接作用是升高上下后牙。当允许通过后牙升高来纠正前牙深覆𬌗时，平面导板是最佳选择。当前牙有深覆𬌗，且覆盖正常时，也可在上前牙舌隆突处粘接树脂作为固定平导。

当前牙深覆𬌗伴有下尖牙牙冠远中倾斜（牙根近中倾斜）时，直接将镍钛丝纳入尖牙和切牙托槽会使前牙覆𬌗进一步加深。这是因为当尖牙牙冠远中倾斜时，尖牙托槽槽沟会出现近中高、远中低的倾斜，当镍钛丝纳入尖牙托槽后，前面部分位于切牙托槽的𬌗方，后面部分位于后牙托槽的龈方。这就会伸长切牙并压低后牙，不利于深覆𬌗的矫正。以往有学者建议镍钛丝暂不纳入切牙托槽，使用"8"字结扎将尖牙与磨牙相连，逐渐更换至较粗的镍钛丝，待尖牙牙根远中移动，牙冠直立后再排齐切牙。这样做虽然可以避免在纠正尖牙牙冠远中倾斜的同时导致前牙覆𬌗进一步加深，但矫治效率低下，悬浮在切牙托槽外的镍钛丝还容易发生折断，结扎入后牙托槽中的镍钛丝还是会导致后牙压低。其实最佳的矫治方法是在前牙放置平面导板，抑制前牙伸长的同时纠正尖牙牙冠远中倾斜和排齐牙列，后牙因为缺乏咀嚼压力，出现萌长对抗了后牙的压低。此时的平面导板可谓一举两得。

2. **斜面导板**　斜面导板与平面导板类似，只不过将平面改为向前、向上的斜面。当下切牙咬到斜面导板时，除外受到压低力，还有更大的唇向力。当前牙深覆𬌗伴有下切牙明显舌倾时（如安氏Ⅱ类2分类病例），可以使用斜面导板矫治，压低和唇倾下切牙。

3. **下颌联冠斜导**　当前牙反𬌗伴有深覆𬌗，反覆盖不大时，可以使用下颌联冠斜导进行矫治。联冠斜导粘接在下颌前牙上，唇侧基托是一个向前、向下的斜面。戴入矫治器后，只有上切牙切端舌侧与斜导有咬合接触。上切牙受到唇向压低力，下切牙受到舌向压低力，后牙没有接触可以自然萌出，增加后牙高度。下颌联冠斜导在纠正前牙反𬌗的同时，也纠正了前牙深覆𬌗。

七、前牙深覆𬌗矫治中的生物力学

1. **前牙压低**　前牙压低是矫治深覆𬌗的有效手段，临床上需要使用持续轻力进行前牙压低。压低前牙可以使用前牙压低唇弓、多用途唇弓、平面导板或斜面导板、摇椅弓和种植支抗钉。当切牙有一定唇倾度时，如果压低力没有通过4个切牙整体的阻抗中心，在压低的同时会产生切牙的进一步唇倾。在拔牙病例中，为了减少前牙压低过程中的切牙唇倾，可在弓丝末端回弯与磨牙颊管紧贴，这时在同一直线上产生大小相同、方向相反的一对力。前牙受到舌向力，产生牙冠舌倾移动；磨牙产生近中向力，牙冠近中倾斜。这一对力能部分抵消唇弓产生的磨牙后倾和前牙唇倾作用。当弓丝末端回弯后，固定了牙弓矢状向长度，这也有利于控制前牙压低时的唇倾（图2-32）。为给前牙以持续的压低力，应使用澳丝弯制。对于不希望后牙伸长，纠正前牙深覆𬌗以前牙压低为主的病例，前牙压低辅弓可以获得很好的疗效。矫治病例详见图 2-38。

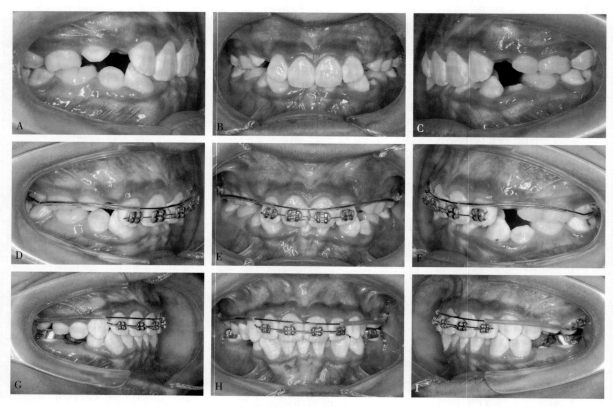

图 2-38　前牙压低唇弓矫治前牙深覆𬌗
A-C：矫治前𬌗像　D-F：前牙压低唇弓（在中切牙间单点结扎）　G-I：上切牙压低后𬌗像

当切牙过度舌倾时，压低力线位于切牙阻抗中线的舌侧，压低时会导致切牙进一步舌倾。这时应先唇向移动舌倾的切牙（舌簧矫治器推切牙唇倾），待切牙直立后再压低。

2. 后牙伸长　相较于前牙压低，更容易做到后牙伸长，而且只要轻力就可伸长后牙。伸长单颗后牙可在钢丝上弯制台阶曲或将需要伸长后牙的托槽向龈向粘接。伸长多颗后牙，可以采用平面导板或平导配合上下后牙垂直牵引、摇椅弓等方式，此时要注意垂直牵引可能会导致上下后牙舌倾。后牙伸长的结果多不稳定。因为矫治后持续的咀嚼压力会将伸长的后牙再次压低。为了保持后牙伸长的效果，可在保持器上增加前牙平导，嘱患者夜间戴用。

八、前牙开𬌗矫治中的生物力学

1. 伸长前牙　对微笑时不能完全暴露上前牙的病例，可以采用伸长前牙的方式矫治开𬌗。在多曲方丝弓技术中，通过弯制多个后倾曲样式的摇椅弓矫治前牙开𬌗。如果将多曲弓丝直接放入托槽，会产生压低前牙和升高后牙的作用，会使前牙开𬌗愈发严重。为了对抗前牙压低和唇倾的作用，需要在矫治中加入前牙垂直牵引。垂直牵引产生的伸长前牙的力直接抵消了多曲弓丝压低前牙的力。同时，前牙垂直牵引产生的舌向力又进一步抵消了多曲弓丝在压低前牙时产生的唇倾力。此时，前牙受到的垂直伸长力大于多曲弓丝的压低力，前牙伸长。多曲弓丝使磨牙后倾的力被加强。于是出现前牙开𬌗减小，第二磨牙后倾、压低和颊倾等表现。磨牙后倾为矫治前牙开𬌗提供了内收切牙的间隙，在垂直牵引作用下，前牙伸长纠正开𬌗，同时上下切牙也出现一定程度的内收和直立。

2. 后牙压低　对前牙唇齿关系正常的病例，可以采用压低后牙的方式矫治开𬌗。压低后牙需要使用种植支抗钉，利用支抗钉与需要压低后牙之间挂弹性牵引进行后牙的有效压低。单侧植入支抗钉压低后会出现牙齿的颊倾或舌倾，为了防止压低过程中的后牙倾斜移动，需要在后牙颊舌侧均植入支抗钉，使颊舌侧压低力的合力通过后牙的阻抗中心。伴随着后牙垂直高度的降低，下颌骨会发生向前、向上的逆时针旋转，前牙开𬌗程度减小，下颌平面角和下面高均有所减小，下颌颏部前移。

九、关闭间隙中的生物力学

拔牙病例关闭间隙是正畸治疗的关键阶段，此时需要做到拔牙间隙两侧牙齿的牙根平行、前牙覆𬌗控制、前牙转矩控制和后牙的支抗控制。在关闭拔牙间隙时，如果使用一根较细的平直弓丝采用滑动法关闭间隙，颌内牵引会产生以下情况：①前牙因钟摆效应出现舌向倾斜伴转矩丢失；②后牙前倾伴支抗丢失；③前磨牙区压低，上颌补偿曲线消失或变为反向，下颌 Spee 氏曲线加深；④前牙覆𬌗加深并出现早接触；⑤拔牙间隙两侧牙齿的牙根分开不平行。如果采用不锈钢圆丝或镍钛丝关闭间隙，以上表现会更突出。

为了避免上述问题的发生，临床上通常需要使用较粗的不锈钢方丝（钢丝在托槽中的余隙较小），并将其弯制成摇椅弓，采用滑动法关闭间隙，对于拔除磨牙的病例更是如此。摇椅弓相当于增大上牙弓的补偿曲线，下牙弓是反向 Spee 氏曲线。摇椅弓的作用：①前磨牙受到伸长力，抵消了颌内牵引对前磨牙的压低效应，有助于后牙升高打开前牙深覆𬌗；②前牙受到压低和唇倾力，有助于压低前牙打开深覆𬌗，减轻内收上前牙时的钟摆效应；③磨牙受到远中压低力，使磨牙远中倾斜，第二磨牙压低并颊倾，有助于保护后牙支抗；④如果使用方丝弯制摇椅弓，相当于在方丝前部自动加入了冠唇向根舌向的转矩；⑤摇椅弓像是贯穿于整根钢丝的一个渐变的 V 型曲，这样有助于拔牙间隙两侧的牙根平行，如图 2-39 所示。

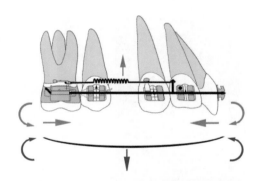

图 2-39　摇椅弓对抗颌内牵引的力学机制（红色箭头表示在一根平直弓丝上滑动法关闭间隙时牙齿的受力状况，蓝色箭头表示加入摇椅弯曲后弓丝施加在牙齿上的力与力矩）

为了能让摇椅弓更好地发挥作用，第二磨牙应在正畸早期纳入矫治序列。弯制摇椅弓后需要在关闭间隙前将其放入托槽一段时间，使牙列进一步排齐整平，这样可以减小关闭间隙时的滑动摩擦力，提高矫治效率。下前牙的内收多需要进行可控性的倾斜移动，而非整体移动。当弯制摇椅弓后，下切牙的冠唇向转矩往往过大，需要在方丝下切牙区域减去过大的冠唇向转矩。

十、种植体支抗的生物力学

种植体支抗可以分为直接支抗和间接支抗两种类型。直接支抗是指通过植入支抗装置直接给需要移动的牙齿或牙弓加力，间接支抗指将支抗牙或牙弓与种植支抗装置相连，稳定支抗牙，还是通过支抗牙对需要移动的牙齿或牙弓加力。间接支抗的生物力学特点与上述的力学机制类似，只是通过种植钉稳定了支抗部分，防止支抗牙发生明显的不利移动。在此仅探讨直接支抗下的力学特点。

种植支抗钉植入在牙根之间的牙槽骨或是上颌的颧牙槽嵴、下颌的外斜线等处。支抗钉与希望移动的牙齿通过弹性装置（链状橡皮圈或螺旋拉簧）相连并加力。支抗钉位于牙齿托槽的龈方，加力后除了产生矢状向的分力外，还会产生垂直向的分力。如内收上前牙时，支抗钉通常位于上颌第二前磨牙与第一磨牙牙根之间（或第一与第二磨牙牙根之间），当采用滑动法关闭间隙时，会在支抗钉与前牙牵引钩上悬挂链状皮圈，前牙受到舌向内收力，后牙没有近中向的力。此时因为上牙列的前后牙齿被一根平直的不锈钢方丝连接为一个整体，可以将整个上牙列看作一个整体，上牙列的阻抗中心位于第二前磨牙根尖附近。由于种植钉与牵引钩之间的牵引力线位于上牙列阻抗中心的殆方，就会产生一个使上牙列发生顺时针旋转的力矩。这个力矩是上颌所有牙齿移动的决定性因素（图2-40）。随着上前牙的舌向移动，上牙列殆平面也发生了顺时针旋转，表现为上磨牙被压低颊倾呈现后牙开殆，前牙覆殆加深，上切牙转矩丢失。临床上可以观察到，当使用支抗钉内收上前牙时，内收量越大，上牙列殆平面的旋转效应越明显。

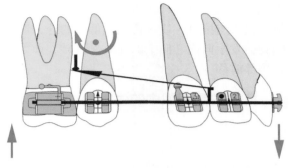

图 2-40　种植支抗钉辅助关闭拔牙间隙时的力学机制

如果此时在上牙列弓丝上加入摇椅弯曲，对打开前牙深覆殆的帮助不大，却会使磨牙区的开殆加重。为了对抗上牙列殆平面旋转，可以在上切牙区域植入支抗钉，因为支抗钉压低力线位于上颌切牙阻抗中心的唇侧，通过支抗钉直接压低前牙时，可以增加切牙的冠唇向转矩，同时打开前牙深覆殆（图2-41）。在前牙区不锈钢丝上使用长牵引钩，并在牵引钩与支抗钉之间进行颌内牵引，这样牵引力与前牙整体的阻抗中心较为接近，可以有效地控制切牙内收时的转矩，减少转矩的丢失。

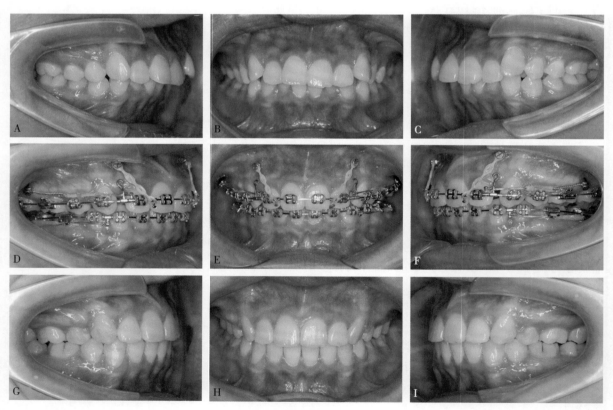

图 2-41　种植支抗钉协助关闭拔牙间隙内收上前牙

A-C：矫治前殆像　D-F：种植支抗钉协助内收上前牙（后牙出现开殆，前牙覆殆加深，上切牙直立），上前牙植入支抗钉压低上切牙并增加冠唇向转矩　G-I：矫治后殆像

　　对于矫治前为前牙开殆或前牙覆殆很浅的前突患者，充分利用种植支抗的这一生物力学原理，可以在内收前牙的同时压低后牙纠正前牙开殆。对于矫治前前牙深覆殆的患者，就需要在排齐整平阶段充分打开前牙覆殆，再使用支抗钉内收前牙。

十一、摩擦力辨析

1. 概述　当托槽沿弓丝滑动时，弓丝与托槽之间即会产生摩擦力。按照以往学者的研究，托槽沿弓丝滑动可能会产生经典摩擦力（classical friction）、约束阻力（binding）和刻痕阻力（notching）。其中，经典摩擦力指托槽在无弯曲的弓丝上滑动时的阻力，其大小由正压力和摩擦系数决定；约束阻力指弓丝与槽沟的夹角 θ 大到使弓丝发生弹性变形的滑动阻力，从经典摩擦力进入约束阻力的弓丝-槽沟临界角用 θ_c 表示；而刻痕阻力指弓丝与槽沟中的夹角 θ 大到使弓丝发生塑性变形后的阻力，从约束阻力进入刻痕阻力的弓丝-槽沟临界角用 θ_z 表示。这三种情况下的弓丝-槽沟成角 θ 与滑动阻力的大小关系可用图 2-42 来表示。

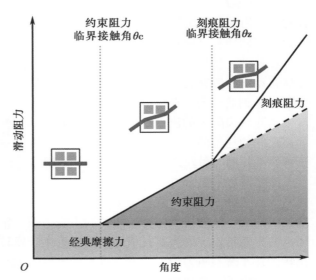

图 2-42　经典摩擦力、约束阻力和刻痕阻力示意图

2. 牙齿移动中产生的摩擦力　当一根直的弓丝插入右上尖牙托槽且与托槽槽沟四壁不接触时，两者之间没有摩擦，即摩擦力为零。此时尖牙托槽槽沟与其阻抗中心的距离是 10 mm，若受到一个 100 g 远中向的牵引力，就会产生一个顺时针旋转的力矩 1000 g·mm，在没有任何阻力的状态下出现牙冠向远中的倾斜移动（顺时针旋转）。当牙冠倾斜到一定角度，弓丝-槽沟成角达到 θ 时，弓丝在托槽的近远中边缘与上下槽沟壁发生接触，产生逆时针旋转的力偶矩，如果弓丝的刚度很大（例如不锈钢丝），没有发生任何形变，该力偶矩将使尖牙牙冠产生逆时针旋转的趋势，当牵引力产生的力矩与弓丝-槽沟成角产生的力偶矩（1000 g·mm）大小一样时，因两者方向相反，故相互抵消，尖牙不出现旋转，而是沿着弓丝向远中平动（整体移动）。此时，弓丝-槽沟成角 θ 约等于约束阻力的临界角 θ_c（$\theta \approx \theta_c$），托槽沿着弓丝的滑动阻力处于经典摩擦力阶段，尖牙远中移动效率最高。

经典摩擦力的大小由正压力和摩擦系数决定。当弓丝与托槽的表面结构不发生明显变化时，摩擦系数基本恒定。正压力主要来自弓丝与托槽近远中边缘槽沟壁发生接触产生的力偶中的两个力。还引用上面的实例，当弓丝-槽沟成角产生的力偶矩 = 矫治力产生的力矩 =1000 g·mm 时，力偶臂越大，力越小，代表正压力越小，摩擦阻力也越小。当弓丝与托槽间余隙不大时，力偶臂约等于托槽槽沟近远中的长度。若使用宽的双翼托槽（槽沟近远中长度为 4 mm），产生的正压力大约为 250 g；若使用窄的单翼托槽（槽沟近远中长度为 2.5 mm），产生的正压力大约为 400 g。当托槽（牙齿）沿着弓丝滑动时，使用宽的双翼托槽产生的摩擦力要远小于窄的单翼托槽产生的摩擦力。同样的原理，在正畸临床中当需要磨牙前移时，在磨牙上粘接近远中径长的颊管要优于短的颊管，因为这样做滑动摩擦力相对较小。当然这里的分析仅考虑了第二序列上的摩擦力，忽略了其他两个维度上可能产生的摩擦力，也没有考虑结扎丝与弓丝之间的摩擦力。

如果弓丝的刚度较小（例如镍钛丝），在一定弯曲角度下产生的力偶矩较小，不足以抵消矫治力产生的力矩时，上尖牙牙冠继续向远中倾斜。此时，弓丝-槽沟成角 θ 大于约束阻力的临界角 θ_c（$\theta > \theta_c$），弓丝发生弹性变形，托槽沿着弓丝的滑动阻力也从经典摩擦力进入约束阻力阶段，摩擦力明显增大，尖牙牙冠的远中倾斜量也较大。所以，当需要托槽（牙齿）沿着弓丝整体移动时，需要使用具有较大刚度的不锈钢丝。当考虑托槽与弓丝间的摩擦系数时，不锈钢丝与不锈钢托槽间的摩擦系数明显小于镍钛丝与托槽间的摩擦系数。这也是在使用滑动法关闭间隙时需要使用不锈钢丝的另一个原因。

3. 摩擦力与正畸治疗 正畸治疗只要进行牙齿移动，就会产生摩擦力。有时摩擦力会阻碍牙齿移动，有时摩擦力可以帮助控制牙齿移动。当托槽沿着弓丝滑动，如尖牙远中移动或排齐阶段需要牙冠倾斜移动时；或是弓丝在托槽内滑动，如滑动法内收前牙时，摩擦力会在一定程度上阻碍牙齿移动。当出现了约束阻力，甚至是刻痕阻力时，牙齿移动就会因摩擦力增大而变慢，甚至无法移动。所以，在正畸临床上需要尽可能减小托槽沿着弓丝滑动的阻力，并尽可能避免出现约束阻力和刻痕阻力。在滑动内收前牙前对牙列进行充分的排齐整平非常必要，这样可以在最大限度上消除约束阻力的出现。使用宽托槽和不锈钢丝也有助于减小摩擦阻力。此外，宽托槽减小了牙齿之间的托槽间距，使托槽间的不锈钢丝刚度进一步增加。结扎丝与弓丝之间的摩擦系数要小于弹性结扎圈与弓丝之间的摩擦系数，使用结扎丝结扎的摩擦阻力也会相应减小。

除了弓丝在托槽中滑动或是托槽沿着弓丝滑动这两种情况外，正畸牙齿移动均离不开摩擦力。牙齿在第一序列的旋转移动是纠正扭转牙的方法，要纠正扭转牙，就需要将超弹性的镍钛丝结扎入托槽，依靠托槽与弓丝间的约束阻力扭正错位的牙齿。此时使用宽的托槽有助于彻底纠正牙齿的扭转错位，因为宽托槽的槽沟近远中长度较长，产生的力偶矩较大。此时也要注意，纠正扭转牙并非摩擦阻力越大越好。过大的摩擦阻力会加大扭转牙近远中邻牙的支抗负担，在纠正扭转的同时出现不希望发生的邻牙唇（颊）舌向倾斜。为了避免这种情况的发生，临床上可以对严重扭转牙上的托槽进行单翼结扎，即只结扎舌向扭转侧的托槽翼，而在托槽另一侧，结扎丝从镍钛丝下穿过（图 2-43）。这样做可以提供一定的力扭正错位牙，又可减小结扎丝与弓丝之间和弓丝与托槽之间的双重摩擦阻力。牙齿在第二序列的正轴移动也离不开摩擦力的帮助，如矫治前的尖牙牙冠远中倾斜，需要远中向控根移动。控根的方法是将镍钛丝扎入宽托槽，利用托槽与弓丝间的约束阻力进行控根移动，同时还需要将尖牙、前磨牙和磨牙进行 8 字结扎，防止控根时尖牙牙冠向近中倾斜。牙齿在第三序列的转矩移动更离不开摩擦力。有效地施加转矩需要弓丝与托槽间的余隙尽可能小，弓丝与托槽间的摩擦力尽可能大。当弓丝与托槽间的余隙过大时，摩擦力不足，也无法施加转矩。

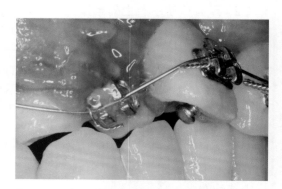

图 2-43 右上侧切牙扭转，只结扎远中托槽翼，在托槽近中的结扎丝从镍钛丝下穿过不结扎

因此，从辩证的角度看，正畸治疗中摩擦力有利也有弊。很多情况下需要摩擦力来纠正牙齿的错位并控制牙齿的移动，当关闭间隙时需要减小托槽与弓丝间的滑动摩擦力。

4. 自锁托槽与普通托槽摩擦力的比较 自锁托槽被称为"低摩擦力托槽"，是因为在每个牙位的三个序列方向上的托槽槽沟余隙都比普通托槽大，因此进入约束阻力的阶段就晚，托槽更容易在弓丝上滑动，牙齿更容易发生倾斜移动，在矫治初始阶段降低弓丝与托槽的摩擦力，有利于牙冠通过倾斜移动而排齐牙列。在滑动关闭间隙的初始阶段，第二序列的余隙大，仍有利于后牙发生少量的倾斜移动，此时弓丝在后牙托槽中仍可以自由滑动，当后牙牙冠前倾到约束阻力的临界角 θ_c 时，产生的经典摩擦力大小与普通托槽的类似。自锁托槽多为窄托槽，按照上述的力学分析，托槽沿着弓丝滑动的阻力还大于普通宽托槽。所以，自锁托槽应该被称为牙列排齐阶段和滑动法关闭间隙初始阶段的低摩擦力托槽，在关闭间隙的中后期摩擦力并不低于普通托槽。这大概也是现代循证医学的研究结果都不支持自锁托槽能缩短疗程的原因之一。

此外，自锁托槽槽沟余隙大虽然有利于牙冠的倾斜移动，但对于需要有效控制的牙齿移动却不利。如第一序列余隙大，对扭转牙的矫正能力就弱，不太容易做到牙列完全排齐。其实，为了纠正牙齿扭转，需要弓丝与托槽之间有足够大的摩擦力。同时由于自锁托槽的第三序列余隙也较大，在内收前牙时还不利于上前牙的根舌向转矩控制。这也是为何近年来出现了高转矩自锁托槽，目的就是弥补自锁托槽对前牙转矩控制能力的不足。这也是现代循证医学的研究结果都不支持自锁托槽能缩短疗程的另外一个原因，即自锁托槽对牙齿移动的控制能力较弱。

　　任何事物有利就有弊，对于正畸临床，摩擦力概莫能外，自锁托槽亦然。

综合思考题

　　1. 请说明牙齿阻抗中心与转动中心的关系，两者何时一致？何时不一致？

　　2. 牙齿有哪些移动方式？临床上常见的牙齿移动类型对应的是何种移动方式？

（胡　炜）

拓展小故事及综合思考题参考答案见数字资源

参考文献

1. Isaacson R J, Lindauer S J, Davidovitch M. The ground rules for arch wire design. Seminars in Orthodontics，1995，1:3-11.

2. 曾祥龙. 现代口腔正畸学诊疗手册. 北京：北京大学医学出版社，2000.

第三章

口腔正畸材料学

◎ **学习目标**

基本目标

1. 掌握各类矫治器材料的基本性能及特点。

2. 了解常用的评价材料性能的力学、非力学指标。

3. 熟悉各类矫治器附件材料。

发展目标

熟悉各类矫治器材料的改性方法。

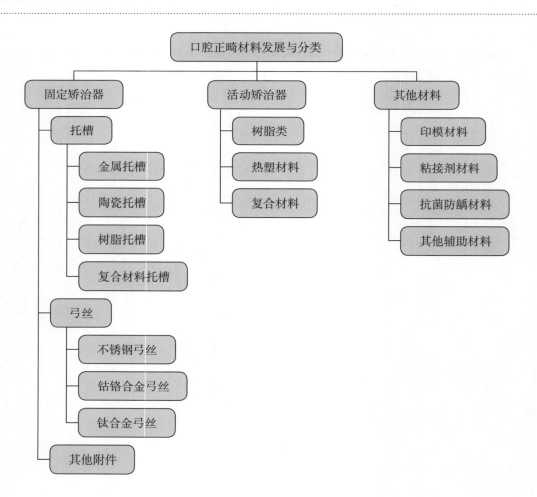

第一节 口腔正畸材料概述

一、口腔正畸材料的发展与分类

口腔正畸学的发展和材料学关系密切，材料学的发展推动了口腔正畸材料与技术的持续进步，而正畸临床中对材料性能不断提出的新需求又促进了材料性能的改进，进而推动了材料科学的发展。

Claude G. Matasa 将正畸材料的发展分成 3 个阶段：早期（1750—1930 年）、中期（1930—1975 年）、现期（1975 年至今）。在早期，正畸材料可选范围很有限，目前临床常用的不锈钢材料、镍钛材料、特质陶瓷和高分子材料等都没有出现，有许多的正畸设想缺乏适用的材料支持，正畸之父 Angel 因此发出开发新材料的呼吁；在中期，由于冶金、分析化学、组织化学的发展引进了大量的材料，加之制造工艺的进步，使正畸材料不断精进，推动了正畸技术的进步和临床操作的便捷；在现期，口腔正畸材料基本实现按需定制，产品制造商和产品种类都大幅增加，计算机的辅助设计和数字化控制使正畸产品向个性化治疗发展，同时正畸对于 3D 打印和高性能材料提出了更高的要求。

正畸材料按理化性质可分为：金属材料、无机非金属材料、有机高分子材料以及复合材料。正畸材料按用途可分为：印模材料、模型材料、矫治器材料（可细分为活动矫治器与固定矫治器）、附件以及种植材料等。

正畸材料的一般要求和管理规范与牙科材料一致，包括：①对全身及局部组织安全；②化学性质稳定，在口腔环境下化学性能不改变、无失泽变色（腐蚀变性）、无有害反应；③满足所需物理机械性能，且稳定持久；④制作和生产的工艺简捷，质量稳定；尽可能价廉物美；⑤无臭无味，不易繁殖细菌。

国际牙科联盟（Federation Dentaire Internationale，FDI）和国际标准化组织（International Standards Organization，ISO）提供了部分口腔材料和器械的国际标准。ISO 建立了牙科技术委员会（ISO/TC106 Dentistry）。中国国家标准化管理委员会（Standardization Administration of China，SAC）代表中国作为 ISO 的成员，也是 ISO 牙科技术委员会的成员，1987 年成立了全国口腔材料和器械设备标准化技术委员会（简称 SAC/TC99）。目前 ISO 已出版与正畸材料的有关标准，包括正畸弓丝、牙科 - 正畸弹性附件的相关标准等。

二、口腔正畸材料的基本知识与性能

正畸部件的研发和应用都离不开对其材料性质的深刻了解，通常需要检测材料的以下性能，用于评估材料的应用范围。

（一）力学性能

1. 应力（stress）、应变（strain）与弹性模量（elastic modulus） 应力表示物体内部的力状态，应变表示物体在外力作用下的形态改变。常用应力 - 应变曲线（图 3-1）来反映材料这方面的机械性能。以不锈钢丝为例，可见载荷与弓丝形变呈线性递增关系，当载荷超过弓丝弹性范围，弓丝即发生塑性变形。弓丝的刚度（stiffness）、强度（strength）、有效限性（working range）也同时受长度、直径、厚度、宽度等因素的影响。

在弹性变形阶段，应力和应变成正比例关系（即符合胡克定律），其比例系数称为弹性模量。弹性模量是描述物质弹性的一个物理量，是一个统称，表示方法可以是杨氏模量、剪切模量、体积模量等。

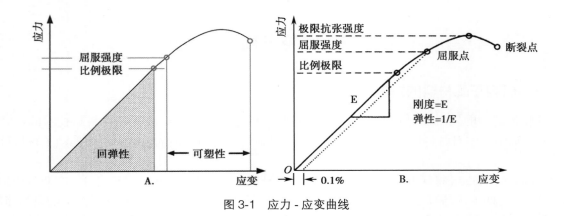

图 3-1 应力 - 应变曲线

2. 延伸率（elongation）和压缩率（compression） 延伸率反映材料的最大拉应变，计算方法为：（断裂伸长量／原长）×100%。压缩率正相反。延伸率和压缩率均表示材料的延展性，低于 5% 为脆性材料，高于 5% 为延展性材料。复合树脂一般在 2%～3%，金的延展性较好，延伸率为 19%。

3. 挠曲强度（flecture strength）和挠度 挠曲强度也称弯曲强度，表示材料在弯曲时的极限强度，这是一种复杂的多点受力情况，两端为剪切应力，中间上部为压应力，下部为拉应力（图 3-2）。挠度为比例极限内的最大弯曲应变。挠曲强度和挠度都是描述材料弯曲韧性的指标。

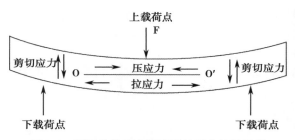

图 3-2 测量物体挠曲强度时的受力情况图示

4. 回弹性（resilience）和韧性（toughness） 回弹性为使材料出现永久形变时单位面积所需要的能量，而韧性是指材料受到使其发生形变的力时对折断的抵抗能力，是材料在塑性变形和破裂过程中吸收能量的能力（图 3-3）。韧性越好，则发生脆性断裂的可能性越小。

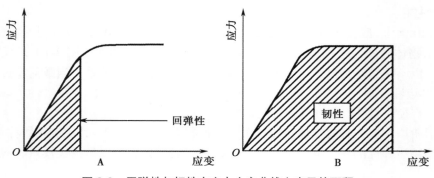

图 3-3 回弹性与韧性在应力应变曲线上表示的面积

5. **硬度（hardness）** 硬度为对塑性变形、划痕、磨损、切割等的抵抗性。根据测量方法分为布氏硬度、洛氏硬度、维氏硬度、努氏硬度和邵氏硬度。以布氏硬度为例，牙釉质为300，牙本质为64，银汞合金为90，复合树脂在70～80之间。

6. **应变-时间曲线** 理想的弹性体受外力后，瞬时完成形变；理想的黏性体受到外力时，形变随时间呈线性变化。牙及正畸材料介于理想弹性体和理想黏性体之间，应变与时间之间存在复杂的关系。

7. **耐磨损性** 在口腔材料领域是指摄取食物、咀嚼食物或使用牙刷时材料本身耐磨损的抵抗性数值，决定义齿、填充物或者矫治器的使用时间。银汞合金为0.91～1.41 mm/h，复合树脂为0.81～1.46 mm/h，瓷粉为1.46～1.93 mm/h。

（二）其他性能

1. **腐蚀与变色** 材料在外界介质表面上发生的破坏，包括表面氧化、表面的孔蚀、内部晶体颗粒之间的边界腐蚀以及材料本身颜色稳定性差从而导致变色等。

2. **扩散、溶解与吸附** 材料中的原子和分子可向周围环境扩散，如果均一、稳定地分散到溶剂中，则称为溶解。此外，材料有吸附环境中物质的能力，如吸附唾液等。吸水与溶解对粘接用水门汀等材料的性能有不良影响。

3. **老化** 材料在加工、储存和使用过程中出现理化性能和机械性能变差的现象，称为老化，如发硬、发黏、变脆、变色、失去强度等。材料的内部结构和组成、外界环境的理化因素均可影响其老化速度，尤其是高分子材料。弹性牵引材料在口腔内相对易于老化，所以需要临床上多次检查力值，更换弹性牵引。

4. **化学性粘接** 指粘接剂与被粘接物体除了有机械性的结合，还有界面上共价键、离子键等化学性的结合。

5. **尺寸稳定性** 正畸治疗需要保持尺寸稳定的材料主要有：印模材料、制作矫治器的模型材料、黏结剂。印模材料收缩或膨胀会影响矫治器与组织的贴合。黏结剂一般都表现为收缩，过大的带环与牙面之间过厚的黏结剂的收缩往往是带环易于脱落的原因。

6. **热膨胀性能** 以线胀系数（热膨胀系数）表示。多数物质的体积（或长度）随温度升高而增大。铸造板或铸造Herbst带环的热膨胀会导致与牙面之间的缝隙。

7. **流电性** 正畸材料往往由多种金属组成，不同的金属在唾液中相接近或一个金属部件中含有其他杂质时可能会产生感生电动势，发生流电现象。这种流电现象可导致金属锈蚀、失泽，对患者健康有损害。这个问题在由不同金属组成的托槽与弓丝上表现得较为突出。

8. **美学性能** 成人正畸越来越倾向于隐形矫治，采用与牙齿色泽接近或者透明的矫治器是研究和临床应用的重要方向。但是，目前使用的由陶瓷、塑料制造的托槽和弓丝不十分令人满意，尚不能取代金属。使用热塑性塑料制造的无托槽隐形矫治器具有良好的美观度，但临床应用适应证尚不够广泛。

9. **生物安全性和生物相容性（biocompatibility）** 理想情况下，医用材料应具有足够的生物安全性和相容性，对全身及局部组织无毒性、刺激性、致癌性或致畸性，在正常生理条件下能够保持稳定，同时机体也不会对材料造成破坏（腐蚀、吸收、降解等）。口腔用不锈钢材料会释放金属离子，极少数患者可能会对镍金属过敏，高分子聚合材料如果聚合不完全也会释放小分子，在使用中应予以重视。

10. **耐消毒灭菌性** 口腔正畸材料在临床使用前必须进行灭菌处理，特别是对于口腔植入材料，不但要求消毒灭菌处理，而且还不能对材料的性质产生影响或破坏。因此在选择消毒灭菌方法时，必须清楚口腔生物材料的性质，如组成、结构和性能特点以及使用目的，从而有针对性地选择适合的消毒灭菌方法。

11. **加工成形性** 口腔正畸材料可根据是否二次加工分为3类：第一类为材料已经做成

应用制品供临床直接使用，如托槽，要求有良好的加工成形性能；第二类为在治疗前还需要临床进行第二次加工才能使用，比如正畸弓丝需要在临床治疗过程中根据病例的具体情况采用不同的方法进行加工制作，因此其加工性能显得非常重要；第三类是提供的是预成品，临床使用前需要根据患者情况对预成品进行调整后再使用，比如口外弓、头帽J钩等的使用。

12. 生产实用性 作为临床大量使用的口腔材料，必须有生产实用性，要求原料丰富，易于获取，而且不对国家资源造成损失，设备和工艺简单，易于生产，同时不会对环境造成污染，而且生产周期短，成本低，才有利于生产和临床推广。

13. 临床操作性 简化临床操作步骤、有助于获取充裕的临床操作时间、减少临床操作失误等都是正畸材料所需的性能。以正畸托槽粘接剂为例，为了简化临床操作步骤，需要工作时间较长、凝固时间较短的粘接剂。

第二节 固定矫治器材料

一、正畸托槽材料

正畸托槽是固定矫治器中将矫治力从弓丝传递到牙齿的关键组件。按照材料性质可分为金属、陶瓷、树脂和复合材料托槽。目前以不锈钢托槽为主，陶瓷和树脂类托槽因其较为美观，应用也日益广泛。

（一）金属托槽

正畸金属托槽包括贵金属、不锈钢、纯钛等，还有磁性托槽等特殊金属托槽。

1. 贵金属托槽 在不锈钢出现以前，托槽多由贵金属制成，包括黄金、金合金、镍银合金等，其中主要是金合金（图3-4）。第一、二代方丝弓托槽都为贵金属。贵金属加工性能和耐腐蚀性好，但硬度等机械性能差，易变形，且价格昂贵。目前贵金属托槽仍有少量应用，多用作个性化舌侧矫正器托槽。

2. 不锈钢托槽 从20世纪40年代开始，第三代方丝弓托槽开始使用不锈钢（图3-5）。不锈钢以其优良的机械性能（如较高硬度、较低的丝槽摩擦阻力）及价格低廉等优点，迅速取代贵金属而成为固定正畸材料的主流。但不锈钢托槽不美观，对镍过敏者也不适用。

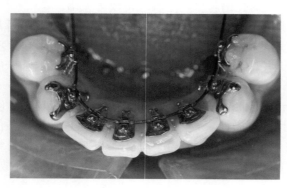

图3-4 金合金托槽

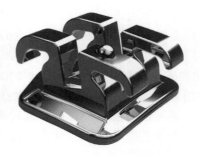

图3-5 不锈钢托槽

3. 纯钛托槽 纯钛托槽生物相容性好、质轻、耐腐蚀、弓丝与托槽摩擦系数和不锈钢托槽相当。但纯钛熔点高，加工难度大，价格比不锈钢高，也不美观，因此纯钛托槽主要应用于对不锈钢过敏的患者。

（二）陶瓷托槽

1980年以后出现了陶瓷托槽，但因陶瓷易碎、加工精度不高，当时应用并不成功。1990年以后，高纯度的蓝-白宝石陶瓷托槽性能才基本满足临床需要。至今陶瓷托槽的美观性和质量都得到了大大提高，氧化锆托槽比氧化铝托槽有更高的抗折断强度（图3-6）。

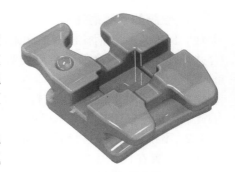

图3-6 陶瓷托槽

1. 成分和性能 陶瓷托槽的主要成分是氧化铝或氧化锆。99.8%纯度的氧化铝托槽，呈清亮或半透明样，单晶氧化铝的机械性能和生物性能好于多晶氧化铝，因此采用单晶氧化铝制作托槽更合适。氧化锆具有更高的强度，托槽颜色微黄，在白色和象牙色之间有多种色泽选择。陶瓷托槽几乎不溶解，生物相容性好。

氧化铝和氧化锆硬度高，甚至超过了金属硬度。但由于陶瓷托槽的硬度超过牙釉质太多，使用时牙釉质与托槽的反复接触可能会引起牙面的损伤，这在上颌尖牙最为常见。拆除托槽时也容易发生釉质剥脱，必要时需要通过高速机头磨除，因此常在陶瓷托槽基底上加底垫或金属网以便从牙面去除。

陶瓷托槽塑性差，脆性大，即便是亚显微的裂缝也能导致陶瓷托槽因应力集中而折断。如氧化铝托槽在加转矩或拆除时就容易折断。因此，对陶瓷托槽需做表面圆滑处理，减少通过托槽翼等部位的锐利边缘转移的残存应力，消除斑点、杂质等制造缺陷。

陶瓷托槽与金属弓丝之间的摩擦系数较高，在正畸过程中可能影响弓丝的滑动。可在陶瓷托槽的槽沟设计金属内壁，以减小摩擦力，但这可能会影响托槽的美观。

2. 应用情况和前景 陶瓷托槽比金属托槽更美观，比塑料托槽具有更好的物理机械性能，因此迅速替代了塑料托槽，成为对美观需求较高患者的首选托槽类型。陶瓷托槽的外观可以是白色、牙色及半透明的，若再加上由玻璃纤维制成的弓丝，则外观更为理想。其生物相容性好，抗张强度及在牙釉质表面的粘接强度等都优于不锈钢托槽。

陶瓷托槽不足之处表现在：

（1）陶瓷材料的断裂韧度比不锈钢低，故较后者易断裂。

（2）陶瓷托槽对弓丝的摩擦阻力高于不锈钢托槽，会延长治疗时间。

（3）陶瓷托槽的高硬度会使与之接触的对颌牙的牙釉质严重磨损。其较强的粘接强度和本身的脆性，使得拆除托槽时容易造成牙釉质表面的损伤。

（三）树脂托槽

树脂托槽是由不同类型高分子树脂加工制作的（图3-7），最早使用的是聚碳酸酯，但托槽强度不够，甚至不能完全抵抗正畸弓丝施加的正畸力。可添加颗粒或纤维提高托槽强度。

近年来聚氨酯托槽较多。但树脂托槽易着色、脆性高、受应力易断裂、与牙釉质粘接强度低、摩擦力也比陶瓷托槽和不锈钢托槽大；同时由于树脂屈服强度低，托槽槽沟的精度和强度难以保证，托槽的形变导致应力被传导到托槽而非牙齿。除此以外，材料本身的生物膜吸附作用也会影响托槽的性质，托槽在体内由于疲劳、磨损、温度和酸碱度波动、潮湿等原因，可出现老化、硬度降低。目前有研究用陶瓷、玻璃纤维加强树脂托槽。

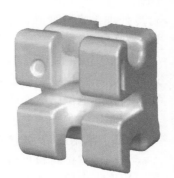

图3-7 树脂托槽

（四）复合材料托槽

采用两种或两种以上材料制成的托槽，称为复合材料托槽（图3-8）。

1. **镀膜的不锈钢托槽**　最早在不锈钢托槽上镀膜，用于改善美观。例如，不锈钢托槽表面涂附薄层氮氯化锆可形成金色外观，合并使用金制弓丝会使颜色更美观。但因有良好硬度和耐磨性能的镀膜材料与金属之间的附着性欠佳，常致镀膜剥落；而与金属有良好的附着性能的镀膜材料，其耐磨性能又无法满足临床使用，因此镀膜的不锈钢托槽基本已退出临床。

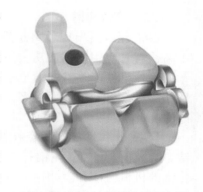

图 3-8　复合材料托槽（陶瓷托槽复合金属沟槽）

2. **不锈钢精密内衬树脂托槽及陶瓷托槽**　针对树脂托槽及陶瓷托槽的翼在使用中容易断裂、且槽沟摩擦阻力较大的特点，在树脂托槽和陶瓷托槽的槽沟内镶入"U"形不锈钢内衬，可保留美观托槽的美观效果，同时预防托槽翼意外断裂并降低槽沟摩擦阻力。这种内衬技术在陶瓷自锁托槽应用广泛，托槽主体和托槽翼使用美观的陶瓷，弹簧片及其与托槽结合的部分使用不锈钢。

3. **瓷填料树脂托槽**　采用在树脂基质中加入 15%～30% 瓷填料的方法来解决树脂托槽机械性能差的缺点，这种托槽保留了树脂托槽的美观，且摩擦力小，结构致密，力传导性好，成本也低于陶瓷托槽。

4. **带不锈钢底板的陶瓷托槽及树脂托槽**　带化学粘接底板的陶瓷托槽与牙釉质的粘接力过强，而树脂托槽与牙釉质的粘接力欠佳。带不锈钢底板的陶瓷托槽和树脂托槽既保留了托槽的美观，又省去了陶瓷托槽去粘接时的麻烦及树脂托槽脱落率过高的问题。但其成本增加，且对托槽整体美观和固有性能并没有改进，因此应用不广泛。

5. **表面抗菌、抗黏附处理托槽**　托槽本身会增加牙釉质表面菌斑滞留和微生物附着的概率，造成牙釉质脱矿和牙周疾病。采用能够自洁的无机物和有机沉淀物材料、涂布光催化二氧化钛的正畸托槽、涂覆银离子的正畸丝等都有减少细菌黏附的作用。

二、正畸弓丝材料

（一）正畸弓丝的发展

正畸弓丝是固定矫治器的重要组成部分，也是正畸作用力的力源之一，在正畸的不同阶段采用不同尺寸和硬度的正畸弓丝可以起到通过形变给牙齿加力和稳定牙弓等作用。

最早的正畸用金属弓丝是贵金属，如金、铂、铱和银的合金，美观而耐腐蚀，但缺乏弹性和拉伸强度，不适于制作复杂的装置和连接部位。1887 年，现代正畸学之父 Angel 医生尝试用"德国银"（一种黄铜：65% 铜、14% 镍、21% 锌）代替贵金属，并通过改变铜、镍、锌的组成，进行冷处理等来改变其性能。"德国银"可以通过增加硬度制作螺栓，其弹性足以做扩弓弓丝，其延展性可以做带环。

真正广泛应用于正畸临床的金属材料是不锈钢。1919 年，德国 F.Hauptmeyer 首次将不锈钢引进牙科领域，用以制作修复体。1920 年，Angel 使用不锈钢制作结扎丝。至 1937 年，不锈钢作为正畸材料的地位已被确认，目前至少有 10 种不锈钢被用于制作正畸装置。

同时，各阶段的先进金属制造工艺和对镍过敏反应的认识，也都反映在正畸金属材料领域。

（二）常用正畸弓丝材料

正畸弓丝按材料可分为不锈钢丝、钴铬合金丝、钛合金丝、复合材料弓丝等；按形态分为圆形、矩形、多股 3 种形态。其中超弹性镍钛丝的弹性最好，其弹性模量为普通镍钛丝的一半；不锈钢丝弹性最差，刚度最大。

1. **不锈钢丝**　不锈钢丝是正畸治疗的主要弓丝（图 3-9），为"18-8"奥氏体型，主要成分为 70%～75% 铁、17%～20% 铬、8%～12% 镍以及少于 0.15% 的碳，弹性模量 160～180 GPa，屈服强度 1100～1500 MPa。优点是具有一定的弹性和刚度、价廉、易弯曲、可焊接，在托槽沟中的摩擦力比其他正畸弓丝小；缺点是移动牙齿时，因刚度大，牙移动后力值变动幅度大，在排齐较严重的错位牙时，常需要选择直径较小的钢丝或弯制曲，并且需经常加力及更换弓丝。

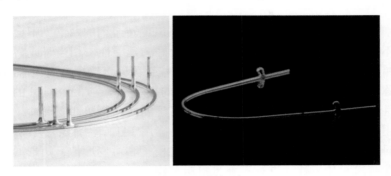

图 3-9　不锈钢丝

2. 钴铬合金丝　钴铬合金又称钴 - 铬 - 镍合金，含 40% 钴、20% 铬、15% 镍、16% 铁、7% 钼、2% 锰以及少于 0.15% 的碳，弹性模量 160 ~ 190 GPa，屈服强度 830 ~ 1000 MPa。优点是较不锈钢丝易于弯制成形而不易折断，常用于弯制各种曲、弹簧，而如果需要增加弹性和硬度，可对其进行热处理，热处理后即与不锈钢丝接近。钴铬合金丝的缺点是其与沟槽的摩擦力较不锈钢丝大。

3. 钛合金丝

（1）镍钛合金丝：约含 55% 镍、45% 钛或少量铜等金属，不同品牌的镍钛记忆合金丝由于生产工艺不同而在性能上略有差异，弹性模量 30 ~ 40 GPa，屈服强度 210 ~ 410 MPa。优点是具有很强的弹性回复能力，在较大的变形状况下能回复到初始状态，并且使之变形的力较不锈钢丝小很多，其弹性模量是不锈钢的 1/4。因此，镍钛合金丝的主要用途是矫治初期拥挤的改正、旋转改正、牙列排齐整平等。尽管在牙列排齐整平过程中镍钛合金丝具有诸多优势，但其也有缺点：与托槽槽沟的摩擦力较不锈钢丝大；成形性差，适用于预成三个序列弯曲的直丝弓矫治技术，而不适用于需弯制各序列变曲的方丝弓矫治技术；过度弯曲将影响其弹性回弹能力，甚或引致其折断，因此不推荐使用镍钛记忆合金丝弯制各种曲。颊面管远中弓丝末端因镍钛记忆合金丝成形性差、不易弯折而常引起患者不适，这时可在口外将末端退火进而在口内打弯。

镍钛合金丝分为马氏体稳定型合金丝、奥氏体超弹性合金丝、马氏体超弹性合金丝、镍钛铜铬合金丝。马氏体稳定型合金丝是最早的普通镍钛合金丝，不具有形状记忆功能。奥氏体超弹性合金丝通过弓丝变形引发马氏体相变，静态为稳定的奥氏体相，弹性较普通镍钛丝好而脆性强，奥氏体和马氏体可以相互转化，在较小的应力下刚度大，而在较大的应力下刚度下降。马氏体超弹性合金丝室温下主要为马氏体，具有温度激活效应，当达到口腔内温度时相变为奥氏体。镍钛铜铬合金丝属奥氏体活性超弹镍钛铜铬合金丝。加入铜可增加强度，减小滞后现象。

超弹性合金丝用于正畸弓丝、推簧、拉簧、带环。如使用形状记忆合金制作带环，利用其低于体温时的直径膨胀状态可轻松就位，在体温时直径缩小，从而不易脱落。正畸弓丝具有形变大时矫治力轻柔、而形变小时可做稳定弓丝的特点。超弹性镍钛丝和镍钛合金的局限性在于它们不容易成形，此外，若无热处理过程，经永久变形，它们会失去预置的弯曲。镍钛丝是脆性的，通常用于需要相对直的线和大的偏转而没有永久变形的弓形。

（2）β- 钛合金丝：含约 78% 的钛、11% 的钼、7% 的锆和 4% 的锡，弹性模量 62 ~ 69 GPa，约为不锈钢弹性模量的 40%，屈服强度 690 ~ 970 MPa，成形性优于不锈钢丝，可焊接。适用于牙位精细调节的矫治结束前期，特别是转矩控制。反𬌗曲线带 T 形曲的 β- 钛合金弓丝适用于同时内收及压低前牙。β- 钛合金丝表面粗糙，摩擦力较不锈钢丝和镍钛合金丝大。低摩擦 β- 钛合金采用氮离子加速渗透注入弓丝内部，以减小弓丝表面的摩擦力。钛铌结束期弓丝是近年来推出的一种矫治结束前细调节牙齿三维方向位置的弓丝，不含镍，刚度只有 β- 钛合金的 60%，易于弯制。

β- 钛合金的弹性模量介于钢和镍钛合金之间，可以偏转至钢的两倍，不会发生永久变形。与镍钛合金不同，不容易发生弯曲和扭曲形变，具有良好的延展性，相当于或略好于不锈钢，且可以在不显著降低屈服强度的情况下进行焊接。弹簧和挂钩可以直接焊接而无需焊料加固。

还有一种由称为"Gum Metal"的 β- 钛合金制成的正畸弓丝。Gum Metal 的特性包括超低杨氏模量、非线性弹性行为、超高强度、高屈服应变、高延展性和超塑性变形性，在室温下没有加工硬化。这种新型正畸丝的独特多功能特性使其理论上能用于正畸治疗的多个阶段。其超弹性特性使得牙齿的初期排齐整平更加容易。由于其超低弹性模量和可变形性，矩形 Gum Metal 也适用于在正畸手术的早期阶段对牙齿移动进行三维（扭矩）控制。其超弹性和非线性弹性变形行为使弓丝的激活范围最大化而无需过大的力。使用 Gum Metal 可通过减少更换弓丝的次数和治疗持续时间来减少正畸治疗带来的疼痛和不适。

（三）弓丝形态和尺寸对性能的影响

1. 弓丝形态对性能的影响　正畸弓丝按形态分类为圆形、矩形、麻花丝（多股不锈钢丝缠绕而成）3 种形态（图 3-10）。不同形态应用于不同的治疗阶段，在直丝弓矫治技术中，弓丝使用一般遵循"从软到硬、从细到粗、从圆到方"的原则。

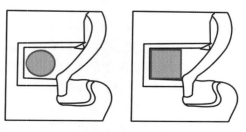

图 3-10　不同形状的弓丝在槽沟内的截面图

矩形弓丝相较于圆形弓丝的有效转矩更大，可以在三维方向上控制牙齿移动，常用于需要精准控制牙齿的治疗中后期，如关缝、精细调整阶段；麻花丝具有弹性大、回弹力强的特点，力值持久而柔和，相较于单根丝，其对牙齿的施力分布更加均匀，常用于排齐及牙弓整平阶段；而圆丝则常用于治疗早期，需要托槽随着弓丝快速移动、要求摩擦力小的排齐阶段。

矩形弓丝与托槽槽沟尺寸的匹配是发挥转矩力的前提，两者间的余隙影响了转矩的有效角度，有效转矩越大，弓丝对托槽施加的压力也越大，产生的摩擦力越大。尽管圆丝在转矩控制上较差，但有研究显示，当托槽与弓丝呈 6° 或更大的夹角时，直径 0.020 英寸的圆形弓丝所产生的摩擦力大于 0.017 英寸 × 0.025 英寸的方形弓丝。

2. 弓丝尺寸对性能的影响　正畸常用圆形弓丝有直径 0.012、0.014、0.016、0.018、0.020（单位：英寸）；矩形弓丝有截面 0.016×0.022、0.017×0.022、0.017×0.025、0.018×0.025、0.019×0.025、0.0215×0.028 等（单位：英寸 × 英寸）。不同尺寸的弓丝其刚度、弹性模量、摩擦力均有不同。

刚度（stiffness）反映弓丝对抗形变的能力。同样材质和形状的弓丝，尺寸越大，其刚度越大。刚度大的弓丝能够抵抗更大的形变力，有利于保持牙弓的稳定性，利于支抗牙的稳定；刚度小的弓丝可以提供更柔和、稳定的作用力。对于同样形变，直径为 0.5 mm 的圆丝产生的力为 0.45 mm 圆丝的两倍、0.25 mm 圆丝的 16 倍。摩擦力（friction）是指在托槽槽沟尺寸固定的情况下，放置不同尺寸的弓丝在一定的压力下移动产生的滑动摩擦力，尺寸大的弓丝由于和槽沟之间的余隙更小，产生的摩擦力更大。在矫治错位牙时，通常弓丝的刚度越大，则摩擦力越大。

第三节　活动矫治器材料

一、树脂类活动矫治器

树脂类正畸活动矫治器（图3-11）一般包括固位装置、加力装置和基托部分，其中基托部分使用的树脂与义齿基托树脂相同，主要是热凝基托树脂。修补时，可采用自凝基托树脂。此外，其他纤维增强树脂等也有少量应用。正畸可摘矫治器的固位装置和加力装置一般由不同尺寸的不锈钢丝弯制而成。作为固位使用的卡环根据矫治器设计不同，使用的钢丝尺寸稍有差异，单臂卡环弓丝直径 0.8 ~ 1 mm，箭头卡环 0.7 ~ 0.8 mm，邻间钩 0.8 ~ 0.9 mm。在加力的弹簧中，曲簧、指簧和圈簧多在 0.5 ~ 0.7 mm，分裂簧和扩弓器使用 0.8 ~ 1 mm。唇弓 0.6 ~ 0.8 mm，唇挡和舌挡丝使用 0.8 ~ 1.2 mm。

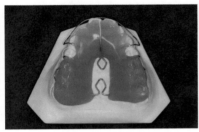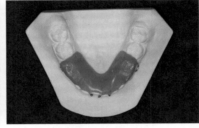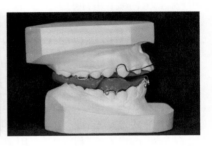

图 3-11　树脂类正畸活动矫治器（Twin-Block 矫治器）

二、热压膜材料

热压膜材料类矫治器（图3-12）因美观和形状记忆性，已得到广泛应用。热压膜材料不仅可用于制作热压膜保持器、咬合板、颞下颌关节板、阻鼾器以及漂白装置等，还可用于系列隐形矫治器的制作。

热压膜材料可以由以下材料制成：

聚对苯二甲酸乙二醇酯（polyethylene terephthalate，PET）：耐疲劳性和尺寸稳定性好，常用于制作透明压膜保持器。可以释放较大的应力，也可作为矫治器材料。

聚对苯二甲酸乙二醇酯 -1,4- 环己烷二甲醇酯［Poly（ethylene terephthalateco-1,4-cylclohexylenedimethylene

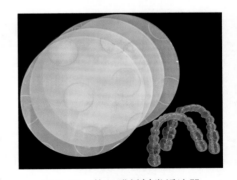

图 3-12　热压膜材料类矫治器

terephthalate），PETG］：是一种非结晶性无定形聚合物，具有良好的机械性能、光学性能、耐疲劳性及尺寸稳定性，以及良好的流动性及耐溶解性。

热塑性聚氨酯（thermoplastic polyurethane，TPU）是无托槽隐形矫治器中常用的热塑性材料，弹性高，可以满足正畸过程中轻而持续矫治力的需求。TPU 抗张强度和抗撕裂强度高、耐磨性和耐油耐溶剂性好，具低温柔韧性。但材料中 TPU 的增加会导致产品的透明度下降，影响美观。

聚碳酸酯（polycarbonate，PC）具有强度高、尺寸稳定性好、低吸水率、良好的耐久性、透光性和抗冲击强度以及韧性好等优点，可以与其他聚合物联合用于正畸用热压膜膜片的制作，如PC 与 TPU 组合膜，可以释放较为恒定的矫治力。

聚丙烯（polypropylene，PP）有良好的机械性能、绝缘性、热稳定性、化学稳定性和生物相容性。但是其尺寸稳定性较差，热成型性受限，其脆性也限制了一些应用。

EVA 是由乙烯和乙酸乙烯酯（vinyl acetate，VA）组成的一种具有良好生物相容性的热塑性聚合物，EVA 中 VA 的含量不同，则性能不同。VA 含量高时，EVA 的极性、黏附性、抗冲击性、弹性和兼容性都会增加，但同时其结晶度、刚度、软化温度及熔点将会下降。可用于制作透明压膜保持器。

第四节　其他正畸材料

一、印模与模型材料

（一）印模材料

正畸科常用藻酸盐印模材料和硅橡胶印模材料。印模材料除需满足一般口腔材料要求外，还需具有尺寸稳定、弹性和可塑性好、凝固时间适宜、不与模型材料发生反应的特点（图3-13）。

藻酸盐印模材料属于印模材料体系中不可逆性弹性印模材料，与纤维素醚类、琼脂胶体印模材料同属水胶体（以水为介质）印模材料，故存在吸水、脱水问题。

硅橡胶印模属于弹性、不可逆性弹性体印模材，具有良好的弹性、韧性、强度。硅橡胶印模精度高，体积收缩小。分为缩合型硅橡胶印模材（聚二甲基硅氧烷类）和加成型硅橡胶印模材（聚乙烯基硅氧烷类）。

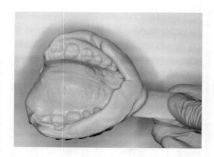

图 3-13　印模材料

（二）模型材料

模型材料主要是石膏，可分为：Ⅰ型——印模用石膏；Ⅱ型——普通模型石膏（β型半水石膏）；Ⅲ型——硬质石膏（α型半水石膏）；Ⅳ型——超硬质石膏（α型半水石膏）。正畸科常用石膏制作记存和工作模型。除口腔材料的一般要求之外，模型材料特别强调：流动性和可塑性要好，凝固时间适宜，尺寸稳定，抗压强度要大，与印模材料不发生反应（图3-14）。

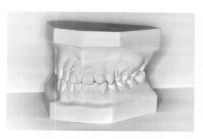

图 3-14　石膏模型

二、粘接剂材料

临床操作按粘接剂使用方式可分为直接粘接型、光固化型；根据成型方式可分为笔积法（粉剂加液体）、滴液法（粉剂加液体）、混合辅压法（AB 糊剂）以及非混合型（单组分糊剂加渗透液）。按固化方式可分为化学固化、光固化和双固化。

两组分粘接剂一般其中一种糊剂为树脂单体，另一种为促凝剂。临床使用时通过调拌使之发生聚合反应，这一操作费人工、费时间、易出气泡，且易受环境温度的影响。非混合型是将催化剂作为渗透液涂在牙齿表面和托槽底板上，依靠扩散机制引发聚合反应。这一操作要求对托槽充分加压，以保证接触和填入牙面微孔。固化时不要移动托槽。化学固化粘接法给予临床的操作时间有限，粘接效率高，但不便于精细调整部位和去净残余溢胶。光固化型粘接强度除与成分有关外，还与光照条件有关。卤素灯、激光、等离子体电弧和发光二极管（LED）均可作为光源。虽然强度略低于化学固化型，但可给予医生更多的临床操作时间。

陶瓷托槽通过两种不同的机制粘接到牙釉质上：①通过基底的压痕和切割获得机械固位；②通过硅烷偶联剂的化学粘接。机械固位时脱粘接的应力通常在粘接剂 - 支架界面处，而化学键合可能产生过大的粘接强度，剥离时的应力向釉质 - 粘接剂界面移动。化学固化和光固化粘接剂可用于陶瓷支架。

金属托槽依赖于机械固定来粘接，而网状结构是提供这种粘接力的最常用方法。近年来发现一种新型的激光结构基底保持力，可以在不损害剥离特性的情况下，使箔网产生的粘接强度加倍。

近年来，在粘接原理上尚未出现大的突破，但林林总总的改良使临床操作更为便捷，或带来更好的结果。自酸蚀偶联剂将酸蚀和涂布渗透液合而为一，可节省酸处理牙面时间。预置粘接剂托槽从工艺上可简化环节，节省时间。亲水型粘接剂可降低对隔湿的要求。释氟型粘接剂的氟离子缓释功能有预防釉质脱矿的作用。抗菌型粘接剂通过添加金属离子（银离子）或抗菌单体（MDPB）实现抗菌防脱矿。MDPB 可作为树脂基质的一种成分，也可作为填料使用。银离子可作为无机填料的替代物，但其带来的变色问题尚未解决。

三、抗菌防龋材

使用固定矫治器进行正畸治疗的过程中不易清洁牙面，易造成矫治器周围菌斑堆积，进而致龋。其中白垩斑是正畸治疗常见的并发症之一，为早期牙釉质龋的临床表现。研究发现，致龋菌的生长和产酸是导致龋齿发生的重要条件，致龋菌在牙齿表面的黏附是产酸的重要前提。

抗菌材料可分为有机抗菌材料、无机抗菌材料、天然抗菌材料和复合抗菌材料。有机抗菌材料主要有季铵盐类、醇类、双胍类物质。其中季铵盐类是目前研究较多的一种有机抗菌材料，分子结构中包括可聚合基团和抗菌功能基团，可聚合基团与树脂单体发生聚合反应后，抗菌功能基团随之被固定于树脂基质上，从而发挥接触性抗菌功能。无机抗菌材料包括金属、金属氧化物等，如银、氧化锌、二氧化钛等生物毒性较低且具有广谱抗菌能力的材料。天然抗菌材料属于天然提取物，例如从大蒜中提取的生物活性抗菌物质大蒜素对牙龈卟啉单胞菌、变异链球菌等牙周致病菌和致龋菌表现出了优良的抗菌作用。复合抗菌剂是将不同种类抗菌剂复合在一起使用的材料，复合材料不仅能将不同材料的优势集于一身，还能使不同材料的优缺点得到相互弥补。

1. 抗菌粘接剂 粘接界面残余细菌的存在，菌斑在牙体、矫治器上的黏附，微渗漏和纳米渗漏的形成，皆使得粘接效果受到细菌及代谢产物的长期威胁。现有的口腔防龋粘接剂按作用机制不同分为抗菌粘接剂和促矿化粘接剂，抗菌粘接剂主要有释放型抗菌粘接剂和非释放型粘接剂两类。

（1）促矿化粘接剂

1）含氟正畸粘接剂：研究具有长期缓释氟性能的口腔正畸粘接剂是防龋粘接剂研究热点。以树脂改良型玻璃离子粘接剂（RMGI）应用较广泛。RMGI 是在传统玻璃离子（GIC）中加入 4%～6% 的树脂单体，不仅使材料的粘接强度明显提高，同时又保留了其释放和储存氟离子的性能，从而抑制托槽周围釉质的脱矿，且不会降低其粘接强度；加之 FA 具有致密的表面结构，且表面自由能较低，不仅能减少细菌在牙齿表面的黏附，还能释放微量氟，从而起到促进釉质再矿化的作用。

氟化物能增加早期环境再矿化的初始速率已被充分证实。这是由于氟化物主要在病灶表面与矿物质反应，导致病灶停滞。这些停滞的病变将持续终生存在，它们可能表现出与白斑病变相同的白色，或者由于摄取外源性染色剂而变为淡黄色或深棕色。

2）含有钙（Ca）、磷（P）颗粒的复合树脂材料：作为 Ca、P 离子储存器，能在酸性环境下释放 Ca、P 离子到牙齿表面，从而防止釉质表面软化，并促进其再矿化。有研究表明，长期保持 Ca、P 离子的释放，可抑制釉质脱矿，预防正畸治疗过程中白垩斑的形成。

（2）释放型抗菌粘接剂

1）纳米银：具有广谱抗菌性，可导致细菌的活性酶失活，阻止细菌 DNA 复制。纳米银进一步增加了表面积 - 质量比，少量纳米银即可产生强抗菌性。将其加入粘接剂时，需关注抗菌效力及粘接强度。有研究表明，在粘接剂中加入少量纳米银会使抗菌效力增加，但可能会影响粘接强度。

2）纳米锌和纳米氧化锌：抗菌谱广，其抗菌能力主要源于溶解释放锌离子以及纳米颗粒的量子尺寸效应和宏观量子隧道效应。相比于微米级氧化锌，纳米氧化锌具有较高的表面势能，可释放出更多的锌离子抗菌。有学者认为其还可激活光催化抗菌机制，产生大量自由基杀菌。

（3）非释放型粘接剂

1）季铵盐聚乙烯亚胺纳米粒子：季铵盐为高活性阳离子剂，抗菌谱广，并可降低残余毒性，提高杀菌效率，延长起效时间，而聚乙烯亚胺具有热稳定性，在聚乙烯亚胺交联结构基础上制备季铵盐聚乙烯亚胺，已有研究将该材料纳米粒子加入复合材料中，可以提高抗菌活性，且不会显著影响口腔微生态平衡。

2）季铵二甲基丙烯酸纳米粒子：季铵二甲基丙烯酸纳米粒子是含有 2 个甲基丙烯酸反应基团的季铵类化合物，带正电荷的季铵甲基丙烯酸与带负电荷的细菌细胞接触时，可触发生物膜内置的自杀程序，即程序性细胞死亡，在杀菌剂影响下，进一步引起周围细菌的程序性细胞死亡。

2. 抗菌托槽和弓丝　在托槽表面添加银 / 二氧化钛（Ag/TiO$_2$）纳米涂层，均可有效抑制细菌生物膜的生长和产酸，进而防止釉质脱矿及白垩斑的形成。大量研究均表明，含纳米银颗粒的复合树脂材料抗菌性强，既可有效抑菌，又不影响物理机械性能，还可与其他生物活性材料联合使用以获得所需特性。将纳米银颗粒与无定形磷酸钙纳米粒子组合，可使复合树脂获得抗菌性和再矿化能力的双重特性。

从预防牙釉质表面钙化生物膜的角度来看，去除托槽上的牙菌斑滞留和微生物附着一直是主要难点。来自无机物和有机沉淀物的能够自洁的材料是目前研究的热点。在镍钛合金弓丝上可引发光催化反应。通过电解处理增厚氧化钛膜，然后通过加热使镍钛合金表面膜从无定形结构改为二氧化钛。体外研究表明，涂布光催化二氧化钛的正畸托槽与未涂布二氧化钛托槽相比，附着在 TiO$_2$ 托槽上的细菌数量较少，其对嗜酸菌有抗附着作用。此外，TiO$_2$ 涂层支架对致龋的 L 嗜酸菌有杀菌作用。同样，涂覆有银离子的正畸丝显示出抗嗜酸乳杆菌的黏附效果。另外，不锈钢托槽上的 TiO$_2$/Ag 涂层具有抗黏附性能，且具有明显的抗菌性能，因此有助于间接防止龋齿和牙菌斑堆积。TiO$_2$/Ag 涂层涂覆的托槽的细胞相容性优于未涂覆的样品，因此可用于口腔正畸。

四、正畸其他辅助应用材料

（一）弹力类

1. 天然橡胶和合成橡胶　弹力类材料包括天然橡胶和合成橡胶。天然橡胶具有如下缺点：吸水性较强，应力衰减快；不透明，不易操作；难于成型，取材困难；有橡胶味。正畸还会使用合成橡胶，合成橡胶主要由高分子材料合成，比如聚氨基甲酸酯，可以作为天然橡胶的替代材料。

2. 弹力类材料产品　制作口内、口外正畸用弹力圈和弹力线等（图 3-15）的材料多为天然橡胶，分牙圈也为天然橡胶。弹力材料应具备的条件是：①张开 3 倍于内径的距离很少疲劳；②同一规格的弹力圈应产生基本相同的弹力；③可稳固悬挂；④吸水性弱，不会过分膨胀。

合成橡胶的正畸产品主要有：链状橡皮圈、弹力线、保护软组织用的弹力管、分牙圈、结扎圈、抗扭转垫。

（二）金属类

口腔正畸金属类辅助产品主要有：成品头帽、口外弓、J 钩、前方牵引器（面罩）、螺旋弹簧如推簧，拉簧、舌侧纽和分牙簧等。舌侧纽分为光底、网底、双翼等类型（图 3-16）。

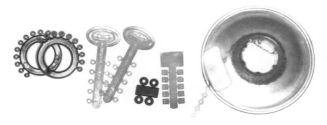

图 3-15　弹力类正畸材料

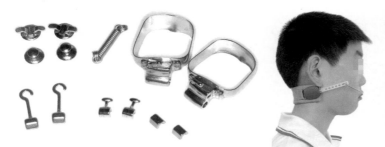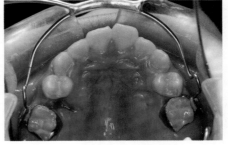

图 3-16　金属类正畸材料

综合思考题

1. 口腔正畸材料的主要力学性能指标有哪些？

2. 陶瓷托槽与不锈钢托槽相比有哪些优势？其缺点又有哪些？

3. 在正畸的不同阶段使用不同材质和形态的弓丝，直丝弓矫治系统选用弓丝一般遵循什么原则？在牙列排齐和关闭间隙阶段最常用什么材质和形态的弓丝？

（韩　冰）

拓展小故事及综合思考题参考答案见数字资源

参考文献

1. Proffit W R，Fields H W，Sarver D M. Contemporary Orthodontics. 5th ed. Mosby，St. Louis. 2013.

2. 林久祥，李巍然. 现代口腔正畸学. 5 版. 北京：北京大学医学出版社，2021.

3. Brantley W A，Eliades T. Orthodontic materials：scientific and clinical aspects. New York：Thieme，Stuttgart，2001.

4. 林红. 口腔材料学. 2 版. 北京：北京大学医学出版社，2013.

第二篇　诊断篇

第四章

数字化技术与口腔正畸

◎ 学习目标

基本目标

1. 了解正畸数字化的发展过程和规律。

2. 理解数字化正畸的基本概念。

3. 掌握正畸数字化资料的特点，运用相关分析方法进行诊断分析。

发展目标

1. 应用重叠方法进行数字化正畸疗效评价。

2. 掌握正畸 CAD/CAM 系统的组成。

3. 了解人工智能在正畸中的应用。

第一节　数字化正畸概述

数字化技术起源于第三次工业革命。20 世纪 40—50 年代，以计算机和信息技术为主要代表的第三次工业革命影响着各个行业，口腔医学也随着数字化的浪潮不断前进。到了 20 世纪 70 年代，微型计算机的出现，使得计算机的应用逐渐普及，数字化技术开始进入口腔正畸领域。

一、口腔正畸数字化发展

口腔正畸数字化的发展经历着由外围到核心、由二维到三维、由简单替代到人工智能的过程。正畸领域首先受益于数字化技术的是诊所日程安排和财务管理，各种专业的管理软件帮助没有金融财务背景的正畸医生运营诊所，这属于正畸的外围。矫治器的设计和制作属于正畸的核心。1983 年，法国牙医 Francois Duret 研发的第一台牙科 CAD/CAM 样机在法国问世，开创了数字化口腔的新时代。正畸医生在此基础上，设计并制作出了各类个性化的矫治器，标志着数字化技术由正畸外围渗透到正畸核心。同时，各种应用程序的开发，使得头颅侧位片的描记实现了数字化；随后，数码相机拍摄和数字化 X 线摄影使得正畸患者的面𬌗像和常规的 X 线检查实现了数字化。然而，真正给口腔正畸专业带来质的改变的是三维数字化技术。1999 年，Align Technology（San Jose，Calif.）成为第一家提供数字化模型服务的公司，同一年，意大利生产的 NewTom 9000 成为在美国安装的第一台为牙科服务的锥体束 CT（cone beam computed tomography，CBCT），加上三维彩色面像的获取，正畸资料全部实现了三维数字化，使得数字化正畸从二维走向三维。然而，不管是三维数字化牙𬌗模型、三维面像还是 CBCT，都主要是在形式上替代了正畸传统的诊断分析资料，而近年来大数据分析和人工智能技术的发展，为挖掘三维数字化数据的宝藏提供了高效的工具，将从错𬌗畸形的诊断分析、矫治设计以及临床操作等环节，深刻改变正畸领域。

数字化技术改变了正畸患者资料的获取、资料的存储、诊断分析、治疗计划的制订、矫治器的个性化制作、正畸治疗过程的远程监控到正畸治疗结果的评价等正畸治疗的各个环节（图4-1）。尤其是近年来口内直接扫描仪的使用和数字化设计和制造技术的快速进步，实现了正畸工作流程的全程数字化，随之也产生了一些新的正畸诊疗模式，适应着现代人类不断改变的生活方式。

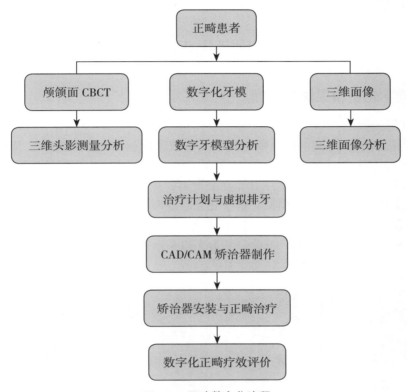

图 4-1　正畸数字化流程

二、数字化正畸相关基本概念

1. **口腔数字化扫描设备**　也称口腔三维扫描设备，是将牙𬌗石膏模型、印模、口内牙列及上下颌颌位关系、颜面部形态以及颅颌面骨骼及软组织信息等转换成计算机中三维可视化的数字模型的硬件。常见的三维扫描设备有牙𬌗模型扫描仪、口内直接扫描仪、三维照相机以及CBCT等。

2. **标准曲面细分语言（standard triangle language，STL）**　STL文件是在计算机图形应用系统中，用于表示三角形网格的一种文件格式，是快速原型系统所应用的标准文件类型。通常，数字化牙𬌗模型以及CBCT三维重建的软硬组织表面模型都用STL格式保存。

3. **医学数字成像和通信（digital imaging and communications in medicine，DICOM）**　是医学图像和相关信息的国际标准。DICOM格式是医学图像（包括CBCT、MRI等）的通用存储和传输格式。

4. **计算机辅助设计（computer aided design，CAD）**　利用计算机及其图形设备帮助设计人员进行设计工作。

5. **计算机辅助制造（computer aided manufacturing，CAM）**　是指在机械制造业中，利用电子数字计算机通过各种数值控制机床和设备，自动完成离散产品的加工、装配、检测和包装等制造过程。CAD/CAM技术能够普遍提高技工室工艺制作流程的整体质量，缩短制作周期，降低制作成本，给口腔工艺技术带来了革命性的变化。

6. 3D 打印（3D printing）　是快速成型技术的一种，又称增材制造，它是一种以数字模型文件为基础，运用粉末状金属或塑料等可黏合材料，通过逐层打印的方式来构造物体的技术。

7. 图像配准（image registration）　将不同时间、不同传感器（成像设备）或不同条件下获取的两幅或多幅图像进行匹配、叠加的过程，目前已经被广泛应用于遥感数据分析、计算机视觉、图像处理等领域。在正畸领域，可以将不同阶段的头颅侧位片、CBCT、数字化牙𬌗模型以及三维面像等进行配准，从而分析变化。

第二节　数字化正畸诊断分析

一、正畸数字化资料采集与处理

（一）数字化牙𬌗模型

数字化牙𬌗模型出现于 20 世纪末期，随着三维数字化技术的不断进步，其正畸临床和科研的应用越来越普及，STL 格式是其常用的储存格式之一，目前主流扫描仪的精度在 0.02 mm 左右。2013 年美国正畸专科考试开始接受数字牙𬌗模型资料，数字牙𬌗模型在存储和检索等方面具有很大优势，正在逐步替代传统的石膏模型。数字化牙𬌗模型可以通过间接扫描法（扫描石膏模型或者扫描印模）和直接扫描法（扫描口内牙列）获得。完整的正畸数字化牙𬌗模型需要包含所有临床冠、龈缘至前庭沟底、上颌腭部、下颌口底形态以及准确的咬合关系（图 4-2）。尤其在间接法扫描石膏模型时，扫描前需要仔细核对咬合关系。

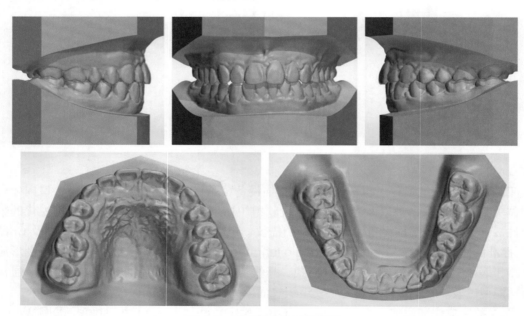

图 4-2　正畸数字化牙𬌗模型

目前，数字化牙𬌗模型用于正畸各类测量的精准性（accuracy）的研究已经得到一致的结论，结果显示，数字化牙𬌗模型在测量牙弓宽度、牙冠尺寸、Bolton 比、牙弓长度、拥挤度、不齐指数、颌间关系（如覆𬌗、覆盖等）和咬合指数等方面，与传统石膏模型的测量结果没有显著差异。

数字化牙𬌗模型不仅可用于诊断，也是正畸矫治装置数字化设计和制作的媒介，例如间接粘接导板和隐形矫治器等。放射影像中的牙冠精度目前仍不能满足矫治装置的加工，精准的数字化牙冠是连接正畸临床设计和矫治器加工的纽带。数字资料通过网络在医生与技师间传输，使得正畸医生的设计理念得以准确实现。

数字化牙𬌗模型通过稳定结构的重叠，可以用于生长发育过程中牙齿位置和角度变化的研究、对比正畸治疗前后结果并评价正畸疗效。随着人工智能的发展，这些测量和评价过程都逐渐向自动化发展，使评价结果变得更加客观和可靠。

（二）颅颌面锥体束 CT

口腔颌面部锥体束 CT，又称数字容积体层摄影（digital volumetric tomography），首先由意大利工程师 P.Mozzo 研制成功，并于 1998 年出现了第一台商用机型 NewTom 9000，由意大利一家公司生产。CBCT 的图像采集是由图像拍摄和摄取系统围绕所扫描兴趣区旋转 360° 完成的，在这一过程中，X 线呈锥形发出，故而得名。各个厂家生产的 CBCT 机器拍摄得到的图像用各自的内部格式存储，但是都可以导出为 DICOM 格式进行存储、传输和分析。大视野颅颌面 CBCT 可以取代传统曲面断层片和头颅定位侧位片的检查，更重要的是其提供了颅面部三维硬组织信息，可以从长、宽、高三个方向进行全面分析，并且是建立骨性硬组织模型的重要数据基础。正畸诊断范围涉及全颅结构，大视野 CBCT 成像至少需要包含颅底结构、下颌及舌骨、完整软组织面部及尽可能多的颈椎结构。

CBCT 已经被证明可以准确重现颅颌面结构的三维形态，在正畸领域的其他应用包括：①颌面部的横向诊断，能够分析上下颌基骨的宽度，确定上下颌是否存在骨性的宽度不调；②牙槽骨三维分析，判断牙槽骨的条件，从而给正畸牙齿移动提供生理边界参考；③阻生牙（如骨内多生牙、阻生尖牙、阻生智齿等）的三维定位（图 4-3），用于制订合理的治疗方案；④唇腭裂的诊断；⑤颞下颌关节紊乱病的诊断：如髁突形态有无改变，是否移位等；⑥正畸微螺钉术前植入位置和角度的确定以及术后安全的评价；⑦牙列远中间隙的测量；⑧气道形态的分析；⑨评价正畸治疗前后每颗牙齿的三维移动，CBCT 没有左右侧结构的重叠，可以独立评价左右两侧每颗牙齿的移动；⑩评价正畸治疗前后牙根的三维变化，如牙根吸收。

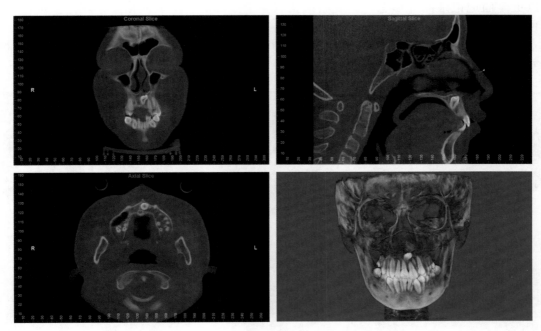

图 4-3　CBCT 显示上颌多生牙的三维空间位置及与邻牙关系

根据不同的诊断需要，CBCT 的扫描视野（field of view）通常可以分为小、中和大视野。通常，小视野 CBCT 可以拍摄几颗牙齿，其空间分辨率高，放射剂量相对较小，可用于观察细微或者局部结构，如单颗埋伏牙、颞下颌关节骨质结构等；中视野通常可包括单颌的范围，如可用于同时观察两侧第三磨牙形态和位置；大视野 CBCT 通常可以包括全颅的解剖结构，可以用于颅颌面全面的诊断分析，但是其辐射剂量较大，空间分辨率有限。正畸医生需要掌握一个原则，就是在能够满足诊断需要的情况下，选择辐射剂量最小的检查方式和扫描视野，避免造成不必要的辐射损伤。正畸医生要借助各类诊断软件来分析 CBCT，常用的正畸 CBCT 图像处理软件有 Dolphin 3D、3dMDvultus 和 InVivoDental 等。这些软件的主要功能相似，包括 3D 影像的阅读与处理、头位校正、定点、测量分析、组织分割以及影像重叠等，每种软件后台的三维引擎与操作细节方面有许多差异，但并不影响临床应用。

大视野 CBCT 包含全颅信息，诊断的范围也应该涉及全颅。正畸临床医生需要浏览整个 CBCT 视野内的所有信息，而不是仅仅盯着牙齿，但对于颅底、上颌窦、颌骨内的许多病理性信息，口腔医生并不一定非常专业，对可疑的影像，需要联系放射科会诊，明确诊断。在美国，要求每一个 CBCT 影像都需要放射专科医生给出诊断报告，报告内容包括：患者的基本信息、放射检查的用途、拍摄的技术参数、主要的发现（包括鼻旁窦、鼻腔、气道、颞下颌关节、颌骨等骨性结构、牙性结果和其他发现）、放射印象和建议，以及放射医生签名，并附上诊断相关的截图。

影响 CBCT 普及应用的最大障碍是辐射剂量，相比于传统正畸头颅侧位片和口腔曲面断层片，大视野 CBCT 投照的放射剂量偏大，通常数字化曲面断层片的有效剂量为 5.5 ~ 22.0 μSv，数字化头颅侧位片的有效剂量为 2.2 ~ 3.4 μSv，而扫描整个颅面部的 CBCT 有效剂量为 58.9 ~ 1025.5 μSv，因此正畸医生要把握 CBCT 提供的诊断信息和增加的辐射剂量之间的关系，尤其是对于儿童和青少年患者。此外，有金属的情况下会产生金属伪影，影响图像质量。CBCT 在拍摄时，有时会使用颏托辅助固定头部，这会使颏部附近软组织变形；同时，由于 CBCT 显示软组织内部结构的精度欠佳，肌肉及脂肪组织需要借助 MRI 来分析。

（三）三维面像

正畸治疗前常需要拍摄患者各角度多张二维面像以获取患者面部信息，而三维彩色面像可以更全面地记录面部形态。三维面像获取整个面部的三维表面信息，理论上可以提供任何角度的图像（图4-4）。相较于二维面像，三维面部成像的另一个优势是可测量性，三维面像没有图像变形，可以在相关的软件上进行各种测量，包括线距、角度、面积、体积和比率等。

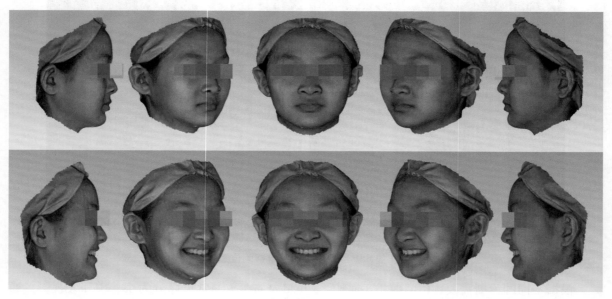

图 4-4 三维面像全方位显示患者的面部形态

二、数字化牙𬌗模型测量与分析

高精度的口腔三维扫描设备保证了数字化牙𬌗模型的准确性，这是数字化牙𬌗模型测量与分析的基础。数字化牙𬌗模型需要在软件中进行操作，这与把石膏模型直接拿在手中用工具进行测量的传统方式，在模型观察方式、定点及测量上都存在一定的差异。在软件中对虚拟模型上的某个结构随意切换角度和距离进行观测远不如在石膏模型上来得容易，因为目前的三维图像不是真正立体全息影像，仍然只是显示在平面显示器上，但是软件的优势在于一旦确定了标志点，可以根据坐标值计算测量项目，而不需要用工具（如直尺和量角器）进行测量，避免了测量环节的误差。

（一）三维数字化牙𬌗模型的测量可靠性

所有传统石膏模型上的测量分析项目，如牙齿宽度、牙列拥挤度、牙弓尺寸、牙弓对称性、纵𬌗曲线及上下牙咬合关系等，都可以在虚拟的三维数字化牙𬌗模型上完成。既往的研究显示，数字化模型的测量结果与石膏模型的测量结果间存在统计学差异，然而几乎所有的学者都认为这个差异对临床工作影响不大，也就是数字化模型测量分析可以用于正畸临床。

（二）三维数字化牙𬌗模型的测量优势

1. **对于模型的观测更加便捷**　数字化牙𬌗模型可以进行轻松切分，隐藏阻碍观测的部分，在观测某些部位如牙列的舌侧咬合关系以及牙齿的咬合接触情况方面具有明显优势。

2. **通过标志点坐标自动计算测量项目，避免测量环节的误差**　模型扫描仪通常都带有模型分析软件，也有许多第三方模型测量商业软件可以进行模型分析。临床医生只需完成测量需要的定点，软件会根据标志点的三维坐标和临床医生的指令，计算出测量项目，并输出诊断报告（图 4-5）。

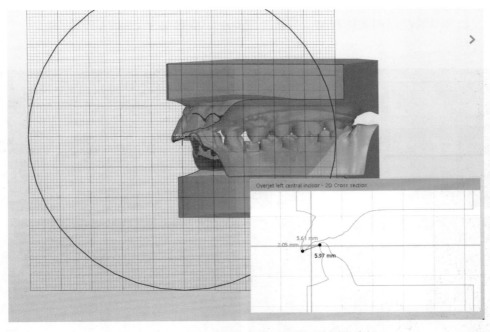

图 4-5　利用软件进行数字化牙𬌗模型的测量分析

3. **标志点的转移**　在单颗牙齿完成一次定点，通过单牙重叠进行标志点的转移，实现所有时间点模型的定点，可以基本消除定点误差，从而提高测量的精准度。有关重叠的内容将在后续章节中进行介绍。

4. **构建参考平面，提高测量的一致性**　正畸的很多测量项目都需要进行三维上的投影。以前牙覆盖为例，是将上切牙的切端中点到对应下牙的唇面距离投影到𬌗平面上的分量，传统石膏模型测量时，测量者可能会在大脑中构建出不同的𬌗平面，可能是功能𬌗平面，可能是解剖𬌗平面，也可能是前牙𬌗平面，然后测出不同的前牙覆盖量。而在虚拟模型上，测量者需要准确地定义并构建出参考平面，这样测量的一致性就得到了提高。

5. 自动测量　模型数字化是计算机自动测量的基础。目前，已经有研究报道，在数字模型上可以实现牙齿标志点的自动识别、自动测量和自动计算，可以直接提供标准的模型测量结果，如 PAR（peer assessment rating）指数和 ABO-OGS（American Board of Orthodontics objective grading system）测量。目前牙齿标志点的自动识别可以根据局部形态计算或者模板匹配等方法，报道的误差在 1 mm 左右。对于计算机而言，要实现自动测量和自动计算，对于标志点和测量项目必须有明确的数学定义，而口腔正畸学对于这些标志点和测量项目的定义与数学上的定义有差别，这是目前自动测量遇到的主要问题之一。

6. 诊断性虚拟排牙和咬合的自动检查　这类应用在传统模型上非常复杂，不易常规开展。数字模型改善了技工室的工作流程，简化了临床应用，未来可以成为正畸诊疗的常规。诊断性排牙是根据临床诊断设计，虚拟实现各种排牙方案，帮助临床医生对比不同的设计方案。在虚拟牙齿移动之前，需要完成牙齿分割。虚拟牙齿分割技术在不断进展，从手工分牙发展到根据邻面接触点的半自动分牙，到目前部分商业服务可以基本实现完全自动分牙。咬合的自动检查是通过检测上下颌牙齿间的距离实现的，可以通过三维色阶的模式显示咬合接触区形态。

三、CBCT 影像资料测量与分析

CBCT 的测量与分析可以和传统头颅侧位片分析方法类似，先确定标志点，再构建测量项目，最后组合成分析方法。然而，CBCT 这种三维体数据，其标志点数量更多，测量项目也更多样，目前尚未形成与二维头影测量类似的经典测量分析法。当然，CBCT 也可以进行非标志点依赖的测量分析，如气道的截面积和体积测量分析（图 4-6）。更多关于 CBCT 影像的测量详见第五章第四节相关内容。

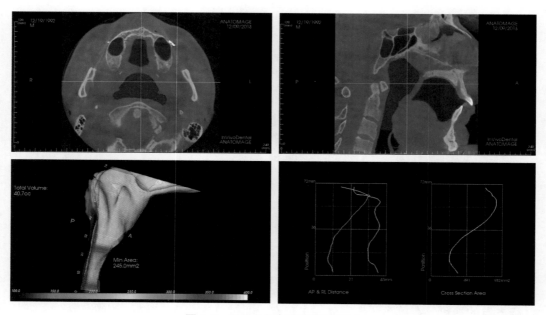

图 4-6　CBCT 上气道体积的测量

左下显示的是气道的体积和最小截面积，右下从左到右分别显示气道不同位置的前后径（AP）、左右径（RL）大小以及不同位置的横截面积

四、三维面像诊断分析

随着人们对美观要求的不断提高，面部软硬组织的协调成为正畸治疗更加关注的焦点。颜面评估对于正畸诊断及治疗结果的评价具有重要的意义。

三维面像可应用于正畸临床的多个方面，治疗前可以将个体的三维面部测量结果与正常样本的均值进行比较，从而客观评价个体存在的异常情况；也可以对比治疗前、治疗中各阶段及治疗后的三维面像，通过三维配准重叠，对比治疗过程中的面部三维变化。另外，可以建立不同种族的三维面像数据库，用于分析不同人种的面部特征，还可以追踪不同年龄段儿童拍摄的三维面像，用于观察面部发育规律，为临床治疗提供参考。

三维面像通常以表面数据的格式存储，分析方法比二维面部图像复杂，正畸医生仍然可以凭借面部软组织标志点，进行类似二维的分析，但这将无法全面评价面部的立体信息。许多三维的分析内容并不为正畸医生所熟悉，例如"苹果肌"、眼袋、咬肌过大、鼻唇沟过深，一方面因为这些多是整形美容学的内容；另一方面，二维的面部图像并不能定量诊断面部的立体形态。随着三维面像在正畸的应用，正畸医生越来越需要了解并学习三维的面部分析方法。很多为整形美容设计的商用软件均提供了这些方法，可以移植于正畸的诊断中。例如对面部进行亚单位分区来分析面部形态就是一种较新的分析方式，依据面部标志点及左右对称性的三维分区，界定简单、明确、可重复性好。国内有学者利用分区方法研究了成人正畸拔牙前后面部的变化，发现无论拔牙与否，咬肌区和颊肌区均表现为缩小，眶下区和颧肌区均无明显改变，而两组在上下唇红区、口轮匝肌区、颏唇沟区的变化方向相反并有显著性差异。

五、多源数据的整合与分析

口颌系统是由牙、颌骨、颞下颌关节、咀嚼肌、神经血管等各种形态密度各异的组织构成的一个动态变化系统，目前尚没有一种数据采集手段能够同时准确获取完整的结构信息。不同数据来源的牙列、颅颌面骨、软组织以及功能运动数据，需要配准到统一坐标，构建出完整的、动态的虚拟口颌系统（图4-7）。多源数据配准是口腔数字化技术的难点之一，将不同数据来源的组织结构整合在一个坐标系中，但同时也要继续保留各结构的独立性，例如牙列在颅颌面坐标系下有整体的位置关系，但每一个牙齿也有自己可以独立移动的局部坐标结构。不同数据配准的依据是具有共同的结构，这种结构可以是体内天然的解剖结构，也可以是体外的参考物。

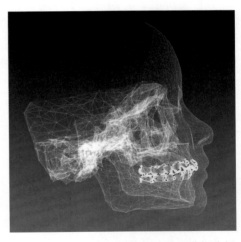

图4-7　口颌系统多源数字融合后进行分析

数字化牙𬌗模型和颅颌面CBCT数据的配准可以利用临床冠的形态；CBCT和三维面像的配准可以利用额部、鼻部等形态变化微小的共同区域，具体的配准方法将在本章第四节中进行介绍。多源数据的整合是构建完整虚拟口颌系统从而实现全程数字化和远程诊疗的基础，其发展依赖于三维数字化设备的进步、图像处理技术的发展和通信技术的提升。

六、人工智能在正畸中的应用

公认的现代人工智能（artificial intelligence，AI）的起源是1956年的达特茅斯会议。AI一词目前是社会各界关注的热点，然而，至今没有一个被大家一致认同的定义。目前AI最常见的定义有两个：明斯基提出的定义是"人工智能是一门科学，是使机器做那些人需要通过智能来做的事情"；另一个更专业的定义是尼尔森提出的"人工智能是关于知识的科学"。相对于其他学科，

AI 希望发现可以不受领域限制、适用于任何领域的知识，因此，AI 具有普适性、迁移性和渗透性。AI 在正畸的应用，将正畸从信息化和数字化，提升到了智能化。

目前，AI 已经开始被应用于正畸的一些领域，如头影测量标志点的自动识别、判断是否需要拔牙、判断颈椎的发育阶段、预测正颌手术后面部形态的变化，以及制订正畸方案等，而大多数的人工智能模型是基于人工神经网络和卷积神经网络。随着 AI 在正畸领域应用的开展，特别是专家系统（专家系统是一种智能的计算机程序，它运用知识和推理来解决只有专家才能解决的复杂问题）的建立，对于大多数医生来说，错𬌗畸形的诊断以及正畸治疗计划的制订将变得更加简单而精准，而正畸医生的工作将主要是审核和监控，纠正 AI 犯的错。

第三节　矫治器数字化设计与制造

CAD/CAM 技术是数字化技术和制造工程技术紧密结合、相互渗透而发展起来的一项综合应用技术，具有知识密集、学科交叉、应用范围广等特点。应用 CAD/CAM 技术生产矫治器，可以提高生产效率、降低生产成本、缩短生产周期。正畸的 CAD/CAM 系统通常由三个部分组成：数字化扫描设备、CAD 软件和 CAM 设备。

一、个性化固定矫治器

固定矫治器根据粘接位置，可以分为唇侧矫治器和舌侧矫治器，舌侧矫治器的出现是为了满足患者对美观的要求。由于舌侧矫治器粘接在舌侧，其操作具有相当的难度，对牙齿的控制也有别于唇侧矫治器。同时由于牙齿舌侧的形态变异较唇侧更大，给托槽的粘接及牙齿的精准控制带来了一定的困难，也影响着舌侧技术的广泛应用。为了提高舌侧矫治技术的治疗效果，对矫治器粘接精准度和弓丝弯制等方面都提出了更高要求。数字化技术的应用为舌侧技术的精准化及操作的简单化提供了契机，使得个性化舌侧矫治器应运而生。

（一）个性化舌侧矫治器

最早的个性化舌侧矫治器于 2001 年出现在德国，随着数字技术的不断提高，目前，个性化舌侧矫治器实现了国产化，数字化技术使得舌侧矫治更精准和简化。个性化舌侧矫治器的设计和制作步骤如下。

1. **数字化目标牙列的获取**　在早期，通常需要先制取患者硅橡胶模型，灌制石膏模型，然后根据治疗计划和目标完成手工排牙，利用光学扫描仪获取数字化牙列（图 4-8A），这个过程包含了手工取模、灌模、分牙、排牙和间接扫描获得数字化牙列的过程。随着数字化技术的发展，开始利用软件平台进行虚拟排牙。目前直接扫描技术逐步取代了间接扫描技术，省去了手工取模和灌模的步骤，实现了全流程的数字化。

2. **个性化矫治器的设计**　舌侧托槽由托槽底板和托槽体组成，两者是分开设计的。需要指出的是，在早期，矫治器设计用的是工业产品设计软件。首先根据每颗牙齿的舌面形态生成个性化底板（图 4-8B），由于数字化模型的精度至少在 0.02 mm，而这种底板和牙面接触的面积也足够大，使得底板和舌面贴合紧密，可以不需要转移托盘，进行直接粘接。当然，这种设计的优势大大提高了舌侧托槽的粘接强度，从而解决了舌侧托槽粘接后脱落率高的问题。在托槽体设计上，为了减小托槽厚度，前牙采用了竖槽沟的设计，这种设计使弓丝在前牙段像一条带，有利于前牙转矩的控制并方便结扎。托槽体设计完成后虚拟放置到对应的底板上，调整托槽体使所有牙齿的槽沟排齐在虚拟的弓丝平面上，这样就完成了托槽垂直向位置、轴倾和转矩的预置，最后手工完成第一序列方向上的调整。如果希望和唇侧矫治器使用一样的平直弓丝，可以将舌侧托槽的底板厚度进行补偿，从而消除舌侧弓丝通常的蘑菇形，这就是舌侧直丝弓。在确定好底板和托槽体的位置关系后，进行两者的虚拟融合（图 4-8C、D）。

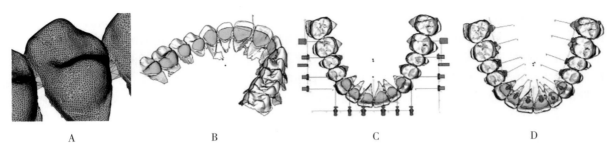

图 4-8 个性化舌侧矫治器

A. STL 格式的数字化牙殆模型，表面由大量的三角面片构成，表面越复杂，三角面片越多 B. 虚拟排牙后的数字化牙列和个性化设计的托槽底板 C. 托槽体（蓝色）的导入并与对应底板对接 D. 托槽体和托槽底板虚拟融合

3. 个性化矫治器的制作 首先用高精度的快速成型机器打印托槽的蜡形，然后再用铸造技术完成矫治器的制作（图 4-9）。目前也有尝试直接激光打印矫治器的研究。

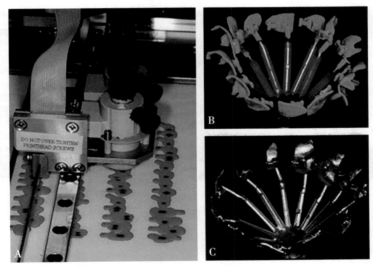

图 4-9 个性化舌侧矫治器的制作

A. 在快速成形技术制作过程，托槽先用蜡打印，图中红色的是支持蜡，将在后期去除 B. 舌侧矫托槽的蜡型 C. 金合金铸造的舌侧托槽

4. 间接粘接托盘的制作 个性化舌侧矫治器可以进行直接粘接。但是为了提高粘接的效率和精准性，还是常规使用间接粘接。首先将托槽底板用硅烷处理，然后临时粘接到治疗前的模型上，最后制作转移托盘，采用双层技术，内层是软的硅胶，外层是硬的硅胶。

5. 个性化弓丝的弯制 个性化弓丝的形状由槽沟决定，通过导出 3D 设计软件中的槽沟坐标系统，机械手就可以进行精确地弯制（图 4-10）。对弯制好的弓丝需要进行产品的质量检测，然后和矫治器一起消毒包装。

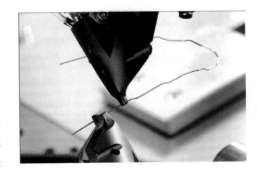

图 4-10 机械手弯制个性化弓丝

（二）个性化唇侧固定矫治器

从 Angle 医生发明方丝弓矫治器，到后来的 Andrews 医生设计的直丝弓矫治器，固定矫治器的主流粘接方式是在唇侧，而且基本是直接粘接。直丝弓矫治器是一种预置数据的矫治器，将每

个牙齿独特的轴倾、转矩以及补偿角度等设计到托槽中，使每个位置的牙齿拥有自身个性化的数据，这使得不同牙位托槽之间通常不能随意交换使用，实现了不同牙位托槽的个性化。然而，由于牙齿形态在种族之间的差异和种族内个体的变异，使得批量生产的基于牙面平均形态的通用型矫治器无法匹配所有患者的牙面形态，同时由于托槽直接粘接产生的操作误差，使得托槽数据表达异常，这是直丝弓矫治器精调仍需进行必要的弓丝弯制的重要原因。为了克服通用唇侧矫治器固有的不足和直接粘接产生的误差，缩短椅旁时间，提高操作精度，间接粘接的个性化唇侧矫治器应运而生。通常其设计和制作步骤与个性化舌侧矫治器基本一致，包括：①数字化牙列的获取；②虚拟排牙：有少数软件平台能够导入CBCT，与光学扫描获得的牙冠进行配准融合，从而将CBCT的牙根转移到高精度的数字化牙冠上，建立更加完整的数字化牙列模型，有些软件平台还能关联CBCT影像中的牙槽骨，为虚拟排牙提供牙槽骨的静态边界，避免使牙根移出牙槽骨，造成临床上医源性的损伤（图4-11）；③虚拟托槽粘接；④个性化弓丝的制作：唇侧的弓丝形态简单，技师可以根据医嘱设计和制作各种材料型号的弓丝，包括镍钛弓丝、TMA丝以及不锈钢丝；⑤间接粘接托盘的设计和制作。

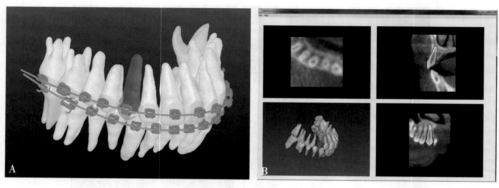

图 4-11　个性化唇侧矫治器

A. 带有牙根的虚拟排牙　B. 排牙过程考虑 CBCT 影像的牙槽骨

二、个性化无托槽隐形矫治器

无托槽隐形矫治器是正畸矫治器家族的一个新成员，其前身可以追溯到美国医生 Kesling 在 1945 年设计的一种弹性很好的用于关闭带环间隙的牙齿正位器。后来，Nahoum 等也描述了一些类似的透明保持器。Raintree Essix 公司发明了一种透明压膜矫治器进行微小的牙齿移动，但是一副矫治器的移动极限是 2~3 mm，超过这个范围，就要重新取模制作矫治器。20 世纪末，借助数字化技术的快速发展，无托槽隐形矫治首先在美国问世并开始用于治疗一些简单病例。经过 20 余年的发展，这种无托槽隐形矫治器对牙齿的控制能力不断增强，临床适应证不断拓宽，在临床的应用也更加普及。2001 年以后，国内也相继出现了多个隐形矫治器生产厂家。下面介绍其数字化设计和制作流程。

1. 患者数字化资料的提交　在早期，医生将患者的硅橡胶印模寄给加工厂，加工厂灌制石膏模型，然后通过层析扫描技术，将牙列进行数字化；而患者的 X 线片（包括头颅侧位片和曲断）以及 8 张标准的面𬌗像，则通过医生的工作站上传。随着数字化技术的发展，直接扫描技术已经基本替代了硅橡胶取模加层析扫描技术，这不但简化了牙列数字化的流程，用网络数字传输方式替代传统的物流也大大缩短了矫治器制作的周期，同时减小了数字模型制取过程的误差。牙齿形态的准确性对于这种包绕式矫治器尤其重要，如果模型存在变形，则生产出来的矫治器从一开始就不贴合，那么牙齿便很难按预先设计的路径移动。不仅牙齿形态很重要，数字化模型的虚拟咬合关系也非常重要，技工和医生都需要仔细核对上下颌关系，包括两侧磨牙关系、尖牙关系、中线、前牙覆𬌗覆盖等。

2. **治疗方案的提交**　医生需要根据患者的临床检查和治疗目标，给出正畸治疗后牙列在空间的三维精确位置。通常医生只要给出一定的参考信息，比如上颌中切牙的三维位置和角度、牙弓的形态和𬌗平面的角度。医生需要描述的治疗信息包括单颌治疗还是全口治疗、是否拔牙、拔哪颗牙齿、哪些牙齿不能移动（比如种植牙、粘连牙等）、哪些牙齿不设计附件、矢状关系怎么调整、前牙覆盖怎么调整、前牙覆𬌗怎么调整、中线怎么调整、间隙是关闭还是集中后修复、拥挤怎么解除等，这些信息是技工虚拟排牙的重要依据。

3. **虚拟排牙**　虚拟排牙的结果是正畸治疗的终点和目标。虚拟排牙主要由技工完成。技工并没有正畸专业背景，同时多数情况下虚拟排牙的时候既没有牙根，也没有牙槽骨作为参照，因此技工排牙可以天马行空，排牙结果会五花八门，有些治疗方案只能在软件中完成，临床中不可能实现。所以，虽然技工返回一个看上去排列和咬合都很完美的虚拟治疗结果，但如果没有专业的正畸医生进行审核，直接生产矫治器给患者使用，后果将不堪设想。所以，虚拟排牙中，正畸医生扮演了大脑的角色，而技工只是手和眼。

4. **牙齿移动的虚拟实现**　合理的虚拟排牙的结果是正畸的目标，那么如何把治疗前的牙齿移动到虚拟排牙的位置，也就是如何虚拟实现牙齿移动的过程，并且使这个过程能在患者身上尽可能真实地发生，这就需要正畸医生对牙齿移动生物力学的熟练掌握，同时对无托槽矫治器这个工具的施力特点有充分的了解。需要设计好支抗、牙齿的移动顺序、移动方式、必要的附件以及合理的牵引设计等（图 4-12）。随着无托槽隐形矫治完成病例数目的不断增多，将形成大数据优势，加上人工智能的发展，典型病例的设计以及附件的设计和使用将逐渐实现自动化和智能化。

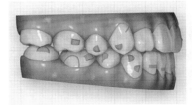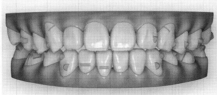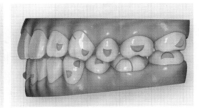

图 4-12　完成虚拟排牙以及附件和牵引的设计

5. **牙齿移动的分步**　虚拟排牙完成后，软件将根据一些规则（比如牙齿移动不能与邻牙和对颌牙产生干扰）进行牙齿移动分步，每步的移动量可以设定，一个优化合理的分步结果不但可以减少步数、缩短正畸疗程，还能提高牙齿移动的实现度。

6. **阶段模型的打印**　一旦经治医生批准方案，即可开始生产矫治器。每一步骤的数字化模型都将输出并处理，然后进行 3D 打印，这样就产生了每一步的实体模型（图 4-13A），为下一步制作矫治器做准备。

7. **无托槽隐形矫治器的制作**　得到每一步的模型后，通过压膜机进行矫治器的压制（图 4-13B），然后对矫治器进行修整，打印上患者的姓名、病历号、序号以及上下颌等信息，消毒、包装，最后寄给医生。无托槽隐形矫治器的材料在治疗中起着举足轻重的作用。目前人们正在研发用于 3D 打印的性能优越的膜片材料，这将简化矫治器制作的流程，同时避免了中间模型打印造成的浪费。

无托槽隐形矫治器可以说是数字化技术在正畸应用中的一个奇迹，如果没有数字化技术，如此精确而快速地制作这么多的中间模型和矫治器几乎是不可能的。无托槽隐形矫治器本质上是一种活动矫治器，但是这种矫治器摆脱了传统固定矫治器的弓丝和托槽，实现了一些复杂的牙齿移动，成功地治疗了一部分拔牙病例，并且仍在不断进步。不过归根到底，无托槽隐形矫治器与其

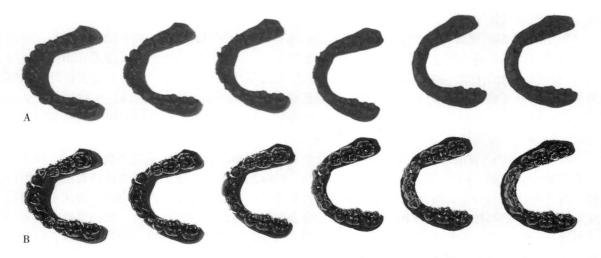

图 4-13　无托槽隐形矫治器

A. 阶段模型的 3D 打印　B. 隐形矫治器的压制（透明的矫治器覆盖在黑色的 3D 打印模型上，模型使用黑色材料有利于节省成本）

他矫治器一样，只是一个工具，有自己的长处，也有自己的短板，随着数字化技术的不断进步，无托槽隐形矫治器将会在正畸矫治器中占据举足轻重的地位。无托槽隐形矫治器的主要问题在于它虽然实现了数字化精准设计，但矫治器表达矫治效率并不高，这方面的发展一方面有赖于材料学的进步，另一方面也需要大数据样本能给出更加精准的设计。

三、其他矫治器

CAD/CAM 技术已经应用到正畸各类矫治器的设计和制作中。各类活动矫治器、功能矫治器、扩弓器以及其他一些装置如𬭊板、间接粘接转移托盘、舌侧保持丝以及微螺钉植入的导板等，经过数字化的设计和制作，都变得越来越精巧，患者的佩戴体验也越来越好。

需要指出的是，数字化设计和制作在带来诸多好处的同时，也带来了一些问题和风险。其一，随着数字化设计和 3D 打印技术越来越便利，开始有非口腔专业人士尝试 DIY（do it yourself）制作矫治器为自己矫治牙齿，并因此导致了严重后果；其二，隐形矫治器的出现，使正畸的临床操作变得简单，这也使得很多非正畸专业医生误以为正畸治疗也变得很简单，从而使一部分没有经过正畸系统培训的医生开展与自身专业水平不匹配的正畸，导致病例治疗的失败；其三，有医生开始在自己的诊所设计和打印矫治器，这种做法的确增加了效率，但是却给矫治器的质量监管带来了困难。

第四节　数字化正畸疗效评价

正畸治疗结束后，患者和医生都非常关心治疗过程发生了什么变化。通常患者主要关注治疗结果，而正畸医生不仅关注治疗结果，更关注治疗结果是如何实现的，并且希望将总的治疗变化进行量化分解，从而明确有多少变化是自身生长带来的，有多少变化是由治疗引起的，在治疗变化中，又有多少是骨性的变化，有多少是牙性的变化，全面掌握错𬌗畸形的治疗机制，从而总结成功的经验或者失败的教训，不断提高正畸临床水平。全面准确地评价正畸治疗结果是揭示正畸治疗机制的重要工具，而图像重叠 / 配准是最好的手段。

需要指出的是，并不是所有的正畸资料都适合用来进行重叠分析。用于正畸治疗前后变化准确测量的图像应该拍摄条件一致、图像保真（没有变形）、结构清晰。显然，正畸临床留存的面骀像和全口曲面断层片，因为定位和图像失真的问题，很难用于做重叠测量。

正畸治疗结果评价的内容，分为相对稳定的结构和相对变化的结构。变化是绝对的，稳定是相对的。一般情况下，我们使用相对稳定的参考结构，来评价其他结构的变化。但在生长发育过程中，颅颌面部的稳定结构并不好确定，历史上学者们使用了金属微螺钉、组织学切片分析以及放射性核素等手段，确定了二维头颅侧位片上的稳定结构，并建立了各种重叠方法，为研究生长发育和评价正畸治疗变化奠定了基础。二维中常用的重叠方法按部位分有颅底重叠、上颌重叠与下颌重叠；按形式分为平面重叠与结构重叠。但在三维空间下，这些方法并不精确，例如以 SN前颅底平面的重叠并不能保证颅底结构的立体重叠，结构重叠理论更符合三维的需要，但图像的清晰度会严重影响重叠的效果。

图像的重叠完成后，正畸医生可以观察到一个全局的定性的变化。如果要进一步进行定量分析，就需要用到各种量化分析方法。最常见的评价方法是建立坐标系，测量正畸医生关注的标志点在三维空间的位移。

一、数字化二维头颅侧位片重叠

最初的头颅侧位重叠需要先进行手工绘制描迹图，然后将描迹图进行重叠。随着头影测量分析软件的出现，测量者可以将胶片进行扫描，得到数字化头颅侧位片，导入软件后，进行定点，然后软件根据测量者确定的标志点，自动构建出颅颌面结构形态，自动完成测量分析和头颅侧位片的重叠，但只能完成平面重叠，不能实现结构重叠。数字化技术的引入，实现了头颅侧位片的虚拟重叠。随着数位板等绘图工具的出现，测量者可以在屏幕上根据头颅侧位片，直接绘制描迹图（包括用于重叠的结构），然后人工实现稳定结构重叠。随着 AI 的发展，目前一些研究软件已经实现了头颅侧位片上解剖结构的自动识别和对应特征结构的自动匹配，能够自动完成头颅侧位的结构重叠。

头颅侧位片的重叠按照重叠使用的结构可以分为平面重叠和结构重叠。结构重叠相对平面重叠更精确。美国 ABO 倡导使用结构重叠，用于结构重叠的稳定结构源于很多历史上著名的研究，如 Melsen 的颅底生长发育研究、Björk 和 Skieller 的金属种植钉研究以及 Enlow 的骨改建研究。ABO 官网对头颅侧位片的重叠方法有详细的描述，但以下三个因素限制了结构重叠的推广：① X 线片拍摄质量和重叠结构复杂程度影响稳定结构的辨识；②要求正畸医师掌握颅面部生长发育知识；③操作过程复杂、耗时。

数字化技术的发展和应用，使得头颅侧位片的重叠不断完善、简化和自动化。数字化头颅侧位片的自动平面重叠相对简单，随着头颅侧位片的数字化，以及头影测量软件的开发，可以轻松实现自动平面重叠。但用软件来完成结构重叠仍然有很大挑战，对用于重叠的稳定结构，需要人工描记、转移。这类结构重叠人为误差较大，操作耗时，并不能得到广泛应用。

头颅侧位片的自动结构重叠，会随着人工智能技术的应用而得到发展。近年来，应用人工智能的自动化头影测量定点和稳定结构的识别得到越来越多的认可。例如图像匹配算法，通过提取图像的内容、特征、结构、纹理和灰度等，分析两张图像中对应特征的相似性和一致性，从而检测并匹配相同或者相似的影像目标。最近，有研究者验证了使用基于方向梯度的快速特征检测（Oriented FAST and Rotated BRIEF，ORB）联合基于网格的动作分析（Grid-based Motion Statistics，GMS）特征匹配算法分别进行的前颅底、上颌（图 4-14）和下颌的自动结构重叠，并证实结果与手工重叠无统计学差异。自动结构重叠不仅重叠速度快，同时不受测量者主观因素的影响，具有很高的可重复性。

二、数字化牙骀模型重叠

正畸前后牙齿的移动是正畸最关心的内容之一，但也是放射影像分析的短板。牙骀模型可以

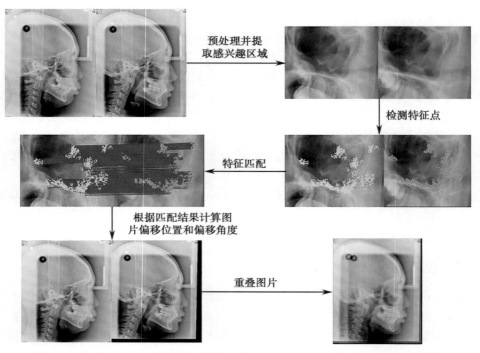

图 4-14　上颌骨计算机特征点识别、匹配并进行自动重叠的过程

精确呈现牙冠的三维结构和形态，理论上可以精确分析牙齿的三维移动。但牙𬌗模型缺少颅面结构信息，很难为三维模型的重叠提供相对稳定的参考结构。

数字化牙𬌗模型的重叠方法主要可分为点重叠和表面重叠两种。点重叠是通过手工选取需要重叠的一组牙𬌗模型上相对应的一系列点（大于等于 3 个点），将两个或多个模型进行初步重叠。点重叠的方法具有一定的误差，标志点的个数、标志点的位置选取、测量者对于标志点的不同定义、反复定点的疲劳性等都可能影响定点的准确性和可重复性，因此点重叠常被用于表面重叠之前的初配准工作。对于上颌模型标志点重叠来说，可以选择的标志性结构包括腭皱的近远中末端点、切牙乳头后缘及其与腭中缝交点等。表面重叠主要基于迭代最近点算法（iterative closest point，ICP），将源表面模型通过旋转、平移变换，并找到源表面模型上每个点与目标表面模型的最近点，通过不断迭代，直到两个表面模型之间最近点对之间的距离最小为止。表面重叠现已被广泛应用于颅颌面结构三维模型的重叠。表面重叠应基于在正畸治疗和生长发育过程中都相对稳定的表面结构。

（一）上颌数字化模型的稳定结构和重叠方法

腭皱是上颌模型稳定结构研究中的焦点。腭皱是上颌模型特有的解剖结构，通常左右各 2 ~ 5 条。腭皱在硬腭的前半部，不会超过腭中缝，其形状、数目、排列和取向具有明显的个体特异性，在法医学上常被用于身份识别。左右腭皱没有对称性，存在很大的差异。根据腭皱的长度，可以分为初级腭皱（＞5 mm）、次级腭皱（3 ~ 5 mm）和片段式腭皱（＜3 mm）。通常硬腭前部左右侧各有 3 条初级或次级腭皱，由前往后，分别称为第一腭皱、第二腭皱和第三腭皱。各条腭皱接近正中腭平面的一端称为近心端，远离正中腭平面的一端称为远心端。

研究表明，在生长发育的过程中，腭皱的总体模式，包括数目、排列次序、几何形态及方向，均保持相对稳定，但是各条腭皱的长度和腭皱之间的距离则随着生长发育持续有少量增加。所以，腭皱是随着生长发育变化的，但变化量不是很大，当所关注的变化阶段较短时，腭皱可以被视为是相对稳定的。

研究认为，正畸过程中牙齿移动对腭皱形态的影响较小。成人不拔牙矫治对腭皱的形态影响非常小；而成人拔牙矫治产生的大范围的牙齿移动，会明显改变腭皱的形态（包括各条腭皱的长度以及腭皱之间的距离），但是学者们普遍认为第三腭皱的近心端是稳定的。陈贵等利用金属微螺钉，探索了拔除上颌第一双尖牙强支抗成人患者上颌模型在正畸治疗前后的稳定结构，该研究使用了4颗不加力的微螺钉作为参照，研究了前牙最大量内收的患者上颌腭部的稳定结构，以0.5 mm变化为稳定标准，确定了成人拔牙治疗前后上颌的稳定结构为：第三腭皱内2/3及其远中局部腭穹窿（图4-15），此区域基本位于腭部的正中，距离发生牙齿移动的位置最远。可以推测，这种上颌模型重叠方法在成人的误差在0.5 mm以内。

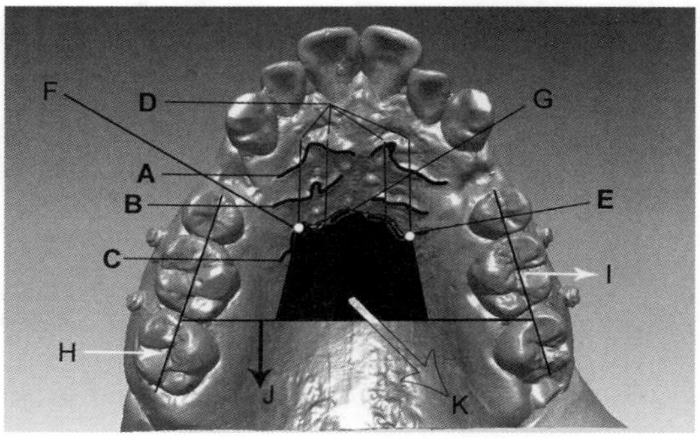

图4-15　上颌数字化模型的稳定结构

A、B和C分别指第一、第二和第三腭皱；D是腭皱的三等分线；E和F分别是左右两侧第三腭皱的外三等分点；G是稳定区域的前界；H和I是上颌后牙的咬合线；J是上颌第一磨牙牙冠最远中点的连线；K为黑色区域，是上颌腭部的稳定区域

上颌模型的表面重叠，首先需要进行初始的配准，采用上述的对应点配准方法；然后使用上颌稳定结构进行表面重叠。需要强调的是，要得到准确的配准结果，治疗前后上颌模型腭部形态的清晰准确十分重要。

（二）下颌数字化模型的稳定结构和重叠方法

下颌模型的稳定结构与上颌模型不同，下颌模型缺少明确的稳定解剖结构，有研究认为，下颌颌隆突和下颌内斜线可以作为参考区域进行重叠，然而这两个特征结构在很多患者中并不明显，无法推广应用，因此，下颌模型尚无公认可靠的直接重叠方法。学者们提出了间接方法进行下颌模型的重叠。一种是通过CBCT重叠并获得CBCT颅面部结构的表面模型，然后将下颌数字化牙殆模型配准到重叠后的CBCT表面模型上，间接实现下颌数字化模型重叠；还有一种利用头颅侧位片重叠，间接实现下颌模型重叠。间接法的原理是利用X线片（头颅侧位片或者CBCT）上骨性稳定结构实现下颌重叠，然后利用X线片和石膏模型上共同的牙冠形态，实现牙列的重叠和置换。

（三）单颗牙齿的标志点转移

牙冠近似一个刚体，形态基本稳定，在牙冠上的任何标志点间的相对距离在治疗前后并不发生变化，也不随牙齿位置的变化而改变。但定点的误差是影响精度的主要原因。在单颗牙齿完成一次定点，通过单牙重叠实现标志点的转移，实现所有时间点模型的定点，可以基本消除定点误差，从而提高测量的精准度（图4-16）。这个标志点转移技术也可以用于所有刚性物体的重叠。

（四）数字化牙殆模型重叠的优缺点

数字化牙殆模型重叠可以直观评价所有牙冠的移动，可以非常方便地监测临床治疗进程。口内直接扫描技术的发展与成熟，使数字化牙殆模型的获取变得更加便利，且不会对患者造成伤害，短期内可多次重复。然而，数字化牙殆模型的重叠结构相对局限，评价内容缺少与颅面结构整体的关系，同时只有在成人上颌模型或者时间间隔短的模型之间，重叠测量的精度才比较高。数字模型只有牙冠信息，缺少对牙根的观察，无法评价牙根的移动。对于下颌模型和生长发育变化显著的模型，目前很难单独实现重叠，未来数字化牙殆模型需要与CBCT一起，建立完善的诊断模型。

三、颅颌面CBCT重叠

颅颌面CBCT影像没有图像变形和放大率，原则上是非常好的重叠素材，是三维评价正畸治疗变化的最好手段。但CBCT的重叠从影像机制与使用方法上，都需要大量的研究来完善。

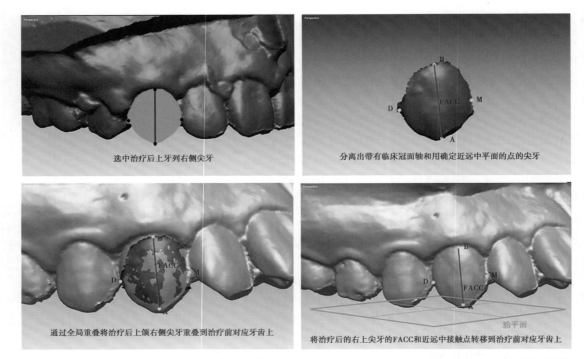

选中治疗后上牙列右侧尖牙

分离出带有临床冠面轴和用确定近远中平面的点的尖牙

通过全局重叠将治疗后上颌右侧尖牙重叠到治疗前对应牙齿上

将治疗后的右上尖牙的FACC和近远中接触点转移到治疗前对应牙齿上

图 4-16　治疗后右上尖牙（红色）临床冠面轴（facial axis of the clinical crown，FACC）和近远中接触点转移到治疗前右上尖牙（蓝色）

（一）颅颌面 CBCT 的稳定结构

颅颌面稳定结构虽然在二维头影测量中有大量的研究，但在三维空间中，关于如何应用这些稳定结构以及是否还有更好的稳定结构，还需要大量的研究。

1. 成人颅颌面 CBCT 的稳定结构　成人正畸治疗几乎不会影响到颅底，所有颅底的骨性结构都可以作为稳定结构，用于评价正畸及正颌手术治疗前后的变化。在上颌，腭中缝通过矫治器可以打开（如微螺钉支持式骨性扩弓器），这时上颌骨的重叠需要左右分开完成，重叠结构的选择应该避开牙齿、牙槽及邻近腭中缝的区域（图 4-17）。下颌骨的稳定结构除了下颌牙齿和牙槽骨，还要排除容易改建的髁突。

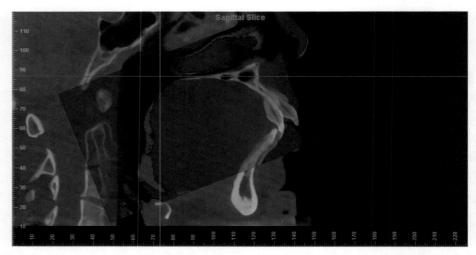

图 4-17　CBCT 上颌体素重叠测量上中切牙的内收，绿色为治疗前 CBCT，灰色为治疗后 CBCT，可以看到腭部重叠得非常好，上中切牙明显内收

2. 青少年颅颌面 CBCT 的稳定结构　在 Melsen 的颅底生长发育研究结果中，青少年前颅底的稳定结构，可以用于 CBCT 的重叠。对于青少年上下颌骨的 CBCT 重叠方法，目前的研究还是较少。有学者用下颌的牵引用钛板作为稳定参照，研究了下颌的稳定结构，认为颏部和下颌联合结构是稳定的，但是钛板等金属参照在 CBCT 上会产生金属伪影，给重叠带来一定的误差。而对于上颌，稳定结构的研究一直被认为是个难题。

以研究为目的为一个患者植入多颗微螺钉，并连续拍摄 CBCT 并不符合伦理的要求。对于青少年上下颌重叠的结构的研究，可能需要其他办法来解决。目前，将二维经典的稳定结构应用于三维影像中，是可以采用的最好方法，但这种方法有时候并不可靠。

（二）颅颌面 CBCT 的重叠方法

目前，应用于 CBCT 的重叠方法有 3 种，分别是标志点重叠（landmark-based superimposition）、表面重叠（surface-based superimposition）和体素重叠（voxel-based superimposition）。

1. 标志点重叠　标志点重叠属于对应点重叠，用于重叠的点在解剖上具有一一对应关系。它可以用于 CBCT 重建的表面模型的重叠，也可用于 CBCT 渲染的体模型重叠。由测量者在治疗前后的模型上选择对应的 3 对或 3 对以上标志点，通过 ICP 算法就可以实现重叠。这种重叠方法可以让测量者选中那些可重复性好并且稳定的标志点，但是由于定点误差，这种重叠方法的可重复性不好，不过计算量小，速度很快，往往被用于表面重叠和体素重叠前的初始配准。

2. 表面重叠　表面重叠方法用于 CBCT 重建的表面三维模型，与标志点的差别主要体现在选择用于重叠的点的数目，一个表面通常包含成百上千的点云信息，因此表面重叠（表面足够大）的可重复性通常是很好的。表面重叠需要三维表面重建，然而三维重建过程的阈值设置以及后续的表面的处理过程（例如渲染、平滑和分割操作）可能会成为潜在的误差来源。值得一提的是，表面重叠可以任意选择不规则、不连续的稳定区域，而体素重叠目前还不能在商用软件中进行任意区域的选取。

3. 体素重叠　CBCT 的最小单位是体素，每个体素不仅有三维空间信息，还有灰度信息。大概在 21 世纪初，Cevidanes 等将 CBCT 体素配准方法应用于口腔领域。体素重叠方法需要包含三维体信息的文件作为体素数据的信息来源，其中每个体素所包含的信息代表了其所在空间组织单位的辐射密度。相应的重叠软件会根据相应参考结构中每个体素的灰度强度来标记数据集。体素重叠法主要是程序自动运行，这种自动化是三维数字系统相对于传统手工分析方法的一大优势，避免了人为操作的影响，消除了界标识别的主观误差，弥补了标志点重叠法的局限，创建了一种客观无偏的重叠方法。简言之，基于体素重叠的方法是利用一种数学算法（如互信息算法），通过比较两幅图像体素的灰度值，获得最优的体素灰度匹配后完成图像的配准。

体素重叠是测量者直接在 CBCT 上选取用于重叠的体素块，不需要三维重建过程，配准算法中包含了大量的体素信息，所以重叠结果具有极好的可重复性，因此，体素重叠也被认为是目前 CBCT 重叠最好的方法。然而，即便有算法和算力的支持，结构变化的量化并不总是容易的，程序运算过程有技术敏感性且耗时，并需要强大的硬件系统支持。早期完成体素重叠需要花数小时的时间，随着技术的不断发展，CBCT 中的体素重叠法也在不断发展和精进，目前通常在 1 分钟以内即可完成。

无论是表面重叠还是体素重叠，在运算过程中都需要选择相同的参考区域，并通过算法迭代不断逼近所选定区域（网格）的边界。但这就要求所选择的参考区域要尽可能相同，而显然临床实践中很难找到完全相同的区域。基于这个原因，表面重叠或者体素重叠过程中通常都需要进行用于图像调节的自动模型变换。图像调节的自动模型变换程序相当于一种最佳拟合计算过程，依据最小二乘法不断拟合计算，最后选择的重叠结果是总偏差最小的重叠结果。进行这样的算法设计是因为每种叠加技术的准确性由相应的特定结构之间的一致性决定。通过计算相应特定结构的总偏差，即三个空间方向（x、y、z）中的偏差总和，便可以进行精确性的评估，从而在众多结果中选择最为优化的重叠结果。无论如何，三个方向中存在任何一个方向的高度失准都是不可接受的，但这个过程可能会混淆不同对象并导致重叠误差，即重叠的几何三角或单位体素可能不一定是同源的或相应的，这是算法重叠很难避免的问题。体素重叠的另一个问题是，目前的商用软件还不能做到只选择研究者认为的稳定区域内的体素用于重叠。

总体来说，CBCT 的重叠算法目前已经比较成熟，但是颅颌面三维稳定结构尚未完全确定。因此，对于生长发育结束的成人，CBCT 重叠技术基本不存在问题；对于生长发育期的个体，前颅底重叠方法已经建立，但是对于上下颌骨的稳定结构，还在不断探索中。

四、三维面像重叠

三维面像为表面数据，重叠方法可以分为基于面部稳定结构的重叠与基于数学计算的重叠。

（一）基于面部稳定结构的重叠方法

对成年患者而言，生长发育已停止，评价正畸前后面部变化可基于相对稳定的面部结构进行表面配准。如对于拔牙矫治或下颌正颌手术的成年患者，可基于额部和鼻部在不同时期拍摄图像进行匹配，从而对比三维变化（图 4-18）。与成人不同的是，对于处在生长发育期的青少年患者，2～3 年的正畸治疗过程中，面部处于持续生长变化的阶段，这就需要更为复杂的方法实现面部不同时期的面部图像配准。

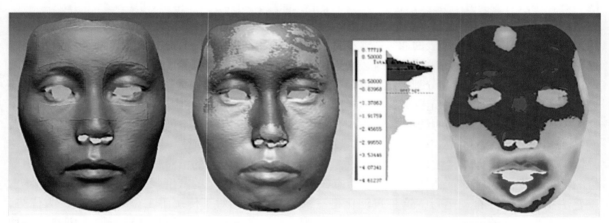

图 4-18 患者拔牙治疗前后三维面相以额鼻颧部重叠，利用色谱图来表示诊疗前后面部变化，颊部蓝色代表治疗后颊部突度减小

（二）基于数学计算的重叠方法

相似形态的重叠不但可以根据解剖来完成，也可以利用许多数学方法完成。普式分析法（Procrustes Analysis）是一种基于对应点集配准的面部三维重叠方法。Procrustes 源于古希腊神话中的一个强盗，他常切断受害者的肢体使其身形与床相匹配。普式分析法是对两个形状进行归一化处理，形状的载体是样本点的空间坐标。从数学上来讲，普氏分析就是利用最小二乘法不断迭代，寻找形状 A（面像 A）到形状 B（面像 B）的仿射变换。治疗前后的面部图像，可理解为较为复杂的形状，也可采用普式分析法进行归一化处理并将其重叠。由于生物特征的复杂性，也有学者对经典的普式分析法进行改良，提出一种名为 Robust Procrustes Analysis 的分析方法，该方法运用数理统计的方法在图像重叠过程中给予面部变化较小的区域较高的权重，给予变化较大的区域较低的权重，然后再进行普氏分析法运算。其过程与传统概念中寻找稳定结构的逻辑类似，但该方法可针对个体不同的生长发育阶段或治疗时期，客观计算出"个性化"的稳定结构。其他常见的面部分析方法还包括傅里叶变换（Fourier Shape Analysis）、欧几里得距离矩阵分析（Euclidean Distance Matrix Analysis）等。但由于这些方法定点和运算的复杂性，并未在正畸领域得以广泛使用。

综合思考题

案例题：

患者女性，20 岁，恒牙列。双侧磨牙中性关系，上牙弓狭窄，上颌拥挤 5 mm，下牙拥挤 2 mm。前牙覆𬌗覆盖基本正常，单侧后牙反𬌗。侧貌突；头影测量显示：骨性Ⅰ类，高角，上下切牙唇倾。CBCT 显示：上颌基骨狭窄。患者的治疗经过如下：首先采用骨性扩弓器打开腭中缝，保持半年；然后拔 4 颗第一前磨牙，排齐牙齿，内收前牙，改善突度。患者有治疗前后的数字化牙𬌗模型、大视野 CBCT 和三维面像。

1. 如何评价患者治疗前后的上颌变化？
2. 如何测量右侧上颌中切牙在上颌骨内正畸治疗前后的移动？

（许天民　陈　贵）

拓展小故事及综合思考题参考答案见数字资源

参考文献

1. 傅民魁，林久祥 . 口腔正畸学 . 北京：北京大学医学出版社，2011.

2. 刘怡，James MAH，许天民 . 锥形束计算机断层扫描中牙齿的分割精度 . 北京大学学报（医学版），2010，42（01）：98-102.

3. Cevidanes L H，Styner M A，Proffit W R. Image analysis and superimposition of 3-dimensional cone-beam computed tomography models. American Journal of Orthodontics and Dentofacial Orthopedics，2006，129（5）：611-618.

4. Chen G，Chen S，Zhang X Y，et al. Stable region for maxillary dental cast superimposition in adults，studied with the aid of stable miniscrews. OrthodCraniofac Res，2011，14（2）：70-79.

5. Dirk W，Volker R，Andrea T，et al. Customized brackets and archwires for lingual orthodontic treatment. Am J Orthod Dentofacial Orthop，2003，124（5）：593-9.

6. Grauer D，Cevidanes L S，ProffitW R.Working with DICOM craniofacial images. Am J Orthod Dentofacial Orthop，2009，136（3）：460-70.

7. Ma L，Xu T，Lin J.Validation of a three-dimensional facial scanning system based on structured light techniques.Comput Methods Programs Biomed，2009，94（3）：290-8.

8. Park J，Baumrind S，Curry S，et al. Reliability of 3D dental and skeletal landmarks on CBCT images. Angle Orthod，2019，89（5）：758-767.

9. Wong B H. Invisalign A to Z. Am J Orthod Dentofacial Orthop，2002，121（5）：540-541.

10. Wong R W，Chau A C，Hägg U. 3D CBCT McNamara's cephalometric analysis in an adult southern Chinese population. Int J Oral Maxillofac Surg. 2011，40（9）：920-925.

第五章

X 线头影测量分析及应用

◎ 学习目标

基本目标

1. 掌握常用 X 线头影测量标志点。
2. 掌握常用头影测量分析法。
3. 能运用头影测量分析结果，结合其他临床资料进行病例的矫治设计。
4. 熟悉头影测量重叠方法，能对治疗结果进行分析。

发展目标

了解三维影像测量评价方法。

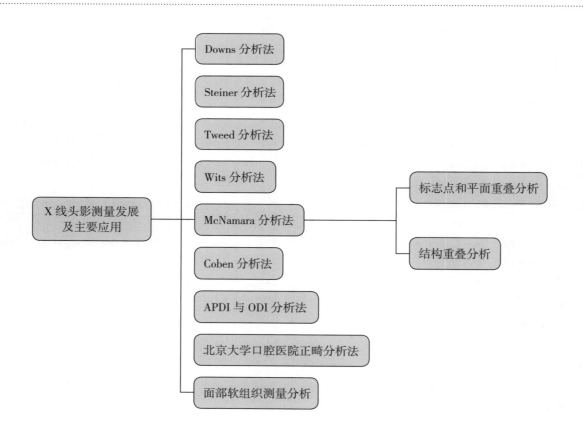

第一节　X线头影测量概述

一、X线头影测量的发展

X线头影测量（cephalometrics）是由 B. Holly Broadbent 于 1931 年首先提出的，主要是通过测量 X 线头颅定位影像，将颅颌面各标志点描绘出一定的线、角，进行测量分析，从而了解颅颌面软硬组织结构及其之间的关系。几十年来，X 线头影测量一直是口腔正畸、口腔颌面外科修复等学科在临床诊断、治疗设计及研究工作中的重要手段。

经过不断地研究探索，X 线检查在颅面生长发育及结构分析的研究工作中得到了广泛的应用。自 20 世纪 40 年代中期开始，至今已开发出几十种 X 线头影测量分析法，这些分析法首先用于研究正常𬌗个体的颜面、颌骨、牙𬌗的结构，以得出各测量方法的正常均值，而后以正常𬌗人群测量均值作为正常对照，与异常牙、颌及颅面结构进行比较、分析及诊断之用。由于颅面结构存在着种族差异，因此各国均建立了本国内部不同民族的正常𬌗 X 线头影测量标准值。傅民魁将头影测量引入中国，并于 1964 年首先完成了中国人正常𬌗 X 线头影测量的研究，得出了各牙龄期头影测量均值，从此，X 线头影测量在国内的口腔正畸科研及临床工作中得到广泛应用。

随着计算机在各个领域的广泛应用和影像拍摄技术的进步，X 线头影测量的发展已经逐步形成两大趋势：一个是测量方式，由手工测量发展为目前主流的计算机辅助，并朝向人工智能测量分析诊断发展；另一个是从二维影像测量逐渐过渡为三维影像测量。

二、X线头影测量的主要应用

X 线头影测量是研究颅面生长发育的重要手段，一般分为横向研究和纵向研究。横向研究是通过不同个体的 X 线头影测量，分析各年龄阶段平均的颅颌面特征；而纵向研究是指对同一个体不同时期的头颅侧位片进行测量，研究同一个体的生长发育演变过程。由于 X 线头颅侧位片是严格定位拍摄的，因而系列的 X 线头颅片具有良好的可比性。Brodie 于 1941 年通过 X 线头影测量，对出生后 3 个月至 8 岁的儿童的颅面生长发育进行了纵向研究，由此得出的头影生长图迹重叠图至今仍被广为应用。Enlow 在 1996 年通过 X 线头影测量分析，对上下颌骨各部分的生长发育机制进行了详细的阐述。林久祥在 20 世纪 90 年代收集了当时国内唯一的生长发育纵向样本，用于研究分析我国儿童的颅面生长发育情况，通过颅面生长发育的 X 线头影测量研究，明确了颅面生长发育机制，分析了快速生长期的年龄、性别差异，并对颅面生长发育进行了预测。

（一）颅颌面畸形的诊断分析

通过 X 线头影测量对颜面畸形进行测量分析，得出的测量结果与正常𬌗的参考测量项目均值进行比较分析，可了解畸形的部位、性质与形成的机制，从而对错𬌗畸形进行准确诊断、明确颜面软硬组织各部分间的相互关系。

（二）确定错𬌗畸形的矫治设计

颅颌面畸形的 X 线头影测量结果分析是错𬌗畸形矫治设计的重要依据，可以指导临床矫治设计。头影测量结果可以提示错𬌗畸形的形成机制，并根据不同的颅面骨骼结构关系，确定颌骨及牙齿在正畸矫治中可以达到的理想位置，在此基础上来确定拔牙方式以及支抗控制等具体方案。

（三）研究矫治过程中及矫治后的颅颌面形态结构变化

由于 X 线头颅照相是定位拍摄，X 线头影测量可以评价矫治过程中和治疗后，颅颌面形态结构发生的局部变化，从而了解矫治器的作用机制和矫治后的稳定性，也可以使用 X 线头影测量结果的变化来评价不同矫治器对颅颌面矫治的实际作用。

（四）正颌外科的诊断和手术设计（正颌外科手术前 VTO 分析）

针对严重骨性畸形成年患者，其骨性畸形大多是通过正颌手术来纠正的，但手术的部位、方法及所需移动的骨块或切除颌骨的量，需要在术前进行 X 线头影测量分析，同时对 X 线头影图迹进行剪裁，模拟拼对手术后牙颌位置，得出术后牙颌、颅面关系的面型图，并制作术中𬌗板，从而提高正颌手术的准确性。

（五）下颌功能分析

X 线头影测量可以用于研究下颌运动、语言发音时的腭功能以及息止间隙等方面的功能分析，也可以分析下颌不同状态下颌髁突的运动轨迹等。

第二节　常用 X 线头影测量综合分析方法

一、常用 X 线头影测量的标志点与项目概述

头影测量标志点包括颅部标志点、上颌标志点、下颌标志点和软组织侧面标志点。

颅部标志点包括蝶鞍点（sella，S）、鼻根点（nasion，N）、耳点（porion，P）、颅底点（Basion，Ba）、Bolton 点等。

上颌标志点包括眶点（Orbitale，Or）、翼上颌裂点（pterygomaxillary fissure，Ptm）、前鼻棘点（anterior nasal spine，ANS）、后鼻棘点（posterior nasal spine，PNS）、上齿槽座点（subspinale，A）、上齿槽缘点（superior prosthion，SPr）、上中切牙点（upper incisor，UI）等。

下颌标志点包括髁顶点（Condylion，Co）、关节点（Articulare，Ar）、下颌角点（Gonion，Go）、下齿槽座点（supramental，B）、下齿槽缘点（Infradentale，Id）、下切牙点（lower incisor，Li）、颏前点（pogonion，Pg）、颏下点（Menton，Me）、颏顶点（Gnathion，Gn）、D 点、面轴点（Facial Axis points，FA）等。

软组织侧面标志点包括额点（glabella，G）、软组织鼻根点（nasion of soft tissue，NS）、鼻尖点（Pronasale，Prn）、鼻下点（Subnasale，Sn）、上唇缘点（UL'）、下唇缘点（LL'）、上唇突点（UL）、下唇突点（LL）、软组织颏前点（pogonion of soft tissue，Pos）、软组织颏下点（menton of soft tissue，Mes）等。

常用头影测量平面包括：①前颅底平面（SN plane，SN）；②眼耳平面（Frankfort horizontal plane，FH）；③ Bolton 平面；④全颅底平面（Ba-N）；⑤下颌平面（mandibular plane，MP）；⑥𬌗平面（occlusal plane，OP）；⑦下颌支平面（ramal plane，RP）；⑧面平面（facial plane，N-Po）；⑨ Y 轴（Y axis）；⑩腭平面（palatal plane，ANS-PNS）；⑪ GALL 线（Goal Anterior Limit Line）等（图 5-1）。

其中 GALL 线是由 Andrews 提出的，指在自然头位下，从前额中心点作垂线。当前额倾斜度≤7°时，GALL 线落在前额临床中心点；当前额倾斜度＞7°时，每增大 1°，GALL 线向前移动 0.6 mm，但不超过眉间点。前额分为直形、角形和圆形，直形额的前额中心点记为发际点与眉间点之间的中点；角形或圆形前额的前额中心点是额上点与眉间点的中点。

二、Downs 分析法

Downs 分析法是由 William B.Downs 医生提出的头影测量方法。该方法以眼耳平面作为基准平面，包括骨骼间关系的测量和牙齿与骨骼间关系的测量（图 5-2）。

（一）骨骼间关系的测量

骨骼间关系的测量包括面角、颌凸角、上下齿槽座角、下颌平面角及 Y 轴角 5 项。

1. 面角（facial angle）　面平面与眼耳平面相交的下后角。此角代表了下颌的突度。此角越大，则表示下颌越前突；反之则表示下颌后缩。

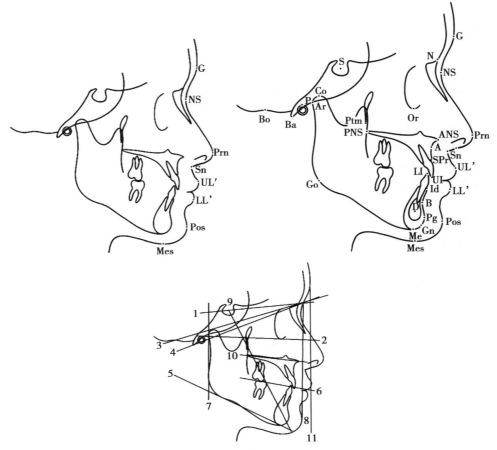

图 5-1　头影测量常用标志点及平面

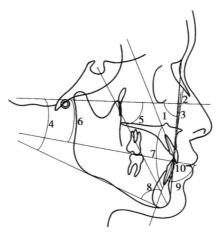

图 5-2　Downs 分析法测量项目示意图

2. 颌凸角（angle of convexity） NA 与 PA 延长线的交角。此角代表面部的上颌部对整个面部侧面的关系。

3. 上下齿槽座角（AB plane angle） AB 或其延长线与面平面的交角。此角代表上下齿槽基骨间的相互位置关系。此角在面平面之前方形成为负值角，反之在面平面之后方形成则为正值角。此角越大，表示上颌基骨对下颌基骨的相对位置明显后缩；反之，此角越小，则表示上颌基骨对下颌基骨的相对位置关系为前突。

4. **下颌平面角（mandibular plane angle，MPA）** 下颌平面与眼耳平面的交角。这里的下颌平面是通过颏下点与下颌角下缘相切的平面。

5. **Y 轴角（Y axis）** Y 轴与眼耳平面相交的前下角，此角也可反映颏部的突缩。Y 轴也代表面部的生长发育方向。

（二）牙齿与骨骼间关系的测量

牙齿与骨骼间关系的测量包括𬌗平面角、上下中切牙角、下中切牙 - 下颌平面角、下中切牙 - 𬌗平面角及上中切牙凸距 5 项。

1. **𬌗平面角（cant of occlusion plane）** 𬌗平面与眼耳平面的交角。此角反映了𬌗平面的斜度。此角越大，说明𬌗平面越陡；反之，则说明𬌗平面越平。本项目的𬌗平面为解剖𬌗平面，采用第一恒磨牙及上下中切牙点连线中点的标志点组成。

2. **上下中切牙角（U1 to L1 angle）** 上下中切牙牙长轴的交角。此角越大，表示凸度越小；反之，则表示凸度越大。

3. **下中切牙 - 下颌平面角（L1 to mandibular plane）** 下中切牙长轴与下颌平面的后上角。此角表示下中切牙唇舌向的倾斜度。

4. **下中切牙 - 𬌗平面角（L1 to occlusal plane）** 下中切牙长轴与平面相交的前下角。此角表示下中切牙与𬌗平面的关系。

5. **上中切牙凸距（U1-AP）** 上中切牙切缘至 AP 连线的垂直距离（mm）。此距代表上中切牙的突度，当上中切牙切缘在 AP 连线前方时为正值，反之为负值。

北京地区正常𬌗国人按 Downs 分析法的测量均值见表 5-1。

表 5-1　北京地区正常𬌗国人按 Downs 分析法的测量均值

测量项目	替牙期		恒牙初期		恒牙期	
	均值	标准差	均值	标准差	均值	标准差
面角	83.1°	3.0°	84.4°	2.7°	85.4°	3.7°
颌凸角	10.3°	3.2°	7.5°	4.6°	6.0°	4.4°
上下齿槽座角	−5.9°	2.0°	−5.2°	2.6°	−4.5°	2.8°
下颌平面角	31.6°	3.9°	29.1°	4.8°	27.3°	6.1°
Y 轴角	65.5°	2.9°	65.8°	3.1°	65.8°	4.2°
𬌗平面角	16.4°	3.3°	14.2°	3.7°	12.4°	4.4°
上下中切牙角	122.0°	6.0°	124.2°	7.3°	125.4°	7.9°
下中切牙 - 𬌗平面角	111.7°	6.5°	111.7°	5.9°	111.6°	6.0°
下中切牙 - 下颌平面角	96.3°	5.1°	96.9°	6.0°	96.5°	7.1°
上中切牙凸距	7.7 mm	1.6 mm	7.5 mm	2.1 mm	7.2 mm	2.2 mm

1951 年，Vorhies、Adams 及 Wylie 分别将 Downs 分析法的 10 项测量结果以多角形图来表示，以正常𬌗的测量结果得出基本多角形图。Wylie 的方法是以中线代表 10 项测量项目均值，以其正负 2 倍标准差作为多角形的范围而构成多角形图。在中线右侧的数值代表安氏Ⅲ类凹面型趋势，中线左侧的数值代表安氏Ⅱ类凸面型趋势，其中部分项目（图 5-3 中标 * 者）是将减两倍标准差放在右侧，将加两倍标准差放在左侧。错𬌗个体的测量结果以图 5-3 中的虚线显示。由于牙颌、颅面结构特征存在着明显的种族差异，因而不同种族需有各自的正常𬌗测量均值作为临床参考应用。

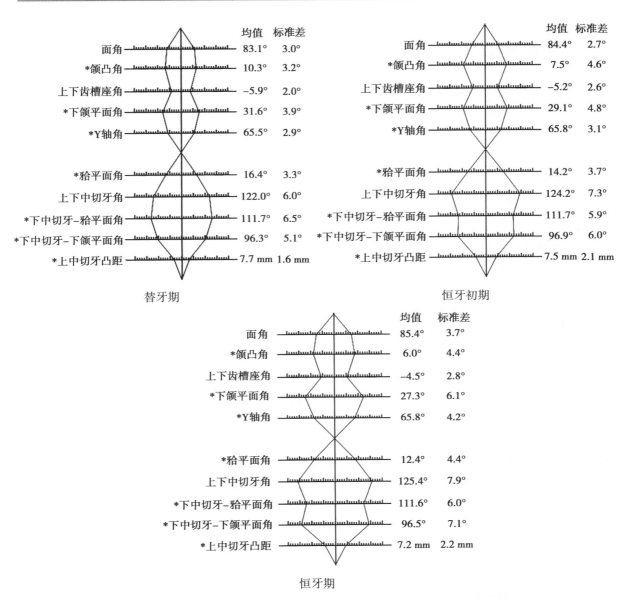

図 5-3　正常殆替牙期、恒牙初期、恒牙期中国人 Downs 分析法多角形图
＊表示正负相反，为左侧边界值大于右侧边界值

病例解析

如表 5-2 所列，这是一个严重骨性 II 类伴有开殆的成年患者，应用 Downs 分析法测量得到的结果分析如下。

表 5-2　示例患者治疗前 Downs 分析法测量值

测量项目	治疗前	均值	标准差
面角	77.7°	84.4°	2.7°
颌凸角	19.5°	7.5°	4.6°
上下齿槽座角	−12.3°	−5.2°	2.6°
下颌平面角	44.8°	29.1°	4.8°

续表

测量项目	治疗前	均值	标准差
Y 轴角	75.2°	65.8°	3.1°
殆平面角	14.7°	14.2°	3.7°
上下中切牙角	103.1°	124.2°	7.3°
下中切牙 - 下颌平面角	92.1°	96.9°	6.0°
下中切牙 - 殆平面角	122.2°	111.7°	5.9°
上中切牙凸距	15.5 mm	7.5 mm	2.1 mm

1. 面角测量值为 77.7°，小于正常平均值 84.4° 2 倍标准差，提示患者出现明显的下颌后缩。

2. 颌凸角为 19.5°，大于正常平均值 7.5° 2 倍标准差，提示上颌部对整个面部明显前凸。

3. 上下齿槽座角为 –12.3°，小于正常平均值 –5.2° 2 倍标准差，提示上颌基骨对下颌基骨的相对位置关系为前突。机制则是下颌后缩，或者上颌前凸，或者兼而有之。根据前述已测量的项目，该患者是兼而有之的情况。

4. 下颌平面角为 44.8°，大于正常平均值 29.1° 2 倍标准差，提示是严重高角。

5. Y 轴角正常平均值 65.8°，该患者测量值 75.2°，显示典型的下颌颏部顺时针旋转，该患者在生长发育期的下颌生长方向也是后下方。

6. 殆平面角正常平均值 14.2°，该患者测量值 14.7°，测量结果显示殆平面与眼耳平面的夹角基本正常。

7. 上下中切牙角 103.1°，小于正常平均值 125.4° 2 倍标准差，表示上下中切牙夹角小，而牙齿的唇倾度大。

8. 下中切牙 - 下颌平面角 92.1°，基本正常。但此处需要结合下颌平面角这个因素来考虑，从图上看，患者下切牙也是明显唇倾的，只是相对于已经顺时针旋转的下颌而言角度正常，所以这也是头影测量分析中需要注意的问题，不能以某一个测量值判断畸形类型，还要结合其他特征综合分析。

9. 下中切牙 - 殆平面角比正常值大 10° 左右，这里要注意该角度的测量方式，是下中切牙长轴与殆平面相交的前下角。因此角度越大，越表示下切牙是唇倾的。

10. 上中切牙凸距 15.5 mm，大于正常平均值 7.5 mm 2 倍标准差，显示了上中切牙的突度，结合上面的测量值，可以判断上切牙是唇倾前凸的位置。

通过 Downs 分析法 10 项测量值，可以针对患者的头颅侧位片做如下诊断：从骨性上看，上颌前凸、下颌明显后缩，严重下颌高角伴有开殆；从牙齿测量值看，上下前牙都是明显唇倾的，上前牙也是明显前凸的。根据这一测量结果画出多角形图，也显示测量值都位于中线左侧，符合以上判断。在这里，Downs 分析法没有量化上下颌骨之间矢状向关系的测量值，而这一畸形判断对于医生而言非常重要，这也是其临床应用的问题之一。

结合患者的各项测量值偏移量，提示该患者骨性畸形严重，如果进行治疗，首选正畸 - 正颌联合治疗。而单纯的掩饰性正畸治疗，参照在多角图的位置形成的虚线（图 5-4）分析。其最终治疗结果是以前牙代偿变化为主，骨面型改善不明显。

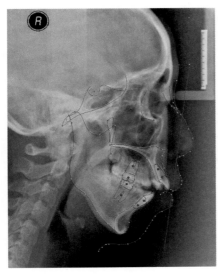

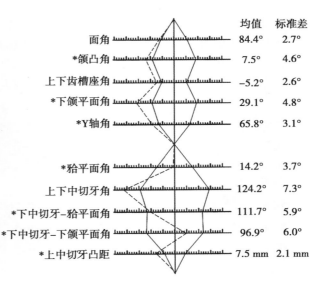

	均值	标准差
面角	84.4°	2.7°
*颌凸角	7.5°	4.6°
上下齿槽座角	−5.2°	2.6°
*下颌平面角	29.1°	4.8°
*Y轴角	65.8°	3.1°
*𬌗平面角	14.2°	3.7°
上下中切牙角	124.2°	7.3°
*下中切牙–𬌗平面角	111.7°	5.9°
*下中切牙–下颌平面角	96.9°	6.0°
*上中切牙凸距	7.5 mm	2.1 mm

图 5-4　示例 Downs 分析法多角形图

三、Steiner 分析法

Steiner 分析法是由 Steiner 于 1953 年提出的一种具有 14 项测量内容的头影测量分析法，其中一些测量内容是从 Downs、Riedel 等分析法中择优而集成的，这一分析法也被较为广泛地应用于口腔正畸临床诊断及设计分析。测量项目包括以下几种（图 5-5）。

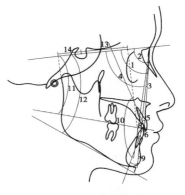

图 5-5　Steiner 分析法测量项目示意图

1. **SNA 角**　前颅底平面 - 上齿槽座点角。代表上颌基骨对颅部的位置关系。

2. **SNB 角**　前颅底平面 - 下齿槽座点角。代表下颌基骨对颅部的位置关系。

3. **ANB 角**　上齿槽座点 - 鼻根点 - 下齿槽座点角。此角为 SNA 角与 SNB 角之差，代表上下颌基骨间的位置关系。

4. **SND 角**　S 点、N 点与下颌联合中点三者构成的角。代表下颌整体对颅部的位置关系。

5. **U1-NA 角**　上中切牙长轴与 NA 连线的交角。代表上中切牙的倾斜度。

6. **U1-NA（mm）**　上中切牙切缘至 NA 连线的垂直距离。此线距代表上中切牙的突度。

7. **L1-NB 角**　下中切牙切缘与 NB 连线的交角。代表下中切牙的倾斜度。

8. **L1-NB（mm）**　下中切牙切缘至 NB 连线的垂直距离。此线距代表下中切牙的突度。

9. **Po-NB（mm）**　颏前点至 NB 连线的垂直距离，代表颏部的位置。

10. **U1-L1 角**　上下中切牙长轴交角。

11. **OP-SN**　𬌗平面与前颅底平面的交角，反映𬌗平面的斜度。与 Downs 分析法不同，Downs 分析法采用的是𬌗平面与眼耳平面的交角。

12. **GoGn-SN**　下颌平面与前颅底平面的交角，代表下颌平面的斜度。这里的下颌平面由下颌角点与颏顶点连线所组成。

13. **SL（mm）**　蝶鞍点至颏前点向 SN 平面作垂线的交点间距离。代表下颌颏部对颅底的位置关系。

14. **SE（mm）**　蝶鞍点至髁突最后点向 SN 平面作垂线的交点间距离。代表下颌髁突对颅底的位置关系。

Steiner 认为，建立正常个体各项头影测量标准，对于了解各个种族颅面生长特征是十分重要的基础，他同时还指出了各民族建立自己的测量均值的重要性。北京大学口腔医院于 1981 年在对正常颅面结构的电子计算机头影测量研究中，测量了中国人正常的 Steiner 分析法各测量项目正常均值，其中替牙期组平均年龄为 9.9 岁，恒牙期组平均年龄为 20.3 岁（表 5-3）。

表 5-3　正常𬌗中国人按 Steiner 分析法的测量均值

测量项目	替牙期		恒牙初期	
	均值	标准差	均值	标准差
SNA 角	82.3°	3.5°	82.8°	4.0°
SNB 角	77.6°	2.9°	80.1°	3.9°
ANB 角	4.7°	1.4°	2.7°	2.0°
SND 角	74.3°	2.7°	77.3°	3.8°
U1-NA	3.1 mm	1.6 mm	5.1 mm	2.4 mm
U1-NA 角	22.4°	5.2°	22.8°	5.7°
L1-NB	6.0 mm	1.5 mm	6.7 mm	2.1 mm
L1-NB 角	32.7°	5.0°	30.3°	5.8°
Po-NB	0.2 mm	1.3 mm	1.0 mm	1.5 mm
U1-L1	120.7°	7.2°	124.2°	8.2°
OP-SN	21.0°	3.6°	16.1°	5.0°
GoGn-SN	35.8°	3.6°	32.5°	5.2°
SL	34.1 mm	4.1 mm	52.2 mm	5.4 mm
SE	16.9 mm	2.7 mm	20.2 mm	2.6 mm

病例解析

还是以同一个严重骨性 II 类伴有开𬌗的成年患者为例，看一下采用 Steiner 分析法得到的结果（表 5-4，图 5-6）。

表 5-4　示例患者治疗前 Steiner 分析法测量值

测量项目	治疗前	均值	标准差
SNA 角	79.9°	82.8°	4.0°
SNB 角	69.8°	80.1°	3.9°
ANB 角	10.1°	2.7°	2.0°
SND 角	64.7°	77.3°	3.8°
U1-NA	8.4 mm	5.1 mm	2.4 mm
U1-NA 角	32.7°	22.8°	5.7°
L1-NB	12.8 mm	6.7 mm	2.1 mm
L1-NB 角	34.1°	30.3°	5.8°
Po-NB	−3.1 mm	1.0 mm	1.5 mm
U1-L1	103.1°	124.2°	8.2°

续表

测量项目	治疗前	均值	标准差
OP-SN	22.1°	16.1°	5.0°
GoGn-SN	47.8°	32.5°	5.2°
SL	21 mm	52.2 mm	5.4 mm
SE	19.9 mm	20.2 mm	2.6 mm

1. **SNA 角**　正常均值 82.8°，该患者测量值在正常范围，提示该患者虽然面部畸形严重，但上颌基骨位置正常。

2. **SNB 角**　正常均值 80.1°，该患者测量值 69.8°，远小于正常值，提示下颌基骨相对于颅部和上颌骨，处于严重后缩的位置。

3. **ANB 角**　反映上下颌基骨相对位置关系，测量值远大于正常值，可以诊断为骨性Ⅱ类，结合上面 SNA 角和 SNB 角的测量值，可以判断是以下颌明显后缩为主的骨性Ⅱ类关系。

4. **SND 角**　该角度与 SNB 角高度相关，因此目前常用测量方法基本不再采用该角度。患者的测量值也提示下颌联合相对于颅部严重后缩。

5. **U1-NA 角、U1-NA 距**　测量分析与 Downs 分析法一致。

6. **L1-NB 角、L1-NB 距**　测量分析与 Downs 分析法一致。

7. **Po-NB 距**　测量结果显示颏部位置与下颌骨一样明显后缩。

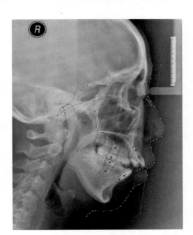

图 5-6　Steiner 分析法测量项目示意图

8. **U1-L1 角**　与 Downs 分析法一致。

9. **OP-SN 角**　与 Downs 分析法不同，这里采用的是𬌗平面与前颅底平面的交角，但趋势是一致的，反映𬌗平面倾斜度偏大。

10. **GoGn-SN 角**　与 Downs 分析法的下颌平面角定义有所区别，这里的下颌平面是使用了下颌角点与颏顶点的连线，其测量误差会较大。结果分析与 Downs 分析法基本一致。

11. **SL**　测量结果显示下颌颏部对颅底明显后缩。

12. **SE**　测量结果显示下颌髁突对颅底的位置基本正常。在实际临床应用中，这一测量项目出现明显异常者并不多见，因此实际并不常用。

Steiner 分析法之所以目前临床仍然常用，原因在于其选用的测量项目囊括了大部分正畸医生所关心的问题，包括上下颌骨位置关系、上下前牙关系以及下颌平面的高度，尤其是相对于 Downs 分析法，其所提出的 ANB 角作为诊断矢状向骨性关系的关键指标，也是临床诊断、科学研究应用最多的项目之一。

根据 Steiner 分析法，针对患者的头颅侧位片可以做如下诊断：严重骨性Ⅱ类，以下颌后缩为主，伴有严重下颌高角和开𬌗，上下前牙都是明显唇倾的，上前牙前凸，颏部后缩明显。这一诊断与 Downs 分析法是一致的，只是在判断上下颌骨相对位置方面，给出了更详细的诊断思路，分别有具体项目来分析上颌骨位置（SNA 角）、下颌骨位置（SNB 角、SND 角）以及上下颌骨的相对位置（ANB 角），这种分析思路也成为之后的多种综合分析法的基本方法。

Steiner 于 1959 年提出"臂章分析法"（cheveron），通过分析确定上、下切牙特别是下切牙在治疗后应该所在的位置，并以此为目标进行矫治方案设计。在 Steiner 分析法的 14 个测量项目中，臂章分析法由 ANB 角及上切牙与 NA 线所成角度和距离以及下切牙与 NB 线所成角度和距离 5 项测量值组成。Steiner 认为个体的牙𬌗、颅面结构关系是否正常，在于各测量值是否在一定的正常范围内。个体若要达到正常，其各测量值在范围内的变异应有正确组合，也就是说各部分应有补偿和协调。Steiner将此补偿机制引入临床矫治设计中，即以改变牙齿的位置和倾斜度来补偿骨骼的畸形，以期获得相对正常的面型。只是在实际应用中，臂章分析法应用过程繁琐，且例外情况多见，并不能有效进行矫治设计，因此对于该方法仅做一般了解即可。

四、Tweed分析法

Tweed分析法测量眼耳平面、下颌平面、下中切牙长轴的相互角度，这三条线所组成的代表面部形态结构的三角形，也被称为"Tweed诊断三角"（图5-7）。

1. 眼耳平面 - 下颌平面角（FMA） 眼耳平面与下颌平面的交角，以下颌下缘的切线作为下颌平面。

2. 下中切牙 - 眼耳平面角（FMIA） 下中切牙长轴与眼耳平面的交角。

3. 下中切牙 - 下颌平面角（IMPA） 下中切牙长轴与下颌平面的交角。

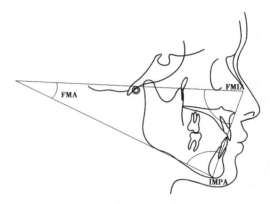

图 5-7　Tweed 分析法测量项目示意图

Tweed应用此颌面三角分析结果，得出美国白种正常𬌗儿童的FMA均值为25°，IMPA均值为90°，FMIA均值为65°。在Tweed分析法中，Tweed认为，FMIA 65°是建立良好面型的重要条件。因而，FMIA 65°成为矫治追求目标。在三项测量中，FMA较难通过一般的正畸方法来改变，因而要达到FMIA的矫治目标，主要依靠改变下中切牙的位置和倾斜度来完成。

表5-5为正常𬌗中国人按Tweed分析法的测量均值。

表 5-5　正常𬌗中国人按 Tweed 分析法的测量均值

测量项目	替牙期		恒牙初期	
	男	女	男	女
FMA	29.47° ± 3.65°	29.05° ± 5.53°	30.19° ± 4.01°	29.72° ± 3.95°
IMPA	96.94° ± 6.26°	95.23° ± 6.76°	95.59° ± 5.04°	92.47° ± 6.94°
FMIA	53.58° ± 5.69°	55.78° ± 6.34°	54.22° ± 4.44°	57.81° ± 6.85°

病例解析

Tweed分析法的三个测量项目是同一个三角形的三个内角，因此其总和是不变的，同时角度的变化也是相互影响的。在Tweed分析法的诊断中，下中切牙 - 眼耳平面角被认为与面型有重要联系，在正畸治疗中，最容易改变的是下中切牙 - 下颌平面角，而眼耳平面 - 下颌平面角虽然改变困难，但是如果通过口外力改善这一角度，也会对面型有明显的改善。

这一患者的测量结果表明（图5-8，表5-6），其骨性畸形严重，FMA超过正常值10°，骨性高角，导致FMIA远小于正常值，因此面型差。提示如果要明显改善面型，改善下颌骨的角度和长度是最好的方式，也意味着要考虑通过正畸正颌联合治疗来实现。

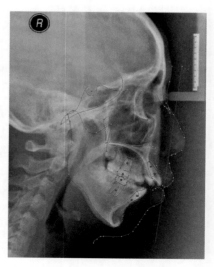

图 5-8　Tweed 分析法测量项目示意图

表 5-6　示例患者治疗前 Tweed 分析法测量值

测量项目	治疗前	均值	标准差
FMA	44.8°	29.72°	3.95°
IMPA	92.1°	92.47°	6.94°
FMIA	43.1°	57.81°	6.85°

五、Wits 分析法

Wits 分析法由 Jacobson 于 1975 年提出，该分析法用于测量上、下颌骨前部的相互关系。由于有些情况下 ANB 角不能确切反映上、下颌骨前部的相互关系，如在上、下颌骨相对位置不变的情况下，由于前颅底长度过长或过短而使鼻根点位置过前或过后，均会影响 ANB 角测量值的大小。此外，当上、下颌骨对颅底平面的关系发生顺时针或逆时针旋转时，也会影响 ANB 角的测量值。Jacobson 认为，当发生以上这些情况使 ANB 角不能正确反映上、下颌骨间的实际位置关系时，可以使用一种新的测量法来代替 ANB 角。

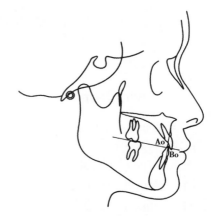

图 5-9　Wits 分析法测量项目示意图

具体方法是分别从上、下齿槽座点（A 点和 B 点）向功能性𬌗平面作垂线，两垂足分别为 Ao 点和 Bo 点。然后测量 Ao 点与 Bo 点间的距离，以反映上、下颌骨前部的相互位置关系（图 5-9）。Wits 分析法的优点在于避免了颅底测量点的变异对诊断上下颌骨关系的影响。

表 5-7 为 Wits 分析法测量中国人正常𬌗均值。

表 5-7　Wits 分析法测量中国人正常𬌗均值

测量阶段	男	女
替牙期	−1.35 ± 2.60 mm	−1.41 ± 2.80 mm
恒牙初期	−1.43 ± 2.90 mm	−1.06 ± 2.93 mm
恒牙期	−0.81 ± 2.80 mm	−1.47 ± 2.14 mm

病例解析

Wits 值的最大优势在于避免了使用颅底标志点 N 点来判断上下颌骨的关系，可以减少由于 N 点的临床变异导致的医生的误判。当然，在大多数情况下，ANB 角和 Wits 值判断结果是一致的。

如图 5-10 所示，这是一个严重骨性Ⅲ类的患者，如果只看 ANB 角，属于轻度骨性Ⅲ类，数值不能有效反映患者实际情况。而 Wits 测量值远小于正常参考值 2 倍标准差，这一结果是符合患者实际情况的（表 5-8）。因此，临床应用 ANB 角还是 Wits 值需要根据情况而定，当然，Wits 值本身也要结合其他综合测量方法一起才能进行全面分析。

表 5-8　示例患者治疗前 Wits 分析法测量值

测量项目	治疗前	均值	标准差
ANB 角	0.5°	4.7°	1.4°
Wits 值	−10.5 mm	−0.81 mm	2.80 mm

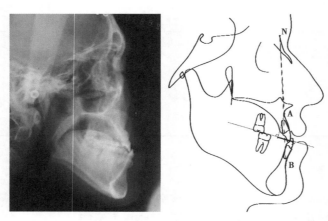

图 5-10　Wits 分析法测量项目示意图

六、McNamara 分析法

McNamara 分析法由 McNamara 于 1983 年首先提出。该分析法包括上下牙齿、牙与颌骨、颌骨与颅骨之间测量项目，能直观反映颅颌面水平和垂直向的变化。McNamara 分析法以线距测量为主，比角度测量更直观且更容易理解。包括以下测量项目（图 5-11）。McNamara 分析法各项目测量均值见表 5-9。

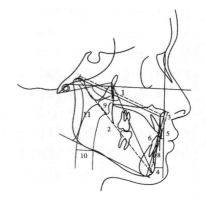

图 5-11　McNamara 分析法测量项目示意图

1. **有效上颌长度**　髁突点（Co）至上齿槽座点（A）的间距。
2. **有效下颌长度**　髁突点（Co）至颏顶点（Gn）的间距。
3. **上颌突度**　上牙槽座点（A）至鼻根点垂线的距离。A 点在鼻根点垂线之前，该值为正，反之为负。
4. **下颌突度**　颏前点（Po）至鼻根点垂线的距离。P 点在鼻根点垂线前该值为正，反之为负。
5. **上切牙突距**　由 A 点做鼻根点垂线的平行线，上切牙唇面至该平行线的距离。
6. **下切牙突距**　下切牙唇面至上齿槽座点和颏前点连线（A-Po）的距离。
7. **下前面高**　前鼻棘点（ANS）至颏下点（Me）的间距。
8. **面轴角（Ba-Ptm-Gn 角）**　翼上颌裂后上点（Pm）与颏顶点（Gn）的连线与全颅底平面（BaN）的后下角。
9. **上咽腔宽**　从软腭的背侧轮廓最突点至咽后壁的最小间距。测量时软腭取点应在软腭前 1/2。
10. **下咽腔宽**　舌后缘与下颌下缘交点至咽后壁的最小间距。
11. **下颌平面角**　眼耳平面与下颌平面的前下角。

表 5-9　111 例面型和谐且咬合良好的未经正畸治疗成年人按 McNamara 分析法的测量均值

测量项目	女性		男性	
	均值	标准差	均值	标准差
有效上颌长度	91.0 mm	4.3 mm	99.8 mm	6.0 mm
有效下颌长度	120.2 mm	5.3 mm	134.3 mm	6.8 mm
上颌突度	0.4 mm	2.3 mm	1.1 mm	2.7 mm

续表

测量项目	女性		男性	
	均值	标准差	均值	标准差
下颌突度	−1.8 mm	4.5 mm	−0.3 mm	3.8 mm
上切牙突距	5.4 mm	1.7 mm	5.3 mm	2.0 mm
下切牙突距	2.7 mm	1.7 mm	2.3 mm	2.1 mm
下前面高	66.7 mm	4.1 mm	74.6 mm	5.0 mm
面轴角	0.2°	3.2°	0.5°	3.5°
上咽腔宽	17.4 mm	3.4 mm	17.4 mm	4.3 mm
下咽腔宽	11.3 mm	3.3 mm	13.5 mm	4.3 mm
下颌平面角	22.7°	4.3°	21.3°	3.9°

McNamara 分析法采用 FH 平面作为水平参考平面，以鼻根点垂线作为垂直参考线，分析上下颌骨与颅骨的关系，与 ANB 角、Wits 值和 APDI 相比，这样设计是为了减少前颅底平面变异的影响。另外，以有效上、下颌长度评价上、下颌骨的前后向位置关系，两者显著相关；用下前面高评估上、下颌骨的垂直关系；上切牙突距反映上切牙对上颌的关系，避免因上腭相对颅骨前后向的位置变化对上切牙倾斜度的影响。但是，与角度和比例项目相比，纯线距项目受年龄、性别、种族影响非常大。对于形态类似但大小不同的个体，其结果并不能有效反映异常情况。因此应用 McNamara 分析法时要注意这个问题。

病例解析：

在 McNamara 分析法中，鼻根点垂线是一个很重要的参考线，通过鼻根点垂线可以反映颌骨与颅骨的位置关系。该患者下颌突度非常靠后，远超过平均值 2 倍标准差，反映了其严重的 Ⅱ 类面型主要是下颌后缩的结果（图 5-12，表 5-10）。下前面高大于正常值则反映了该患者的开𬌗趋势。上咽腔宽和下咽腔宽主要用于帮助检查气道的问题。该患者过小的上咽腔宽提示气道阻塞的可能，而过大的下咽腔宽往往由舌习惯位或腺样体肥大所致。

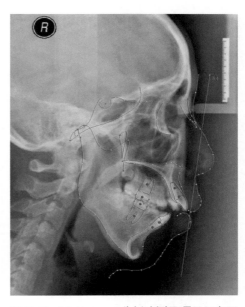

图 5-12　McNamara 分析法测量项目示意图

表 5-10　示例患者治疗前 McNamara 分析法测量值

测量项目	治疗前	均值	标准差
有效上颌长度	80.8 mm	91.0 mm	4.3 mm
有效下颌长度	108.2 mm	120.2 mm	5.3 mm
上颌突度	−2.9 mm	0.4 mm	2.3 mm
下颌突度	−25.8 mm	−1.8 mm	4.5 mm
上切牙突距	8.0 mm	5.4 mm	1.7 mm

续表

测量项目	治疗前	均值	标准差
下切牙突距	6.2 mm	2.7 mm	1.7 mm
下前面高	78.6 mm	66.7 mm	4.1 mm
面轴角	−12.8°	0.2°	3.2°
上咽腔宽	10.8 mm	17.4 mm	3.4 mm
下咽腔宽	4.5 mm	11.3 mm	3.3 mm
下颌平面角	40.4°	22.7°	4.3°

七、Coben 分析法

Coben 分析法是以线距比例测量为主的分析方法，同时包含各测量值间的相互关系，以 FH 平面为基准平面，同时作为坐标横轴，而以垂直于眼耳平面的线段为坐标纵轴，测量颅面部的高度和深度，通过线距之间的比例指数反映颅面部的结构特征。颅面部结构的协调依赖于各部分之间的正常比例关系，而不仅仅是线距大小的正常，Coben 分析法中的线距比例指数为此提供了标准。

在 Coben 分析法中，测量项目是直接测量线距（图 5-13），该方法不受眼耳平面和前颅底平面倾斜度的影响，比以其他角度测量为主的分析方法更能精确反映颅面的内部结构和具体情况，是错𬌗畸形矫治及正颌外科手术治疗的常用诊断分析方法。

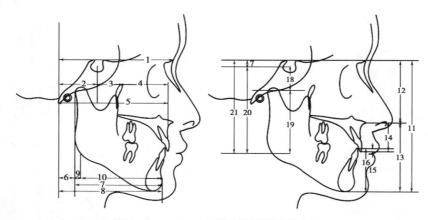

图 5-13　Coben 分析法测量项目示意图

（一）水平向测量内容

1. **全颅底长（Ba-N）**　颅底点和鼻根点间的水平距离。从颅底点及鼻根点分别向眼耳平面作垂线，测量两垂足间的距离。

2. **中面部深度（Ba-A）**　颅底点和上齿槽座点间的水平距离。从颅底点及上齿槽座点分别向眼耳平面作垂线，测量两垂足间的距离。由颅底点至蝶鞍点、蝶鞍点至翼上颌裂点、翼上颌裂点至上齿槽座点的水平距离 3 部分组成，分别为 Ba-S、S-Ptm、Ptm-A。中面部深度代表中面部的凸度，可以计算出中面部深度占全颅底长的百分数，即 Ba-Aa/Ba-N、Ba-S/Ba-N、S-Ptm/Ba-N、Ptm-A/Ba-N 的百分数。

3. **下面部深度（Ba-Pg）**　颅底点和颏前点间的水平距离。从颅底点及颏前点分别向眼耳平面作垂线，测量两垂足间的距离。由颅底点至关节点、关节点至下颌角点、下颌角点至颏前点的水平距离 3 部分组成，即 Ba-Ar、Ar-Go、Go-Pg。

下面部深度代表下面部的凸度，可以计算出下面部深度占全颅底长的百分数，即 Ba-Pg/

Ba-N、Ba-Ar/Ba-N、Ar-Go/Ba-N、Go-Pg/Ba-N 的百分数。

（二）垂直向测量内容

1. 前面高（N-Me） 鼻根点和颏下点间的垂直距离。从鼻根点及颏下点向眼耳平面作平行线。测量两平行线之间的垂直距离。前面高由 5 部分组成。

（1）鼻根点至前鼻棘的垂直距离（即上面高 N-ANS）。

（2）前鼻棘至上中切牙切缘的垂直距离（ANS-UI）。

（3）上下中切牙切缘间的垂直距离（UI-LI）。

（4）前鼻棘至颏下点的垂直距离（即下面高 ANS-Me）。

（5）下中切牙切缘至颏下点的垂直距离（LI-Me）。

可计算出各部分占前面高的百分数，即 N-ANS/N-Me、ANS-UI/N-Me、UI-LI/N-Me、ANS-Me/N-Me、LI-Me/N-Me 的百分数。

2. 后面高（N-Go） 鼻根点和下颌角点间的垂直距离。从鼻根点及下颌角点向眼耳平面作平行线，测量两平行线之间的垂直距离。后面高可分为 4 个区。

（1）鼻根点至蝶鞍点的垂直距离（N-S）。

（2）蝶鞍点至关节点的垂直距离（S-Ar）。

（3）蝶鞍点至下颌角点的垂直距离（S-Go）。

（4）关节点至下颌角点的垂直距离（Ar-Go）。

可计算出各部分占后面高的百分数，即 N-S/N-Me、S-Ar/N-Me、S-Go/N-Me、Ar-Go/N-Me 的百分数。表 5-11 所列是 Coben 分析法各项目测量的均值。

表 5-11　Coben 分析法测量 47 例恒牙初期患者颅面比例的平均值

	测量项目	均值	标准差
深度	Ba-N（mm）	83.1	3.75
	Ba-S/Ba-N（%）	24.9	2.19
	S-Ptm/Ba-N（%）	20.7	2.82
	Ptm-A/Ba-N（%）	51.4	2.59
	Ba-A/Ba-N（%）	97.0	3.24
	Ba-Ar/Ba-N（%）	9.9	2.63
深度	Ar-Po/Ba-N（%）	80.2	6.48
	Ba-Pg/Ba-N（%）	90.1	6.38
	Ar-Go/Ba-N（%）（A.L.）	45.2	3.20
	∠RI（°）	9.8	4.98
	Ar-Go/Ba-N（%）	7.6	3.95
	Go-Pg/Ba-N（%）（A.L.）	76.9	3.99
	∠MPI（°）	26.4	4.07
	Go-Pg/Ba-N（%）	72.6	4.44
	∠Go（°）	126.2	5.41
高度	N-S/N-Me	7.1	3.69
	S-Ar/N-Me	26.5	1.79
	Ar-Go/N-Me	38.5	2.76

续表

测量项目	均值	标准差
S-Go/N-Me	65.0	3.79
N-ANS/N-Me	45.8	2.18
ANS-UI/N-Me	23.8	2.18
LI-Me/N-Me	33.4	1.76
UI-LI/N-Me	−3.0	2.45
ANS-Me/N-Me	54.2	2.18
N-Me/Ba-N（%）	115.3	3.37
∠ Facial（°）	84.8	3.37
∠ Convexity（°）	+4.8	4.14

Coben 分析法分别从水平向和垂直向测量了示例患者面部主要结构之间的比例关系（图 5-14，表 5-12）。从该患者的水平比例测量结果看，中面部比例测量 Ba-A/Ba-N、Ptm-A/Ba-N 值与均值差别不大，说明上颌水平向不是患者畸形的主要机制。而下面部比例 Ba-Pg/Ba-N、Go-Pg 都远小于均值的 2 倍标准差，充分说明了下颌骨后缩这一机制。

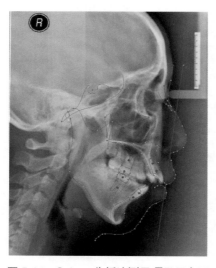

图 5-14　Coben 分析法测量项目示意图

表 5-12　示例患者治疗前 Coben 分析法测量值

	测量项目	治疗前	均值	标准差
深度	Ba-N（mm）	83.6	83.1	3.75
	Ba-S/Ba-N（%）	28.2	24.9	2.19
	S-Ptm/Ba-N（%）	17.6	20.7	2.82
	Ptm-A/Ba-N（%）	49.6	51.4	2.59
	Ba-A/Ba-N（%）	96.8	97.0	3.24
	Ba-Ar/Ba-N（%）	7.8	9.9	2.63

续表

	测量项目	治疗前	均值	标准差
	Ar-Po/ Ba-N（%）	62.4	80.2	6.48
	Ba-Pg/Ba-N（%）	70.2	90.1	6.38
	Ar-Go/Ba-N（%）（A.L.）	48.6	45.2	3.20
	∠ RI（°）	4.7	9.8	4.98
深度	Ar-Go/Ba-N（%）	4.3	7.6	3.95
	Go-Pg/Ba-N（%）（A.L.）	61.6	76.9	3.99
	∠ MPI（°）	37.9	26.4	4.07
	Go-Pg/Ba-N（%）	58.1	72.6	4.44
	∠ Go（°）	139.9	126.2	5.41
高度	N-S/N-Me	6.6	7.1	3.69
	S-Ar/N-Me	19.9	26.5	1.79
	Ar-Go/N-Me	38.0	38.5	2.76
	S-Go/N-Me	58.0	65.0	3.79
	N-ANS/N-Me	43.1	45.8	2.18
	ANS-UI/N-Me	25.1	23.8	2.18
	LI-Me/N-Me	28.6	33.4	1.76
	UI-LI/N-Me	2.9	3.0	2.45
	ANS-Me/N-Me	56.9	54.2	2.18
	N-Me/Ba-N（%）	125.8	115.3	3.37
	∠ Facial（°）	77.6	84.8	3.37
	∠ Convexity（°）	19.7	+4.8	4.14

从垂直比例测量结果分析，分为前面部比例分析和后面部比例分析，前面部 N-ANS/N-Me 基本正常，说明垂直向上颌前部不是患者畸形的主要机制。从后面部高分析，S-Go/N-Go 小于正常值，再结合水平向测量结果综合分析，显示了下颌骨后旋转的主要畸形机制。

Coben 分析法与 McNamara 分析法相比，其最大的特点是以线距的比例项目为主，比例的优势在于有效规避了形态相似但大小不同的影像测量结果误判，临床大部分情况下，形态要比大小更有诊断价值。

八、APDI 与 ODI 分析

APDI（anterior posterior dysplasia indicator）值和 ODI（overbite depth indicator）值是由 Kim 于 1978 年提出的。APDI 值又称前后向不调指数，用于分析上下颌骨矢状向不调指标；ODI 值是作为垂直向关系不调的指标，用于评估骨性畸形的矫治难度。下面是与 APDI 值和 ODI 值计算相关的测量项目（图 5-15）。

1. **面角**　眼耳平面（FH）与面平面（N-Pg）相交的后下角（图示角度标志 1）。

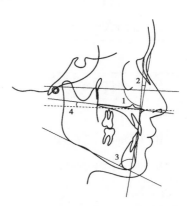

图 5-15　APDI 与 ODI 分析法测量项目示意图

2. AB 平面角　AB 平面与面平面（N-Pg）上交角（图示角度标志 2）。此角在面平面之前为负值，反之为正值。

3. AB 平面 - 下颌平面角　AB 平面与下颌平面相交的后上角（图示角度标志 3）。

4. 腭平面角　眼耳平面（FH）与腭平面（ANS-PNS）交角（图示角度标志 4），当腭平面向下倾斜时为正值，当腭平面向前上倾斜时为负值。

APDI 值由面角、AB 平面角和腭平面角之和构成，APDI 值 = 面角 +AB 平面角 + 腭平面角。APDI 值能较好地反映上、下颌骨、颌骨与牙弓的矢状关系，但其影响因素较多。Kim 认为，APDI 值与上、下颌第一恒磨牙间矢状关系异常有高度的相关性，APDI 值越小，磨牙关系越偏向远中，越倾向于 Ⅱ 类骨面型；反之，APDI 值越大，磨牙关系越偏向近中，越倾向于 Ⅲ 类骨面型。与其他临床常用的判定矢状向不调的测量指标相比，APDI 值有更好的诊断和预后的价值。

ODI 值是反映上、下颌骨垂直向关系协调性的指标，ODI=AB 平面与下颌平面夹角 ± 腭平面角。当腭平面斜向下前方时两者相加，当腭平面斜向上前方时两者相减。Kim 研究发现，当 ODI 值大于正常时，提示上、下颌骨垂直向高度不足，有深覆𬌗倾向；当 ODI 值小于正常时，提示上、下颌骨垂直向高度过大，有开𬌗倾向，中国成人正常 ODI 平均值为 72.83（表 5-13）。

示例患者的 APDI 值为 66，远小于均值 2 倍标准差范围，表明该患者是严重的骨性 Ⅱ 类患者，而 ODI 值为 58.8，也远小于均值 2 倍标准差范围，表明该患者是严重的骨性开𬌗患者（图 5-16，表 5-14）。无论是水平向还是垂直向，都支持患者是严重骨性畸形，治疗方面建议正畸正颌联合治疗。

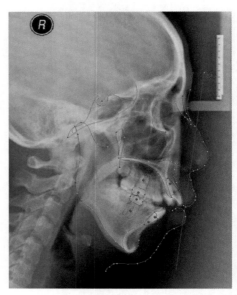

图 5-16　APDI 与 ODI 分析法测量项目示意图

表 5-13　APDI 与 ODI 分析中国成人正常𬌗

测量项目	恒牙初期		恒牙期	
	均值	标准差	均值	标准差
ODI 值	72.83	5.22	76.52	7.09
APDI 值	81.10	4.04	82.93	6.28

表 5-14　示例患者治疗前 APDI 与 ODI 值

测量项目	治疗前	均值	标准差
面角	77.7°	84.4°	2.7°
AB 平面角	−13.7°		
AB 平面 - 下颌平面角	56.8°		
腭平面角	2°		
ODI 值	58.8	76.52	7.09
APDI 值	66	82.93	6.28

九、北京大学口腔医院正畸分析法

北京大学口腔医院正畸科针对各种 X 线头影测量分析方法的特点，选取了能够综合反映上下牙齿、上下颌骨以及牙骨关系的 16 个测量项目作为临床常规的综合分析法（图 5-17）。表 5-15 为北京大学口腔医院正畸分析法测量中国人正常𬤡均值和标准差。北京大学口腔医院口腔正畸分析法基本满足了常规诊断所需要的测量项目，如果医生有特殊诊断要求，也可以在此基础上增加所需要的测量值。

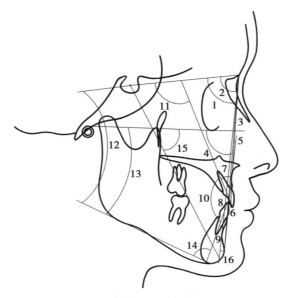

图 5-17 北京大学口腔医院正畸分析法测量项目示意图

表 5-15 北京大学口腔医院正畸分析法测量中国人正常𬤡均值和标准差

测量项目	替牙期		恒牙期	
	均值	标准差	均值	标准差
SNA	82.3°	3.5°	82.8°	4.0°
SNB	77.6°	2.9°	80.1°	3.9°
ANB	4.7°	1.4°	2.7°	2.0°
FH-NPo	83.1°	3.0°	85.4°	3.7°
NA-PA	10.3°	3.2°	6.0°	4.4°
U1-NA	3.1 mm	1.6 mm	5.1 mm	2.4 mm
U1-NA 角	22.4°	5.2°	22.8°	5.7°
L1-NB	6.0 mm	1.5 mm	6.7 mm	2.1 mm
L1-NB 角	32.7°	5.0°	30.3°	5.8°
U1-L1	122.0°	6.0°	125.4°	7.9°
U1-SN	104.8°	5.3°	105.7°	6.3°
MP-SN	35.8°	3.6°	32.5°	5.2°

续表

测量项目	替牙期		恒牙期	
	均值	标准差	均值	标准差
MP-FH	31.8°	4.4°	31.1°	5.6°
L1-MP	94.7°	5.2°	92.6°	7.0°
Y 轴角	65.5°	2.9	66.3	7.1
Pog-NB	0.2 mm	1.3 mm	1.0 mm	1.5 mm

病例解析

应用北京大学口腔医院正畸分析法诊断患者，大部分项目可以参照 Steiner 分析法和 Downs 分析法，可以分为矢状向上下颌骨关系、垂直向上下颌骨关系以及上下前牙关系这几方面来综合判断，其中 SNA、SNB、ANB、NA-PA 和 FH-NPo 可以作为矢状向上下颌骨关系项目。该患者属于以下颌后缩为主的骨性Ⅱ类畸形。MP-SN 和 MP-FH 作为可以相互验证的下颌平面高度测量值，显示该患者也是典型的骨性高角，同时 X 线片也显示了前牙开𬌗。U1-NA 距、U1-NA 角、L1-NB、L1-NB 角、U1-SN、L1-MP、U1-L1 可以作为上下前牙关系的诊断项目，该患者可以诊断上前牙唇倾前凸、下前牙唇倾。

采用北京大学口腔医院正畸分析法对该患者进行治疗前后头颅侧位片的对比分析（图 5-18，表 5-16）。该患者虽然是严重骨性畸形，但选择了单纯正畸治疗，可以对患者的治疗效果进行评价。

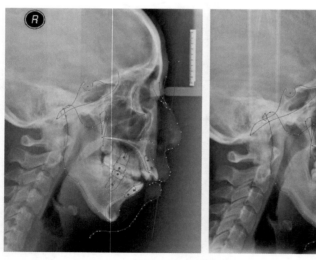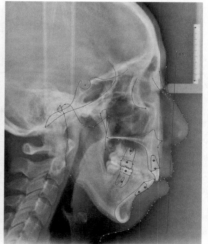

图 5-18　北京大学口腔医院正畸分析法测量项目示意图

表 5-16　示例患者治疗前后北京大学口腔医院正畸分析法测量值

测量项目	治疗前	治疗后	均值	标准差
SNA	79.9°	78.7°	82.8°	4.0°
SNB	69.8°	68.8°	80.1°	3.9°
ANB	10.1°	9.9°	2.7°	2.0°
FH-NPo	77.7°	81.0°	85.4°	3.7°

续表

测量项目	治疗前	治疗后	均值	标准差
NA-PA	19.5°	20.0°	6.0°	4.4°
U1-NA	8.4 mm	0.2 mm	5.1 mm	2.4 mm
U1-NA 角	32.7°	10.5°	22.8°	5.7°
L1-NB	12.8 mm	12.7 mm	6.7 mm	2.1 mm
L1-NB 角	34.1°	38.1°	30.3°	5.8°
U1-L1	103.1°	121.5°	125.4°	7.9°
U1-SN	112.6°	89.2°	105.7°	6.3°
MP-SN	52.2°	52.7°	32.5°	5.2°
MP-FH	44.8°	40.7°	31.1°	5.6°
L1-MP	92.1°	96.6°	92.6°	7.0°
Y 轴角	82.7°	84.1°	66.3°	7.1°
Pog-NB	1.1 mm	0.5 mm	1.0 mm	1.5 mm

1. **矢状向上下颌骨关系对比分析** SNA、SNB、ANB、NA-PA 和 FH-NP 变化很小，可以认为未纠正骨性畸形，对于成年的严重骨性畸形患者而言，这也是非手术正畸治疗的通常结果。

2. **下颌平面角治疗前后对比分析** MP-SN 和 MP-FH 的角度变化也很小，该患者是采用了种植体支抗内收上牙，并控制后牙高度纠正前牙开𬌗。从测量值变化来看，确实控制了下颌平面角没有增加，但也没有明显地通过压低后牙实现下颌平面的逆时针旋转。

3. **上下前牙关系对比分析** 这是通过正畸治疗变化最明显的内容，UI-NA 距、UI-NA 角减小明显，说明通过前牙内收，同时实现了上前牙唇倾度和凸度的改善；LI-NB、LI-NB 角变化不明显，说明对于下前牙而言，治疗前后基本维持了相对于下颌骨的位置没有改变，这也是骨性Ⅱ类掩饰性治疗的结果；U1-SN 角度明显减小、L1-MP 角度稍有增加、U1-L1 角度明显增大，以上都说明在该患者掩饰性治疗中，上牙变化明显，主要是唇倾度减小，凸度减小，而下切牙与治疗前比，基本维持原位。

十、面部软组织测量分析

软组织测量是头影测量分析中的重要组成部分，常用测量项目包括以下几种（图 5-19）。

1. **面型角（FCA）** 额点与鼻下点连线和鼻下点与软组织颏前点连线的后交角，代表软组织的面型突度。

2. **鼻唇角（NLA）** 鼻下点与鼻小柱点连线和鼻下点与上唇突点连线的前交角，代表上唇与鼻底的位置关系。

3. **上唇长（ULL）** 分别从 Sn 点和上口点（upper stomion）向 Sn-Pos 连线作垂线，两垂足间距即为上唇长。

4. **下唇长（LLL）** 分别从 Mes 点和下口点（lower stomion）向 Sn-Pos 连线作垂线，两垂足间距即为下唇长。

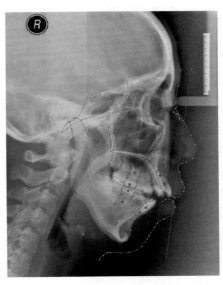

图 5-19 北京大学口腔医院正畸分析法测量项目示意图

UFH（面上部高）、ULL、LLL 三者之间的比例关系代表面部上、中、下之间的比例，其中，UFH 是软组织鼻根点（NS）和 Sn 点向 Sn-Pos 连线作垂线，两垂足间的间距。

5. 上唇突度（ULP） UL 到 Sn-Pos 的垂直距离。

6. 下唇突度（LLP） LL 到 Sn-Pos 的垂直距离。

7. H 角 Pos-UL 连线又名 H 线（Holdaway 线），其与软组织面平面（Ns-Pos）的交角代表软组织颏部与唇的位置关系。

8. H 线与软组织侧面的关系 包括 H 线与鼻、鼻唇沟、上唇、下唇、颏唇沟、颏部的关系。

通过以上各项内容的测量可以分析出软组织侧貌间的各部分关系。可将测量结果与正常的均值作比较（表 5-17）。

表 5-17　面部软组织头影测量正常值

测量项目	治疗前	均值	标准差
面型角	153.2°	154.0°	5.6°
鼻唇角	103.1°	102.0°	8.0°
上唇长	24.5 mm	19.5 mm	1.5 mm
下唇长	56.6 mm	39.0 mm	3.0 mm
上唇突度	12.3 mm	2.8 mm	2.0 mm
下唇突度	13.9 mm	2.3 mm	2.0 mm
H 角	20.9°	10.0°	4.0°

十一、头影测量分析方法的临床应用

头影测量的意义在于使医生更客观、准确地分析患者的 X 线头颅侧位片，目前主要应用的还是以测量值来分析畸形机制的方式。除了测量项目分析之外，还有模板分析（template analysis），模板分析的优势在于可以从整体形态判断畸形，但对于局部的判断还需要借助有具体数值的测量项目来实现。Johnston 的不同年龄正常人模板是可以直接匹配不同年龄患者的线条图进行分析，具体见图 5-20。北京大学的许天民也进行了错𬌗畸形患者大样本的研究，形成了一批可用于计算机自动匹配分类分析不同畸形类型的模板，见图 5-21。

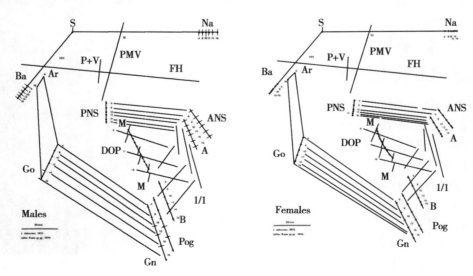

图 5-20　Johnston 绘制的生长发育模板图

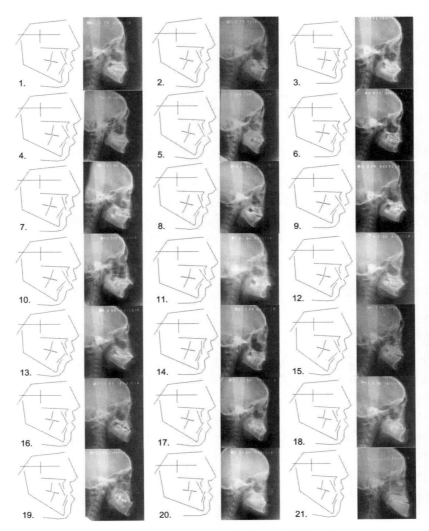

图 5-21 北京大学口腔医院错殆畸形模板分析

在测量项目分析方面,选择哪一种分析方法取决于医生诊断的目的和习惯。有些分析方法只作为某一方面分析使用,比如 Wits 值主要用于上下颌骨基骨的前后向关系判断,Tweed 三角主要分析下切牙位置及其与面型的关系,APDI 值与 ODI 值主要用于分析患者水平向与垂直向畸形。因此,以上分析方法通常还要结合其他的综合测量分析方法或者补充额外的测量项目来实现对畸形的整体判断。

在临床应用中,还是以综合测量项目分析为主,医生通常关注上下颌骨位置关系、上下前牙关系以及下颌平面的高度等与畸形诊断和治疗设计密切相关的测量内容,因此大多数目前临床常用的综合测量分析方法都包括了以上内容。比如 Steiner 分析法、北京大学口腔医院正畸分析法等,Downs 分析法也属于这个类型。作为诊断中最常用的测量项目,包括 ANB 角、下颌平面角、上切牙与 SN 夹角、下切牙与下颌平面夹角等项目,都会出现在大多数的综合分析法中。

还有一些分析方法是从另外的侧面来分析头颅侧位片的,如果分析面部各部分的大小,就可以使用 McNamara 分析法、Wilye 分析法等,如果需要了解面部前后各部分的长度比例,Coben 分析法就可以作为分析工具。因此,在多方面学习掌握各类头影测量分析方法的基础上,临床应用会更加得心应手。

需要说明的是,测量项目的测量值并不能完全等同于临床诊断,即使出现测量值的异常,也要根据患者的实际情况作出最终诊断，这是因为测量值本身受到多方面因素包括测量误差的影响。另外，人群形态的变异很大，不同患者标志点的分布也不总是在同一个范围之内，所以，头影测量的结果在临床中需要辩证应用。

第三节 X线头颅侧位片的重叠分析

一、重叠分析的意义

评价颅颌面结构随生长发育或矫治前后所发生的改变，可以通过计算各测量值的变化来评估，但是这种数值的比较结果并不直观。而通过同一个体在不同时期所拍摄的X线头影图迹的重叠分析，可以直观显示牙、颌、颅、面各部分间的变化情况。另外，对于错殆畸形矫治的患者，经过正畸治疗后发生了哪些改变、改变的部位有哪些、该变量如何，以及不同矫治方法、矫治技术治疗的机制、治疗效果的评价等，也可以通过X线头影测量重叠分析进行更直观的了解。

二、标志点和平面重叠分析

头影测量的重叠法有很多，其中标志点或平面重叠分析是常用的方法。以某一个基准平面为重叠平面，分析其他结构的位置和形态变化。常用的平面重叠包括前颅底平面重叠法、上颌平面重叠法和下颌平面重叠法等。一般情况下，前颅底平面重叠法是以颅底为基线，分析颅面部整体变化；上颌平面重叠法是以上颌平面为基线，分析上颌局部结构变化；下颌平面重叠法是以下颌平面为基线，分析下颌局部结构变化。

以前颅底平面（SN）重叠法为例说明：以S点作为重叠原点，两张图的SN重叠，观察牙颌、颅面总体改变。如果SN在生长发育过程中方向没有改变，则重叠结果可显示颅面部整体的改变情况。该重叠方法优点是简单易行，缺点是处在生长发育中的患者其颅颌面任何部分都可能随年龄出现改变，从而影响重叠分析的准确性。图示分析，该患者治疗前后下颌有顺时针旋转。上颌重叠可以发现上前牙内收直立，而下颌重叠显示下切牙治疗前后位置变化不大（图5-22）。

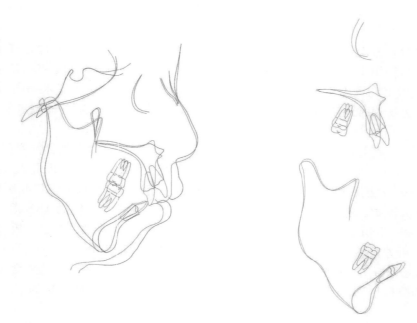

图 5-22 患者头影测量重叠描迹图

三、结构重叠分析

青春发育期的各个标志点均有不同程度的生长，参考结构不稳定会影响使用标志点和平面重叠的有效性。根据 Björk 的种植钉研究结果，某些结构在生长发育过程中是相对稳定的，称为稳定区域。结构重叠法即是采取颅面相对稳定的结构，利用在不同时间对其拍摄的 X 线片的重叠区域进行分析。常用的稳定区域包括颏部前方轮廓、下颌联合内部骨皮质板的内缘轮廓、下颌联合下方的骨小梁结构、下颌神经管以及牙根尚未发育但已矿化的下颌第三磨牙等。以稳定区域为基础的结构重叠分析，可以相对准确地反映局部变化。

1. **颅底结构重叠法**　以颅底部相对稳定的结构，包括垂体窝、筛骨板以及蝶骨翼等部位重叠，来观察整个颅面部的变化（图 5-23A）。

2. **上颌结构重叠法**　以上颌相对稳定的结构，包括颧牙槽嵴下方、切牙舌侧硬腭等部位重叠，来观察上颌，特别是上磨牙及上切牙的位置变化（图 5-23B）。

3. **下颌结构重叠法**　以下颌相对稳定的结构，包括下颌骨性联合的后缘、下颌神经管、第三磨牙牙胚等部位重叠，来观察下颌，特别是下磨牙及下切牙的位置变化（图 5-23C）。

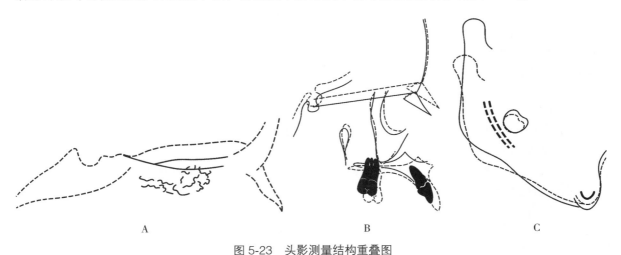

A　　　　　　　　　　　　　　B　　　　　　　　　　　　　　C

图 5-23　头影测量结构重叠图

第四节　头颅影像测量研究进展

一、计算机辅助头影测量

计算机辅助 X 线头影测量（computerized cephalometrics）也称为数字化的 X 线头影测量，始于 20 世纪 70 年代，其基本原理是由医生或者计算机在数字化 X 线头颅侧位片确定好标志点，将计算机直接标志点的位置转换成坐标值，并计算出各测量项目的结果，进行统计分析。应用计算机辅助 X 线头影测量在增加测量的精确性和稳定性、提高测量效率、优化测量诊断模式以及大样本测量分析等方面都具有明显优势。

1. **增加测量的精确性和稳定性**　计算机系统是将标志点转换成坐标值进行运算，消除了人工划线和测量方面的误差，从而提高了精确度。

2. **提高测量效率**　用计算机代替人工进行大量繁琐的数据处理，将正畸医生从"描片 - 定点 - 测量"的传统模式中解放出来，测量结果可以快速输出。

3. **优化测量诊断模式**　计算机头影测量可以匹配测量数据与参考值，直接给出诊断和设计方案的建议。另外，测量项目并不能完全反映颅面部特征的问题，计算机可以直接分析标志点坐标之间的关系，通过模板匹配的方式提供诊断信息。

4. 方便大样本测量分析 计算机辅助 X 线头影测量对大样本测量分析的优势更为明显，可以将大样本测量的结果直接建成数据库，应用于临床患者的矫治设计或颅面生长发育的预测。基于大样本数据库的统计和分析功能，对矫治结果的模拟和预测也逐渐成为现实。

随着计算机软硬件的飞速发展，计算机辅助 X 线头影测量已经成为正畸临床上应用的主流方法，未来随着标志点自动识别技术和三维影像（CT、MRI）测量的完善，计算机辅助头影测量将在测量效率、测量精度以及测量模式等方面进一步简化医生工作，提供自动化的诊断和疗效分析结果。

二、三维影像测量

CT 由 Hounsfield 于 1972 年发明，但由于其辐射剂量大、拍摄费用较高，限制了其在正畸临床的广泛使用。20 世纪末，CBCT 开始在口腔领域应用，由于其较低的辐射，得到了广泛普及。正畸诊断范围涉及全颅，需要大视野的 CBCT 成像。CBCT 作为一种全新的诊断资料，其使用方法尚在摸索尝试阶段，还没有标准的方法或规则。最常见的应用是将 CBCT 体数据生成人们熟悉的头颅侧位片和曲面断层片，生成的图像虽然与二维头颅侧位片非常相似，但其本质上有很大的区别。CBCT 合成的头颅侧位片没有放大率，图像清晰度好，定点精确，左右两侧可以独立诊断。二维的头影测量方法可以继续在生成的侧位片上沿用，还可以提高应用精度。进一步开发三维的头影测量方法，需要建立在全面理解 CBCT 数据特点的基础上。

（一）CBCT 与头位

头颅侧位片在拍摄时使用了头颅定位架，定位头颅眶耳平面与地面平行。CBCT 拍摄时头部没有标准定位，只是相对固定，防止移动。绝大部分 CBCT 设备采用坐位拍摄，头部采用颏托或者额部绷带等辅助固定，但头位并无标准。CBCT 影像在使用之前，需要在软件中进行头颅再定位（reorientation）。再定位的规则仍然与头影测量一致，保证眶耳平面与地平面平行。

（二）CBCT 标志点

三维影像中，大多数人们耳熟能详的经典头影测量标志点将被继续沿用，如 A 点、B 点等。但是，有一部分标志在三维空间上需要重新定义，如下颌角点 Go，立体结构中需要考虑下颌角的厚度；还有一些构图标志点，在三维空间中因为不存在重叠问题，不再需要妥协的办法，如关节点 Ar。另外，因为观察角度的改善，可以增加许多原来头影测量中非常难以定义的标志点，比如圆孔点和颏孔点等。

标志点是二维及三维头影测量的基础，准确地定义标志点并不容易。颅颌面以及牙齿都是不规则的曲面结构，三维结构上定义一个点，需要考虑 3 个自由度的定义才能确定下来。人工定点时，增加了操作者的难度，即便依靠计算机和人工智能的辅助，也需要首先明确每个自由度下的数学定义才能完成，这些定义需要通过正畸专业人员的研究达成共识。

（三）CBCT 的测量项目

CBCT 是体数据，可以提供各种平面及立体的测量分析方法，如线距、角度和比例、截面积和体积等。同样的测量方法在三维环境下与二维并不一致，如线距测量，在三维空间下，不再是所有标志点投影于矢状面的测量，比如前牙覆盖的测量，可以测量上中切牙切端中点到对应下切牙唇面的矢状投影距离，也可以计算投影在解剖𬌗平面或功能𬌗平面上的距离。可以根据研究目的不同来选择不同的测量方法。类似的测量还有很多，更多时候需要规范和统一，以简化临床的诊断。

（四）CBCT 与正常均值

传统头影测量建立了许多正常𬌗均值，很多时候临床简单地称其为"正常值"。将错𬌗病例的测量值与正常均值进行比较，从中得到诊断，是诊断学中最简单的方法。均值的建立需要依靠大量正常殆病例的长期放射追踪检查，时至今日从伦理的角度不再可能为 CBCT 再建立一套这样的均值，更不可能追踪拍摄 CBCT 来观察生长发育。虽然目前有一些这样的研究，比如香港大学建立了我国南方人（16 ~ 40 岁，平均 24 岁）的三维头影测量正常值，但这类研究并不容易重复，也不鼓励效仿。

综合思考题

1. 青春发育期的各个标志点均有不同程度的生长，参考结构不稳定会影响使用标志点和平面重叠的有效性。根据 Björk 的种植钉研究结果，哪些结构在生长发育中是相对稳定的，被称为稳定区域？

2. 若希望在分析颌骨矢状向、垂直向不调后，能得到难度的评级，可以使用哪种分析方法？

3. 患者，女，18 岁。头影测量值如下：面角 93.5°，颌突角 –14.2°，Y 轴角 58.5°，上下中切牙角 152.1°。Downs 多角图绘制后应该偏向哪侧？

（韩　冰）

拓展小故事及综合综合思考题参考答案见数字资源

参考文献

1. Alexander J. Radiographic Cephalometry-From Basics to Videoimaging. Chicago：Quintessence Publishing Co Inc. 1995.

2. 林久祥，李巍然 . 现代口腔正畸学 . 5 版 . 北京：北京大学医学出版社，2021.

3. Lysle E J，许天民，滕起民 . Johnston 头影测量技术图解手册 . 2 版 . 北京：北京大学医学出版社，2018.

4. Proffit W R，Fields H W，Sarver D M. Contemporary Orthodontics. 5th ed. Mosby，St. Louis，2013.

5. 李巍然 . 口腔正畸学 . 3 版，北京：北京大学医学出版社，2021.

第六章

错𬌗畸形的矫治设计

◎ 学习目标 ···➤

基本目标

1. 掌握治疗设计的原则。
2. 运用诊断分析手段对患者问题进行全面分析归纳。
3. 完成中难度病例治疗设计。

发展目标

1. 掌握复杂病例的问题梳理及治疗计划的制订。
2. 运用解剖、牙齿移动、生物力学及骨代谢等知识，制订兼顾效果与安全的合理的治疗方案。
3. 运用支抗控制、牙齿移动控制、矫治器原理等形成详细的治疗策略。

错𬌗畸形的矫治设计是正畸治疗中重要的环节之一，影响着正畸治疗的过程及结果。正畸的治疗设计需要将患者所有检查信息综合分析后形成，治疗设计过程（图 6-1）包括全面总结患者𬌗颌面问题、患者问题列表的形成、治疗时机、拔牙与否、支抗设计、矫治器选择及保持等。

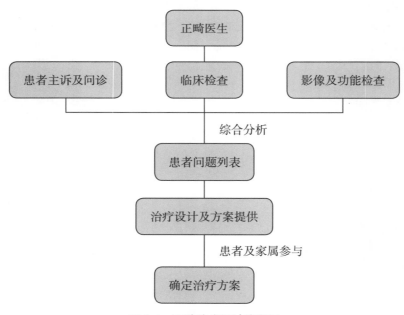

图 6-1　正畸治疗设计流程图

第一节　矫治设计前准备

一、患者主诉的考虑与评价

人文因素在现代医学中越来越得到重视，医生从以前的"家长式"角色逐渐转变为具有专业知识的意见提供者和治疗的共同决策者。患者在治疗决定中的作用也越来越重要。另外，正畸治疗需要患者的高度合作，不能得到患者认可的治疗很难取得患者的良好合作。由于错𬌗畸形可以造成对美观、功能及健康的不利影响，患者寻求治疗的目的可能不同。牙列拥挤和牙齿的严重错位会使患者不易保持口腔清洁；开𬌗、反𬌗等严重的颌间关系异常可能使患者的发音及咀嚼功能受到影响。但是，进行正畸治疗的绝大多数患者的目的是解决因错𬌗存在而导致的对美观的负面影响。现代社会中，人们对牙齿及面部畸形引起的社会压力及心理问题越来越重视，患者对影响美观的错𬌗的关注程度也更高。当然，牙齿及面部评价并不与错𬌗畸形的严重程度直接相关，对患者造成的影响也存在较大的个体差异。同时，但凡涉及美学的问题，就不可避免存在审美中的不同认识。所以，在与患者的交流中应充分讨论，关注患者的主诉。

需要注意的是，患者正畸治疗的主要诉求可能与医生发现的主要问题完全不同或不完全相同。患者提出的一些问题可能不是单纯的正畸治疗能够解决的，因此医生需要认真听取患者主诉，进行充分的沟通。希望在治疗前让患者了解正畸治疗能够解决的问题或者需要配合其他学科去共同解决，患者也需要了解正畸治疗的限度并予以理解。患者对正畸治疗不切实际的期待，可能会导致对治疗结果的不满意。牙列的排齐、咬合关系的调整、前牙的内收等是正畸治疗可以解决且预测性良好的问题，而对唇及面部突度的改善的精确预测却存在困难。同时，正畸医生还要了解患者的治疗动机。对于儿童患者，自身的治疗愿望十分重要，因其会直接影响正畸中患儿的合作及依从性，也影响正畸治疗的全过程。对于儿童患者社会行为能力及依从性的评价不能忽视，了解患儿在学校及家中的表现有助于做出判断。对于自身治疗愿望不强、依从性较差的儿童患者，可以推迟正畸治疗开始的时间。

对患者主诉的分析对正畸医生制订治疗方案非常重要，在与患者的交谈中，医生应该引导患者使用客观描述，如牙齿不整齐、前突、咬合深、牙齿中缝不正、牙齿咬合不上等，而不要使用不美观、不漂亮等主观性的描述。通过认真的沟通，使患者认识自己存在的错𬌗问题和明确希望得到解决的全部问题，有助于形成最终的治疗设计方案。

近些年来，成人患者进行正畸治疗的比例呈上升趋势，一些是之前在儿童少年期没有条件进行治疗者，还有越来越多的患者是由于牙周病治疗或修复治疗的需求而进行牙齿排列及咬合关系的调整。成人正畸治疗的设计相对复杂，需要考虑的因素更多，同时需要多学科的治疗与合作，其他学科的治疗效果与要求也会影响正畸治疗的设计。

二、患者临床资料的总结与分析

正畸治疗设计应建立在对患者详细的临床检查、头影测量分析及必要的 X 线检查分析、牙𬌗模型分析及对患者存在的问题的全面总结与分析之上。正畸医生只关注错𬌗问题还不够，只有对患者口腔其他问题及全身健康问题予以重视，才能形成完善的治疗计划。

（一）全身健康状况

正畸治疗中的牙齿移动需要牙周膜及牙槽骨的反应及改建，与细胞的增殖、分化、代谢等相关，这些过程与组织炎症与免疫因素相关。影响骨代谢及免疫相关的疾病及药物会影响正畸治疗中的牙齿移动。正畸治疗开始前需明确患者是否存在相关的疾病，或疾病是否得到有效的控制，必要时需要咨询相关医生。

（二）面部突度、比例及对称性

面型及面部突度是患者治疗前重要的临床检查内容，影响着正畸治疗设计中方案的选择。治疗设计包括维持现有面部突度、减小突度或者增加面下部突度。

1. 面型及协调性　不同种族的面型具有明显的特征，在软组织鼻根点与鼻下点连线及鼻下点与颏前点连线形成的关系中，国人突面型所占比例较大。但是，随着文化的广泛交流，国人对面部的审美也逐渐受到其他种族特点的影响，在世界范围内审美标准也在不断变化。近期对面部美学的研究发现，被大众公认的美观面型同时具有白人与黑人的特点；而在亚洲人的面部吸引力研究中发现，人们更偏爱直面型，这就是我国正畸治疗拔牙率较高的原因之一。

2. 面部突度　对于侧貌突度的评价不同，分析应用的评价指标也不同，如 Ricketts 审美平面、H 线、Tweed 分析的 Z 角、Arnet 的真性垂直线（true vertical line）、Andrews 的 G 线等，但是，应用每个测量指标时均应注意不同种族面型的不同，所用的参考值不同。正畸治疗通过牙齿的内收或唇向移动而影响患者面下部的突度，但是，唇部变化的预测性受多种因素的影响，如唇厚度、长度、唇肌功能、肌张力等。牙齿移动量与唇部软组织的移动变化量不是等量变化，上唇突度的减小量大约为牙齿内收移动量的 30%～50%，下唇随牙齿内收的移动变化在 50%～70%。

由于国人颏部发育相对欠佳，在我国正畸治疗的患者中，相当比例的患者要求减小面下部的突度。而减小面下部突度常需要通过内收前牙来实现。正畸治疗主要通过牙齿移动及相关的牙槽骨改建来实现，通过控制牙齿移动也可以实现一定程度的面下部突度改变，而严重的下颌发育不足或上颌前突所致的面下部突度过大则需要通过正颌外科手术才能显著改善。当然，对于面部突度正常的患者，正畸治疗设计时就需要尽量保持治疗前的前牙位置来维持面部突度。对于唇部较后缩的面部突度较小的患者，治疗设计时需考虑前牙的唇向移动来增加唇部的丰满度。当然，牙齿唇向移动的量一般受牙根唇侧骨板厚度的限制，移动量及范围会小于牙齿的内收量。

3. 面部比例关系　面部的高度比及宽度比如"三庭五眼"，对面型的影响较大，正畸治疗对面部比例的改变有限。正畸治疗对面部高度及宽度的影响极小，对于面部突度的影响主要集中在面下部，替牙期时的上颌矫形治疗可能对鼻旁区及颧骨和颊部产生一定的影响。而固定矫治器对面部总体宽度及高度的比例影响不大，对面型突缩的影响也主要体现在面下部。

对于患者治疗前的面型、面部比例、面部及牙弓的对称性，需要有总体的认识（图 6-2 至图 6-5）。不存在面部比例异常的患者，治疗设计主要是牙齿排列、咬合关系的调整以及维持现有面型；存在面部垂直比例异常者，如面下高增加或减小的患者，应分析比例异常的程度，并明确患

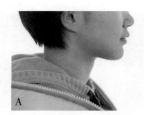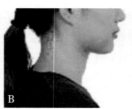

图 6-2　正畸治疗维持患者面部突度及垂直比例关系

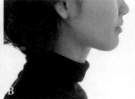

图 6-3　面高比例正常的患者，治疗仅改变面下部突度

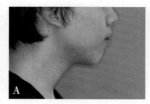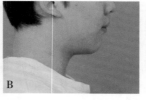

图 6-4　正畸治疗改善患者面部突度，但是面下高度基本不变

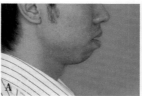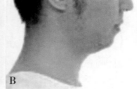

图 6-5　正畸治疗改善患者面部突度，但是面下高度基本不变

者是否希望对面部比例异常进行改善，单纯的正畸治疗很难改善患者面部比例，中度以上的比例异常需要通过正畸 - 正颌外科联合治疗才能改善。正畸治疗很难对面部宽度产生明显影响。对于一些成年女性患者，由于戴用矫治器时对食物类型的限制，可能会产生咀嚼肌暂时性萎缩所致颊部及颞部的缩窄，一般在矫治器去除后可恢复。

　　4. 面部对称性　面部对称性是面部重要的检查内容，人群中不存在面部的绝对对称，面部左右的不对称率超过 10% 时，即为不对称。面部的不对称一般自上而下逐渐明显，研究表明，肉眼对面部不对称的容忍度自上而下逐渐增加。存在面部不对称的患者需要明确不对称是功能性的还是骨性的，功能性面部不对称一般由闭口时的咬合干扰引起，可以通过正畸治疗改善；而对于骨性面部不对称，则需要正颌外科的手术治疗才能解决。对于不愿接受正颌外科治疗的患者，则需要接受治疗后面部不对称性无法改善的结果。单纯正畸治疗不能改善患者面部及牙弓的不对称性，有时为了获得良好的咬合关系，还需要加大后牙的代偿（图 6-6 至图 6-11）。

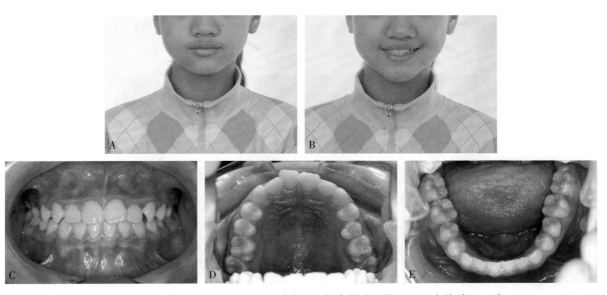

图 6-6　面部基本对称，上下牙弓对称，上颌中线略左偏，上下中线稍不一致

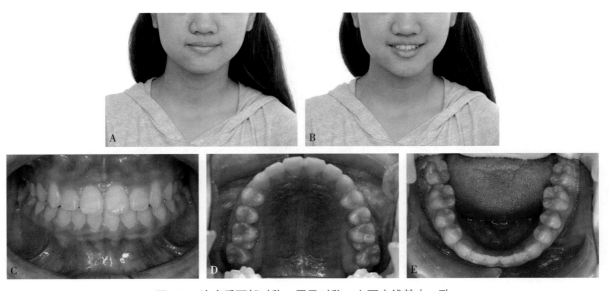

图 6-7　治疗后面部对称，牙弓对称，上下中线基本一致

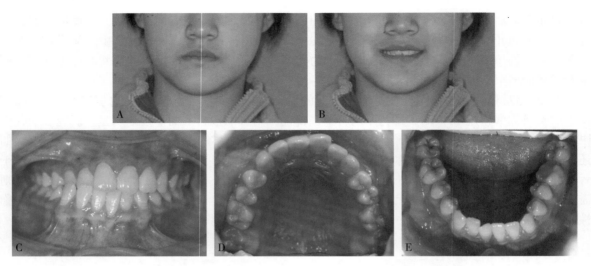

图 6-8 面部不对称，下颌右偏，右侧前牙反𬌗，上下颌牙弓后段存在明显的牙齿代偿，下颌右侧后牙舌倾，上颌右侧后牙颊倾

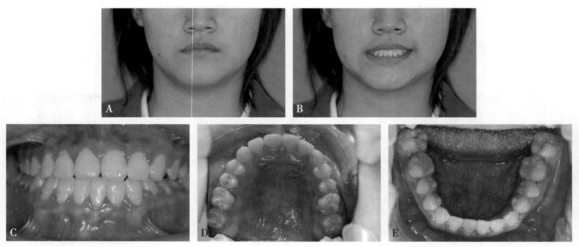

图 6-9 单纯正畸治疗不能解决面部不对称问题，患者主诉是要求矫治前牙反𬌗，不能接受正颌外科手术，通过掩饰性正畸治疗解除前牙反𬌗，但无法解决面部不对称

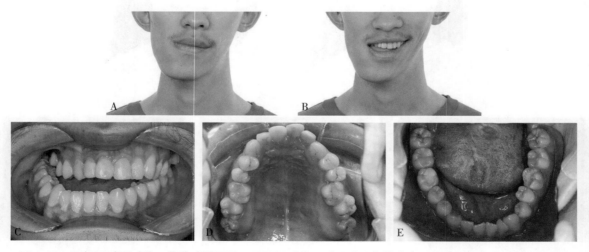

图 6-10 面部严重不对称，骨骼畸形严重。牙弓不对称，后牙明显代偿（右下后牙舌倾及右上后牙颊倾）

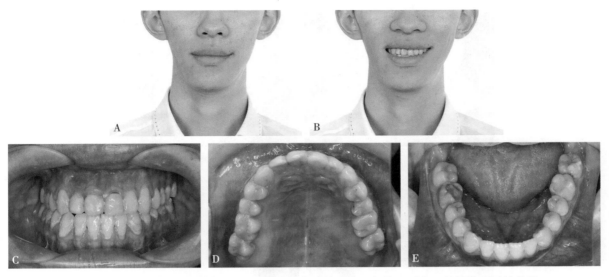

图 6-11　只有通过正畸 - 正颌联合治疗，才能改善患者面部的不对称，并解除后牙的代偿

（三）唇齿关系评价

唇齿关系是面部美学评价的一个重要指标，患者自然状态下及微笑时的唇齿关系对面部美观的影响逐渐受到越来越多的关注。

1. **上下唇间关系**　自然状态下，上下唇闭合或存在 2 mm 左右的唇间隙，切牙仅有 2 mm 以下的牙冠暴露，超过 3 mm 的唇间隙，即被称作开唇露齿。开唇露齿的原因有上颌及上牙弓的前突和上唇短缩或功能不足等，治疗设计时有不同侧重（图 6-12 至图 6-13）。评价上下唇的突度可以通过唇凸点距软组织 A 点（上唇最凹点）及软组织 B 点（下唇最凹点）作眶耳平面的垂直线的距离进行评价，正常情况下，上下唇凸点都接近参考线，若远离这两条线，在线前方即前突，在线后方即后缩（图 6-14）。注意患者自然放松情况下上下唇间关系，唇间隙过大者，唇闭拢时颏部表现出紧张（图 6-12）。

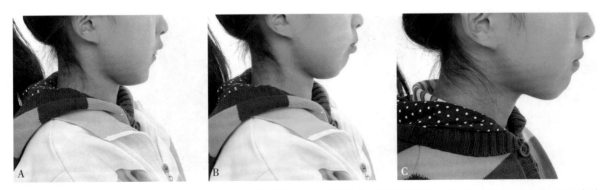

图 6-12　A. 开唇露齿（源自颌间矢状关系不协调）　B. 闭唇困难（颏肌紧张）　C. 正畸治疗后颌间关系改善，唇间关系亦改善

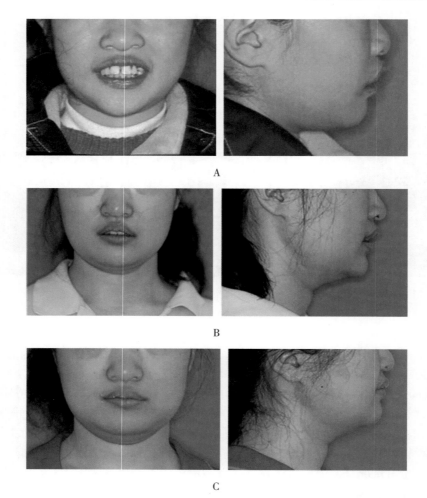

图 6-13 A. 开唇露齿（牙齿前突伴唇肌功能不良） B. 正畸治疗后开唇露齿没有彻底解决 C. 加上唇肌功能训练后开唇露齿改善

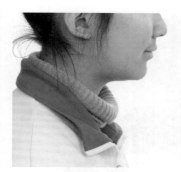
A. 唇间关系正常

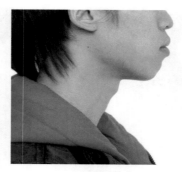
B. 双唇前突

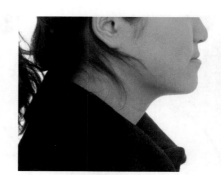
C. 上唇后缩

图 6-14 唇间关系（唇突度关系）

2. 笑线评价 笑线一般是指社交微笑时的唇红缘与上切牙的关系。唇齿关系存在性别差异，男性笑线较低，女性笑线略高。微笑时，女性一般暴露 2/3 以上的上切牙或露出上切牙的牙龈不超过2 mm，男性上切牙暴露相对较少，一些男性微笑时露出部分下前牙。牙齿暴露程度的增龄变化也较明显，随着年龄增加，牙齿的暴露逐渐减少。微笑时显露少量牙龈是年轻的表现，而牙齿暴露不足（<1/2 牙冠）会使人显得苍老；但是微笑时牙齿、牙龈的过度暴露也会影响面部的美观（图 6-15）。

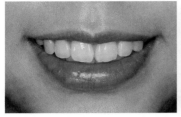
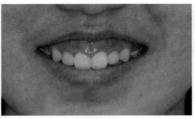
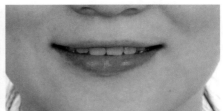

A. 正常笑线   B. 露龈笑   C. 笑线过低

图 6-15 笑线评价

露龈笑是微笑时牙龈的过度暴露（暴露超过 2 mm）。多种原因可以导致露龈笑的发生，如上颌的前突或垂直发育过度、上前牙的唇倾度或突度增加、上唇长度小、上唇功能亢进或功能不足等。对于存在露龈笑的患者，还需要分析其原因，以便正畸治疗设计做出针对性的方案。如对于上颌前突及牙齿突度大者，需要通过拔牙内收前牙改善；而对于上颌或上前牙垂直发育过度者，需要压低前牙或上颌的截骨实现改善；对于上唇短缩或功能不足者，需要通过闭唇的唇肌训练改善；对于上唇肌肉亢进的患者，可能需要通过医疗美容的治疗来改善。在治疗设计时许多因素都应考虑其中，如前牙内收在减轻前突所致的牙齿暴露过多的同时，也容易导致上前牙的相对伸长而引起牙齿的暴露增多，此时应进行上前牙的适当压低来抵消前牙内收的钟摆效应。还有少数患者的露龈笑是由于牙齿萌出高度不足所致，患者牙齿的宽度和高度比例不正常，牙齿显得宽短，这类患者可以在正畸治疗后通过牙龈成型手术增加牙齿暴露，同时也可以改善露龈笑问题。

对于牙齿暴露不足、笑线过低，正畸治疗需要综合评价包括牙量、骨量、颌间关系及面部突度等，以便确定治疗方案。一般情况下可以通过前牙的唇向移动及适当伸长来改善，较为严重者可能需要正颌外科手术及整形外科软组织的治疗。

3. 笑弧评价 笑弧在面部动态美学评价中也是较为重要的一个指标，理想的笑弧是上牙列的切缘及牙尖形成的弧线与下唇红缘的弧度一致或基本一致（图 6-16）。上颌牙列的弓形及牙齿形成的邻接及垂直向的关系是形成理想笑弧的因素之一。当然，唇的形态及功能状态也十分关键。正畸治疗能够影响的是牙齿因素，肌肉等软组织因素较为复杂，并不是所有患者均能通过正畸治疗获得理想笑弧。对于治疗前较平坦的笑弧或反向笑弧的患者，可以通过矫治中牙齿垂直向位置的调整而改善。在治疗设计时如果考虑调整笑弧，还需要兼顾笑线、龈缘高度协调等因素，因为牙齿垂直向的伸长或压低都会引起牙龈高度的变化，切忌片面追求局部改善。

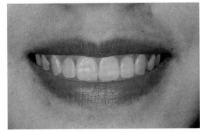
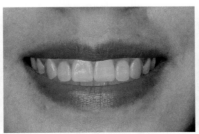
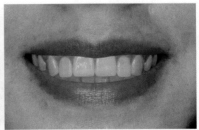

A. 良好的笑弧   B. 平坦的笑弧   C. 反向的笑弧

图 6-16 笑弧评价

4. 颊廊评价 近十几年来，正畸医生对微笑时颊廊对面部吸引力的影响较为关注，不少研究探讨了颊廊大小对微笑的影响，也对正畸治疗对颊廊变化的影响进行了研究。一般认为微笑时具有一定的颊廊较为美观，女性的颊廊比男性的颊廊略大，颊廊占据上下唇间面积的 15% 时最佳。

颊廊过大和没有颊廊对微笑时的观感均有负面影响（图6-17）。近年来，也有一些研究发现，颊廊的大小对微笑时的面部吸引力不产生显著的影响。正畸治疗的拔牙与否一般对颊廊面积的影响不显著。虽然正畸医生对较为饱满的微笑评价更高，但是也要避免过度的牙弓开展，过度的扩弓易导致治疗结果的不稳定及颊廊过小。

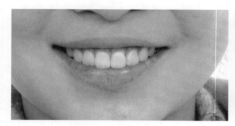
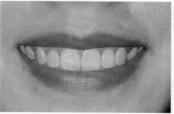
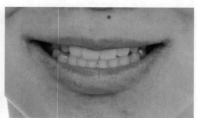

A. 大小适中的颊廊（15%）　　　　　B. 无颊廊　　　　　C. 较大的颊廊（25%）

图6-17　微笑时的颊廊

（四）口腔健康及卫生状况

无论应用何种正畸矫治器进行治疗，矫治器的戴用都会改变治疗期间的口腔环境，降低唾液冲刷及口腔自洁能力，增加患者维持口腔卫生的难度及口腔健康的风险。

1. 口腔健康状况　开始正畸治疗前，对患者进行口腔健康评价非常重要，需要对是否龋易感、牙周状况等进行详细评估。所有龋齿需要得到彻底治疗，通过健康教育调动患者对口腔卫生的高度重视。如有牙周病，需要进行系统、完善的治疗，严格控制炎症后才能考虑开始正畸治疗。

2. 口腔卫生状况　初诊时，口腔卫生较差的患者无论是儿童还是成人，都应先进行口腔卫生宣教，并通过一段时间的强化后，再次评估合格后方能开始治疗，对于口腔卫生不佳的患者，盲目开始正畸治疗会导致严重脱矿或牙周风险。

（五）牙槽骨及牙龈

牙槽骨是牙齿移动及维持牙齿稳定与功能的基础，牙槽骨高度、厚度不足会影响正畸治疗中的牙齿移动及治疗后牙齿的稳定及健康状态。

1. 牙槽骨高度　牙槽骨高度是维持牙根稳固、保持牙龈高度的基础。牙槽骨高度降低会增加牙根暴露、牙龈退缩的风险。牙槽骨高度降低，使得部分牙根暴露，也影响正畸治疗中牙齿的阻抗中心位置，从而影响牙齿移动时的受力能力与移动方式。研究表明，正畸治疗中的牙槽骨改建破骨大于成骨，正畸治疗后牙槽骨高度的变化趋势是略降低。成人患者中由于牙周病患病率较高，牙槽骨高度降低尤其是普遍降低较常见，因此需要进行认真评估。这类患者正畸治疗后产生"黑三角"的可能性增大，需要在治疗前提醒患者（图6-18，图6-19）。

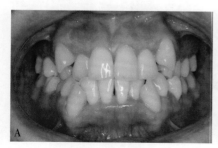
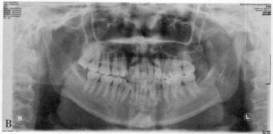
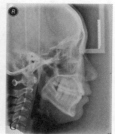

图6-18　牙槽骨高度存在广泛降低，局部降低显著，结合牙弓突度及牙槽骨厚度评价，估计患者正畸治疗后"黑三角"更加明显。牙槽骨降低明显的前牙区域出现黑三角

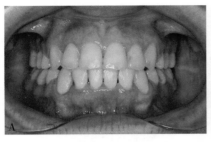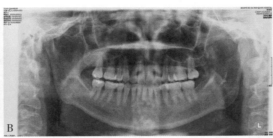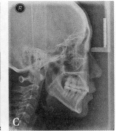

图 6-19　正畸治疗后下前牙区存在"黑三角"，牙槽骨高度在治疗中无显著下降，面部突度变化不大，前牙内收较少

2. 牙槽骨厚度　由于国人中面下部突度较大的比例较高，相当比例的患者在治疗中需要减小面下部突度，也即需要通过内收前牙来实现。另外，对于Ⅱ类错𬌗或骨性Ⅱ类错𬌗掩饰治疗的患者，也需要上前牙较多的内收。前牙需要较多内收的患者，治疗前对牙槽骨厚度尤其是牙根舌侧牙槽骨厚度的评估非常重要。牙槽骨厚度较薄将限制前牙的内收，过度内收常会导致舌侧牙槽骨的严重吸收及上前牙牙根的吸收。对于突度较大而牙槽骨厚度较薄的患者，必要时考虑结合正颌外科手术治疗，才可以较好地改善面型和减小前牙牙根和牙槽骨吸收的风险。近年来许多研究发现，下颌平面高角的患者上下颌前部牙槽骨的厚度均较薄（图 6-20，图 6-21），所以对于高角患者在治疗前更应仔细评估。对于突度较大患者的内收量及牙齿移动的方式做出评估，可能需要在治疗目标中做出折中的选择。

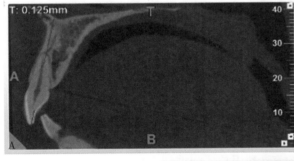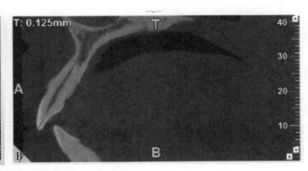

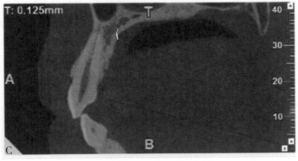

图 6-20　正畸治疗前牙槽骨厚度评估

A. 治疗前上前牙牙槽骨厚度基本正常，唇侧骨板厚度较小　B. 上前牙唇舌侧牙槽骨厚度均薄　C. 正畸治疗前上尖牙根中部骨开窗

许多研究发现，几乎各种类型的错𬌗患者前牙唇侧的牙槽骨厚度均较薄，很多牙齿的根颈部厚度不足 1 mm，所以唇向移动前牙常会引起牙槽骨的吸收、骨开裂与开窗，造成部分牙根的暴露。这就是在治疗设计中限制过度唇倾前牙的一个原因。

对于需要进行正畸 - 正颌联合治疗的骨性Ⅲ类的患者，下前牙的去代偿（唇向移动）是必需的；而对于骨性Ⅲ类患者，尤其是高角型的患者，下前牙唇侧牙槽骨厚度极小，去代偿常导致明

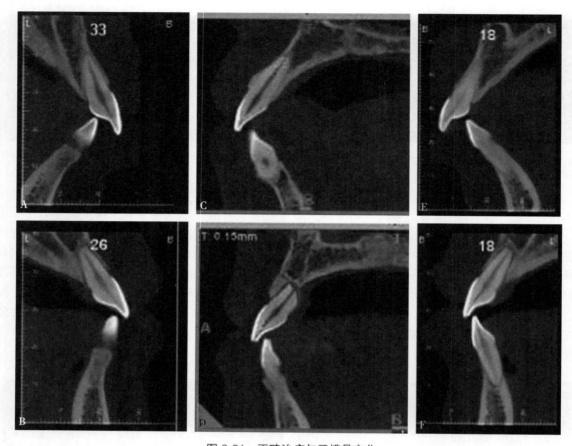

图 6-21　正畸治疗与牙槽骨变化

A、B. 控制良好的内收前后　C、D. 牙槽骨薄、内收过多致牙槽骨及牙根吸收　E、F. 下前牙内收过度后舌侧牙槽骨吸收

显的骨开窗及开裂，威胁牙齿的健康。这种情况下，可以考虑在正畸设计时有限去代偿或需要配合牙周的 PAOO 手术降低前牙唇侧牙槽骨开裂的风险。

对于一些存在早失牙齿的患者，尤其是治疗中需要利用缺牙间隙解决拥挤、前突或磨牙关系调整的患者，在治疗前了解缺失牙区域的牙槽骨厚度是非常必要的。长期缺牙导致的牙槽骨高度及厚度的减小，会限制邻牙移入缺牙区，尤其是对于第一磨牙早失的病例。牙槽骨厚度显著减小的病例，可能需要调整治疗设计的方案，如保留缺牙间隙进行修复或配合植骨手术等。

3. 牙根与牙槽骨的关系　随着近年来 CBCT 的广泛应用，正畸治疗前可以更加全面地评估患者牙槽骨与牙根的关系，指导临床工作，避免对患者造成不必要的损伤。过于靠近牙槽骨骨皮质的牙根，在治疗设计中需要考虑矫治器的选择及牙根移动控制等。

4. 牙龈生物型　牙龈的薄龈生物型在我国患者中较多见，尤其是女性患者更常见。这类患者除了薄龈之外，通常唇侧牙槽骨的厚度及高度均不足，加之成人患者组织的再生及修复能力降低，使得这类患者很容易在正畸治疗的过程中出现牙龈的明显退缩、牙根暴露及"黑三角"形成，影响牙齿的美观和健康。在对这类患者进行治疗过程中需注意矫治力的控制。但是，有时即使在应用轻力及控制牙齿移动速度的情况下，牙龈退缩仍难以避免，医生及患者均应在矫治前知晓此情况。

（六）牙弓及颌间关系

1. 牙量 - 骨量　牙量 - 骨量不调是错𬌗畸形最主要的表现，故牙量 - 骨量的分析及解决途径是正畸设计中最重要的部分。在牙量与骨量的分析中不应忽视生长发育及第三磨牙的因素。对于青少年患者需要考虑生长发育过程中牙弓后部的生长量，在女性 14 岁、男性 16 岁以前，下颌后部长度会有每年 1.5 mm 的增加量。第三磨牙的发育及萌出是造成现代人牙列后部拥挤的重要因素。在牙量 - 骨量的分析中还要注意上下牙量协调性侧分析，明显的 Bolton 指数不调会影响正畸治疗后的结果，如前牙覆盖关系、尖牙及磨牙关系，可能需要考虑邻面去釉或配合修复治疗。

2. 颌间横向关系 牙弓横向关系的评价包括颌间的宽度关系及牙弓中线的一致性。多数情况下需要进行模型测量与分析。牙弓宽度关系的评价需要在总的颌间关系的体系下评价，而不应仅关注患者静止状态下的宽度关系。如 Ⅱ 类关系及 Ⅲ 类关系的矫治中会有上下牙弓的相对移动，宽度评价应将矢状关系矫治中的宽度协调加以考虑。对于单侧后牙的反𬌗或深覆盖、锁𬌗等，还需要进一步评价牙弓及颌骨的对称性或是否存在功能因素。对于牙弓中线不一致的患者，也需进一步分析其不一致的原因，如牙齿拥挤错位、颌骨偏斜、功能因素等，以便进行治疗设计。

3. 颌间矢状关系 前牙覆盖、磨牙关系及尖牙关系以及上下前牙的唇倾度及突度评价有利于确定患者上下颌间整体关系与前部的近远中向的矢状关系及错𬌗机制，对指导治疗方案的制订起着重要的作用。

颌间垂直关系：包括前牙的覆𬌗情况，深覆𬌗及开𬌗均会影响治疗设计中间隙的分析及支抗的设计。

三、患者问题列表的形成

通过对患者主诉、临床资料及 X 线检查等资料的全面分析，最终形成患者的问题列表，包括患者存在的错𬌗问题及影响错𬌗矫治的相关因素，从而做出进一步的治疗设计方案。在问题列表形成过程中，要注意对患者存在的错𬌗问题进行集中归纳，避免简单罗列。依照问题的严重程度列表，如上颌发育过度、下颌发育不足、牙列拥挤程度、覆𬌗与覆盖、颌间关系、颞颌关节问题等。对于影响正畸治疗的各种问题也需要列出，如牙体、牙周问题、牙槽骨、附着龈情况等，这些情况也会影响治疗计划的制订。

病例解析

【一般情况】 女性，13 岁。

【主诉】 牙列不齐。

【病史】 右上乳牙脱落后数年恒尖牙才萌出，无既往正畸史，无既往牙科就诊史。父母均存在牙列拥挤。

【治疗动机】 患者治疗愿望强烈，希望改善牙列不整对美观的影响。

【临床检查】 面型：直面型，颌间关系正常，唇部突度正常。

对称性：面部不对称，颏右偏，左侧下颌升支略长。双侧髁突基本对称，骨质无明显异常。

口腔卫生：良好。

牙龈：附着龈宽度正常，牙龈生物型基本正常，牙龈健康。

牙体健康：36、46 颊沟龋，余牙健康。

牙量 - 骨量：上牙列拥挤 8 mm 以上，下牙列拥挤 5 mm，上牙弓中线左偏 3 mm，下牙弓中线右偏 2 mm。

上下颌牙量：Bolton 前牙比为 78.5%，全牙比为 90%，牙量协调。

前牙覆盖覆𬌗：覆盖 2 mm，覆𬌗为 Ⅱ 度深覆𬌗。

颌间关系：磨牙中性关系，右侧尖牙远中关系；上颌宽度略窄，上颌左侧尖牙区塌陷；骨面型为 Ⅰ 类，下颌平面角为均角型。

【面𬌗像及 X 线检查】 见图 6-22。

【诊断】 安氏 Ⅰ 类，骨性 Ⅰ 类，均角

毛氏 Ⅰ^1+ Ⅳ^1

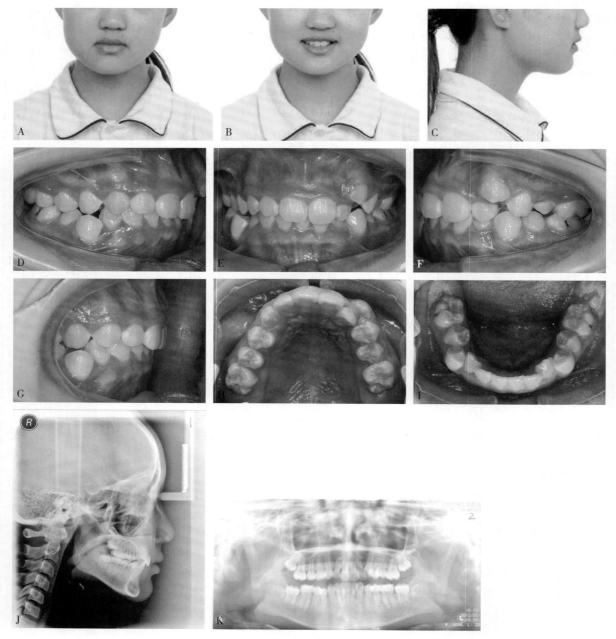

图 6-22 患者面𬌗像及 X 线片

A ~ C. 面部不对称，右侧软组织丰满；直面型，面部比例正常；唇间关系正常，唇齿关系基本正常，上牙弓中线左偏 3 mm D ~ I. 磨牙中性关系，前牙覆盖正常，Ⅱ度深覆𬌗；上牙弓中线左偏 3 mm，下牙弓中线右偏 2 mm；上牙列重度拥挤，下牙列中度拥挤，牙冠短；36、46 颊沟龋 J. 生长发育高峰期后，颌间矢状关系正常，下颌平面角均角 K. 双侧髁突长度基本对称，上下牙弓中线不一致，第三磨牙牙胚发育中

【患者问题列表】

牙列中重度拥挤。

前牙深覆𬌗Ⅱ度，切牙萌出过度。

牙弓中线不一致。

面部不对称。

颏右偏 3 mm。

36、46 颊沟龋。

第二节　正畸目标的确立

通过对患者所有资料的全面分析及评价形成患者的问题列表后，接下来需要确立针对患者进行正畸治疗的目标。多数正畸教科书及专著对正畸治疗目标的描述均是获得美观、平衡及稳定。治疗后获得牙齿及颌面部美观或美观的改善，可能是多数寻求正畸治疗患者的主要目的；治疗后能够建立新的牙齿、牙周、肌肉、关节等口颌系统的平衡有利于患者获得良好的口颌系统功能；治疗结果的相对稳定是正畸治疗成功的重要评价指标。由于正畸治疗属于口腔医学范畴，最重要的治疗目标还应该包括"健康"，正畸治疗结果应该有利于或者能够保持患者的口腔健康。所以，现代正畸治疗目标应该包括"健康、美观、功能及稳定"4 个内涵。

"健康、美观、功能及稳定"4 大目标，具体到每个患者的正畸治疗目标则是更为具体的内容，包括牙齿排列、咬合关系、面部美观、牙体牙周健康、口颌系统功能等。正畸治疗一般以个别正常𬌗为治疗目标，兼顾患者口颌系统的功能。由于错𬌗畸形的复杂程度及患者的个体情况存在较大差异，每个患者治疗的目标及结果也会存在差异。绝大部分患者的错𬌗畸形一般能够得到良好矫治，获得良好结果；对于一些存在特殊情况的患者，如牙体与牙周的缺陷、明显的颌骨畸形、健康状况不佳、成年患者或其他因素，确定治疗目标时可能会有所折中，矫治后仅能获得部分改善或有限的改善。对于治疗目标为有限改善的患者，在确立治疗方案时需要与患者进行良好的沟通，应在患者知情的情况下开始治疗。但是，即使是治疗目标有所折中的患者，仍要明确正畸治疗的总体目标是获得口颌系统的相对健康、美观、功能与稳定。

一、面部的目标

正畸治疗对患者面型的影响有限，单纯的正畸治疗难以改变患者的面部比例，对面部宽度与高度影响也很有限。正畸治疗可以对面部主要是面下部突度有一定的改善，通过上下前牙的唇向移动或舌向移动，增加或减小以唇部突度为主的面下部的突度。中国人正常侧貌一般是上、下唇距审美平面分别是 −2±2 mm 和 0±2 mm。但是，即使是正常值也是一个范围，无论哪个人种的正常值都是一个较为宽泛的范围。对于治疗后面型尤其是面部突度的标准设定，需在兼顾患者健康、安全、咬合功能等重要因素的前提下尽可能接近正常范围。由于正畸治疗是通过牙齿的移动间接影响面下部的软组织形态，如唇突度、唇间隙改变、颏唇沟深度、颏部形态等，面下部突度及形态的改变受到多种因素的影响，而使得治疗前的精确预测较为困难。总体情况是，上下唇部突度的变化与牙齿移动的变化不是等量关系，下唇随牙齿内收变化比例一般大于上唇，薄唇患者唇与牙齿移动量的变化比例高于厚唇患者。对于较严重的骨性畸形或面下部突度较大的患者，为了兼顾拔牙后前牙内收的安全性，治疗后患者虽然面下部突度减小，但是可能仍为突面型，正畸治疗后面突度的目标是尽量使患者在其特有的颅面结构特点下获得面型的协调及改善（图 6-23）。严重前突的患者如果对面型有较高的要求，需要考虑正畸 - 正颌联合治疗。

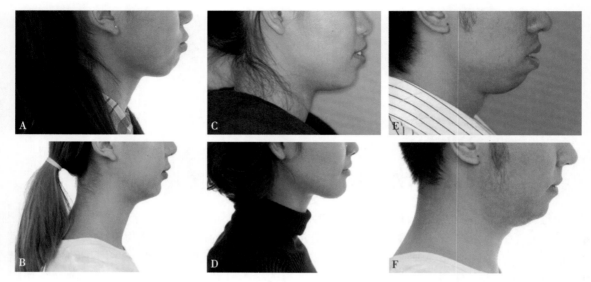

图 6-23　正畸治疗改善患者面部的协调性

A、B. 面部协调性增加，少年患者面部可以略丰满　C、D. 面部突度可以完全通过正畸治疗改善，治疗后直面型　E、F. 骨性畸形单纯正畸治疗后面型显著改善，唇间关系正常，但是仍为突面型

由于牙齿唇向移动受到牙槽骨厚度、牙龈生物型、口唇及颊肌等因素的影响，正畸治疗增加面部或唇部突度的能力相对弱于减小突度的能力。对于颌骨发育相对正常，而由于牙齿过于舌倾导致的唇部突度不足的情况，正畸治疗后能有较大改善；对于上颌骨发育不足所致的唇部后缩或凹陷，过于唇向移动上前牙虽能增加唇部突度，但是由于唇基底位置改善较小，常会引起鼻唇角过锐而鼻旁区仍凹陷的结果。所以，对于治疗前患者面下部突度较小，尤其是上唇后缩明显的患者，应在设计时避免上前牙过度唇倾所致的上唇突度显著增加；凹面型较重的患者需要颌骨的前移，通常正畸 - 正颌联合治疗可以获得面部美观的显著改善。

二、牙齿排列

牙齿排列整齐是所有患者正畸治疗的目标，只有在极特殊的情况下如局部牙槽骨缺陷、牙齿缺失导致的牙量不调等才有牙齿排列的折中考虑。牙齿排列的理想位置是排列在牙槽骨中央，但是，近年多个 CBCT 的研究发现，几乎所有类型的错𬌗患者牙根在牙槽骨中均位于偏唇（颊）侧的位置上，所以扩弓治疗易导致牙根过于唇颊向移位而出现骨开裂、开窗。另外，对于大量内收牙齿的患者，也可以使牙根舌向移动出现舌侧的骨开裂。牙齿过度偏离牙槽骨中央导致骨开裂、牙根暴露等会威胁牙齿的健康。对于一些轻中度的骨性畸形如Ⅱ类、Ⅲ类错𬌗畸形，上颌宽度发育不足或下颌过宽等情况，单纯的正畸治疗一般均是掩饰治疗，需要一定程度的牙齿代偿以减轻患者的骨性畸形。如骨性Ⅱ类错𬌗的正畸治疗常需要一定程度的上颌前牙的直立及下前牙的唇倾，而对于Ⅲ类错𬌗患者的治疗需要一定程度的上前牙唇倾及下前牙舌倾。这些代偿移动需要建立在对患者错𬌗畸形的充分评估及安全性、稳定性的评估基础上。从牙槽骨厚度的角度及唇颊肌肉功能考虑，对Ⅱ类患者的掩饰治疗应避免过度唇倾下前牙，而对Ⅲ类错𬌗的治疗应避免过度唇倾上前牙。

在牙齿排列问题上，牙弓横向的关系也需考虑，治疗中过度的牙弓开展易产生颊侧段牙齿的颊倾、舌尖下垂、颊侧骨开裂，导致影响咬合关系、恶化面型、威胁牙齿健康。牙弓开展一般只应用在后牙反𬌗、上牙弓狭窄同时下后牙舌倾的患者，如果需要扩弓，应通过 CBCT 进行颊侧段牙齿的牙根位置的评估，对于颊侧骨板较薄者，扩弓治疗设计应非常小心。对于下颌牙弓扩弓设计更应小心，许多研究表明，下颌牙弓宽度的开展，尤其是尖牙间宽度开展不利于治疗结果的稳定，下尖牙宽度的调整只能在舌倾明显的患者中使用（图 6-24）。

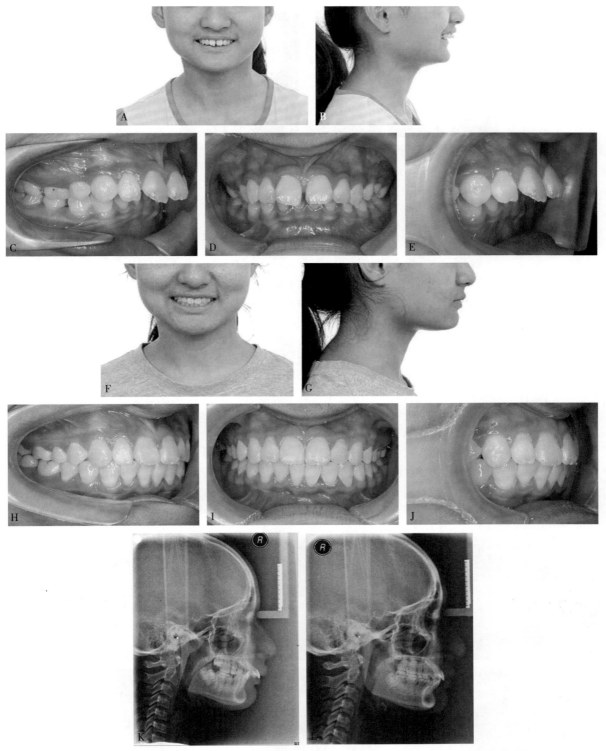

图 6-24 骨性 Ⅱ 类畸形的掩饰治疗，牙齿代偿治疗，下前牙唇倾。应尽量避免过度的牙齿唇舌倾

A ~ E. 治疗前下颌后缩，开唇露齿，面下 1/3 降低，前牙深覆盖深覆殆，磨牙及尖牙为远中关系　F ~ J. 治疗后开唇露齿改善，颌间矢状关系不调改善，前牙覆殆覆盖正常，尖牙和磨牙中性关系　K. 治疗前上前牙唇倾，颌间 Ⅱ 类关系，下颌 Spee 氏曲线曲度深，前牙Ⅲ度深覆盖　L. 治疗后上前牙唇倾减小，下前牙唇倾加大，前牙覆殆覆盖正常，Ⅱ 类颌间关系改善

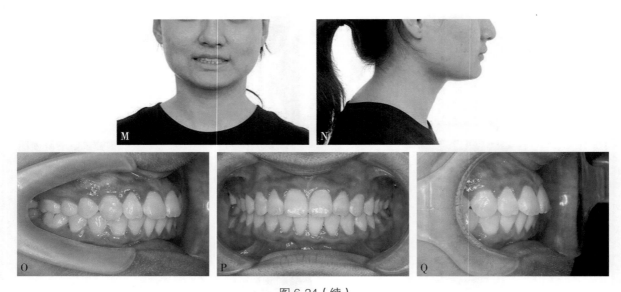

图 6-24（续）

M-Q. 正畸治疗后 3 年，为保持治疗结果的稳定性，患者仍需夜间戴用保持器

三、咬合关系

正畸治疗的目标之一是改善患者的口颌系统功能，患者应该在治疗后具有稳定的咬合关系，在正中𬌗及各种功能运动中无咬合干扰，前牙正常覆盖和覆𬌗。对多数患者进行治疗设计时会考虑在治疗后建立磨牙中性关系，对于一些存在骨性畸形的成年患者，也可能接受治疗后磨牙的非中性关系。由于上颌磨牙与下颌前磨牙很难建立良好的尖窝咬合关系，一般很少进行单纯拔除下颌前磨牙，将治疗后的磨牙关系建立在完全近中的关系上。但是，无论是否能够在治疗后建立磨牙中性关系，保持正中𬌗时后牙牙齿的尖窝交错关系非常重要，有利于患者具有良好的咀嚼效能（图 6-25，图 6-26）。除特殊的成人矫治或修复前局部的治疗外，正畸后良好咬合关系的建立都很重要。同时，因为尖牙在口颌系统中起保护和引导作用，无论后牙关系如何，尖牙的中性关系都很重要。

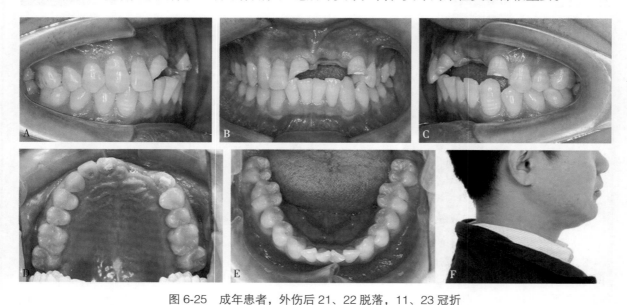

图 6-25 成年患者，外伤后 21、22 脱落，11、23 冠折

A ~ E. 下牙列拥挤，后牙咬合良好，Spee 氏曲线曲度深，𬌗龈向修复间隙不足，矢状向关系下前牙干扰 F. 面型基本正常

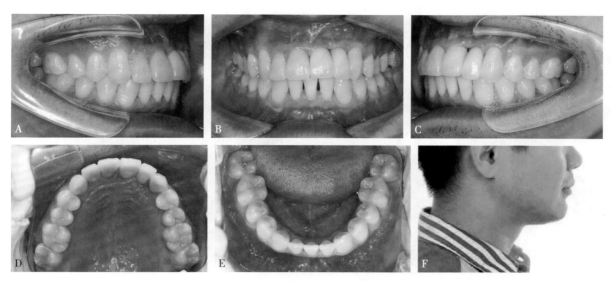

图 6-26 正畸治疗及修复后

A ~ E. 治疗后牙齿排列良好，前牙覆殆覆盖正常，咬合关系良好，下牙弓无中线 F. 面型正常拔除 31 后可以在基本保持后牙咬合关系的情况下解除下颌拥挤及整平 Spee 氏曲线，解决患者修复间隙不足的问题

四、唇齿关系

唇齿关系协调，自然状态下唇闭拢或仅存在小间隙，无明显牙齿暴露，微笑时牙龈暴露<2 mm。上颌前突及发育过度造成的露龈可以通过前牙内收改善（图 6-27）。但是，前牙内收的钟摆效应也易造成上前牙的下垂而加重牙齿暴露。所以，治疗中必须注意前牙的压低。然而，对于这类患者也应避免前牙过度内收和压低所致的牙齿暴露过少，所以正畸治疗中对面型及唇齿关系的持续评价和调整必不可少。对于上颌或前牙垂直向发育过度或萌出过度的患者，治疗前的评价需注意前牙的压低易造成牙根的吸收，应避免治疗设计中前牙过多的压低。较为严重的露龈笑患者，单纯通过正畸治疗能够部分缓解，很难完全解决（图 6-28）。此时应该考虑正颌外科或整形外科治疗。对于唇肌过短或唇肌功能亢进的患者，需要同时进行肌肉训练或配合多学科治疗解决。笑弧及颊廊的问题需根据患者具体情况进行调整，尽量改善，因为存在肌肉软组织的形态与功能问题，并不是每个患者都能达到理想的治疗目标。

五、维持牙齿及牙周的健康

所有进行正畸治疗的患者，须高度重视口腔卫生及口腔健康维护。这是每个正畸患者的治疗目标。定期进行口腔健康检查及维护，正畸治疗尽量拔除牙体、牙周不健康的牙齿，正畸治疗全程进行口腔健康维护，维持牙齿牙周的健康状态。

六、功能运动无殆干扰

保证患者正畸后的口腔功能状态良好，避免功能运动中的殆干扰。

此外，矫治目标还受到患者要求的影响，需要医生与患者沟通后确认。但是，需要明确的是，正畸治疗的目标不能违背基本的医学原则。

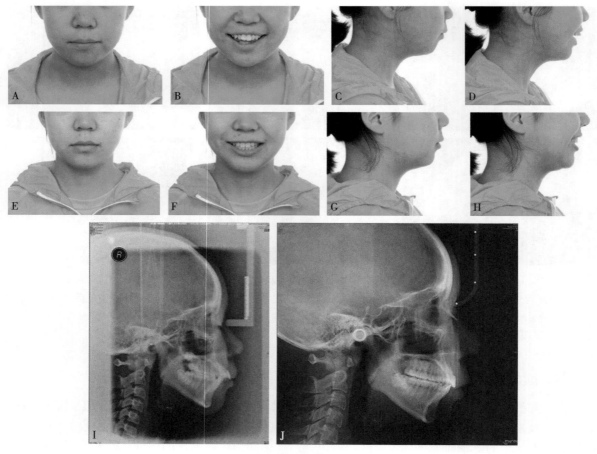

图 6-27 治疗前后面型及唇齿关系变化

A～D. 治疗前唇齿关系：由于上颌及上牙弓前突，上前牙暴露过多 E～H. 拔牙治疗后上前牙内收，前牙暴露过多问题得到解决，唇齿关系正常 I、J. 单纯正畸治疗后颏后缩不能显著改善 I. 治疗前Ⅱ类颌间关系 J. 治疗后Ⅱ类颌间关系改善

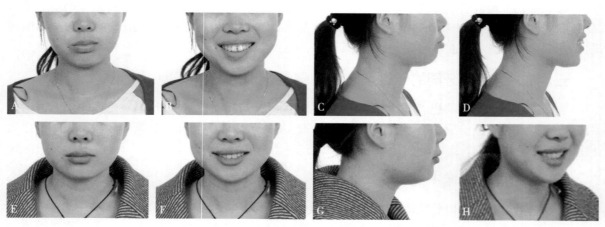

图 6-28 治疗前后垂直向唇齿关系改善

A～D. 治疗前唇间关系及唇齿关系：上前牙前突，下唇前突，露龈笑 F～H. 治疗后唇间关系及唇齿关系：拔牙治疗前牙内收并适当垂直向控制，唇间关系改善，唇齿关系及露龈笑改善

第三节　正畸治疗方案的形成

分析患者存在的问题并列出主次，结合患者的主诉及其总体情况，进入治疗方案确定的环节。开始正畸治疗之前，首先要对患者存在的全身及口腔疾病进行控制。对于每一个患者，正畸治疗的方案都可能不止一个。不同治疗方案可能需要采取不同的治疗措施，每个方案可能都存在自身的优劣，在治疗过程及控制或者治疗结果的获得上可能存在不同。治疗方案的制订需要患者参与，如果治疗方案不能得到患者认可，治疗的过程中患者的依从性及合作意愿就可能较差，会直接影响治疗的结果。另外，针对患者的主诉和要求，医生制订的治疗方案也需建立在医学理论及循证证据的基础上，不能一味满足患者的要求而违背医疗原则。制订治疗方案的原则应是患者最大获益原则，同时应兼顾健康、美观、功能及稳定性。

一、疾病治疗与多学科治疗需求

根据患者的问题清单，将患者存在的全身及口腔疾病进行充分评估和考虑，进行必要的多学科会诊或治疗设计。

（一）全身疾病的控制

由于现代社会对错殆畸形的高度关注，正畸治疗的人群非常广泛，几乎涉及所有年龄段。因此，患者的全身健康状况问题可能就较为复杂。对于全身疾病，尤其是需要服药的慢性疾病，开始治疗前需让患者咨询自己的内科医生。另外，正畸医生需要了解患者所服药物是否会影响骨代谢、炎症与免疫反应等。

糖尿病在现代社会中较高发，伴有糖尿病的患者需很好地控制血糖水平，并保持血糖的稳定，方能进行正畸治疗，否则，极易在正畸治疗的过程中产生不必要的牙周破坏。当然，对于糖尿病患者，正畸治疗全程中对牙周健康的维护十分重要。

（二）口腔疾病的治疗及在设计中的特殊考虑

口腔疾病尤其是龋齿及牙周病，需在正畸开始前得到治疗和控制，对于口腔黏膜疾病，如复发性口腔溃疡、过敏等也需与患者有所交代。

1. 牙周病的治疗与多学科协作　牙周病如果在正畸治疗前没有得到有效控制是比较危险的，一是正畸矫治器会增加菌斑清除的难度，二是牙周在炎症状态下受到正畸力作用，会进一步加重牙周组织的破坏，甚至导致牙齿的丧失。经过了系统牙周治疗的患者，在进行正畸治疗前也需再次评估，需确认患者不存在大于 4 mm 的牙周袋，无探诊出血且口腔卫生状态良好时才能开始治疗。对于治疗前诊断为牙周病的患者，需与牙周病医生建立良好的合作关系，正畸治疗的过程中需定期进行牙周维护。

2. 牙体疾病的治疗与设计考虑　患者存在的龋坏及脱矿需要在正畸开始前进行治疗或评价。治疗方案不涉及拔牙的患者需要治疗所有的牙体疾病，存在牙髓问题的患者需进行牙髓病的完善治疗后方可开始正畸治疗。对于存在大面积牙体缺损的死髓牙，正畸前应该进行临时冠的修复，避免正畸过程中死髓牙的劈裂。存在拔牙可能的患者在制订治疗方案之前，需要经牙体科医生对龋坏牙齿进行评价和预后估计，尤其是对于存在牙髓或根尖病的牙齿的预后评估非常重要。正畸治疗中的拔牙决定需要结合患者全口牙齿的健康和预后情况，必要时需要拔除预后不良的牙齿，代替正畸较为常规的前磨牙拔除。但是，患者需要了解这种拔牙选择会增加正畸治疗的难度或延长正畸治疗的时间，甚至可能影响正畸治疗结果的获得。

3. 缺失牙与种植或修复设计　对于存在早失牙的患者，治疗设计需要考虑缺失牙间隙是关闭还是保留。对于存在牙列拥挤、前突或需要进行磨牙关系调整的患者，可以考虑利用早失牙间隙进行调整，关闭现存的失牙间隙；无牙列拥挤、前突或咬合关系调整需求的患者，根据情况与修复科或种植科医生会诊缺牙修复的条件并做出必要的正畸调整方案；对于早失牙间隙，不建议简单地做出关闭的决定，需兼顾治疗难度、时间等治疗成本及咬合关系、牙周条件等。

二、拔牙与不拔牙

正畸治疗方案中，拔牙与不拔牙的决定是最重要的考虑因素。错𬌗畸形最主要的表现是牙列不齐，绝大部分患者伴有牙列拥挤或间隙问题；很多国人存在的面部前突或牙弓前突也是相当部分患者治疗的主诉。前突的患者虽然通常不存在明显的牙列拥挤，但是，仍需解决面下部或牙弓的突度问题，正畸治疗的方法通常是内收前牙，在牙弓中也需要一定的间隙方能解决。正畸治疗的拔牙与否取决于多种因素，如拥挤度、牙弓突度、前牙唇倾度、颌间关系、Spee 氏曲线深度、软组织面型突度、骨骼畸形程度和下颌平面角大小等综合分析的结果。治疗目标兼顾牙齿排列、咬合、面型、稳定性考虑。

（一）拔牙与不拔牙的争议

拔牙与不拔牙的争议几乎一直伴随着口腔正畸的发展史，从正畸学发展之初的 Angle 与 Case 之争，以 Case 医生的失败之始，正畸不拔牙治疗主导了很长一段时间。治疗以 Angle 的理想正常𬌗为标准，其认为保留全部牙齿有助于牙槽骨的改建形成足够的牙弓有效长度。但之后大量复发病例的出现、Begg 医生发现石器时代人类牙齿广泛磨耗、牙列整齐现象以及不拔牙治疗对患者面型的破坏等，促使了 20 世纪 40 年代后拔牙治疗的广泛开展。

Angle 医生的两个学生，Tweed 和 Begg 是拔牙治疗的推动者。随着拔牙治疗的广泛应用，拔牙治疗后不当的支抗设计与牙齿控制和过度的前牙内收引起的一些患者面部尤其是唇部的过度内收造成面部凹陷（dish in）的问题，在 20 世纪 70 年代再次引起关注，使得拔牙治疗比例再次出现下降。之后随着自锁托槽的应用与推广、种植钉技术的应用等，使拔牙治疗在欧美国家保持在一个较低的水平。

统观正畸治疗中拔牙与否的观点，应该客观、全面地分析。由于高加索人种绝大多数是直面型，鼻梁高挺且颏部发育良好，牙弓较窄，前牙牙冠宽度较窄，因此他们的面型能够更多地容忍牙弓开展或磨牙后移等通过不拔牙方式获得间隙。同时，拔牙治疗需要更精确的间隙分析和拔牙设计，以及正畸治疗中对牙齿及支抗的良好控制，这些都有一定难度，这也是欧美国家医生倾向于不拔牙治疗的原因之一。

正畸治疗主要以牙齿的移动实现矫治的目标，牙槽骨的改建及颌面软组织的适应性变化也是重要的环节。牙齿的排列、唇舌向的倾斜度、牙弓的宽度、𬌗曲线等都会对患者的侧貌产生影响。对于尚有生长发育潜能的少年儿童，在设计时还需将生长可能带来的变化考虑在其中。如鼻部的生长到 18 岁后还会有变化，颏部及下颌的生长会持续到青春高峰期后。而鼻高度的增加及颏部的向前生长均有可能使治疗后的审美平面前移，从而可能减少唇部的突度。治疗前对患者鼻及颏的生长估计不足，可能导致前牙过度内收所致的面下部过直，影响面部的美观。

切牙的内收可以引起唇的内收、唇间距减小和鼻唇角的增加；切牙的唇向移动通常会造成唇的突度增加、鼻唇角变锐，如果过度唇向移动前牙，则可以导致闭唇困难、颏肌紧张等。对于软组织随牙齿而产生的变化，目前尚未形成明确的共识。一般对于成功矫治的错𬌗病例，治疗后软组织变化应是有利的或不变的。

正畸治疗中牙齿移动尤其是前牙的移动会对面型产生影响，切牙的内收伴随着唇的内收，但是牙齿内收与唇内收之间的关系在不同人群、不同研究中存在差异。许多研究表明，唇部软组织随牙齿移动变化的个体差异较大。一般情况下，下唇随着前牙的内收有较显著的内收，软组织与牙齿移动的比例在 60%～100%；而上唇随着前牙内收变化相对较小，一般在 30%～70%。

拔牙治疗与不拔牙治疗对面型的影响，长期以来存在争议。反对拔牙者认为拔牙治疗易导致唇部的过度内收而破坏面型，而拔牙的倡导者则致力于不断提供不拔牙治疗带来的面部突度增大、稳定性不佳、牙周损害等证据。近几年来有较多的系统综述研究和荟萃分析，揭示了正畸对面部的影响。2018 年，Konstantonis 等与 Almurtadha 等分别发表的系统综述和荟萃分析，总结了拔牙与不拔牙治疗对面部的影响。结果发现，拔牙治疗与上下唇内收、鼻唇角增大及面部突度减小等美观增加有关。患者年龄、拔牙策略及前牙内收量与治疗效果相关。但是截至目前，所有研究的病例质量均较低，未来仍需要设计良好的研究，为临床提供更高质量的循证医学证据。

正畸治疗是否需要拔牙取决于患者的错𬌗情况，包括拥挤量、牙弓及颌骨的突度、Spee 氏曲线、颌间关系以及医生对面型的偏好等。对于同一病例，拔牙与不拔牙治疗的结果会有不同，但是一般来讲，拔牙与不拔牙病例具有不同的特征。研究表明，拔牙治疗会使唇内收，不拔牙治疗则使唇部前移。但是，是否需要拔牙和拔除哪些牙齿则要根据患者错𬌗情况而定。拔牙的患者通常面型较突而需要唇的内收，或者患者治疗前面型基本正常同时存在拥挤，拔牙治疗是为了在解决牙列拥挤的同时保证正常的面型。因此，只要诊断与设计合理、治疗控制恰当，正畸治疗无论拔牙与否或拔牙部位如何，都可以获得良好的治疗结果。OmarZ 2018 年的研究认为，拔除第一前磨牙和拔除第二前磨牙的患者，治疗后鼻唇角仅相差 0.67°，而上下唇距审美平面的距离两组间无差异。治疗前患者的牙齿突度、角度等决定了拔牙的选择，以达到相同的治疗目标。

对于侧貌突度异常的患者，治疗前确定好切牙位置尤为重要。尤其是对于凸面型的患者，要避免过度前牙内收所造成的唇过度内收而影响面部美观，必要时应配合正颌外科手术解决骨性畸形问题，使患者获得良好的面部形态。

对于拔牙治疗是否会影响患者远期的面型变化，Rathod 等的研究发现，不拔牙治疗的患者远期的唇部生长是向前下方，而拔牙治疗的患者与不拔牙患者相近，只是唇向前的生长量更多。在对治疗后 25 年的患者进行的观察中，两组患者唇关系相同，与 Ricketts 审美平面的关系正常，研究结果解除了拔牙治疗对面部形态的远期不利影响的疑虑。

（二）间隙分析

1. 牙量 - 骨量不调　通过模型分析计算现有牙弓长度和应有牙弓长度之差。需要注意的是，在牙弓分析时需要把包括第二磨牙在内的全部牙齿的牙量计算在内。同时，将青少年发育期后部的牙弓长度增加量（女性 14 岁前，男性 16 岁前，每年每侧增加 1.5 mm）纳入计算。

2. 牙弓突度及前牙的唇倾度　颌骨或牙弓的前突常造成面下部的前突及唇间关系和唇齿关系的异常。牙弓突度的评价可以通过 U1-NA（mm）及 L1-NB（mm）、切牙与 Arnet 的真性垂直线（过鼻下点垂直于 FH 的线）距离、切牙距 Andrews G 线等距离评价。前牙的内收可以减小牙弓突度，通常需要通过拔牙才能实现前牙的内收，前牙内收 1 mm 需要每侧牙弓各提供 1 mm 间隙。另外，前牙的唇倾度过大，会造成微笑时吸引力降低，减小前牙的唇倾度通常伴有前牙突度的减小，内收前牙时一般可以伴随前牙唇倾度的减小，前牙唇倾度每减小 2°，切缘内收约 1 mm。所以，在治疗设计时前牙突度和前牙唇倾度需同时考虑，不要重复计算间隙的需求，同时也要考虑前牙内收对前牙唇倾度的影响。因为无论在上颌还是下颌，前牙都很难实现整体的内收，对于内收较多的前牙，治疗中需要同时考虑增加前牙的转矩，以对抗内收时前牙唇倾度的显著减小。对于牙弓突度基本正常、但前牙唇倾度较大的患者，在治疗中需要在尽量保持切缘位置的同时通过转矩控制牙根来调整牙齿的唇倾度，这种调整牙弓时也需要一定的间隙，根据间隙需求进行拔牙设计，尽量避免单纯的切缘内收减小前牙唇倾，以免对面型造成不良影响。

3. Spee 氏曲线的深度　多数存在深覆𬌗的患者下颌的 Spee 氏曲线很深，打开咬合需要整平曲线，可以通过前牙的压低或后牙的升高来改善。整平曲线需要占据一定的牙弓间隙。患者的 Spee 氏曲线深度是两侧深度的平均值，整平曲线需要的牙弓间隙等于 Spee 氏曲线的深度。如果牙弓中间隙不足，整平 Spee 氏曲线常会造成前牙的唇倾。

4. 磨牙关系调整　在对Ⅱ类错𬌗或Ⅲ类错𬌗进行治疗设计时，需要考虑磨牙或尖牙关系是否能够调整至中性，以及调整的机制是什么。对于生长发育期的患者，Ⅱ类或Ⅲ类关系的调整可以通过下颌的前移及向前生长、通过矫形力引起的上颌及上牙弓的前移来改善。这两种调整的机制不过多占据牙弓中的间隙。而对于停止生长发育的多数患者，颌间矢状关系的调整来自上下牙弓牙齿的相对移动，如下颌磨牙的前移、上颌尖牙或磨牙的远中移动等。需要在间隙分析时，将这种颌间矢状关系的调整纳入考虑。

总体的间隙需求 ≈ 拥挤量 + 牙弓前突减小量 ×2+Spee 氏曲线深度

（三）拔牙原则与拔牙选择

正畸治疗之所以选择拔牙矫治，通常是因牙弓间隙分析后，解决错𬌗畸形需要的间隙量较大，此时通常需要拔牙矫治。正畸拔牙的原则要兼顾健康、美观（牙列、面型）、功能、稳定和对称性等因素。拔牙时应该考虑到尽量留存健康、预后良好的牙齿，拔除存在病损或预后不良的牙齿。由于前磨牙在牙弓中所处的位置在中间，便于拔牙间隙供给牙弓的前部及后部使用，同时前磨牙不具备重要功能，所以是最常被选择拔除的牙齿。种植钉的应用，使得远中移动磨牙相对容易，因此第三磨牙或第二磨牙的拔除也是正畸拔牙的一个选择。

正畸治疗中常见的拔牙方式有以下几种。

1. 拔除 4 颗第一前磨牙　由于第一前磨牙位置在牙弓的中段，是除了前牙之外最靠前的一个不具备重要功能的牙齿。拔牙间隙易于被牙弓前段应用，利于解决前牙区的拥挤及牙弓的前突。常在中度以上的安氏 I 类拥挤或前突的患者治疗时应用，也可用于具有生长潜力的发育期 II 类错𬌗。

2. 拔除 4 颗第二前磨牙　第二前磨牙相对靠近牙弓的后段，对于面部突度正常的轻中度拥挤，或轻度前突的 I 类患者，或牙弓后部存在拥挤的患者，如第二磨牙阻生或颊倾等，为了治疗后不增加面部的突度及牙齿倾斜的风险，可以选择此拔牙方法。上颌第二前磨牙常见牙体较小，有时为了保持剩余牙量的平衡，也可选择此拔牙方式。

3. 上颌第一、下颌第二前磨牙　II 类颌间关系的矫治需要上下牙弓或磨牙相对移动，II 类错𬌗患者常需要上前牙较多的内收来改善前牙覆盖及尖牙关系、上磨牙尽量保持不动或较少发生近中移动，而下颌前牙尽量少的内收，同时下磨牙需要较多的近中移动来改善 II 类磨牙关系。所以，拔除上颌第一、下颌第二前磨牙，有利于远中磨牙关系及前牙深覆盖的改善。

4. 上颌第二、下颌第一前磨牙　III 类错𬌗患者通常上颌发育不足，下颌相对发育过度，治疗中需要尽量保持上前牙的位置不内收，而下前牙需要较多内收以掩饰颌间关系的不调。III 类磨牙关系的矫治需要上颌磨牙较多的近中移动，而下磨牙的近中移动需要控制。拔除上颌第二、下颌第一前磨牙的选择有利于 III 类前牙关系及磨牙关系的改善。

5. 上颌第一前磨牙　对于部分成人 II 类错𬌗的患者，如上颌前突下颌位置或下牙列基本正常、完全远中磨牙关系下上颌前突明显或存在拥挤加前突、磨牙远中尖对尖关系下牙列无显著拥挤及 Spee 氏曲线等情况下，可以选择仅拔除上颌第一前磨牙解决上颌拥挤及前突，建立或保持磨牙的完全远中关系。

6. 下颌第一前磨牙　对于一些上颌基本正常的 III 类错𬌗患者，有时可以考虑单纯拔除下颌前磨牙，矫治尖牙关系至中性，磨牙建立完全近中关系。但是，由于牙齿𬌗面形态的关系，上颌前磨牙与下颌磨牙的咬合接触建立的完全近中关系不如完全远中关系的尖窝关系好。故此方案在治疗中较少选择。

7. 下颌第二 / 第三磨牙　对于一些上颌不存在显著拥挤等间隙问题的 III 类患者，远中移动下颌牙列可以为下牙弓提供间隙，有利于尖牙及磨牙近中关系的矫治，同时便于下前牙的舌向移动矫治前牙反𬌗。对于一些高角开𬌗的 III 类患者，此拔牙方案较常用。相较于第三磨牙的拔除，第二磨牙的拔除更便于 III 类错𬌗问题的解决。但是，拔除第二磨牙的前提是第三磨牙的发育基本正常。

8. 上颌第二 / 第三磨牙　对于部分下颌位置及牙列基本正常的 II 类错𬌗患者，尤其是替牙障碍所致的磨牙近中移动所致的 II 类关系，可以考虑通过牙弓后部拔牙后远中移动上颌牙列来解决

Ⅱ类的磨牙及尖牙关系及前牙的深覆盖或拥挤问题。拔除第三磨牙后，牙列的远中移动量相对有限，治疗前超过远中尖对尖的磨牙关系应慎重选择此方式。而拔除第二磨牙后，牙列的远中移动量相对较多，也更便于牙列的远中移动，但是，需要确保第三磨牙发育正常。相对于拔除前磨牙进行治疗，拔除磨牙后进行治疗的患者可以拥有完整的牙列。

9. **下切牙**　由于下切牙对美观起着重要的作用，一般情况下很少被拔除。对于存在显著牙量不调、下颌为主要问题的成人前牙反𬌗患者以及较明显骨性Ⅲ类单纯拔除上颌前磨牙的患者，为了减轻下前牙的唇倾，有时会选择下颌切牙的拔除。下切牙拔除后龈乳头的改建一般较困难，容易在治疗后出现局部区域的"黑三角"，可能需要对下前牙的邻面去釉或接受"黑三角"的存在。

10. **其他拔牙方式**　由于患者个体存在的牙齿、颌骨及咬合的特殊情况，正畸治疗中有时需要根据患者的情况进行拔牙设计，遵循拔除预后不佳的牙齿、保存健康牙齿的拔牙设计原则。特殊的拔牙可能会增加正畸治疗的难度及治疗时间，有些情况下可能还会折中正畸治疗的结果。

（四）不拔牙治疗获得间隙的方法

根据北京大学口腔医院正畸科在 2010 年对正在治疗的病例解析发现，拔牙治疗所占比例约为 56%，大概有不到一半的患者可以通过不拔牙的方式实现矫治。不拔牙获得间隙的方法如下。

1. **唇向移动前牙**　前牙的唇向移动包括前牙的整体前移和唇倾，均可以增加现有牙弓的长度，增加牙弓的可用间隙，解决轻度的牙列拥挤问题。但是，由于多数患者前牙根唇侧的牙槽骨厚度较小，无论是前牙的整体还是唇向倾斜移动的量都受到限制。同时，前牙的唇向倾斜移动要比整体移动容易得多，治疗中前牙唇向移动多为倾斜移动。过度的唇向倾斜会降低唇齿关系的美观度，增加唇部的突度，减小鼻唇角，降低面部美观度，也增加了治疗后的不稳定性。另外，唇向移动前牙有减小前牙覆𬌗的可能，覆𬌗浅的患者有开𬌗的倾向。所以，治疗设计进行唇向开展的病例，一般是前牙突度和唇倾度均较小、覆𬌗略深、面部突度不足的患者。

2. **远中移动磨牙（推磨牙向后）**　磨牙向远中的移动也会增加现有牙弓的长度，提供更多的牙弓可用间隙，解决错𬌗畸形的拥挤或前突的问题。但是，由于远中移动牙齿是与牙齿的生理移动方向相反的，这种移动相对困难；同时，治疗后的稳定性也值得进一步深入研究。远中移动磨牙通常在正畸治疗中需要设计特殊装置，如头帽 - 口外弓或种植钉等。远中移动后牙的病例一般是替牙时磨牙近中移动造成的间隙丧失的病例，或者牙弓中需要的间隙不多的前突或Ⅱ类错𬌗病例。由于下颌骨解剖结构的限制，下颌磨牙的远中移动有限，牙弓需要的间隙每侧≤2 ~ 3 mm。磨牙需要远中移动较多者可能需要拔除第二磨牙才能实现。

3. **牙弓的横向开展**　上颌骨宽度或牙弓宽度的增加，对现有牙弓长度的增加有一定作用，但是否选择扩弓也是以牙弓是否狭窄作为首要考虑因素，宽度正常的牙弓如果扩宽过多，会影响治疗结果的稳定性。扩弓提供的牙弓长度的增加是有限的，对于严重的拥挤及前突等难以获得足够的间隙。以往的研究表明，快速腭开展后牙弓宽度增加 10 mm，牙弓长度增加 4 mm。传统的以牙固位的腭开展矫治器一般用于 16 岁以前的青少年才能打开腭中缝。近年来随着种植钉辅助的腭开展矫治器的应用，年轻的成年患者也可以实现腭中缝的打开。但是，无论应用何种装置，患者越年轻、腭中缝融合度越小，则腭开展的效果越好。在横向开展治疗中，通过腭开展增加上颌的宽度比单纯通过牙弓的开展效果更优。单纯的牙弓开展主要是颊向倾斜后牙，过度的开展易造成后牙颊侧的骨开窗和骨开裂，进而影响牙齿健康。同时，牙齿的过度颊倾易引起舌尖的下垂，形成咬合干扰，影响口颌系统功能。另外，研究表明，下颌尖牙间宽度的维持对于正畸治疗后牙齿排列的稳定性非常重要，下颌牙弓的开展易导致治疗后的复发。对于牙弓狭窄、后牙反𬌗的患者，可以进行上颌的腭开展或牙弓开展；对于上颌牙弓狭窄腭盖高拱同时下后牙舌倾明显的患者，可以在上颌腭开展或扩弓的同时考虑适当的下颌牙弓的开展（主要通过调整颊段牙齿的转矩）以获得一些牙弓间隙。

三、矫治时机及单期矫治与双期矫治

许多错殆畸形的治疗存在最佳治疗时机问题，选择正确的治疗时机，正畸治疗效果好且可节省治疗时间。关于治疗时机的问题可以参见第一章及第十一章相关内容。乳替牙时期主要解决影响发育及功能、健康的问题。乳牙时期需要矫治的错殆问题较少，主要是前后牙反殆及不良习惯；替牙期是殆颌面生长发育的关键时期，出现的问题常复杂多样，替牙障碍、不良习惯、颌骨畸形等问题需要根据患者的情况综合分析，选择最佳治疗时机。早期矫治的目的是减轻畸形、引导正常发育、消除功能干扰等。正畸设计要考虑患者今后的生长发育及后续正畸治疗的需求，早期治疗不应只着眼于目前存在的畸形，而是在解决现有畸形问题的同时将有利于恒牙期正畸治疗考虑在内。

恒牙期时所有错殆畸形都需要纳入治疗考虑，青少年由于细胞的增殖、分化等各项能力优于成人，因此错殆畸形的矫治在青少年期进行可以提高治疗效果，减少正畸的副作用。

（一）关于治疗时机

1. **牙列拥挤**　对于牙列拥挤的问题，患者完成牙齿替换及恒牙建殆后，只要口腔卫生、依从性评估合格，即可开始治疗。需要注意的是，牙列替换完成不是唯一条件，恒牙替换完成包括第二磨牙，对于拔牙治疗的患者，一般需要等待第二磨牙建殆后；而对于需要推磨牙向后的患者，可以尽早开始治疗。

2. **牙列间隙**　对于小量的牙列间隙，可以单纯通过正畸关闭间隙治疗的患者，只要具备正畸治疗的其他条件，可以在恒牙建殆后即开始治疗。对于间隙过多，需要在正畸治疗后进行修复及种植治疗的患者，则需要综合评估患者错殆情况及可以进行修复治疗的时机后，再选择开始时间，可以适当推迟正畸治疗时间，便于正畸治疗后及时进行修复或种植治疗，避免正畸后过长时间的间隙保持，保持不当会增加修复前再次正畸的可能性，如种植牙或多个前牙贴面修复的患者。

3. **矢状向不调**　多数颌间矢状向关系不调随着患者的生长发育很难自行调整至正常，少数Ⅱ类患者会随着生长发育有一定改善，但是有些不良生长型的高角Ⅱ类错殆的颌间关系会随着生长发育恶化。对于需要进行生长改良治疗的患者，最好在生长发育的加速期进行矫治，可以提高治疗疗效。而对于需要拔牙治疗的Ⅱ类患者，尤其是高角患者，可以考虑在高峰期后开始矫治，从而避免在正畸治疗中不良生长造成的颌间关系不调加重。Ⅲ类错殆一般随着生长发育有加重趋势，除外进行生长改良的患者需要在生长发育高峰期前治疗外，其他患者，尤其是需要拔牙治疗的患者，应等到生长发育高峰期后开始矫治相对安全，以避免过早拔牙治疗后下颌继续生长而导致面型恶化。

4. **横向不调**　对于上颌牙弓狭窄及后牙反殆的治疗，通常需要进行腭开展。腭开展治疗需尽早开始，因为随着腭中缝的骨化，腭开展打开腭中缝的可能性逐渐降低，扩弓获得的骨性变化减小、牙性变化增大而影响正畸治疗的效果。对于后牙的锁殆，由于其影响患者的口颌系统功能，一般均需尽早治疗，以改善患者功能。

5. **垂直向不调**　垂直向生长是面部三维方向中生长持续时间最长、变化最大的。对于垂直向不调的问题，需要考虑其后续的生长变化及稳定性，选择适当的开始治疗的时间。对于深覆殆患者，一般在患者恒牙建殆完成后即可开始治疗；而对于骨性开殆的患者，由于其开张型的生长会不断加重前牙的开殆及面型的异常，因此在生长发育基本完成后再开始矫治较好。

（二）单期矫治和双期矫治

对于颌间关系不调的矫治，尤其是Ⅱ类错殆的治疗，究竟是双期矫治还是单期矫治更好，长期以来存在争议。主要的两大派别分别是欧洲学派主张应用功能矫治器进行替牙期早期治疗加恒牙期固定矫治器治疗的双期治疗，以及美国正畸学术界主张应用固定矫治器进行恒牙期单期矫

治。20 世纪 90 年代在美国北卡罗来纳、佛罗里达大学开展的著名的 RCT 研究，发现青春期前早期矫治的患者比不矫治的患者颌间关系改善显著，随着生长发育及代偿治疗结果的复发、在恒牙期进行单期矫治和双期矫治在 Ⅱ 类错𬌗的治疗效果上没有显著差异，应用口外弓治疗和应用功能矫治器治疗无差异。2009 年在英国开展的一项历时 10 年的前瞻性对照研究结果也发现，替牙期开始进行功能矫治的患者与恒牙期进行单期治疗的患者的治疗效果无差异，而双期矫治组治疗费用更高。但是，在以上几个经典研究中，患者一期治疗开始的时间均为替牙早期的 8 岁左右，处于生长发育的慢速期，因此并不是在患者生长发育加速期进行的治疗。另外，高加索人种的特点原本的拔牙率就较低，两组间无显著差异的结果也就不难理解。大量关于 Ⅱ 类错𬌗早期矫治的研究也表明，功能矫治器可以显著改善颌间关系（减小 SNA，增大 SNB，减小 ANB 角及覆盖关系），增加下颌骨的长度，改善患者面型。早期治疗可以减少 Ⅱ 类错𬌗患者前牙外伤的发生，有利于患者心理健康，功能矫治器近期疗效是确定的，只是，随着生长发育的进行，其促进下颌生长的优势将渐失。

1998 年发表在美国正畸和牙颌面矫形杂志的一项研究发现，双期矫治与单期矫治最终的治疗结果无显著差异；双期矫治虽然总的治疗时间比单期矫治长，但是，应用固定矫治器的时间相对较短；单期矫治的患者正畸 - 正颌联合治疗的比例更高。从另一个侧面反映了双期矫治对骨骼畸形的改善效果，确实降低了后期因显著颌骨关系不调而需要进行正颌手术的可能性。

虽然所有正畸治疗的结果都显示，单期与双期矫治的结果差别不大，但是，采用双期矫治的患者较早地改善了前牙的深覆盖深覆𬌗和面型，降低了患者前牙外伤的可能性，使患者可以较早获得心理发育的有利支持，减小了恒牙期固定矫治器治疗的难度及拔牙矫治或正颌外科治疗的可能性（恒牙期仅解决牙列不齐问题及进一步调整磨牙关系）。对于儿童患者，缩短固定矫治器戴用的时间即可降低患者牙齿脱矿的风险，具有积极的意义。

四、支抗设计

制订正畸治疗计划时，对于支抗的设计要有充分的考虑。影响拔牙病例的治疗成功与否的重要因素之一就是支抗的设计与控制。支抗在传统意义上是指矢状向的控制，也主要是指对后牙移动的控制。但是，正畸治疗中的支抗控制应该是更广义的三维方向的支抗考虑，支抗控制也不仅局限在对后牙的控制上，例如对于弱支抗患者，前牙应具备足够的支抗以便后牙能够有效地前移。

传统的支抗设计一般需要明确矫治中拔牙间隙的分配情况，根据情况确定支抗的强度。一般可分成弱支抗、中支抗、强支抗还有绝对支抗等。根据支抗设计情况，需要在正畸治疗中采用不同的支抗控制手段，具体详见第七章相关内容。

五、矫治策略

矫治设计除了确定拔牙与否、拔牙位置、支抗类型及支抗控制的方式等，还需要考虑治疗的策略与方法，包括矫治器是分步安装还是同步安装、治疗的顺序、程序，运用哪些机制进行排齐（是否分步）、打开咬合（压低前牙还是升高后牙），关闭间隙采用整体内收还是分步内收、滑动内收还是关闭曲内收，采用传统支抗还是种植体支抗、种植支抗钉的植入位置、治疗中是否应用颌间牵引如 Ⅱ 类、Ⅲ 类牵引等。

六、风险评估

正畸治疗计划的制订需要充分考虑患者的错𬌗畸形及生理解剖条件、口颌系统功能情况，为患者提供兼顾健康、美观、功能及稳定的最适合的治疗方案，不应片面追求美观。

1. 牙周风险　成年患者在现代正畸治疗人群中占有相当的比例，而我国成人中牙周病的患病率近 90%。对于正畸治疗的成年患者进行牙周风险的评估需高度关注。对于经过系统牙周治疗的成年患者，正畸开始前需评估无深牙周袋，同时没有探诊出血，方能开始治疗。对于已经存在牙周组织明显丧失的牙齿，需谨慎评估，正畸治疗全程控制牙周炎症是必需的，患者需要有良好的牙周维护意识。在存在炎症的情况下进行正畸会加速牙周组织的破坏，导致牙齿健康的进一步恶化。另外，对于存在牙周病的牙齿，治疗设计应尽量避免大范围移动及压入移动，压入移动易将菌斑带入龈下而加重牙周破坏。

2. **牙体风险**　正畸治疗戴用矫治器后会增加口腔清洁的难度，患者需高度重视清洁。对于龋齿易感的患者，复杂而长期的正畸治疗会增加继续患龋的风险，患者对此需知情，正畸治疗中的口腔清洁、含氟牙膏及氟泡沫的应用，以及纠正不良的饮食习惯等可以降低患龋风险。另外，正畸治疗中对牙根吸收风险的评价不应忽视，为避免较明显的牙根吸收的发生，轻力应用是关键。但是，对于一些存在问题的牙齿应予以关注，如牙根弯曲、短根、根尖圆钝的牙齿以及曾有外伤的牙齿易于在正畸治疗中发生吸收；内收较多的牙齿，尤其是需要牙根舌向移动较多的上前牙，需评估根尖与舌侧骨板以及切牙孔的距离，在治疗中注意牙根控制，避免牙根与腭侧骨板接触而造成明显的吸收。

3. **牙槽骨风险**　许多研究发现，牙齿移动过程中牙槽骨的骨吸收大于骨形成。需要牙齿唇舌向移动的患者，正畸治疗后牙槽骨的厚度均有一定的减小。牙齿移向侧骨吸收，同侧牙槽骨厚度减小，牙齿移离侧骨新生，同侧牙槽骨厚度增加。对于前牙需要较多内收牙齿的舌腭侧及需要唇向移动牙齿的唇侧骨板厚度应给予关注，牙齿移向侧骨板的厚度制约着牙齿移动的量，过多的牙齿移动会造成牙根移向侧的骨板吸收甚至完全吸收，造成牙齿健康风险。治疗设计时，对于突度较大而牙槽骨较薄的患者，可以考虑正颌及根尖下截骨手术方式降低牙齿过度内收所致的牙槽骨及牙根吸收的风险；而对于唇侧骨板较薄需要唇向移动的牙齿，近些年出现的唇侧牙槽骨皮质切开＋植骨手术有降低唇侧牙槽骨开窗开裂的风险。

4. **稳定性风险**　正畸治疗的重要目标之一是获得治疗结果的相对稳定。而保持治疗结果的稳定需从治疗设计时即考虑。牙弓过度开展使牙齿过度倾斜、远离牙槽骨基骨，不良习惯如舌习惯、口呼吸等不能有效破除，唇肌功能不足和舌体位置低下的患者其唇舌肌功能新的平衡能否建立关系到治疗后牙齿的排列能否有效维持。而第三磨牙的发育及后续萌出、下颌生长发育的潜力等都可能威胁治疗结果的稳定性。正畸治疗前需要明确患者是否存在威胁正畸治疗稳定性的因素，在治疗设计时考虑去除或予以针对性设计。虽然正畸治疗主要通过牙齿移动控制实现矫治，但是，正畸医生不应忽视肌肉及软组织对牙齿及牙弓关系的影响，关注不良习惯和唇舌肌功能及进行必要的肌肉训练有利于治疗结果的稳定。如舌体位置低下的患者，其牙弓宽度关系和垂直关系的维持存在一定风险，正畸治疗方案应强化舌的上抬训练，以利于治疗的顺利进行和治疗结果的稳定。对于Ⅲ类错𬌗及前牙开𬌗的患者，治疗后患者下颌继续生长是威胁治疗结果稳定的因素，所以选择在生长基本完成后开始正畸治疗的风险相对降低。

七、矫治器选择

矫治器是实现错𬌗畸形矫治的工具，根据患者的情况选择适合的矫治器便于保证治疗效果、简化治疗的程序或进行治疗控制。一般来讲，早期矫治时由于患者年龄较小，为了便于患者戴用及清洁，采用的矫治器以简单或活动矫治器为主。但是为了保证更好的固位上颌腭开展，前方牵引治疗多为固定的口内矫治器。

恒牙期的综合治疗，原则上常用的固定矫治器都可以作为应用选择。固定矫治器的优势是对牙齿有较好的控制，窄托槽矫治器对牙齿的约束较小，但对牙齿扭转、倾斜及转矩的控制不如较宽的托槽；舌侧矫治器与唇侧矫治器加在牙齿上的力线与抗力中心的关系不同，因而对牙齿控制的情况不同，舌侧矫治器应用时对前牙转矩的控制需要额外注意。现代固定矫治器无论唇侧矫治器还是舌侧矫治器，一般均为直丝弓矫治器系统。不同产品具有自身的优点与不足，治疗中需要特别关注的点不同。无论选择哪种矫治器，正畸医生均应熟悉矫治器系统的特点及操作控制的要点，根据患者的错殆情况进行适当的调整与控制，才能获得理想的矫治结果。

无托槽隐形矫治器因其显著的美观性受到广大患者的喜爱，由于其全包绕牙弓，与传统的固定矫治器力学系统明显不同且较复杂。受其现有的矫治器材料性能的限制，对牙齿的控制稍有不足，一些牙齿移动类型的实现率较低，需要在设计时考虑到这些不足并进行过矫治设计，有时还要配合种植体、片段弓、固定矫治器或颌间牵引等。另外，隐形矫治器由于属于活动矫治器，需要患者有很好的依从性，以保证足够的戴用时间。

第四节　矫治设计实例

一、矫治设计中的综合考虑

【主诉】 牙列不齐。

【一般情况】 12 岁，女性，月经初潮 11.5 岁。父母均存在牙列不齐。无不良习惯，无明显替牙障碍，左上乳磨牙 4 个月前脱落，恒牙尚未萌出。

【临床检查】（图 6-29）

1. 面部检查　正面检查：面部基本对称，面部垂直向比例基本正常；唇自然闭拢，唇间关系正常，唇齿关系正常，笑线高度正常，笑弧基本正常，颊廊略大。侧面检查：患者为直面型，面部突度基本正常，鼻唇颏关系正常。

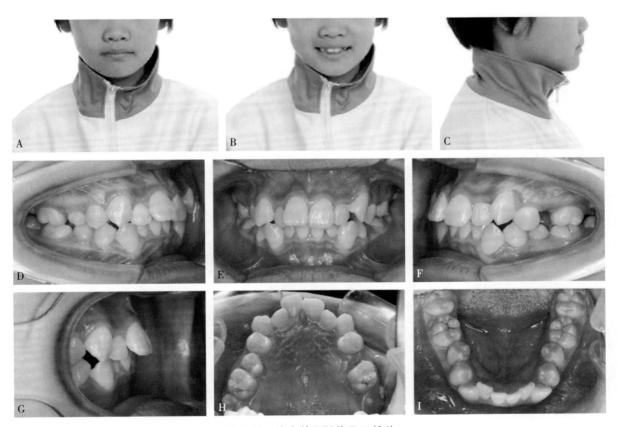

图 6-29　治疗前面殆像及 X 线片

A ~ C. 显示患者面部基本对称，唇齿关系正常，唇部略突　D ~ I. 上下颌牙列中度拥挤，前牙覆殆 I 度，深覆盖 I 度，25 未萌出，左侧磨牙远中关系

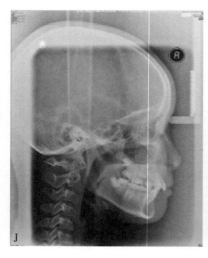
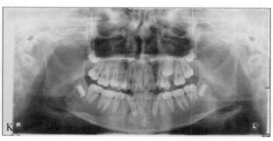

图 6-29（续）

J、K. 头颅侧位片显示患者骨骼关系为Ⅰ类，唇部略突，曲面断层片显示牙胚均存在，25 萌出中

2. 口内检查　27 正在萌出，25 尚未萌出；右侧磨牙中性关系，左侧磨牙远中尖对尖关系，双侧尖牙远中关系；上下牙弓中线一致，前牙Ⅰ度深覆𬌗、Ⅰ度深覆盖（5 mm）；上牙列拥挤 6 mm，下牙列拥挤 6 mm。15 牙体较小。患者口腔卫生状况一般。46 及 26 存在窝沟着色，探诊粗糙，口内无充填体。牙龈边缘略红肿，附着龈宽度正常，牙槽基骨欠丰满。

3. X 线检查　全口曲面断层片显示，无缺失牙，25 约 90° 扭转，牙根发育大部分完成，25 萌出间隙不足。双侧髁突形态基本对称，未见明显骨吸收，双侧升支对称。头影测量结果见表 6-1。

4. 功能检查　双侧颞下颌关节未触及疼痛、弹响，开口型及开口度正常。患者无既往颞下颌关节不适症状。

表 6-1　治疗前后头影测量比较

测量项目	正常值		测量值	
	均值	标准差	治疗前	治疗后
SNA	82.80°	4.00°	76.9°	75.5°
SNB	80.10°	3.90°	73.6°	73.0°
ANB	2.70°	2.00°	3.3°	2.5°
FH-NP	88.6°	3.0°	89.6°	89.6°
NA/PA	4.9°	3.0°	5.6°	3.4°
U1/NA	22.80°	5.70°	23.4°	21.7°
U1-NA	3.50 mm	6.50 mm	5.2 mm	2.8 mm
L1/NB	30.50°	5.80°	22.4°	23.8°
L1-NB	6.70 mm	2.10 mm	3.4 mm	3.7 mm
U1/L1	124.20°	8.20°	130.8°	132.2°
U1/SN	105.70°	6.30°	102.1°	99.6°
MP/SN	32.50°	5.20°	33.9°	33.7°
MP/FH	31.10°	5.60°	27.3°	27.4°
L1/MP	93.90°	6.20°	92.0°	93.7°
Y 轴角	60.3°	3.4°	60.0°	60.1
Pg-NB	1.00 mm	1.50 mm	1.7 mm	2.4 mm

【诊断】

安氏 II^{1s}，毛氏 $I^1 + II^4 + IV^1$，骨性：I 类，均角。

【问题列表】

1. 牙列中度拥挤（上下牙弓 6 mm）。

2. 左侧磨牙远中关系，尖牙远中关系。

3. 前牙深覆盖 5 mm，深覆殆 I 度。

4. 25 扭转，15 小牙。

5. 26、46 窝沟浅龋。

6. 口腔卫生一般。

【问题分析总结】

1. **间隙分析**　上颌拥挤 6 mm，解决拥挤问题需要牙弓中提供 6 mm 间隙；前牙覆盖大约 5 mm，减小覆盖至 2 mm 左右需要牙弓中提供约 6 mm 间隙，牙弓中需要 12 mm 间隙。上颌拔除前磨牙提供间隙约 14 mm，上颌磨牙的近中移动不能超过 2 mm。因为左侧磨牙为远中关系而牙弓中线居中，所以以左侧磨牙不能向前移动。右侧磨牙可以近中移动 2 mm 左右。下颌拥挤 6 mm，Spee 氏曲线深度为 3 mm，整平曲线需要牙弓中提供 3 mm 间隙，加上 6 mm 拥挤，共需间隙 9 mm，拔除前磨牙提供 15 mm 间隙，磨牙可以近中移动 3 mm 左右。

2. **面型考虑**　患者现有面型为直面型，鼻唇颏关系基本正常，目前下唇略突，拔牙治疗后，上前牙略内收，有利于下唇突度减小。因为患者面部突度基本正常，无须过度减小唇的突度。

3. **支抗考虑**　根据间隙分析结果，上颌支抗为强支抗，下颌为中支抗。上颌可能需要辅助装置，增加支抗。

4. **口腔健康**　治疗前口腔卫生状况一般，需要强化口腔卫生宣教；26、46 浅龋，建议患者牙体牙髓科就诊进行治疗。患者治疗愿望强烈，依从性较好，口腔卫生控制难度不大。牙齿钙化良好，口内龋齿较少，牙体风险较小。

5. **关于治疗难度及牙量匹配的考虑**　15 小牙，25 为 90° 扭转牙，如果选择拔除第二前磨牙，治疗后会增加牙量的协调性，便于建立良好的咬合关系，无需进行扭转牙的矫治，即减小了治疗难度。虽然间隙分析提示上颌为强支抗，但是应用有效的支抗控制机制，有效控制磨牙支抗后可以获得良好结果。

【治疗计划】

方案一

1. 口腔卫生宣教，牙体牙髓科就诊。

2. 拔除上颌第一、下颌第二前磨牙。

3. 上颌强支抗，下颌中支抗（Nance 弓戴入后拔牙）。

4. 直丝弓矫治器（金属）。

5. 活动保持器保持，观察第三磨牙发育情况，必要时拔除。

方案二

1. 口腔卫生宣教，牙体牙髓科就诊。

2. 拔除 4 颗第二前磨牙。

3. 上颌强支抗，下颌中支抗。

4. 直丝弓矫治器（金属）。

5. 活动保持器保持，观察第三磨牙发育情况，必要时拔除。

【方案确定】

综合考虑牙量协调及扭转牙治疗的复杂性及稳定性，选择方案二进行治疗。采用 Nance 弓增加支抗控制，两步法关闭拔牙间隙。治疗中注意轻力的应用，避免力量过大造成的牙齿失控及对牙槽骨和牙根的副作用。治疗后牙齿排列整齐，覆𬌗覆盖正常，咬合关系良好（图 6-30）。

　　治疗前后的头影测量分析及面型对照见图 6-30 和图 6-31。显示治疗结果符合治疗前设计，患者面型改善，鼻唇颏关系更加协调。通过治疗控制下颌磨牙近中移动，上前牙略内收，在解决了患者牙列拥挤的主要问题后，实现了唇部突度的轻度内收，改善了面型。

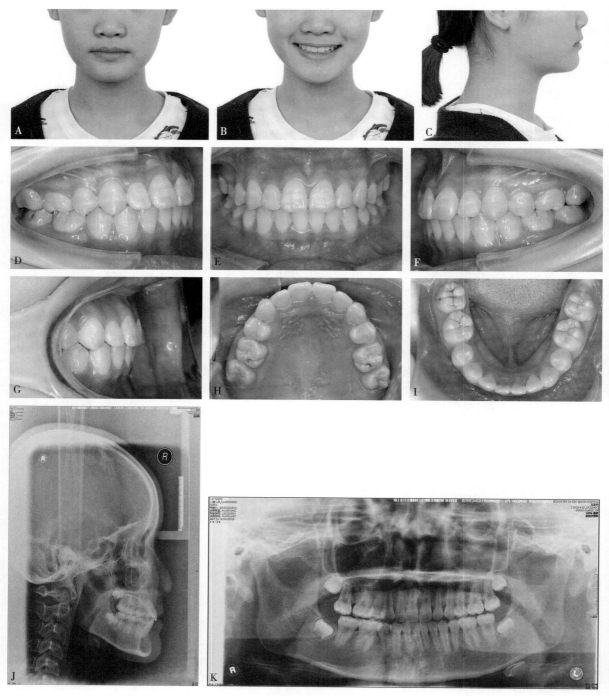

图 6-30　正畸治疗后面𬌗像及 X 线片

A ~ C. 治疗后唇齿关系正常，唇部突度改善　D ~ I. 治疗后牙列整齐，覆𬌗覆盖正常，尖牙及磨牙中性关系
J. 颌间关系正常，前牙覆𬌗及覆盖正常　K. 牙列整齐，第三磨牙发育中

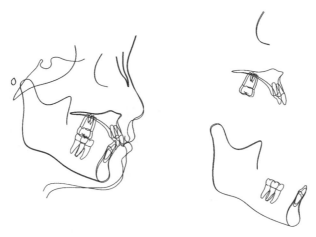

图 6-31 治疗前后侧貌及牙齿移动的对比

二、双期矫治还是单期矫治

【主诉】 上牙前突。

【一般情况】 女性，12 岁。

【临床检查】（图 6-32）

1. **面部检查** 正面检查面部不对称，左侧面部宽度及高度均大于右侧，左侧颏结节大于右侧。侧面检查发现，患者基本为直面型，颏部发育良好，颏唇沟较深，面部突度基本正常；面下高略小。

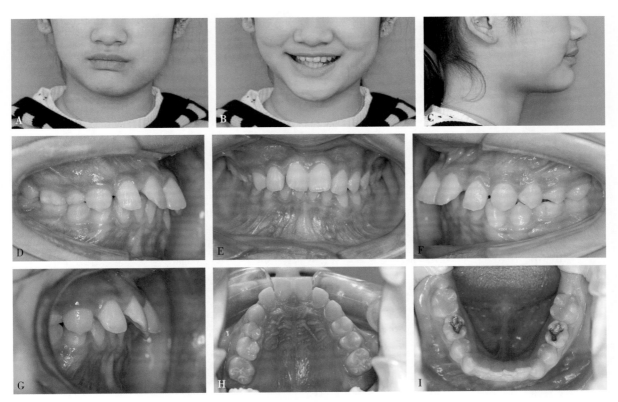

图 6-32 治疗前面𬌗像及 X 线片

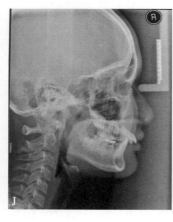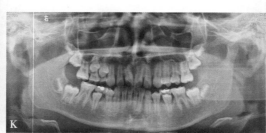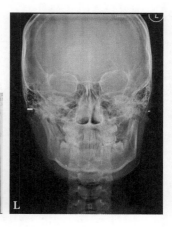

图 6-32（续）

2. 口内检查　口腔卫生一般，菌斑中等，轻度牙龈红肿，角化龈宽度正常。替牙𬌗，54、55、75、85 未替换，75、85 𬌗面银汞充填体，54 近远中𬌗面龋；磨牙远中尖对尖关系，双侧尖牙远中关系，前牙Ⅲ度深覆𬌗，覆盖 8 mm。上牙弓间隙 5 mm，下牙弓间隙 4 mm（替牙间隙）。

3. X 线检查　全口曲面断层片显示 18、28、38、48 牙胚发育中，54、55、75、85 牙根明显吸收，14、15、35、45 牙根发育 2/3。17、27、37、47 𬌗面无牙槽骨覆盖。右侧髁颈略细，双侧髁突形态基本对称，未见明显骨质破坏。头颅后前位片显示面部宽度在颧弓水平即表现出两侧不对称，𬌗平面略向左上倾斜。头颅侧位片显示下颌后缩，上前牙唇倾，面部突度基本正常，面下 1/3 略短，颈椎约 CS Ⅲ -CS Ⅳ（头影测量结果见表 6-2）。

4. 颞下颌关节及口颌功能检查　未见关节异常，下颌运动正常。

表 6-2　治疗前后头影测量结果对比

测量项目	正常值		测量值	
	均值	标准差	治疗前	治疗后
SNA	82.80°	4.00°	82.8°	80.9°
SNB	80.10°	3.90°	77.3°	78.6°
ANB	2.70°	2.00°	5.5°	2.3°
FH-NP	88.6°	3.0°	82.1°	85.0°
NA/PA	4.9°	3.0°	2.0°	3.0°
U1/NA	22.80°	5.70°	46.0°	25.4°
U1-NA	3.50 mm	6.50 mm	10.2 mm	3.5 mm
L1/NB	30.50°	5.80°	23.1°	21.3°
L1-NB	6.70 mm	2.10 mm	2.0 mm	3.1 mm
U1/L1	124.20°	8.20°	120°	130.2°
U1/SN	105.70°	6.30°	118°	106.2°
MP/SN	32.50°	5.20°	28°	28.2°
MP/FH	31.10°	5.60°	21.9°	22.0°
L1/MP	93.90°	6.20°	91.0°	97°
Y 轴角	60.3°	3.4°	67.0°	67.0°
Pg-NB	1.00 mm	1.50 mm	3.7 mm	2.0 mm

【诊断】　安氏Ⅱ^1，毛氏Ⅱ^2+Ⅰ^2+Ⅳ^1，骨性：Ⅱ类，低角。

【问题列表】

1. 面部不对称。

2. 颏唇沟深。

3. 前牙深覆盖、深覆殆。

4. 上前牙唇倾。

5. 磨牙及尖牙远中关系。

【问题分析总结】

1. 患者面部的不对称主要表现在宽度上，从颧弓水平直至颏结节。升支高度和髁突长度基本对称。患者拒绝接受手术治疗，接受面部的不对称。治疗不再涉及患者不对称的解决问题。

2. 患者存在的颌间矢状向不调明显，磨牙远中，前牙覆盖 8 mm，患者颏部形态正常，B 点后缩。下颌前移姿势位面型良好，可以考虑采用前导下颌改善患者深覆盖、深覆殆问题。患者处于生长发育高峰期，根据问诊，近 1 年仍有明显身高变化，可以考虑功能矫治器治疗。通过下颌前导治疗，有可能避免恒牙期的拔牙矫治。

3. 目前患者后牙覆盖较小，下颌前导后宽度关系可能欠协调，所以功能矫治器应设计上颌扩弓装置，调整上颌牙弓宽度，为下颌前移做好准备。患者面下高度略小，下颌平面角略低，功能矫治器前移下颌建殆后会对面下高度有一定的改善。

4. 根据下颌生长改良的结果，再行评价患者牙弓突度、牙列拥挤、磨牙关系、Spee 氏曲线等情况，制定Ⅱ期治疗的方案。经过Ⅰ期治疗后，前牙覆殆覆盖关系基本正常，双侧磨牙及尖牙的远中关系解除，患者下牙弓存在约 4 mm 间隙，两侧平均的 Spee 氏曲线曲度是 3 mm，牙弓间隙可以足够 Spee 氏曲线的整平而避免下前牙过度的唇倾；患者面部突度正常、上颌牙弓突度正常，可以通过不拔牙治疗获得理想咬合关系。

【治疗计划】

方案一

1. 双期矫治。

2. Ⅰ期治疗选用 Twinblock 矫治器上颌扩弓，前导下颌改善前牙深覆盖深覆殆。

3. Ⅱ期治疗计划根据功能矫治器治疗结果决定，存在拔牙治疗可能性。

方案二

1. 等待恒牙萌出及建殆后开始治疗。

2. 拔除上颌第一、下颌第二前磨牙。

3. 上颌强支抗，下颌弱支抗。

4. 内收上前牙，打开咬合（Ⅱ类牵引），改善磨牙与尖牙关系。

5. 接受面部不对称。

患者选择方案一，接受双期矫治。功能矫治器治疗后，患者磨牙关系右侧为中性偏近中，左侧近中尖对尖；牙列无明显拥挤，前牙覆盖覆殆正常，患者面型良好，存在平均 3 mm Spee 氏曲线；上下前牙唇倾度及突度正常，下颌平面角偏低（图 6-33）。故Ⅱ期治疗计划为：

1. 不拔牙治疗。

2. 固定矫治器。

3. 排齐牙列，调整咬合关系。

治疗后患者面型良好，唇间关系及唇齿关系正常，牙齿排列整齐，咬合关系正常，前牙覆殆覆盖正常。牙弓中线一致，下前牙略唇倾，面部仍存在一定的不对称，达到治疗设计（图 6-34，图 6-35）。

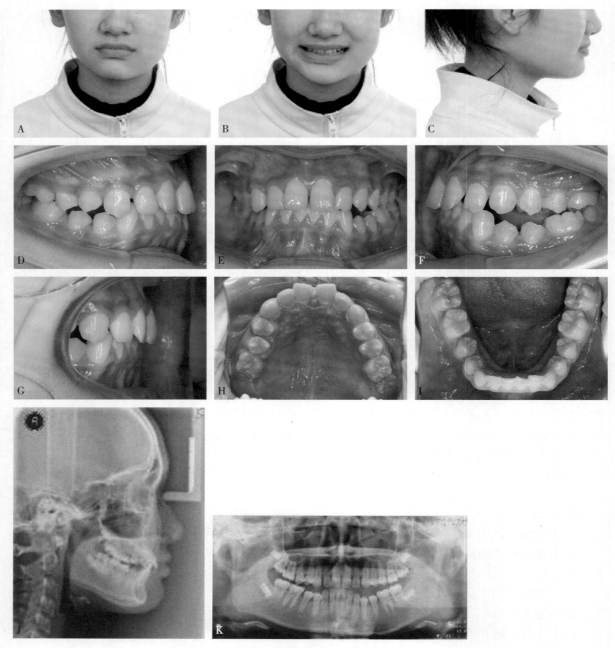

图 6-33 功能矫治器治疗后

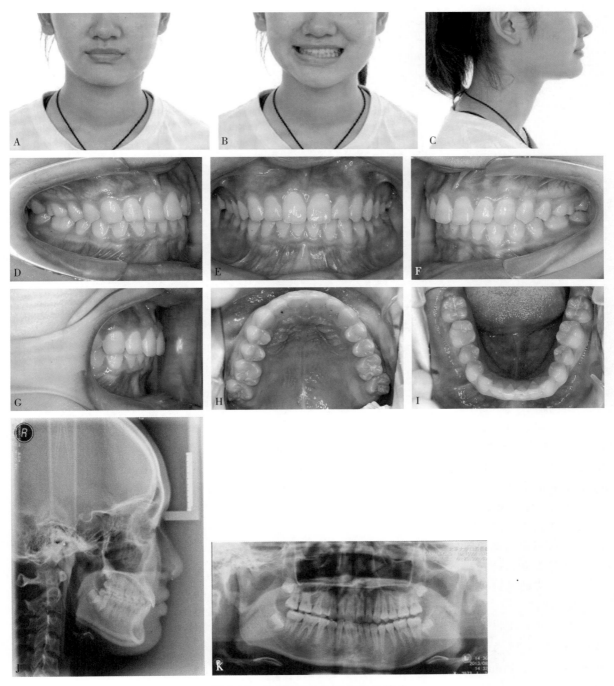

图 6-34　治疗后患者面殆像及 X 线片

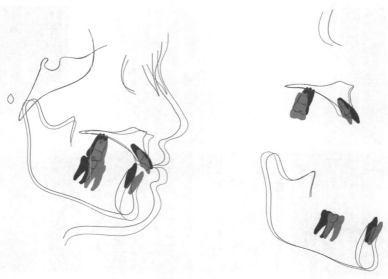

图 6-35 治疗前后头影测量重叠图

综合思考题

案例题一

患儿男，11岁，第二恒磨牙尚未萌出，余牙均已替换。双侧磨牙中性关系，上牙列拥挤 6 mm，下牙列拥挤 5 mm。前牙覆盖 5 mm，覆𬌗 Ⅱ 度。Spee 氏曲线曲度约 4 mm。SNA 83°，SNB 79°，U1-SN 108°，L1-MP 95°，NA-PA 10°，U1-NA 6 mm，L1-NB 6 mm，UL-E 2 mm，LL-E 4 mm，MP-SN 35°，11、21 邻面龋坏，未治疗，36、46 龋坏已充填，未见根充治疗影像。口腔卫生一般。牙龈轻度红肿。

1. 请列出患者的诊断。
2. 请列出患者的问题列表。
3. 间隙分析情况如何？
4. 患者的治疗设计是什么？

案例题二

患儿女，11岁，面部前突求治。口外检查：侧面观凸面型，开唇露齿，颏唇沟较深。口内检查：15、25、35 尚未替换，第二磨牙未萌出。双侧磨牙远中尖对尖，覆合 Ⅲ 度，覆盖 Ⅱ 度，上颌切牙唇倾，有 3 mm 散在间隙。X 线头影测量结果：SNA 83°，SNB 78°，1-SN 110°，1-MP 95°，MP-SN 35°，颈椎 CV Ⅱ。

1. 请列出患者的问题列表。
2. 该患者的最佳治疗时机是何时？
3. 针对该患者的治疗设计是什么？

（李巍然）

拓展小故事及综合思考题参考答案见数字资源

参考文献

1. Proffit W R，Fields H W，Sarver D M. Comtemporary Orthodontics.5th ed. Singapore：Elsevier，2014.
2. 林久祥，李巍然 . 现代口腔正畸学 .5 版 . 北京：北京大学医学出版社，2021.

第七章

支抗设计及应用

◎ **学习目标**

基本目标

1. 学习支抗的概念，掌握影响支抗值的因素和支抗控制的方法。
2. 学习结合牙齿移动目标位置和间隙分析，确定支抗设计的思路。
3. 掌握中难度病例的支抗设计。

发展目标

1. 进一步理解和掌握三维方向的支抗控制。
2. 理解生理性支抗丢失的概念。
3. 掌握治疗中及时发现和处理支抗丢失的方法。

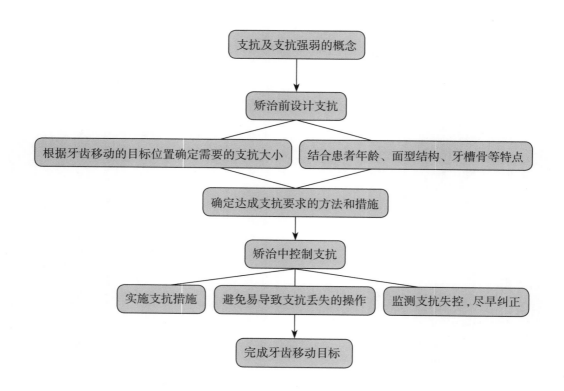

正畸矫治过程中，任何施加于矫治牙使其移动的力必然同时产生一个方向相反、大小相同的力，即抵抗矫治力反作用力的结构，称为"支抗"（anchorage）。这些结构可以是牙齿、牙弓、硬腭、口唇肌肉或颅面骨骼。比如方丝弓矫治器使牙齿移动的过程，就是在弓丝形变力及额外矫治力作用下采用其中一部分牙齿作为支抗，移动另一部分牙齿的过程。定义作为支抗的牙齿将抵抗矫治力产生的反作用力对其的作用，要求尽量不移位或少量移位，以保持良好的咬合关系，因而必须对支抗牙齿做有效的控制，以配合其他牙弓、硬腭、口唇肌肉或颅面骨骼，辅助需要移动的牙齿按设计要求的方向及程度移动。了解支抗在正畸牙齿移动中的作用，不同牙齿作为支抗的强度，影响牙齿支抗强度的因素，增强支抗的方法及在正畸治疗过程中合理设计和控制支抗，是正畸医生需要掌握的内容。

第一节　支抗的定义和相关问题

一、支抗的定义

如前所述，正畸矫治过程中，任何施加于矫治牙使其移动的力必然同时产生一个方向相反、大小相同的力，能抵抗矫治力反作用力的结构定义为"支抗"（anchorage）。这些结构可以是牙齿、牙弓、硬腭、口唇肌肉或颅面骨骼。

正畸治疗中常常依据前牙的合理位置来确定正畸牙齿移动的目标位置，因而前牙常常作为移动牙，将后牙作为支抗，抵抗矫治力产生的反作用力对其的作用，以达到前牙移动的目的。临床正畸医生最常关注的就是如何增强后牙支抗，设计充分的支抗，尽量使支抗部分的受力分散在多个支抗牙上，而这种作用在支抗牙上的力，不致使支抗牙移位或仅发生极少量的移位。支抗不充分，即会出现在矫治牙的移动过程中，支抗牙亦发生移位而致关系紊乱，或因支抗牙移位而占用牙列间隙造成矫治困难。

但正畸牙齿移动的过程不能简单地理解为将后牙作为支抗（配合其他装置增强后牙支抗）来移动前牙的过程，而是常常依据正畸目标位置，后牙也需要有一定的相对移动。正畸牙齿移动也可以理解为，是以后牙为支抗（不移动）、移动前牙到达目标位置，和以前牙为支抗（不移动）、移动后牙相结合的过程。所以在正畸治疗中支抗牙的设计通常不需要保证完全不移动，而是通过设计和利用影响支抗强度的因素，调整作为支抗牙和被移动牙的移动比例。而且正畸治疗中的每个受力过程都需要随时考虑哪些是被移动牙、哪些是支抗牙，它们的支抗强度对比是否合适。每次复诊过程也同时要随时检查之前加力过程的支抗设计是否合适，需要时进行调整。

二、牙齿的支抗值

（一）根周膜面积

正畸治疗中牙齿受到一定程度的外力后会发生移动，牙列中需要移动的牙齿被称为移动牙，提供支抗作用而不希望被移动的牙齿称为支抗牙。但临床中支抗牙和移动牙是相对的，任何牙齿都有支抗作用。同样方式、移动不同牙齿所需的力值不相同，即启动牙齿移动的阈值不同，由此形成了支抗作用的差异。较轻的力值作用下，达到支抗作用较弱牙齿（或者一组牙）的阈值，则相对快速移动。只要确认力值没有达到支抗作用较强牙齿的阈值，就能提供很好的支抗控制，这部分牙齿（或者一组牙）几乎不动。这与每个牙齿的根周膜面积有关，牙齿的根周膜面积越大，使其移动所需要的力值越大，阈值就越高，其支抗作用也越强。因此，可以用牙齿的根周膜面积来体现牙齿的支抗值（表7-1）。在上颌牙齿中，第一恒磨牙的根周膜面积最大，之后依次为第二恒磨牙、尖牙、第一前磨牙、第二前磨牙和中切牙，根周膜面积最小的是侧切牙。下颌牙齿也有相似的顺序，只是根周膜面积最小的为中切牙。需要移动的牙齿和作为支抗的牙齿的支抗值之差较大时，即启动移动牙和支抗牙移动的力值阈值相差较大时，更容易找到合适的力值，保证以移动牙的移动为主，支抗牙较少移动。支抗牙与移动牙的根周膜面积比达到 4：1 时，只要选择启动移动牙移动的合适力值，支抗牙就基本稳定。

表 7-1　牙齿的根周膜面积（mm²）

	中切牙	侧切牙	尖牙	双尖牙	第一恒磨牙	第二恒磨牙
上颌	230	194	282	254	533	450
下颌	170	200	270	240	475	450

牙齿启动移动后，根周膜承受的压力与牙齿移动程度存在相互关系。根周膜受到的压力等于施加于牙齿上的力除以根周膜面积。随着压力增加，牙齿移动加速，直到达到临界点，在随后的很大范围内处于平台区，压力继续增加，而牙齿移动速率几乎不变。在极重力作用下，牙齿移动速率降低。正畸治疗最适力的定义为，能够产生最大反应或接近最大反应的最轻力，即前面提到的临界点。事实上，牙齿移动的阈值相当低。正畸治疗中支抗牙并不是完全不动，但其根周膜面积总和比移动牙更大，则单位根周膜面积承受的压力较移动牙小。当移动牙受到最适矫治力而支抗牙受到的压力远小于最适矫治力时，则支抗牙移动较少（支抗受到保护），以移动牙移动为主。当施加的力继续加大，在根周膜形成的压力对于移动牙和矫治力都处于平台区时，支抗牙发生与移动牙相同距离的移动，则支抗有丢失。与前述的牙齿移动阈值相似，加大移动牙和支抗牙的最适力值的差异，有利于减小支抗牙移动，保护支抗。同样与根周膜面积相关。

（二）影响牙齿支抗值的因素

1. **牙根形态与表面积**　牙齿的根周膜面积不同，会产生不同的支抗作用，归根结底是牙齿受力后受压区的根周膜面积差异，并不是整个根周膜的面积差异。因而每个牙齿的牙根形态决定了其牙根颊舌侧移动和近远中移动时，所形成受压区的根周膜面积不同，使牙齿体现出来的支抗值也有不同。不同牙齿同样方向的牙齿移动时，如果牙根形态有差异，形成的受压区根周膜面积不同，则支抗值也不同。

2. **牙槽骨高度**　当牙周组织病变造成牙槽骨吸收时，会导致受压区的根周膜面积减小，该牙的支抗值也会相应减小。在对牙周病患者和牙根较短患者进行正畸治疗时应特别注意，由于牙齿支抗值的降低，一般较小的矫治力就可以使牙齿移动。如果力值偏大，可能造成支抗牙的移动，而且可能对牙槽骨高度降低和（或）牙根偏短的牙齿造成损伤性改变，出现牙齿松动。

3. **牙根周围组织结构**　牙槽骨在结构上分为松质骨和皮质骨。正畸牙齿的移动是牙根在松质骨中的移动。当牙根和皮质骨接触时，因为皮质骨很难被吸收，所以这时牙齿的移动会明显减慢。这样做虽然可以增强牙齿的支抗，但也有可能造成牙根吸收。在治疗中需要应用骨皮质支抗时，同时也要兼顾牙齿安全的考虑，对于内收较多的前牙，尤其是上切牙牙根与较致密的骨皮质长时间接触并产生压力时，易产生根吸收及牙槽骨吸收的风险，应予以高度的重视。牙槽骨骨质密度也是影响因素的一个方面。下颌骨密度要高于上颌骨密度，这也是上下颌磨牙支抗差异的一个因素，下颌磨牙支抗一般强于上颌磨牙。高角患者的骨密度较低角患者低，相对牙齿容易移动，则牙齿支抗较弱。

4. **牙齿的移动方式**　牙齿受矫治力移动时，根周膜的相应区域形成受压区和牵张区。牙齿的移动方式不同，其根周膜受压区启动牙槽骨改建所需的负荷大小并不一致。倾斜移动时位于牙槽嵴顶和根尖处的牙周膜受力；整体移动时，几乎所有牙周膜均受力（图 7-1）。如果移动牙齿所需的单位牙周膜面积的压力一定，则整体移动牙齿所需的力就会大于倾斜移动牙齿所需的力，整体移动时受压区牙周膜启动牙齿移动的负荷大于倾斜移动的牙齿。因此，做整体移动牙齿的支抗值要大于倾斜移动牙齿的支抗值，一般是倾斜移动的 2 倍。

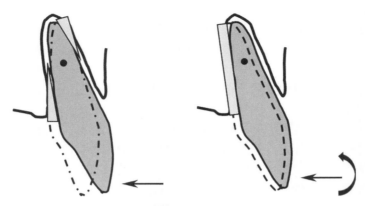

图 7-1　倾斜移动与整体移动的受压区

三、支抗的类型

（一）按照支抗来源分类

根据提供支抗的部位（抵抗反作用力的部位）不同，可将支抗分为以下四类，其中前三类均为口内支抗。

1. **颌内支抗**　在一个牙弓内，利用某些牙齿或者结构作为支抗，移动该牙弓中的其他牙齿。例如，用 3 个后牙（第二双尖牙、第一磨牙和第二磨牙）作为支抗牙，拉尖牙向远中。利用上颌腭部做支抗的 Nance 弓，以及同一颌内安放种植体做支抗都属于此类。

2. **颌间支抗**　由单颌的整个牙弓提供支抗，以移动对颌的若干牙齿。例如，用下颌牙弓整体作为支抗，通过Ⅱ类牵引减小前牙覆盖（图 7-2）。

3. **软组织支抗**　由口唇肌提供的支抗。例如，用唇挡直立下颌磨牙，下唇肌组织为支抗来源。

4. **口外支抗**　由颅、颌、面骨提供支抗。例如，口外唇弓推上颌磨牙向远中或限制上颌发育时，由枕骨、顶骨和颈部作为支抗（图 7-3）。

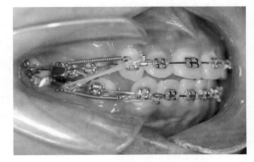

图 7-2　Ⅱ类颌间牵引调节支抗

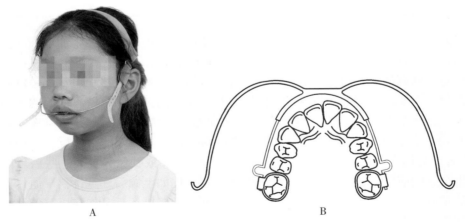

图 7-3　口外支抗
A. 戴用口外弓头帽面像　B. 口外弓放置的示意图

（二）按照支抗强弱分类

在正畸拔牙病例治疗中要完成关闭拔牙间隙，多数病例拔牙的主要原因是牙列拥挤和前突，拔牙间隙主要由前牙的向后移动占据。根据关闭间隙时允许后牙前移的量，可将支抗类型分为强、中、弱 3 种。

1. **强支抗**　强支抗设计时允许后牙前移量不超过拔牙间隙的 1/4，拔牙间隙大部分为前牙后移占据，后牙只有少量前移。

2. **中度支抗**　这种支抗设计允许后牙前移量为 1/4 ~ 1/2，前牙后移占据拔牙间隙的一半稍多。

3. **弱支抗**　这种支抗设计允许后牙前移量超过拔牙间隙量的 1/2，拔牙间隙多数由后牙前移来完成，前牙后移的量较少。选择弱支抗实际上是消耗后牙支抗，这时可能需要有些措施来增强前牙支抗，使前牙位置基本保持稳定而有利于后牙前移。

根据正畸牙齿移动的目标位置，明确治疗中前后牙占据间隙的比例，确定需要的支抗类型，并采取相应措施调整控制前后牙的支抗是正畸治疗成败的关键之一。

四、支抗的设计

（一）根据前牙移动的目标位置设计支抗

确定正畸病例的矫治方案时，根据患者主诉、矫治目的和牙颌面情况，正畸医生应明确前牙移动的目标位置，测量目前牙齿位置与目标位置的差距、牙列拥挤及整平𬌗曲线等需要的间隙量，确定拔牙与否和支抗设计。矫治的主要目的有解除拥挤、排齐牙列，前牙回收、改善突度，打开前牙咬合、整平𬌗平面等，正畸医生常常需要给患者设定前牙的合理位置，进而确定其他牙齿的移动目标。间隙分析与计算需要结合前牙的拥挤度、整平 Spee 氏曲线和调整前牙位置（唇倾角度）等。在进行间隙分析时，前牙合理唇倾角度的设定需要根据存在矢状向骨性不调（骨性 Ⅱ 类和骨性 Ⅲ 类）和垂直向骨性不调（高角和低角）的情况进行调整。进行总的间隙分析计算所有间隙需求后，确定前后牙占据拔牙间隙的比例，由此决定拔牙设计和基本的支抗设计（表 7-2）。

表 7-2　强中弱支抗的基本设计措施

	上颌	下颌
强支抗	种植体、口外弓	种植体、口外弓
中度支抗	拔 4、腭弓 /Nance 弓	拔 4、唇挡
弱支抗	拔 5	拔 5

其中口外弓是在种植体广泛用作正畸支抗应用于临床之前、下颌最强的增强支抗的方法，通过在上颌佩戴口外弓、增强上颌后牙支抗，再配合 Ⅲ 类牵引来移动下颌前牙。

需要注意和强调的是，后牙段的错𬌗需要优先矫治。正畸牙齿移动通常都是以后牙区作为稳定的支抗部位，主要是前部的牙齿移动。间隙分析、所需间隙都是以磨牙前面的牙列作为移动目标来计算的，因而后牙区默认为基本正常、没有间隙的不调，不需要明显调整。但实际错𬌗畸形中后牙也会有各种不调的表现，比如宽度的不调，表现为后牙的多牙反𬌗或锁𬌗；后牙拥挤（图 7-4），表现为局部的间隙不足、后牙阻生、单颗牙反𬌗或锁𬌗等。而这些后牙区的错𬌗在矫治过程中也会影响前牙间隙的分析和拔牙间隙的利用。比如上颌后牙宽度狭窄通过横向扩弓协调了上下颌的宽度后，能增加上颌前牙段的间隙，有利于拥挤排齐。又如在以往的评价中通常没有把后牙的拥挤计算在需要间隙中，由此进行了拔牙和支抗设计后，在排齐牙列过程中会出现后牙前移占据拔牙间隙，造成支抗丢失。因此，在后牙存在错𬌗时，要把后牙矫治需要的间隙考虑在内。从支抗控制的角度，尽可能先解除后牙宽度不调和拥挤。

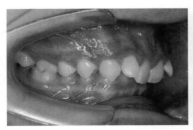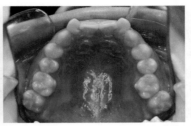

图 7-4 患者右侧第二磨牙锁𬌗，表现为上牙列第一、第二磨牙拥挤

（二）垂直骨面型

除了上面根据间隙分析得到基本的支抗设计，垂直骨面型对牙齿移动和磨牙支抗的影响也要考虑在内。下颌平面角较高的患者闭口肌群较弱，颌骨骨密度低，磨牙容易前移，支抗易丢失，如果拔牙矫治，应在基本支抗设计的基础上，考虑加强后牙的支抗控制；下颌平面角较低的患者则相反，其闭口肌群较强，颌骨骨密度高，磨牙不易前移、升高，天然具有较强的支抗，治疗中要注意加强前牙的支抗，不要过度内收前牙。而在矫治设计上，在可拔牙可不拔牙的情况下，慎重考虑拔牙。

（三）前牙回收方式

不同牙齿移动方式需要的矫治力大小不同，牙齿的控根移动和整体移动所需的力大于倾斜移动牙齿所需的力。那么支抗牙在前牙整体回收过程中所承受的反作用力也要明显大于在倾斜移动回收过程中的反作用力。这时对后牙支抗的设计需要比可以通过倾斜移动达到同样的牙齿目标位置的患者的支抗设计再增强。比如，同样是上颌切端需要回收 3 mm，如果上颌前牙唇倾角度正常，在回收前牙时需要控根移动，保持正常的牙齿唇倾角度；如果上颌前牙唇倾角度较大，就是通常所说的唇倾，在回收前牙时可以倾斜移动牙齿，在回收前牙的同时改善牙齿的唇倾角度。相比牙齿的倾斜移动，完成牙齿的控根移动需要较大的矫治力，后牙支抗要求也更高。

（四）根据磨牙关系的不同，调整支抗设计

1. 上下磨牙关系影响上下颌后牙的支抗设计 在磨牙 Ⅰ 类关系的情况下，通常上下颌的支抗强度保持一致，可以根据单颌的支抗需求、上下颌采取同是强支抗、中度支抗或者弱支抗，使上下磨牙前移量相同，磨牙关系保持中性。而磨牙关系处于 Ⅱ 类或者 Ⅲ 类关系时，则需要在上下颌后牙设计差异性的支抗，通过上下磨牙前移量的不同，调整磨牙关系为中性关系。如上颌中度支抗、下颌弱支抗，或者上颌强支抗、下颌中度支抗或弱支抗，使下颌磨牙相对更多地前移，以使 Ⅱ 类磨牙关系变成中性；反之，上颌弱支抗、下颌中度支抗的设计，有利于上颌后牙更多地前移，矫正 Ⅲ 类磨牙关系至中性。

2. 左右磨牙位置差别影响支抗设计 同一牙弓内的两侧磨牙在矢状向位置对称、双侧牙量协调的情况下，矫治后中线才能对正。因此，矫治前磨牙位置已经不对称，即可能存在单侧磨牙前移，前移程度较大，造成双侧磨牙不对称较为明显时，有必要差异设计两侧的后牙支抗，可能需要两侧不对称拔牙。在已经存在磨牙前移的一侧需要加强支抗，或拔除牙弓较前部的牙齿，如拔除第一双尖牙，而另一侧拔除牙弓较后部的牙齿，如拔除第二双尖牙，以利于调整磨牙在矢状向的位置（图 7-5）。

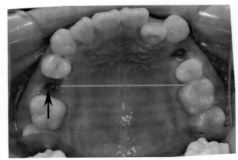

图 7-5 患者左右不对称拔牙调整支抗设计

（五）生长发育

生长发育对支抗的影响有许多方面，需要在正畸治疗中加以关注。第二恒磨牙的萌出有导致第一磨牙向前的力，如果在第二恒磨牙萌出前或者正在萌出时开始拔牙矫治，则在治疗中存在第

一磨牙近中移动、支抗易丢失的风险。为了防止上颌第一磨牙前移，可以采用 Nance 弓控制上磨牙支抗。也有研究观察到，上磨牙在下颌骨的生长发育过程中并不是静止不动的，而是随着下颌骨补偿性地不断向前移动，表现为上磨牙不断前倾。所以在对生长发育期患者进行治疗过程中，拔牙矫治病例也要将这个可能性考虑在内。骨性Ⅱ类高角病例，随着生长发育，下颌向下生长要多于向前生长，有使Ⅱ类关系进一步加重的可能。骨性Ⅲ类低角病例下颌生长正好相反。这些都对支抗设计和控制提出了要求。

第二节　支抗控制

一、三维方向上的支抗控制

支抗控制是通过各种措施来调整移动牙和支抗牙移动的量，使希望移动的牙齿发生最大程度的移动，使不希望移动的牙齿发生最小程度的移动甚至不移动，从而实现治疗结束时上下牙弓达到良好的咬合关系以及牙颌面关系的协调统一。

牙齿在口腔中的位置是三维的，所以支抗控制也应从长（矢状向）、宽（横向）、高（垂直向）3 个维度考虑。为矫治牙弓前后向位置关系的不调，需要进行矢状方向上的支抗控制，正畸临床中狭义的支抗控制就是指矢状方向上的。通过垂直方向上的支抗控制，按照正畸目标位置整平𬌗平面，改善唇齿关系，协调牙和牙槽骨垂直发育。虽然正畸手段对垂直向的控制有限，但是仍会影响最终𬌗关系的稳定和面部垂直高度的协调性。横向支抗控制是用来矫治宽度不调、防止上下牙弓宽度的不利改变而采取的措施和支抗策略。支抗控制贯穿于正畸治疗的整个过程。在矫治设计时就应根据患者的三维方向牙齿目标位置制订支抗措施，在治疗过程中随时检查支抗的控制，调整局部支抗措施，避免不利改变的发生。

（一）矢状向支抗控制

正畸临床中狭义的支抗控制最多考虑的因素就是矢状方向上的支抗控制，也是根据矢状向牙齿正畸的目标位置确定支抗设计，在矫治过程中检查每步牙齿移动步骤，控制支抗，避免支抗牙的不利移动。第一节有关支抗的设计相关内容及本节的支抗控制，也在更多探讨矢状向的控制。

（二）垂直向支抗控制

对于牙齿、𬌗平面及颌骨的垂直向控制，影响着正畸治疗的整体结果。无论深覆𬌗或者还是开𬌗的矫治，都是整平𬌗平面的过程。而𬌗平面整平的机制对治疗后面型及咬合关系影响较大。通过矫治弓丝不断从细到粗、从圆到方、从软到硬地顺序更替，随着矫治弓丝刚度加大，完成整平过程。这个过程是前后牙互为支抗地完成整平，其中后牙的支抗值更大，因而在合理的弓丝更换顺序下，整平力值轻柔，则常常前牙的改变更大。如果过快更换弓丝，可能导致矫治力加大，增加后牙移动的可能，垂直向表现通常是后牙伸长。磨牙的压低移动比伸长更不容易实现，磨牙的伸长对高角患者的矫治不利。为了避免整平过程中磨牙伸长造成下颌平面角的增加，在高角患者要尽量避免"跳越"使用弓丝，甚至需要附加装置加以控制。而调节整个整平过程中前后牙的移动比例，涉及对前后牙齿不同的支抗设计和控制（表 7-3）。在种植支抗出现前，对于后牙的压低是不容易实现的移动。

根据深覆𬌗的形成机制不同，整平𬌗曲线的机制也不同，所以垂直向的支抗设计会有不同。高角患者的深覆𬌗，以前牙伸长为主，打开咬合需要压低前牙，需对后牙的高度加以控制，因而加强后牙垂直向的支抗很有必要，比如用横腭杆、利用舌肌辅助避免后牙伸长，弓丝作用使前牙更多压低移动。而在低角患者的深覆𬌗，其形成机制通常为后牙的萌出不足，因而可以考虑戴用平导，减弱咀嚼肌对后牙垂直向的控制，使后牙更容易萌出，整平牙列，打开咬合。

表 7-3 整平牙列的策略

		前牙	后牙
深覆𬌗机制	前牙过长	弓丝作用：后牙稳定情况下，压低前牙 额外矫治力：种植体、J 钩等压低前牙	增强后牙支抗：横腭杆、种植体、肌肉训练等维持后牙不伸长
	后牙萌出不足	弓丝作用	减弱后牙支抗：平导
开𬌗机制	前牙萌出不足	前牙回收或颌间牵引等伸长前牙	弓丝作用
	后牙过长	稳定前牙；前牙适当回收、相对伸长	后牙前移相对压低后牙；后牙种植体主动压低后牙

𬌗曲线的整平也需要根据形成机制，确定矫治原则，决定支抗控制。开𬌗的形成机制主要取决于后牙 - 齿槽骨垂直发育及前部的唇齿关系，决定通过前牙伸长或后牙压低实现𬌗曲线的调整。一般情况下，高角开𬌗以后牙过长为主，矫治中特别需要控制后牙的高度。对于后牙的控制和矫治，通过后牙前移的楔形效应达到相对压低后牙的效果。近年来广泛应用的种植体支抗也为压低后牙提供了可能。通过前牙垂直牵引或者短牵引作用对前牙高度的控制，也可以将矫治弓丝整平的力量转化为对后牙直立、整平的力量，有利于开𬌗的关闭。利用拔牙间隙前牙的适当回收，通过钟摆效应相对伸长前牙也是开𬌗矫治的原理。

由于垂直向支抗控制存在一定的难度，而且垂直向的改变会显著影响正畸治疗的效果，所以即使对于不存在垂直向错𬌗的患者，或者已经整平的牙列，仍然需要垂直向控制，避免不希望的垂直向改变。

（三）横向支抗控制

对于后牙段宽度不足的矫治，如果单纯使用后牙段弓丝开大的方式，由于后牙的根周膜面积大，支抗强，不但后牙的宽度没能矫正，反而易将尖牙区的宽度压得变窄。因此，后牙段宽度的开展需要额外装置施加矫治力，比如上颌螺旋扩弓装置、分裂基托，或者后牙扩弓辅弓等。

后牙少于 3 颗牙的宽度不调，比如 1 ～ 2 颗牙的反𬌗或锁𬌗，在矫治中常用上下颌间交互牵引的方法，同样需要考虑支抗的设计和控制。首先要判断需要矫治的牙齿位置及宽度不调的主要问题存在于上颌还是下颌，以便确定治疗针对的牙齿和支抗牙齿或部位。有了矫治牙和支抗牙的判断，就要设计支抗牙的位置和增加支抗牙的数目，以便更有效、准确地移动矫治牙，避免支抗牙的移动。如第二恒磨牙的锁𬌗，同时存在上颌颊倾和下颌舌倾，那么常在上颌第二磨牙颊侧和下颌第二磨牙舌侧粘接牵引钩、做交互牵引，此时上下颌第二磨牙互为支抗牙和矫治牙；如果第二恒磨牙的锁𬌗是因为下颌第二磨牙的舌倾形成的，上颌磨牙基本正常，那么下颌第二磨牙为矫治牙、上颌牙齿为支抗牙，则需要上颌第一和第二磨牙一起作为支抗牙，与下颌第二磨牙之间做交互牵引。因交互牵引存在垂直向分力，不适用于锁𬌗牙已经表现出垂直向过长的情况，此时可以使用种植支抗辅助纠正，在矫治锁𬌗的同时做到后牙垂直向压低。

对于存在颌间矢状关系不调的错𬌗畸形，矫治过程中常使用Ⅱ类或Ⅲ类颌间牵引，或者不对称的牵引，由于前牙牵引位置和后牙牵引位置在宽度上存在差异，对后牙的分力容易造成后牙宽度的异常。因此，颌间牵引注意要在稳定弓丝上进行，维持牙列弓形，同时避免长时间使用牵引对后牙宽度的影响。

二、支抗控制的方法

（一）颌内支抗的增强

1. 减小矫治系统内的摩擦阻力 正畸固定矫治器移动牙齿的其中一个原理，就是应用保持性弓丝作为固定和引导，通过弹簧、皮筋、矫治曲等外加作用力，使矫治牙移动。牙齿受到矫治力沿保持性弓丝移动，托槽与弓丝表面之间产生摩擦，这种摩擦力损耗了作用于牙齿的外力，因此必须增加矫治力才能达到移动牙齿的阈值。矫治力的增大会增加支抗牙移动和支抗丢失的可能。所以，矫治中应尽可能减小矫治系统内的摩擦阻力。首先要保证在牙列充分整平排齐后再放入保持性弓丝，弓丝与托槽槽沟无成角阻力时，才可以用外加作用力移动牙齿。如果托槽槽沟与弓丝成角较大，摩擦阻力会成倍增加。比如远中移动尖牙时，矫治力使尖牙冠出现远中倾斜，弓丝与托槽槽沟两端接触出现轻微形变，矫治系统摩擦阻力增大，继续移动牙齿需增大矫治力，如此则易造成后牙的支抗丢失。此时应暂缓加力，给弓丝恢复形态的时间，待牙齿直立后再拉动该牙水平向移动。另外，使用无摩擦的关闭曲技术来关闭牙列间隙也是消除滑动摩擦阻力的一种方法。但因弓丝尺寸和关闭曲的形态等因素的影响，关闭曲打开同样距离时产生的矫治力有较大区别，临床中注意选择合适的力值非常重要。

2. 避免往复移动　存在前牙中到重度拥挤以及尖牙位于牙弓唇侧或者近中倾斜时，利用连续的镍钛丝排齐整平牙列，很容易在排齐过程中出现前牙唇倾，而后再前牙回收，因此需要更强的后牙的支抗控制。在此过程中前牙经历了唇倾排齐、腭向回收的往复移动，一方面对牙齿的健康不利，另一方面也易导致后牙支抗丢失（图7-6）。因此，对于一根镍钛丝直接入槽排齐中容易造成前牙唇倾的情况，要有意识避免，可以采用尖牙单独向后结扎、片段弓等方式远中移动尖牙后，再排齐前牙，避免前牙的往复移动，减少之后关闭间隙时对磨牙支抗的消耗，避免由此导致的支抗丢失。

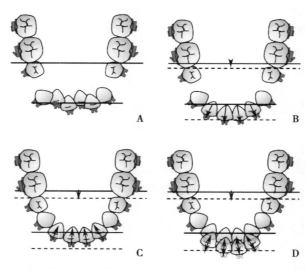

A. 治疗前　B. 前牙排齐　C. 关闭间隙　D. 治疗前后对比
图 7-6　前牙往复移动增加支抗丢失

3. 使用适当的矫治力　在一定外力作用于牙齿后，牙齿会发生移动。随着作用力的强度增加，牙齿移动的速度也会增加。但当作用力达到一定数值后，即使再增加力值，牙齿的移动速度也不会加快，这时的外力数值就成为移动该牙的最适力值。如果这时继续增大外力，牙齿的移动速度并不再增加，而且容易对移动牙的牙根造成损害，同时也会增加支抗牙移动的可能，造成支抗丢失。因此，利用每个牙齿的最适力值来移动牙齿可以达到事半功倍的效果，同时也可节省支抗。由于不同牙齿的根周膜面积不同，所以它们的最适力值是不一样的。前牙的根周膜面积小，移动前牙的最适力值小于后牙。当矫治力适合时，前牙发生移动，后牙保持基本不动。这样做既可使前牙发生最有效的移动，又可使后牙支抗得到保持。这在 Begg 提出的分差力理论中也有体现。

　　长期以来正畸学者一直在探讨牙齿移动的最适力值，但是其影响因素较多，包括牙齿移动类型、牙根大小与形态、牙槽骨情况及牙根与牙槽骨关系等。一般认为，使尖牙远中移动的力在50~150 g 之间，而使双尖牙移动所需的力为 50~200 g，使磨牙移动的力为 200~500 g。牙齿移动的最适力值也和牙齿移动的类型有关。Proffit 指出了不同牙齿移动类型的最适力值：倾斜移动35~60 g，整体移动 70~120 g，压入移动 10~20 g。但临床基础研究的数据也表明，最适力值的范围宽泛，个体差异大，同样一个力值对有的个体是较轻的，而对另一个体可能已经是较重的。因而考虑到要尽量减少支抗牙的移动，则需要尽可能加大移动牙和支抗牙的支抗值的差异，也就加大了移动牙和支抗牙最适力值的区别，更容易找到合适的、较轻的力值来矫治移动牙，保护支抗牙。同时为避免较大的矫治力对牙齿产生损害，建议采用间断加力方式，以利于在加力间歇牙齿周围组织的修复。"尖牙向后结扎"是临床常用的牙列初期排齐阶段应用的加力模式，也是利用较轻和间断的作用力移动牙齿的一个例子。用 0.25 mm 的结扎丝从牙弓最远中的磨牙颊面管至尖牙托槽之间进行"8"字形连续结扎。结扎后尖牙牙周膜被压缩，先发生牙冠远中倾斜，由于作用力很快消失，在弓丝回弹力作用下尖牙牙根也向远中移动，最终保持牙齿直立，后牙支抗影响很小。

　　4. 增加支抗牙数目和支抗结构　采取增加支抗牙数量的方式，使支抗牙总体的牙周膜面积增加，从而使支抗牙和移动牙支抗值比例增大，减少支抗牙的移动，达到增强支抗的目的。第二恒磨牙参与支抗是常见的例子。在第二恒磨牙上粘接带环或颊管，使其纳入矫治系统，不仅有利于整平牙弓，而且也可起到增强支抗的作用。即使第二恒磨牙存在不适合早期将弓丝放入整平、排齐的情况，其上粘接装置与之前的第一恒磨牙紧密结扎，也能起到参与支抗的作用。横腭杆及Nance 弓将两侧的磨牙连成一体（图 7-7），以期增加支抗，也是通过增加支抗牙数目实现的，Nance 弓还可以借助硬腭前部的黏骨膜提供支抗。也有研究认为，舌肌在吞咽时对横腭杆的"U"形部分产生的压力也参与了增强支抗的作用，尤其是可辅助控制后牙高度。对于下颌的舌弓设计的初衷也是将两侧的磨牙连成一体，共同承担支抗作用。但因为制作舌弓时，弓丝与下颌前牙舌侧需要保留距离，舌肌有将磨牙向前的力量，反而不利于磨牙支抗维持，因而目前已经较少应用。有研究证实，在提供矢状向支抗上，Nance 弓的性能要优于横腭杆。

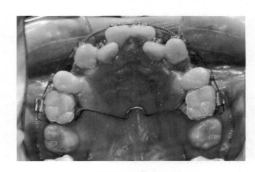

图 7-7　横腭杆

　　矫治设计中通过拔牙位置的设计差异（偏前拔牙即拔除第一双尖牙，偏后拔牙即拔除第二双尖牙），调节支抗牙和移动牙的比例，达到调整支抗的目的，也是通过增加支抗牙数目来加强支抗的思路。

　　5. 分步移动牙齿　分步移动方式也就是将需要移动的牙齿逐个分次移动，减小移动牙和支抗牙支抗值的比例，减轻对支抗的消耗。在后牙前移、需要减弱后牙支抗时常用到，即先移动第二双尖牙向前、与尖牙靠紧，然后再依次前移第一恒磨牙和第二磨牙（拔除第一双尖牙时），可以同时配合切牙适当根舌向/冠唇向正转矩、增强前牙支抗。在滑动法内收前牙时，也有"两步法"，即先将尖牙远中移动，待尖牙和第二双尖牙靠拢后，再移动 4 个切牙向远中。相比"一步法"，两步法通过分开移动牙齿，保护和增强了后牙支抗。现在两步法主要用于调整尖牙关系，即通过远中移动单颌的尖牙，调整尖牙关系形成中性关系即可，而不追求尖牙与第二双尖牙靠紧，然后在维持尖牙中性关系的基础上，依照"一步法"滑动关闭间隙。

　　6. 控制牙齿的移动类型　不同的牙齿移动方式需要的正畸力大小不同，整体移动牙齿比倾斜移动牙齿需要更大的矫治力，因此，对于支抗牙，可以在弓丝上做适当弯制，调整其发生移动的方式从倾斜移动成为整体移动，从而达到增强支抗的作用。在关闭拔牙间隙的治疗中，为了减小后牙支抗的丢失，常用磨牙后倾弯来限制磨牙的倾斜移动，这样加大了前牙（移动牙）和后牙（支抗牙）移动所需矫治力值的差异，更有利于控制后牙。当前牙唇倾需要较多内收时，可以先采用圆丝或者相对较细的不锈钢方丝内收前牙，使前牙做倾斜移动，这样有助于后牙支抗的维持。这种前牙应用圆丝、有利于前牙做倾斜移动，后牙在磨牙近中弯制后倾曲、增强后牙支抗的做法，是 Begg 矫治技术中最常见的牙齿移动和支抗控制方式。另外，生理性支抗矫治技术（PASS 技术）的矫治器在第一恒磨牙的辅弓管设计，在初期排齐阶段镍钛丝作用下控制和避免磨牙近中倾斜，甚至一定程度后倾磨牙，也是依据控制牙齿的移动类型来加强磨牙支抗的例子。

对于一些弱支抗设计的病例，为了增强前牙支抗以更好地前移后牙，可以通过在方丝上加入适当的切牙根舌向/冠唇向转矩，使切牙做整体移动，进一步增强前牙支抗。同样也要注意，在前牙唇倾度不大而需要较多整体回收前牙时，需配合前牙根腭（舌）向/冠唇向转矩，施加加大的力回收前牙，要加强后牙的支抗设计和控制。

7. 种植体支抗　应用骨内种植体作为正畸支抗已经在临床广泛应用 20 余年。常用的有微螺钉种植体和微钛板种植体。微螺钉种植体可放置在牙根之间的牙槽骨内、腭中缝、磨牙后区等部位。微钛板种植体可放置在牙根之间的牙槽骨内、颧牙槽嵴、下颌骨外斜线等部位。矢状方向上可以利用种植体支抗内收前牙减小覆盖、后推磨牙改善Ⅱ类关系或前移磨牙关闭过多的牙列间隙，以及直立倾斜的磨牙等。垂直方向上传统的支抗增强措施很难进行支抗控制，尤其是压低。而种植体支抗可以压低后牙，矫治前牙开𬌗以及磨牙过长；也可以压低前牙，矫治前牙深覆𬌗和露龈微笑。横向上可以利用种植体支抗颊舌向移动牙齿，尤其在解决后牙锁𬌗时可以利用种植体支抗，既可压低过长的牙齿，还可矫治牙齿颊向或舌向倾斜。由于种植体与牙槽骨直接结合，没有正常牙齿的牙周膜结构，因而种植体无法移动，种植体支抗可以作为"绝对支抗"。在种植体支抗出现以前，口外弓是最强的支抗装置，但受到患者配合程度、戴用时间（一般 10 ~ 14 h）的影响，在内收前牙时均会有一定程度的后牙前移。当使用种植体支抗后，可以做到拔牙间隙 90% 由前牙内收所利用，可以作为非常稳定、可靠的"强支抗"。必要时还可以利用种植体进一步后推磨牙以达到更多前牙回收的效果（图 7-8）。

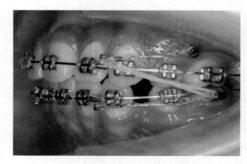

图 7-8　种植体支抗辅助回收前牙

（二）颌间支抗调整

颌间支抗的调整由颌间牵引来完成。安氏Ⅱ类错𬌗常配合使用Ⅱ类颌间牵引，其作用是保护和加强上颌后牙支抗，有利于内收上前牙，减少前牙覆盖；同时消耗和减弱下颌后牙支抗，有利于下后牙前移，矫治磨牙远中关系。相反，安氏Ⅲ类错𬌗多使用Ⅲ类牵引，其作用特点和Ⅱ类颌间牵引相反。

值得注意的是，在应用颌间牵引时，不应只关注上述矢状向上的力作用，应该高度关注颌间牵引在三维方向上的分力。实际上Ⅱ类颌间牵引在垂直方向和牙弓宽度方向上均有分力。其垂直分力有伸长下颌磨牙和上颌切牙的作用，从而导致𬌗平面发生顺时针旋转。其横向的分力可能会造成下颌牙弓宽度缩窄，引发下颌磨牙舌倾。同样的分力影响也表现在Ⅲ类牵引的牙列。所以，当患者颌间牵引时，需要考虑和避免垂直向和横向分力对牙列的影响。首先，应在较粗的唇弓上进行颌间牵引，即稳定弓丝，例如 0.018 英寸 × 0.025 英寸以上的方丝，这样的弓丝抗变形能力较强，可以起到稳定牙弓的作用。在唇弓弯制时，可以将Ⅲ类牵引时上颌弓丝的后部和Ⅱ类牵引时下颌弓丝的后部稍加宽，以抵消颌间牵引可能造成的牙弓宽度变化。另外，应该使用适当的力值进行颌间牵引，同时尽量避免长时间的颌间牵引也是要注意的，避免𬌗平面在较大和过长时间的颌间牵引作用下发生旋转。原则上，高角病例应谨慎使用颌间牵引，以防升高磨牙，尤其上颌磨牙在垂直向分力作用下更容易被升高，所以Ⅲ类颌间牵引更应慎重。

颌间牵引还可根据挂牵引的部位不同分为长牵引（Ⅱ类或者Ⅲ类）和短牵引（Ⅱ类或者Ⅲ类）。前者牵引皮圈挂在磨牙和前牙区之间，其矢状向分力较大；后者牵引皮圈悬挂距离较短，主要体现的是垂直向分力的作用。因此也可以灵活选择短牵引的部位，在前牙区或者后牙区，利用垂直向分力的作用，调整和控制前后牙垂直向的支抗。如 MEAW 矫治理念矫治前牙开𬌗的效果常被津津乐道，其核心就是配合摇椅形弓丝，应用前牙垂直牵引、短牵引抵消弓丝对前牙垂直向压低的力的作用，相当于增强了前牙的支抗，将摇椅形弓丝的作用转化为对后牙远中直立、整平牙列，同时控制后牙高度的作用（图 7-9）。

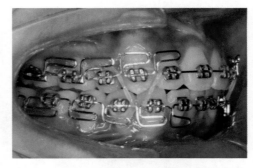

图 7-9　MEAW 矫治技术灵活应用颌间牵引

（三）口外力增强支抗

对于正畸临床中需要强支抗的病例，在所有增强磨牙支抗的方法中，口外力是种植体支抗未广泛应用于临床之前最常用、也最有效的措施。其支抗来源于颅骨、颈后部等部位。如果患者配合良好、使用得当，一般需要每日戴用至少 12 ~ 14 h，可以使拔牙间隙的 80% 为后移前牙所利用。自从种植体支抗出现并在正畸临床应用后，因其不依赖患者的配合，能做到全时应用，更容易达到支抗效率，因此在一定程度上替代了口外力增强支抗。但仍有些恐惧种植体手术，或骨质条件差、导致种植体植入失败等无法应用种植体的患者，需要配合强支抗时选择口外力增强支抗。口外力增强支抗主要包括口外唇弓和 "J" 形钩。口外唇弓只用于上牙弓，下牙弓连接于颞下颌关节处于可动状态，难以直接佩戴口外弓。下牙弓需要 "强支抗" 时可以在上颌佩戴口外弓的同时配合Ⅲ类牵引，能达到增强下颌后牙支抗的效果。

使用口外弓还能推磨牙向远中。对于垂直向需要严格控制的病例，"J" 形钩可用于对上前牙前突、露龈笑的矫治。它直接作用于前牙区，用颅骨支抗、内收前牙。由于其作用力线在上牙抗力中心的唇侧，所以 "J" 形钩还能为上前牙提供一定的冠唇向 / 根舌向的转矩。它能对上前牙产生压入作用，能降低上颌前部牙槽骨的高度。在 Tweed 矫治技术中，配合 "J" 形钩的口外力还可进行后牙的支抗预备，即，将后牙依次向后推倒，牙冠远中倾斜。这样做的目的是为关闭拔牙间隙和调整颌间关系提供尽可能大的支抗作用，防止磨牙近中倾斜移动。

（四）口唇肌力增强支抗

唇挡是增强下磨牙支抗的一种方法，如果患者配合，可以起到直立或远中移动下颌磨牙的作用。常用于替牙𬌗患者的下颌磨牙远中移动。

三、病例解析实例

【主诉】　牙不齐，嘴突，后牙咬合不好。

【一般情况】　患者，男，22 岁。

【临床检查】（图 7-10，图 7-11，表 7-4）

磨牙关系：右侧中性偏远中，左侧中性。

前牙覆牙𬌗：浅；深覆盖 6 mm。

下中线右偏 1 mm。

16、46 反𬌗。

拥挤度分析：上颌拥挤 0.5 mm，下颌拥挤 2 mm。

Bolton 指数：

前牙比 =3.75/4.82=77.8%（可）

全牙比 =8.95/9.75=91.79%（可）

　　患者自觉从小有口呼吸习惯，2 年前于当地医院行腺样体切除术，口呼吸习惯逐渐改善；关节弹响史 + 张闭口运动困难史。

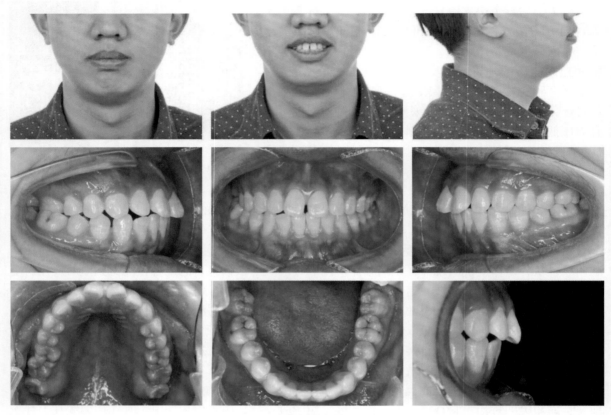

图 7-10　病例治疗前面𬌗像

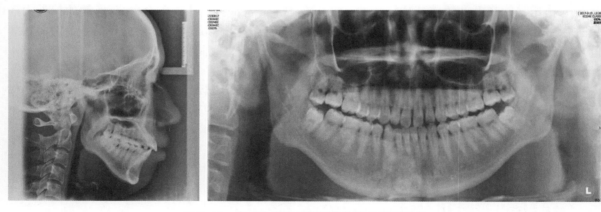

图 7-11　病例治疗前头颅侧位片和曲面断层片

表 7-4　病例治疗前头影测量值

测量项目	测量值	均值	标准差
SNA	85.4°	82.8°	4°
SNB	80.6°	80.1°	3.9°
ANB	4.8°	2.7°	2°
MP-SN	41.4°	32.5°	5.2°

续表

测量项目	测量值	均值	标准差
FMA（MP-FH）	32.6°	31.1°	5.6°
FH-NPo	89.2°	85.4°	3.7°
NA-APo	10.8°	6°	4.4°
U1-SN	113.8°	105.7°	6.3°
U1-NA	29.0°	22.8°	5.7°
U1-NA	6.9 mm	5.1 mm	2.4 mm
L1-MP	89.8°	92.6°	7°
L1-NB	31.0°	30.3°	5.8°
L1-NB	6.7 mm	6.7 mm	2.1 mm
U1-L1	116.2°	125.4°	7.9°
Pog-NB	−2.5 mm	1 mm	1.5 mm

【诊断】 骨性Ⅱ类：上颌前突，高角，颏部发育不足。

安氏Ⅱ类1分类亚类；毛氏：Ⅱ²+Ⅰ¹。

【问题分析总结】

1. 骨性Ⅱ类高角掩饰性矫治：对于骨性Ⅱ类患者的掩饰性直立一般需要略直立上前牙、略唇倾下前牙，以代偿患者矢状关系的不调。对于高角患者，为了获得较好的面颌部协调性，上下前牙可以相对更直立。

2. 根据 Tweed 分析，由于 FMA 为 32.6°，L1-MP 预计 82.4°，结合骨性Ⅱ类下前牙可以少量代偿性唇倾，设定 L1-MP 为 84°，下前牙牙轴需要减小 5°~6°，按照每减小 2.5°，唇倾角度、切端可以回收 1 mm，下前牙切端回收大约 2 mm，则需要间隙 4 mm，加上拥挤 2 mm，预计下颌需要 6 mm 间隙，相比拔除两颗双尖牙的 15 mm 间隙，下颌支抗需求为弱支抗。

目前上下前牙覆盖为 6 mm，加之下颌前牙需回收 2 mm，保持治疗后 3 mm 覆盖的情况下，上前牙切端需要回收 5 mm，则上颌间隙需要 10 mm。上颌支抗为中度偏强支抗。上前牙治疗前 U1-SN 为 113.8°，治疗后上前牙牙轴可以更直立，唇倾度需改善 10°（根据这个角度倾斜移动，切端回收约 4 mm），结合根据下前牙回收量计算的上切牙切端回收 5 mm，提示上前牙回收的后期需要适当辅助加冠唇向转矩的控根移动回收。

结合高角患者牙齿较容易移动、上颌需要增强支抗，但上前牙可以较多倾斜移动，综合上颌设计中偏强支抗，选择拔除第一双尖牙；下颌后牙本身支抗较上颌后牙强，同时下颌后牙前移有利于高角患者的面型，下颌选择偏弱支抗、拔除第二双尖牙。

【治疗程序与支抗控制】

1. 考虑到横向问题优先原则，以及上颌右侧支抗比左侧紧张，建议患者优先拔除上 8，利用右上（14、15、16、17）片段弓推 17 向远中，同时配合 16、46 交互牵引（16、46 锁结较紧，可配合垫牙）排齐上颌后牙，确保不会因为先拔牙、排齐后牙时占据拔牙间隙，导致支抗丢失（图7-12）。

2. 解除右侧后牙反𬌗后可开始全牙弓矫治，因拥挤较少，可先排齐再减数，可以保护上颌后牙支抗，避免上颌牙列排齐整平阶段丢失后牙支抗。

3. 通过治疗前对患者面型、牙型和支抗的分析，以及治疗中的控制，该患者治疗后达到了满意的治疗效果，牙列排齐，突度改善，咬合良好（图7-13，图7-14，表7-5）。

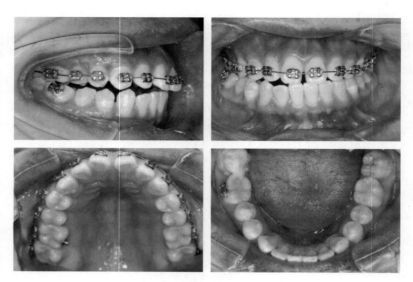

图 7-12 病例右侧后牙反𬌗纠正后𬌗像

表 7-5 病例治疗前后头影测量值对比

测量项目	治疗前	治疗后	均值	标准差
SNA	85.4°	83.6°	82.8°	4°
SNB	80.6°	79.7°	80.1°	3.9°
ANB	4.8°	3.9°	2.7°	2°
MP-SN	41.4°	42.5°	32.5°	5.2°
FMA（MP-FH）	32.6°	32.9°	31.1°	5.6°
FH-NPo	89.2°	89.1°	85.4°	3.7°
NA-APo	10.8°	9.4°	6°	4.4°
U1-SN	113.8°	102.2°	105.7°	6.3°
U1-NA	29.0°	19.1°	22.8°	5.7°
U1-NA	6.9 mm	1.5 mm	5.1 mm	2.4 mm
L1-MP	89.8°	84.8°	92.6°	7°
L1-NB	31.0°	27.6°	30.3°	5.8°
L1-NB	6.7 mm	4.6 mm	6.7 mm	2.1 mm
U1-L1	116.2°	129.5°	125.4°	7.9°
Pog-NB	−2.5 mm	-1.2 mm	1 mm	1.5 mm

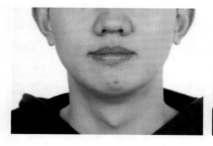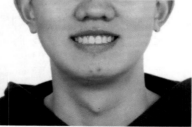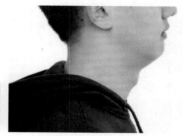

图 7-13 病例治疗后面𬌗像

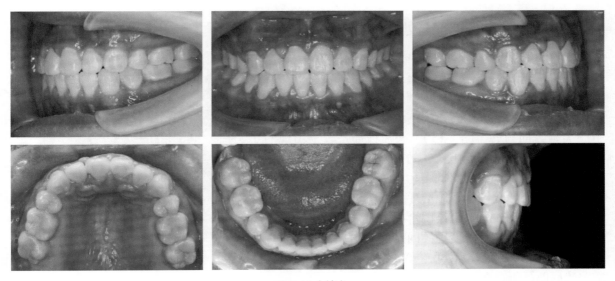

图 7-13（续）

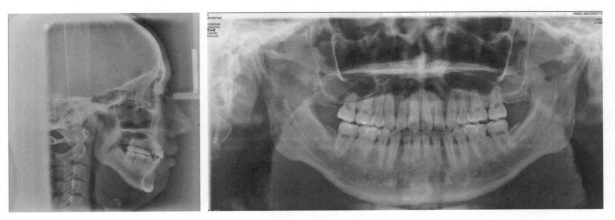

图 7-14　病例治疗后头颅侧位片和曲面断层片

第三节　支抗失控

支抗失控一般指在正畸治疗中支抗牙发生了不希望出现的移动。尽管治疗前有了正确的支抗选择，治疗中进行了适当的支抗控制，但是支抗失控仍有可能发生。这与患者的合作程度、生长发育倾向、正畸医师的矫治经验和技术有关。

一、支抗失控的原因

支抗失控的原因往往是矫治力过大，造成作为支抗的磨牙移位。分析容易使用较大力值进行矫治的情况：一种是更换弓丝过快，或者在牙列没有完全整平排齐时，急于施加额外的力关闭间隙，这些都会造成系统内的摩擦阻力加大；另一种情况是由于最适矫治力值的个体差异较大，即使使用较为轻柔的力，对一部分人是"最适"力，能产生最大速率的牙齿移动，但对于另一部分人有可能已经是"重力"。

此外，还有一个会造成支抗失控的原因是忽视个体支抗条件的差异，支抗设计不足，比如高角患者牙齿相对容易移动，因而需要做适当的增强支抗设计。

二、支抗失控的表现与处理

支抗失控可以出现在后牙或前牙，临床中经常遇到的是磨牙支抗失控，而上颌磨牙更常见。常见的支抗失控表现为：①磨牙牙冠近中倾斜移位，表现在磨牙远中尖高出𬌗平面。这在高角病例中较易出现。②磨牙近中颊尖腭舌向扭转（图7-15）。这两种都是较早出现的支抗失控表现，常在使用较软的弓丝时就出现。原因往往是矫治力过大，造成支抗磨牙无法抵御反作用力而移位。③上颌磨牙颊倾、下颌磨牙舌倾。这是磨牙支抗进一步丧失的表现，一般也是因牵引力过大所致。④支抗磨牙伸长。通常在过度使用颌间牵引时出现，是牵引垂直向分力的副作用。⑤不可逆支抗失控。表现在拔牙间隙关闭后前牙仍存在拥挤或覆盖仍较大。

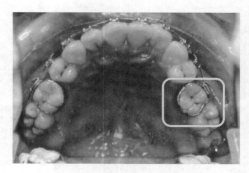

图7-15　支抗丢失的表现——上颌第一磨牙近中颊尖腭向扭转

正畸治疗中应随时注意支抗牙的位置变化，尽可能预防和减少支抗失控的发生，并及时发现支抗失控的征兆，采取各种措施加以挽救。正畸治疗的排齐中由于弓丝较软，支撑作用不足，在排齐过程中应避免使用较大的颌内或颌间牵引力；对于过于唇颊向或垂直向错位的牙齿，应该根据患牙的具体情况逐渐将弓丝结扎入托槽，避免过于粗大牙根的牙齿在排齐中的反作用力对其他牙齿造成不利影响。当观察到以上提到的早期支抗失控后，应立即停止原加力方式，使移位的牙齿尽可能"复发"到加力前的初始位置，必要时也可以采用积极治疗的方式恢复到初始位置，比如采用口外力或种植体将支抗牙扶正后再继续治疗。一旦支抗失控累积成为不可逆的改变，则会影响正畸治疗效果。因此，对于支抗问题最好是防患于未然，及时做到防微杜渐，亡羊补牢。

综合思考题

在正畸治疗中，高角患者是一种特殊的存在，在设计和实施阶段都有可能因为忽视了某些细节而影响治疗效果，甚至出现不希望看到的改变。请针对高角患者的正畸治疗，从支抗的角度分析在治疗设计和治疗的不同阶段需要注意的细节。

（李小彤）

拓展小故事及综合思考题参考答案见数字资源

参考文献

1. Feldmann I, Bondemark L. Orthodontic anchorage: a systematic review. Angle Orthod，2006，76（3）:493-501.
2. Shpack N, Davidovitch M, Sarne O, et al. Duration and anchorage management of canine retraction with bodily versus

tipping mechanics. Angle Orthod，2008，78（1）:95-100.

3. Almuzian M，Alharbi F，McIntyre G. Extra-oral Appliances in Orthodontic Treatment. Dent Update，2016，43(1):74-6，79-82.

4. Chopra S S，Mukherjee M，Mitra R，et al. Comparative evaluation of anchorage reinforcement between orthodontic implants and conventional anchorage in orthodontic management of bimaxillary dentoalveolar protrusion. Med J Armed Forces India，2017，73（2）:159-166.

5. Ribeiro G L，Jacob H B. Understanding the basis of space closure in Orthodontics for a more efficient orthodontic treatment. Dental Press J Orthod，2016，21（2）:115-25.

6. Ruan M J，Chen G，Xu T M. Comparison of orthodontic tooth movement between adolescents and adults based on implant superimposition. PLoS One，2018，13（5）:e0197281.

7. 傅民魁. 口腔正畸专科教程. 北京：人民卫生出版社，2007.

第八章

口腔循证医学理论与实践

◎ **学习目标** ··· ➤

基本目标

1. 了解循证医学的理念，学习如何实践循证医学。

2. 将循证医学的理念与实践应用于医学文献评价和临床医疗决策。

发展目标

应用所学知识，实践 Meta 分析。

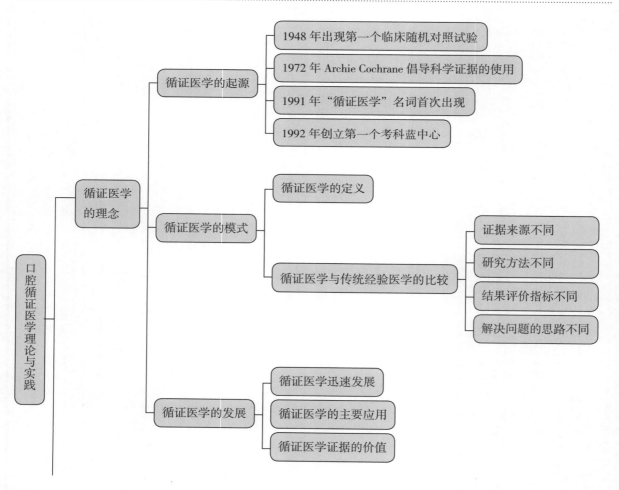

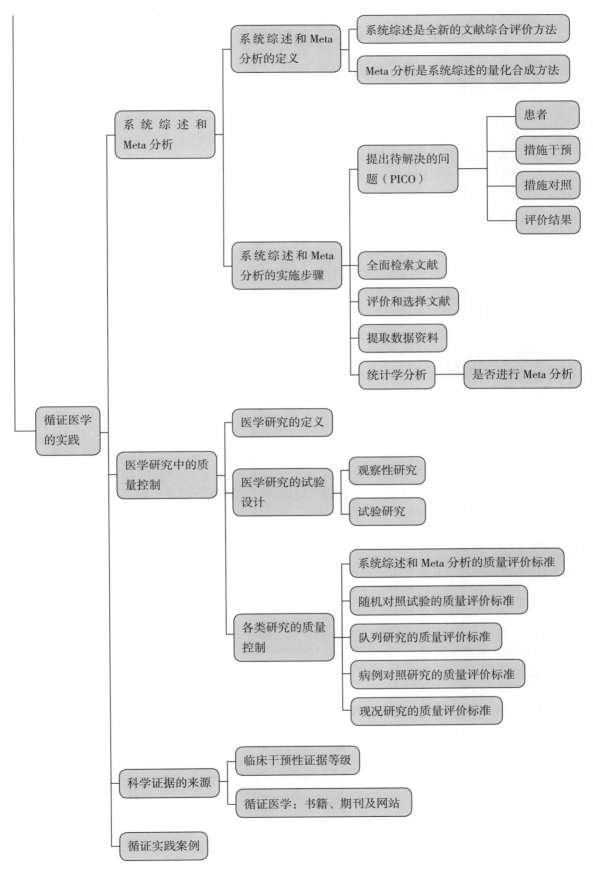

第一节 循证医学的理念

一、循证医学的起源

循证是一种思想，在探寻真理的道路上自古有之，意指探寻科学证据的过程。上古神农氏遍尝百草，为百姓治病，就是一种循证的尝试。随着中世纪欧洲文明的兴起，科学家对伪学术权威的质疑，开始了近代探寻真理的路程。

循证医学（evidence based medicine，EBM）是近30年来在医疗领域中越来越广泛应用的一种新的理论思想，循证医学的产生是20世纪医学领域非常伟大的事件之一。20世纪后半叶，人类的疾病谱发生了变化，从单因性疾病向多因性疾病转变，因此相应的治疗也就变成了综合性治疗。在综合性治疗中，每一种干预措施可能都只产生很小的疗效，因此对其评价就必须要借助特定的方法，即大样本多中心临床随机对照试验。世界上第一个临床随机对照试验结果发表于1948年的英国医学杂志，题为"链霉素治疗肺结核的随机对照试验"。

同时，迅速增长的医学信息使得临床医生在诊疗患者过程中的临床决策变得越来越困难。不断增多的医疗技术和对同一病症多种诊疗方法的选择，使得对临床患者的诊治以及政府和医疗机构的医疗决策更为复杂。

20世纪70年代，英国内科医生及临床流行病学家Archie Cochrane在其著作《疗效与效益》中提出，"由于资源有限，因此应该使用已被恰当证明有明显效果的医疗保健措施""应用随机对照试验之所以重要，是因为它比其他任何证据更为可靠"。其倡导的随机对照试验（randomized controlled trials，RCT）和系统综述（systematic reviews，SR）成为循证医学的重要科学证据。

同时，加拿大McMaster大学流行病学专家David Sackett教授及一些临床医学专家开始培训临床医生及研究生如何阅读临床期刊，并对相关的文献进行严格的评价，然后应用到临床患者的诊疗之中。他们提出了将严格的评价应用于临床的观点（bring critical appraisal to the bedside）。1990年，McMaster大学的Gordon Guyatt教授在培训临床内科医生的过程中提出了用循证医学来描述这种新的临床培训方法。1991年，"循证医学"这个名词第一次出现在美国临床内科医生期刊俱乐部（ACP Journal Club）发表的文章中。英国流行病学家Iain Chalmers教授将Archie Cochrane的理念付诸实践，并于1992年在英国创立了世界上第一个考科蓝中心（Cochrane Collaboration）。随后，循证医学逐渐发展并形成了一种更为系统、完善的科学体系，并逐渐被广泛接受和应用。

二、循证医学的模式

循证医学意为"遵循证据的医学"。循证医学先驱之一David Sackett教授在2000年第2版《怎样实践和教授循证医学》中，定义循证医学为"慎重、准确和明智地应用当前所能获得的最好的研究依据，同时结合医生的临床专业技能和多年临床经验，考虑患者的价值和意愿，将三者完美地结合制订出患者的治疗措施"。①最好的研究依据是指与临床相关的试验研究，通常指以患者为中心的临床研究和临床基础研究，其内容包括诊断试验和临床检查的准确性和精确性、预后指标的可靠性、治疗的效果和安全性等。②临床专业技能和经验是指应用临床技能和以往的经验来迅速判断每一个患者独特的健康状态和明确的诊断，判断可能的干预措施的风险和收益。③患者的价值是指每一个体的偏好、关注和意愿，必须在做临床决策时综合考虑。当这三个重要因素有机地结合到一起时，临床医生和患者才能从诊断和治疗中获得最明智的决策和更好的生命质量。

循证医学的应用与传统的经验医学相比较，在证据的来源、研究的方法和结果评价的指标等方面有一些不同之处。

1. **证据的来源不同**　经验医学提倡以个人的临床经验、理论推理、高年资医生的指导、教科书和医学期刊上零散的研究报告为依据来治疗患者。循证医学提倡个人经验与外部最佳证据的结合，强调证据的可靠性，即证据必须来源于设计严谨、方法科学可靠的临床研究。对于临床干预性试验，其试验设计应是多中心、大规模、随机双盲、安慰剂对照的随机对照试验，所得结论将更可靠。也就是说，对于临床的诊疗行为，应该有科学可靠的临床试验研究来验证，而不仅仅是因为传统或者普遍的认可。

2. **对研究方法的要求不同**　经验医学对临床疗效的研究多属于局部小样本。循证医学要求符合临床科研方法原则，有足够的样本量，以尽可能将各种偏倚控制在最小范围内，以保证研究结果的可靠性和可信性。临床医生往往将自己治疗的患者进行总结来得出一定的结论，但是这种结论是需要严谨设计的临床试验来验证的。由于临床总结是一种回顾性的研究，受到资料完整性、收录患者的偏倚、回忆的准确性以及较小样本量等的限制，因此可能会得出一些误导临床的结论。

3. **结果评价的指标不同**　经验医学以适度疗效指标（surrogate end point）替代终点指标（outcome end point）为主。适度疗效指标是指以症状的改善、试验室结果等指标的变化来评价治疗效果。例如，某些方法可以通过推磨牙远中或者扩展牙弓来获得间隙，在主动矫治结束时获得良好的结果，但是长期随访的稳定性却无法保障。循证医学以预后终点指标为主要观察指标，如病死率、致残率、重要临床事件发生率（如心、脑血管事件发生率）等。例如对于高血压患者的治疗，某种降压药的疗效不能仅仅依据患者血压的下降与否，还要有严谨的试验证明其对于患者病死率的改善情况。

4. **解决问题的思路不同**　按照经验医学的习惯，遇到临床问题时医生会从以下这几个方面找答案：①自己的临床经验；②已掌握的基本理论；③教科书；④请专家会诊；⑤查阅文献。而循证医学进行临床决策时解决问题的思路是：①患者有什么问题或需求？②有什么科学证据能解决这些问题？③利用证据提供的方法，结合医生的经验并尊重患者的要求解决该患者的问题。两者关键的差异在于对于科学的临床证据的使用，循证医学要求对临床证据进行科学的评价和选择，对于争论的问题进行 Meta 分析等二次研究来科学地指导临床诊疗行为。

三、循证医学的发展

循证医学是一门新兴的交叉学科，与临床流行病学、卫生经济学、统计学等相互融合，在科学证据与患者和人群之间建立起一座桥梁，指导医生和政策制定者不断向真理探索。随着循证医学的迅速发展，其包含的领域在不断深入，应用范围也在不断扩大，主要包括系统综述和 Meta 分析、决策分析（decision analysis）和成本效益分析（cost effectiveness analysis）等。

循证医学主要应用于 3 个层面：①个体患者的诊疗，将可靠的临床试验的证据应用于特定的、具体的患者。例如对于一个 8 岁男孩的单侧个别恒磨牙的反𬌗，是否必须尽快进行矫治，还是可以观察换牙、等待替牙结束后进行系统矫治。②针对类似的患者群体的医疗决策，建立某种病症的临床指南。例如对于成年、骨性Ⅲ类、需要进行正颌外科手术治疗的患者，应该如何进行术前、术后正畸。③政府医疗卫生部门相对于广泛人群的医疗决策。例如对某一地区的氟化水源的普及，是否可以有效降低儿童龋齿的发病率。

循证医学证据的价值，体现在证据的科学性和有效性上，目前系统评价等方法都是在临床试验的基础数据上面做二次分析，基础数据的质量直接影响系统评价的质量。有研究显示，在考科蓝协作组完成的系统综述中，70% 的结果是不确定的，还需要未来高质量的研究来证实，这也为临床医疗决策带来了不确定性，说明人类战胜疾病是一个漫长的过程。

循证医学在通过一些统计学方法来汇总分析不同研究结果时，也会引入一些不确定性。因为统计是建立在一定的假设基础之上的，而真实世界的人群是各不相同的。因此，在把不同群体或者混合群体的结果应用于个体患者时，是需要鉴别和实践的。

　　循证医学是一种理念，也是探索真理的过程。对于传统医学已经解决的问题，不需要循证医学来解决；对于传统医学没有解决的问题，如果循证医学可以解决，必定给予科学可靠的证据，如果循证医学不能解决，就需要循证医学和传统医学共同来探索。未来循证医学的发展将一方面提高、完善临床研究的质量，另一方面发展循证医学的方法和手段，创造高等级的科学证据，在证据与患者之间建立起一座桥梁。

第二节　循证医学的实践

一、系统综述和 Meta 分析

（一）系统综述和 Meta 分析的定义

　　系统综述是循证医学的重要科学证据之一，是一种全新的文献综合评价方法，其基本过程是以某一具体临床问题（如疾病的治疗、诊断）为基础，系统、全面地收集全世界所有已发表或未发表的临床研究结果，采用临床流行病学严格标准评价文献的质量，筛选出符合质量标准的文献，进行定性或定量合成（Meta 分析），去粗取精，去伪存真，得出综合可靠的结论。同时随着新的临床研究的出现进行及时更新，随时提供最新的知识和信息作为重要的决策依据，以改进临床医疗实践和指导临床研究方向，最有效地利用有限的卫生资源为人类健康服务。

　　Meta 分析是系统综述的量化合成方法，通过权重使大样本的研究或变异小的研究对于结果的影响更大。Meta分析在国内被译为"荟萃分析"，其定义是"对具备特定条件的、同课题的诸多研究结果进行综合的一类统计方法。Meta 分析有广义和狭义两种概念：前者指的是一个科学的临床研究活动，指全面收集所有相关研究并逐个进行严格评价和分析，再用定量合成的方法对资料进行统计学处理得出综合结论的整个过程；后者仅仅是一种单纯的定量合成的统计学方法。

　　目前在国内外文献中以广义的概念应用更为普遍，将系统综述和 Meta 分析等同使用，当系统综述采用了定量合成的方法对资料进行统计学处理时，即称为 Meta分析。因此，系统综述可以采用 Meta 分析（定量系统综述），也可以不采用 Meta 分析（定性系统综述）（图8–1）。

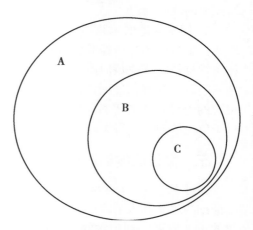

图 8-1　传统综述、系统综述和 Meta 分析的关系
A. 传统综述；B. 系统综述；C.Meta 分析

　　系统综述有多种类型，如病因研究、诊断性试验的评价、预后及流行病学研究等，临床医生应用较多的是临床干预性研究的系统综述。

（二）系统综述和 Meta 分析的实施步骤

　　1. 提出待解决的问题　首先要提出与临床相关的问题，这个问题要具体而明确。对于临床干预性问题，可以采用"PICO"的方法来提出问题。"P"指患者（patient），即要明确所要研究的特定的患者群体；"I"指措施干预（intervention），即采取何种治疗措施来诊疗患者；"C"指措施对照（comparison），即明确与哪种对照相比较来评价所实施的干预的疗效；"O"指评价结果（outcome），也就是采用哪些临床或者实验室指标来评价干预的疗效。例如，对于使用固定矫治器的正畸患者（P），常规使用牙刷，并配合使用间隙刷（I），相比于单纯使用牙刷（C），是否可以更为有效地清除口腔内的牙菌斑（O）。通过"PICO"的方式提出问题非常明确，有利于在特定的范围内搜索所有的临床试验，进而进行分析，得出专门针对此特定问题的答案，应用于特定条件的患者。

对于问题的提出，要避免过于局限，以至于无法检索到相关的信息。同时，也要避免过于宽泛，这样会浪费资源，缺少实际的可行性。在系统综述开始实施以后，要尽量避免对原始问题进行较大的改动。在系统综述实施的各个步骤都要符合精炼问题的提出，尽量减少偏倚的产生。

2. 全面地检索文献 明确要研究的问题之后，要在尽可能的范围内搜索所有可能的临床试验，主要包括以下几方面：①搜索独立的电子资料库：考科蓝协作组的临床对照试验注册库（Cochrane Central Register of Clinical Trials），MEDLINE 或 EMBASE 等国际医学资料库，科学引文检索（Science Citation Index，SCI）以及其他电子资料库；②手工检索相关专业的主要杂志；③检索获得文献的参考目录，是否收录未检索到的文献；④寻找未发表的试验，接触作者查询等。

在检索电子资料库时，需要制订一个详细而合理的电子检索方案，包括限定性主题词（如，orthodontic）和非限定性主题词（如，ortho*）。检索方案要注意平衡灵敏度和特异度，且具有可行性。由于在发表文章的过程中有很多偏倚的存在，例如阳性结果的临床试验更容易被发表、英文写作的文章更容易被发表等，所以要求尽可能地搜索所有相关的临床试验，避免单一资源的检索（如，MEDLINE），尽量减少由于收录不同的文献而产生偏倚。

3. 评价和选择文献 对收录文献进行严格的评价是为了减少实施系统综述时产生的偏倚，进而得到可以合理解释的结果。试验结果的内部有效性取决于试验的设计，以及实施过程中的系统误差和偏倚。实施过程中的偏倚主要产生于4个方面：①选择性偏倚：患者在不同组间分配时产生的系统偏差；②实施性偏倚：患者在接受不同医疗干预措施时产生的系统差别；③损耗性偏倚：患者在随访期间由于失访产生的系统性偏差；④测量偏倚：在评价患者试验结果时产生的系统性偏差。

在查找相关的全文后，确定质量评价的标准，包括定性标准和定量标准。例如只收录临床随机对照试验，或者前瞻性试验等，并对文献质量进行严格的评价，包括试验的设计是否有偏倚，例如采用患者的出生日期作为随机分组的标准（假性随机分组）；试验的结果是否可信；是否可以应用到所研究的患者人群，例如适用于白种人直面型的 X 线头影测量的标准值是否适用于面型较突的黄种人等。

在评价收录的文献质量之后，可以按照事先制定好的客观标准来收录或拒绝文献，得到可以得出系统评价结果的收录文献。应用的质量评价标准应该经过实践的检验，而不仅仅是研究的结果。在排除文献时，要避免仅仅因为文献报道的信息不全，而假设试验的质量缺陷，这样也会导致偏倚的产生。

4. 提取数据资料 从收录的文献中提取所需要的详细信息资料，包括试验的基本特征、患者人群的资料以及系统综述分析相关的不同试验结果等。由于不同研究的目的不同，不同临床试验的内容和实施也不同，提取数据的表格需要针对具体的系统综述和具体的临床试验来设计。可以编写软件或电子表格，获取电子信息，也可以手工填写于纸质资料上。信息的收录要全面而简洁，避免与分析无关的信息。信息的提取应该包括以下几个必要的部分：①试验和评价人的一般信息；②试验的收录标准；③试验的方法学部分；④试验的参与患者；⑤不同试验组间具体的干预措施；⑥试验的各种测量结果。

5. 统计学分析 如果有足够的原始研究资料，可以采用适当的 Meta 分析的方法来进行量化的合成，得出更为精确的结果以及可能的范围。如果没有足够的临床试验研究，或者不同试验之间存在较大的异质性，系统综述中则无法使用 Meta 分析的方法，但是可以对结果进行全面的、系统的综述。

进行一个系统综述，实施者必须从多个临床试验中收集资料，而用统计学方法来分析和合成资料。如果应用得当，统计学方法可以得出一个有意义的结论，避免错误解释。不进行 Meta 分析时，只能比较阳性与阴性的结果，往往过分强调有临床意义的小的阳性结果。而且各个不同的临床试验有着一样的权重，不论结果的效用与试验的质量。

是否进行 Meta 分析主要取决于两个因素：①是否有足够相关有效的临床试验。有些实施者合成了部分低质量的试验，其得出的结论未必优于单独的高质量的临床试验，有时甚至是误导的、有害的。②收录的临床试验是否具有相似的异质性，其合成得出的结果是否有意义。不同临床试验之间是否存在过大的异质性，比如其收录的患者、医疗环境、诊疗水平、试验的设计质量均不尽相同等。

6. 解释系统综述的结果　如果收集到一定数量和质量的资料，进行系统综述，尤其是 Meta 分析可以得出具体量化的结果。然而系统综述结果的应用一定要考虑一些可能的影响因素，例如证据的强度、结果的适用性，包括相关决策的成本和可行性，还有效益损害比等。因为系统综述的结果将可能应用于不同地区的不同人群，因此要比较谨慎，即使同样的证据也可能得出不同的临床决策，应该尽量避免使用建立在假设基础上的结论和建议。

证据的强度包括所收录的试验是否有良好的方法学质量，试验所观察的效果是否有显著性差异，不同试验之间的结果是否有一致性，试验中是否有明确的因果关系，是否有直接的证据来支持干预措施，以及是否有大量不同争论的试验由于偏倚等因素而没有被系统综述所收录等。

试验结果的适用性则涵盖了不同试验样本的生物性和文化的差异，比如男性和女性对同一干预措施的不同反应，因为文化的不同而倾向于特定的干预措施。不同的经济条件和态度，也会影响患者对干预措施的依从性，例如发达国家和发展中国家的差异。试验基线的风险也需要考虑，适用于高危人群的干预措施不一定也适用于普通人群。最后还要比较所应用人群与试验收录人群的特征性差别，包括患者性别、年龄、干预时间以及疾病特征等。

在应用系统综述的过程中，还应该考虑医疗卫生成本的核算、可行性以及效益损害比等，这些将由相关专家进一步衡量评价。还有一点需要注意，不要混淆结论中"没有证据证明有效"和"有证据证明无效"的差别（图 8-2）。

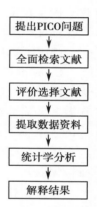

图 8-2　系统评价的实施步骤

二、医学研究中的质量控制

（一）医学研究的定义

简单地说，科学研究是探索知识的一种程序，英国国家医疗卫生服务系统研究与开发署描述了生物医学科学研究的基本特征：①为改进医疗卫生服务质量、提高国民健康水平，提供必要的新知识；②产生的结果具有普遍意义，即可以用于指导研究以外的患者的诊治；③具有精心策划的、明晰的研究计划；④研究计划经过不同专家的审核；⑤研究计划已获得必要的有关伦理委员会的认可；⑥有明确的质量控制标准和措施；⑦结果报告便于人们批评和利用，最常见的报告方式是公开发表的科学论文。

生物医学研究大致分为两类：一类是增加人类对健康、疾病和医疗卫生服务程序等方面的认识的研究；另一类是评估医疗卫生干预措施效果的研究。医学干预措施的作用基本有 3 个：促进健康、预防疾病和改善医疗卫生服务。

（二）医学研究的试验设计

医学试验设计主要分为观察性研究（observational study）和实验性研究（experimental study）。观察性研究只是观察人群中自然发生的事件，并对所观察到的数据进行分析和比较。包括定性研究（qualitative study）、现况研究（cross sectional study）、病例对照研究（case control study）和队列研究（cohort study）。其中后三种研究统称为定量研究（quantitative study），可以用来比较不同医务人员业务水平的差别，或是比较不同服务方式效果的大小。

试验性研究指研究者对试验中的某些因素施加一定的控制，如提供一种治疗。以人为研究对象的研究不可能像处理细胞和动物那样，能够获得比较组之间完全可比的实验条件。因此，流行病学中的实验性研究又称为试验研究，最严谨的试验设计是随机对照试验。

观察性研究具有重要作用：①有些治疗措施的疗效十分明显，如心室除颤，观察性研究就足以说明问题，证明其效果。②证实罕见的慢性不良反应的存在，不可能采用大规模的试验研究。对于这样的问题，观察性研究，如药物上市后的不良反应监测或病例对照研究，可能是唯一可行的研究方案。③比较有些治疗的长期作用可能远远超出绝大多数临床试验的观察年限，如不同髋关节假肢的长期疗效，观察性研究可能是唯一可行的方法。④当某项现行干预措施的效果受到质疑时，多数医生可能对此无动于衷，也不觉得有进行临床试验的必要，这时可以先用观察性研究展示可能存在的问题，为未来进行随机对照试验打下基础。⑤无论怎样赞誉和推崇随机对照试验，由于伦理和可行性的限制，一些十分重要的医疗卫生服务问题仍然不可能采用随机对照试验进行研究，如控制院内感染策略的效果等。

系统综述或 Meta 分析等研究都属于资料研究、二次研究，是在已有资料的基础上进行分析、综合，得出有益于临床的新的结论。

（三）各类研究的质量控制

1. 系统综述和 Meta 分析 系统综述是一种科学的、客观的、定量的总结和整合原始研究结果的研究方法，提供了医疗卫生决策最完整、最可靠、最权威的证据。

评估系统综述质量的标准：①是否具有一个预先制定的明确的研究目的？②是否遗漏了重要的相关研究？③纳入原始研究的标准是否恰当？④是否评估了入选文章的方法学质量？⑤对原始研究质量的评估是否可以重复？⑥原始研究的结果是否一致？⑦总体结果的效应大小和精确度如何？⑧这些结果是否有助于患者的诊治？

2. 随机对照试验 简单的随机对照试验是指通过随机的方法将患者分为两组，一组给予评估的干预措施，另一组给予安慰剂对照治疗，然后观察和比较两组患者临床转归的区别。大样本量的、多中心的、高质量的随机对照试验被认为是临床试验的金标准。

Guyatt 总结了评估临床试验质量和结果的标准。

（1）研究方法学质量：①该研究是否具有明确的研究目的？研究目的是围绕以下 4 个方面制定的：研究的人群，评估的干预措施，对照组的干预措施，临床结局。②患者是否被随机地分配到各比较组？③评估疗效时是否包括了最初随机分组纳入的所有患者？是否有失访和退出？人数多少？估计疗效时是否采用了"维持原随机分组分析"？④参与研究的医生、患者、资料收集和统计分析人员是否不知道患者的组别和治疗方案？即是否有效地采用了盲法？⑤除治疗外，随机分配所获得的比较组在其他可能影响结局的因素（如性别、年龄和社会阶层等）上是否可比？⑥除评估的干预措施外，不同组间其他干预处理是否相同？

（2）研究的结果：①估计的疗效有多大？采用的是什么临床结局？如治愈和死亡。②估计疗效的精确度如何？可信区间的范围是什么？

（3）研究结果的适用性：①研究结果是否可以应用到本人群？研究中的患者与本地患者群体是否足够相似？②该研究是否考虑了所有重要的临床结局？如果没有，是否会影响结论？该干预措施的益处是否大于相应的弊处和花费？当然只根据该项研究的结果可能很难回答这一问题，但您的粗略估计如何？

3. 队列研究 队列研究是一种比病例对照研究科学性更高的观察性研究，其原理是：首先选定暴露于某因素的两组人群，如吸烟者和非吸烟者，随访观察一定时间，然后比较两组人群在这段时间内某临床事件的发生率，如肺癌发病率和死亡率，并以两组临床事件发生率的差别判断危险因素与疾病的关联以及关联的强弱。队列研究是由因到果的研究，其所研究的暴露因素在研究开始前已经存在，而且研究者也知道每个研究对象的暴露情况。

评估队列研究质量的标准：①该研究是否明确描述了研究对象的征募方式？②是否可能有意地入选或排除了较重的病例？③如果采用死亡作为临床结局，收集资料方法的准确性是否预先经过考证？④资料分析时是否控制了病情严重程度可能产生的混杂偏倚？⑤资料分析时是否控制了共患疾病可能产生的混杂偏倚？

4. 病例对照研究 病例对照研究的基本原理是以现已确诊患有某些特定疾病的患者作为病例，以未患该病的人作为对照，通过询问、实验室检查或复查病例档案，收集既往危险因素的暴露史，测量并比较病例组与对照组之间危险因素的暴露比例，经统计学检验，若两组差别有显著意义，则可认为该因素与疾病之间存在着统计学上的关联。在排除了偏倚和混杂对研究结果的影响之后，借助病因推断技术，判断暴露因素与疾病之间是否存在因果关系，从而达到探索和检验病因假说的目的。这是一种回顾性、由果查因的研究方法，在疾病发生之后去追溯假定的病因因素。

病例对照研究很容易产生偏倚，大多数偏倚都与以下2个问题相关：①病例和对照的选择是否与危险因素的暴露无关？②所收集的以往危险因素的暴露资料是否准确？如收集数据时，是否对资料收集者采用了盲法？

5. 现况研究 现况研究是对某一时间点或某一较短的时间区间内的现况或正在发生的事件的研究。现况研究的主要用途是研究一个人群、一个地区或一个国家的医疗卫生需求，研究需要提供什么样的服务项目组合，以及各项服务的比例。现况研究也经常用于研究人们的知识、技能、习惯和态度等与健康有关的事件。

评估现况研究质量的标准：①研究的人群是如何选择的？是整个人群，还是一部分人群？②如果是一部分人群，样本是如何抽取的？是否采用了随机抽样？是否采用了分层抽样，以提高样本的代表性？③问卷的准确性和可靠性是否经过验证？如果采用调查员调查，调查结果的可重复性如何？④核实资料真实性的措施是什么？⑤研究者的结论是否忠实于调查的数据？研究者是否还进行了推论？推论是允许的，但研究者必须明确地将结果和推论区分开来。

三、科学证据的来源

（一）研究者与应用者

科学证据的提供者（doer）包括各种制作、收集和整理科学证据的专业人士。科学证据涵盖范围很广，包括系统综述或Meta分析、二次文献数据库，如美国内科医生杂志俱乐部及考科蓝协作网，还有大型的临床随机试验等。作为口腔临床医生，并不一定具有制作科学证据的专业知识，但是可以成为科学证据的使用者（user），通过学习使用客观的、科学的临床证据来提高医疗决策能力。

（二）临床干预性证据等级

对于临床干预性试验而言，科学的证据有不同的等级，如图8-3所示，最高级别的是大样本多中心的临床随机对照试验（RCT）、Meta分析或系统综述，其次是单个大样本的临床随机对照试验，再次是群组前瞻性研究，病例对照研究或无对照研究证据等级比较弱，最后是专家意见、描述性研究和病历报告等。

在进行系统综述和Meta分析的过程中，需要根据不同的临床试验设计进行质量评价和具体的量化合成。对于特定的问题，某些试验设计优于其他的试验设计方法。对于临床诊疗的临床试验，随机对照试验将是最佳的设计方案，因为随机分组将已知的和未知的影响因素都平均地分到了不同的试验组中，使得试验的结果更为客观可信。例如在评价药物缓解口腔正畸治疗中疼痛症状的临床试验中，如果不将试验药物与安慰剂随机分配到试验组与对照组，将很难解释患者症状的缓解是试验药物的疗效还是患者的心理作用。当然由于伦理学和其他一些实施的可行性的限制，并非所有的临床诊疗试验都可以进行随机分组，这时可以采用前瞻性的试验设计。前瞻性的

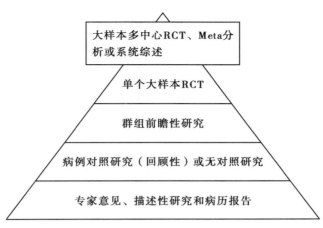

图 8-3　临床干预性证据等级

试验与回顾性试验相比，其结果的准确性和可靠性均优于后者。对于临床干预性试验，其证据的等级由随机试验到非随机试验，从前瞻性试验到回顾性试验有优劣的差别。系统综述或 Meta 分析和随机对照试验是强烈推荐的科学证据。

因此在科学证据的临床应用中，临床医生应该懂得不同证据等级的可信度不同，应尽量选择高级别的可靠的证据，同时在进行临床试验过程中，要强调试验方法学质量的控制，尽量设计较高等级的具有严谨设计的临床试验，从而得出更为可靠、可以指导临床的结论。

（三）循证医学

1. 相关循证医学书籍

（1）唐金陵. 循证医学基础. 北京：北京大学医学出版社，2011.

（2）史宗道，华成舸，李春洁. 循证口腔医学.3 版. 北京：人民卫生出版社，2020.

（3）临床研究设计.4 版. Stephen B H. 彭晓霞，译. 北京：北京大学医学出版社，2017.

2. 相关循证医学期刊

（1）循证口腔医学杂志：*Evidence Based Dentistry*。

网址：https://www.nature.com/ebd/

（2）循证口腔实践杂志：*Journal of Evidence Based Dental Practice*。

网址：https://www.sciencedirect.com/journal/journal-of-evidence-based-dental-practice

（3）中国循证医学杂志：*Evidence Based Medicine Journal*。

网址：http://www.cjebm.com/journal/zgxzyxzz

3. 相关循证医学网站

（1）国际考科蓝协作组网站：http://www.cochrane.org/

（2）英国牛津大学循证医学中心网站：http://www.cebm.net/

（3）加拿大 McMaster 大学循证医学中心网站：http://hiru.mcmaster.ca/epc/

（4）美国循证医学实践网络：http://www.ahrq.gov/clinic/epc/index.html

（5）北京大学循证医学中心网站：http://pkuebm.bjmu.cn/

（6）中国循证医学中心网站：http://www.hxyx.com/cochrane_new/

（7）中国考科蓝中心香港分中心网站：http://www.hkcochrane.cuhk.edu.hk/

四、循证实践案例

临床情景

作为一名口腔正畸医生，你在临床遇到一名 10 岁女患者。女孩上颌前凸，下颌后缩，目前是替牙晚期，上前牙前凸，前牙深覆盖、深覆𬌗，尖牙和磨牙是远中关系，没有不良习惯。女孩面型与父亲非常相似，家长很关心女孩的面型和咬合关系，在儿科检查时医生建议来看正畸医生。面对这样的患者，你该如何提出临床问题？女孩是否需要提前开始早期治疗，还是要等到替牙完成后再开始治疗？如果开始早期治疗，应该采取何种治疗方法？预期的效果和收益如何？作为学习过循证医学的临床医生，你提出了"PICO"的研究问题：对于生长发育高峰前期的儿童（P），双期矫治（I）相比较于单期矫治（C），是否可以获得更好的收益（O）？

（一）检索系统综述

首先检索考科蓝图书馆（www.cochranelibrary.com），在 dentistry&oral health 目录下共有 210 篇完成的系统综述。通过关键词检索（Class Ⅱ malocclusion），检索到一篇更新发表于 2018 年的系统综述"Orthodontic treatment for prominent upper front teeth（Class Ⅱ malocclusion）in children and adolescents"。

（二）解读系统综述

1. 系统综述的质量 本篇系统综述纳入安氏Ⅱ[1]的错𬌗畸形的临床随机对照研究，属于临床干预性治疗的最高等级证据。系统综述对纳入临床研究的偏倚风险做了评估，并完成了纳入研究的异质性分析，对于部分量化的结果做了 Meta 分析，属于高质量的科学证据。

2. 系统综述的结果 最终纳入 27 篇临床随机对照试验，涵盖 1251 名研究患者，其中 23 篇量化的结果做了 meta 分析。部分研究结果如下：

（1）3 篇临床研究（2 篇高偏倚风险、1 篇低偏倚风险）对比了儿童双期治疗（功能矫治器 + 固定矫治器）和单期治疗（固定矫治器）的效果。在Ⅰ期治疗结束时，功能矫治器组相比较于对照组明显减小了患者的覆盖（平均 4.17 mm），ANB 角平均减小 0.89°，PAR 指数减小 10.52，均有统计学差异。两组患者在自我感受评分和前牙外伤方面没有差异。

然而在第Ⅱ期治疗结束时，两组之间覆盖平均相差 0.21 mm，ANB 平均相差 0.02°，PAR 指数平均相差 0.62，自我感受量表均没有统计学差异。唯一的差异显示，功能矫治器组明显减少了上前牙外伤的比例（比值比为 0.56），单期矫治组为 30%（51/171），双期矫治组为 19%（31/161）。

（2）2 篇临床研究（均为高偏倚风险）比较了双期治疗（口外弓 + 固定矫治器）和单期治疗（固定矫治器）。在Ⅰ期治疗结束时，口外弓组相比较于对照组覆盖平均减小 1.07 mm，ANB 角平均减小 0.72°，有统计学差异。其他方面未显示差异。

在第Ⅱ期治疗结束之后，两组覆盖平均相差 0.22 mm，ANB 角平均相差 0.27°，PAR 指数平均相差 1.55，均没有统计学差异。然而切牙外伤具有组间统计学差异（比值比为 0.45），对照组为 44/120，口外弓组为 24/117。

3. 系统综述的结论 对于 7 ~ 11 岁进行双期矫治的第Ⅰ期治疗的儿童，相比较于 12 ~ 16 岁期间开始的单期治疗儿童，在功能矫治器组和口外弓组前牙外伤的比例均明显减小，有统计学差异。在其他方面，包括覆盖、ANB、PAR 指数和自我感受方面均没有统计学差异。

纳入临床研究的质量具有高偏倚风险，需要后续高质量的研究证实或者改变目前的结果。

（三）如何解决临床问题

该病例中的临床患者为 10 岁女孩，符合研究所涵盖的样本人群特征。从目前研究的科学证据来看，如果患者家长希望减小前牙外伤的概率，可以考虑开始Ⅰ期治疗，采用功能矫治器或者口外弓来改善深覆盖，改良上下颌骨的协调性，但是要告知家长，在最终Ⅱ期治疗后，所获得的功能及面型效果是无差异的。

综合思考题

1. 临床干预性证据等级的最高级别是什么？
2. 提出科学问题的四要素是什么？

（孙燕楠）

拓展小故事及综合思考题参考答案见数字资源

参考文献

1. Sackett D，Straus S，Richardson W，et al. Evidence Based Medicine.（How to Practice and Teach EBM）. 2nd ed. London：Churchill Livingstone，2000.

2. Guyatt G，Rennie D. User's Guides to the Medical Literature.（Essentials of Evidence Based Clinical Practice.）3E. New York：McGran Hill/Med；cal，2014.

3. 杜亮，李幼平 .Archie Cochrane—Cochrane 系统评价的倡导者 . 中国循证医学杂志，2005，5（2）：174-176.

4. 李俊，吴红梅，董碧蓉 .Gordon Henry Guyatt—循证临床实践者 . 中国循证医学杂志，2005，5（7）：568-570.

5. Lau J，Antman E M，Jimenez Silva J，et al. Cumulative meta analysis of therapeutic trials for myocardial infarction. N Engl J Med，1992，327（4）:248-254.

6. Petitti D. Meta analysis，decision analysis and cost effectiveness analysis. 2nd ed. Oxford：Oxford University Press，2000.

7. M. Gray. Evidence Based Healthcare. London：Churchill Livingstone，2001.

8. M. Gray，唐金陵 . 循证医疗卫生决策 . 北京：北京大学医学出版社，2004.

9. Hulley S B. Cummings S R. Browner W S. Designing Clinical Research. 4th ed. Philadelphia：Lippincott Williams & Wilkins，2013.

10. 临床研究设计 .4 版 .Stephen B H，彭晓霞，译 . 北京：北京大学医学出版社，2017.

11. 唐金陵 . 循证医学基础 . 北京：北京大学医学出版社，2011.

12. 史宗道，华成舸，李春洁 . 循证口腔医学 .3 版 . 北京：人民卫生出版社，2020.

13. 国际考科蓝协作组网站，http://www.cochrane.org/.

14. Cochrane Handbook of Systematic Reviews for Interventions，https://training.cochrane.org/handbook#how-to-access

15. CONSORT Transparent Reporting of Trials，http://www.consort-statement.org/

16. PRISMA Transparent Reporting of Systematic Reviews and Meta-Analyses，http://www.prisma-statement.org/

第三篇　矫治技术篇

第九章

矫治技术的理念及发展

◎ **学习目标**

基本目标

1. 能运用力与牙齿移动的知识说明固定矫治器是如何从一个简单工具发展到当代直丝弓矫治器的。

2. 能说明两大经典矫治体系——方丝弓矫治技术与 Begg 矫治技术在牙齿移动生物力学原理上的差别。

3. 能运用 Burstone 的两牙角度关系的 6 个分类，分析直丝弓矫治器上的力系统。

发展目标

1. 能从牙列生长发育的角度，分析直丝弓矫治器上的力系统。

2. 能运用所学的知识，辩证分析不同矫治体系移动牙齿的效率。

　　矫治器是正畸医生用来矫治错𬌗畸形的工具，其品种很多：①用材料区分，可以分成金属材料类矫治器和塑料材料类矫治器；②按摘戴方式区分，可以分为不可由患者摘戴的固定矫治器和可摘式的活动矫治器（图 9-1）；③按照力的特点区分，又可以分为间断力矫治器和持续力矫治器，或重力矫治器和轻力矫治器；④按照矫治器安放在牙列的部位区分，还可以分为唇侧矫治器、舌侧矫治器和全覆盖式矫治器等。不同分类的矫治器在矫治技术的发展历程中都扮演过重要的角色，使如今的正畸技术纷繁多彩。

　　本部分主要介绍不同矫治器及矫治技术之间的内在关系，剖析各种矫治器的作用机制，萃取不同矫治技术的精华，以帮助读者建立对矫治器及矫治技术认识的全局观。所有矫治器的最终目的都是帮助正畸医生尽可能高效地将牙齿移动到治疗计划设定的目标位置，其原理都是合理应用各种力，所以矫治器的特点大都由材料性质及其能提供的力的类型来决定。矫治技术则受正畸医生的矫治理念、认知能力以及临床经验等的影响。对矫治器内在原理的探讨，有助于帮助读者从根本上理解各种矫治技术，摆脱盲从和教条，激发创新意识。本章将从材料和力学的角度梳理正畸矫治器的发展脉络，从矫治理念的角度剖析矫治技术的进步和发展方向。

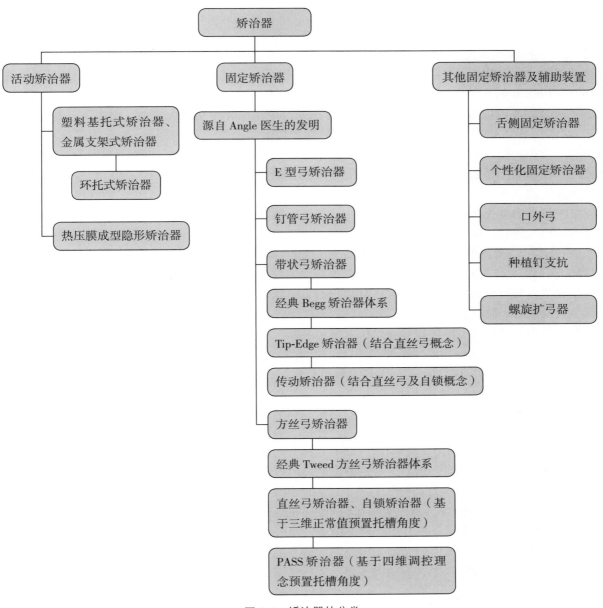

图 9-1　矫治器的分类

第一节　正畸矫治器概述

一、正畸矫治器的出现

公元前 1000 年，古希腊和伊特拉斯坎人即开始尝试矫正牙列不齐的问题。有考古证据显示，伊特拉斯坎人在公元前 400 年—前 100 年期间，曾经使用过黄金制成的带环和小牛的牙齿来制作缺隙保持器。公元 1728 年，法国医生 Pieere Fauchard 在 *The Surgeon Dentist* 一书中首次介绍了科学的移动牙齿的方法，开始使用金和银这类贵金属制作固定矫治器，因此有人将其称为"正畸学之父"。1850 年，美国医生 Norman Kingsley 的著作《口腔畸形》中首次系统描述了口腔正畸理论。Kingsley 是最早应用口外力矫正牙齿前突的医生之一，也是治疗腭裂和相关问题的先行者。

1887 年，Angle 医生发明了托槽和带环颊面管的原型，并创建了自己的矫治体系。1890 年，Angle 医生提出了安氏分类，并在 20 世纪初陆续研发出了 E 型弓矫治器、钉管弓矫治器、带状弓矫治器，最终于 1928 年发明了方丝弓矫治器。方丝弓矫治器是现代固定矫治器的基础，而 Angle 分类也沿用至今，因此，Angle 医生被广泛认为是"现代正畸学之父"。与美国不同，欧洲正畸领域在 1925—1965 年间几乎全部使用活动矫治器。这一时期，欧洲的活动矫治器主要是用塑料做成的功能矫治器以及可加力型的活动矫治器。随着正畸医生在国际间交流的增加，功能矫治器于 20 世纪 60 年代被引入美国，而与此同时，美国的固定矫治器也被带到了欧洲。由于固定矫治器对牙位的三维控制能力明显比活动矫治器强，因此在欧洲得到迅速的推广，使用活动矫治器的医生越来越少；而功能矫治器在美国的推广却远不如固定矫治器在欧洲那么幸运。20 世纪 70 年代的动物实验表明，功能矫治器将下颌前移到新的位置后，的确能引起骨骼的变化，因此被认为有可能促进下颌骨的生长，由此引发了一阵使用功能矫治器的热潮，但当正畸医生看到临床研究的结果并不尽如人意后，这股热潮便开始退却。

1952 年，澳大利亚的 Storey 和 Smith 通过临床实验证明较轻的力可以更有效地移动尖牙。1956 年，澳大利亚 Begg 医生提出充分利用差动力原理的 Begg 矫治技术。Begg 矫治器的托槽特点是其槽沟与弓丝为单点接触，允许牙齿进行自由倾斜移动，可以较快地内收前牙、关闭拔牙间隙，且所需力轻微，有利于保持后牙支抗，不使用口外力。Begg 矫治器所使用的弓丝为澳丝，是一种高张力不锈钢丝，刚度很高且几乎无应力衰减，不易变形且可保持较稳定的力值，有利于打开咬合。Begg 技术在早期能快速解除拥挤、内收前牙、打开咬合，但在最后阶段精确调整牙位时会比较困难，于是产生了 Begg 技术与方丝弓技术结合的矫治器，如 Tip-Edge 矫治器、传动矫治器等。

随着正畸技术的发展，对于矫治过程的美观需求也促进了美观矫治器的不断进步，主要有几种方式：①将唇侧矫治器美观化，采用陶瓷托槽、树脂托槽以及美观正畸弓丝等；②采用舌侧固定矫治器；③发展无托槽活动矫治器。以上几种方式都获得了很大的发展，但近年来推广最快的是无托槽隐形矫治器。无托槽隐形矫治器虽然也可以归类为可摘式的活动矫治器，但其使用的材料比较特别，是一种热塑性高分子材料，通过热压膜成型技术制成。热压膜成型技术是 20 世纪 50 年代后出现的。1959 年，位于美国纽约州的 Tronomatic 机械制造公司生产出了世界上第一台工业用途的真空压力成型设备，并被成功应用于口腔医学领域。1997 年，两名斯坦福大学的学生根据 Kesling 医生 1945 年报道的牙齿正位器的原理，结合当今先进的计算机 CAD/CAM 技术，使用已经成熟的热压膜成型技术，成功研制出了无托槽隐形矫治器，使正畸医生又多了一个治疗错𬌗畸形的新工具。

二、矫治器功能的进化

无论是固定矫治器、活动矫治器还是无托槽隐形矫治器，其最初实现的移动牙齿的类型都是简单倾斜移动。下面就按照这些矫治器出现的先后顺序来介绍各种矫治器的结构特点和力学功能。

（一）固定矫治器的功能演化

固定矫治器是世界上使用最广泛的、也最成熟的口腔正畸矫治器，当今世界上绝大多数的固定矫治器都源自美国 Angle 医生在 20 世纪初的一系列发明，从这些发明装置的结构变化，可以看出固定矫治器从初期只能进行第一序列方向的牙齿矫正到终于实现三个序列牙齿移动控制的发展历程。

1. E 型弓矫治器　Angle 医生于 1907 年发明的第一款固定矫治器（图 9-2），这种矫治器用带环和粗的唇弓决定牙弓排齐后的基本形态，用磨牙带环颊管前方的螺母装置扩展牙弓，通过结扎将不齐牙向唇弓方向移动的方式达到扩弓排齐的矫治目标。从这个矫治器的结构设计不难看出，只有牙冠受到来自结扎丝的单点牵拉力，牙齿只能产生简单倾斜移动，对牙根没有任何控制力。

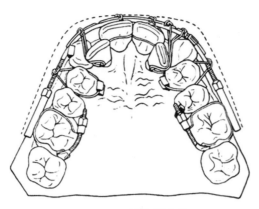

图 9-2 E 型弓矫治器

2. 钉管弓矫治器 为了移动牙根，Angle 医生于 1911 年发明了钉管弓矫治器（图 9-3）。钉管弓将 E 型弓单点接触式的加力方式转变成了唇弓上焊接的竖"钉"与错位牙带环上焊接的竖"管"之间的插入式接触关系，竖管的长度形成了一个力臂，因此可以对牙齿产生力矩。正畸医生通过调整钉在唇弓上的焊接位置和角度，终于可以实现牙根移动。显而易见的是，这个设计对正畸医生的手工操作能力要求极高，唇弓上竖钉的位置焊接得稍不合适，就很难使唇弓上所有的竖钉同时插入牙冠唇颊面上的竖管。

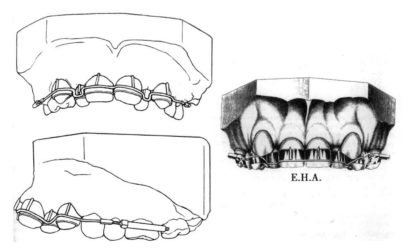

图 9-3 钉管弓矫治器

3. 带状弓矫治器 为了克服唇弓与牙面上竖管之间的结合难度问题，Angle 医生于 1916 年设计出了带状弓矫治器（图 9-4）。这种矫治器相当于把钉管弓的竖管切掉一半后，形成一个最简单的槽沟，使唇弓能够第一次直接插入槽沟产生矫治力，大大降低了正畸医生的操作难度，这一设计后来被澳大利亚的 Begg 医生转化为今天仍在使用的 Begg 矫治器的托槽，形成了以倾斜移动为特色的另一个矫治体系——Begg 矫治技术。

4. 方丝弓矫治器 带状弓矫治器虽然解决了弓丝入槽的难度问题，但与钉管弓相比，对牙根的控制能力却大大降低，这显然不能达到 Angle 医生心目中的理想矫治器的目标。为了实现既能方便唇弓入槽，又能移动牙根的目标，Angle 医生不断探索新的设计方案，终于在 1928 年发明出

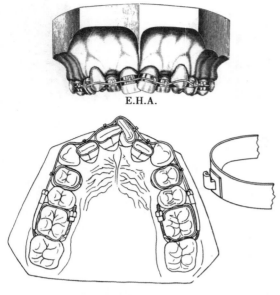

E.H.A.

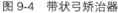

图 9-4　带状弓矫治器

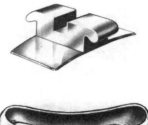

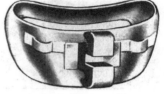

图 9-5　方丝弓矫治器

了他称之为最新最好的方丝弓矫治器（图 9-5）。方丝弓托槽将带状弓托槽的槽沟旋转 90°，变成了横向的方形槽沟，并且开口向外，方便弓丝入槽，当方形弓丝插入方形槽沟后，不仅能够产生近远中方向的力矩，而且能够产生唇颊舌向的力矩，使精确的三维牙位控制成为可能。方丝弓矫治器的出现，意味着固定矫治器这个工具已经具备了三维方向移动牙齿的能力。从此，正畸医生开始用这个功能比较齐全的工具研发出不同的矫治技术，并根据矫治理念的变迁对方丝弓矫治器进行了不断的改进，推动了正畸技术向着更加精准和高效的方向发展。

（二）可摘式矫治器的发展

根据材料特点不同，可摘式矫治器可分为金属支架式可摘矫治器、塑料基托式可摘矫治器和热塑性高分子材料的隐形矫治器。

20 世纪初，美国的 Crozat 医生发明了金属支架式的可摘矫治器，该矫治器用粗的黄金制作支架及固位卡环，用焊在支架上的细黄金丝制作加力用的指簧对错位牙施力；而在几乎同年代的欧洲，其可摘式矫治器是塑料基托式的，其中最具代表性的是维也纳正畸医生 Schwartz 发明的多种可加力型活动矫治器，这种矫治器相当于用塑料基托取代了上述的金属支架，通过基托将固位卡环和各种加力簧连成一个整体。由于基托的面积比金属支架大，理论上固位效果应该更好。无论是金属支架式的，还是塑料基托式的可摘矫治器，固位卡环通常都在后牙上，而加力簧都作用于错位牙的牙冠，一般只能施加推力或拉力，不能像方丝弓矫治器那样施加控根力矩，所以可摘式的活动矫治器只能进行简单的错𬌗矫治。我国早期以使用活动矫治器为主，改良和设计了多种活动矫治器，为了克服传统活动矫治器的缺点，毛燮均教授发明了环托矫治器，增加了矫治器的固位及控制能力。直到改革开放以后，才陆续引进了固定矫治器。如今临床仍然会采用活动矫治器进行替牙期的早期矫治，或将它们用作辅助性的临时矫治器。

热压膜成型的隐形矫治器是一种新型的可摘式矫治器，与上面两种可摘式矫治器相比，它没有金属的加力簧，完全依靠热塑成型后的膜片的少量多次形变来移动牙齿，它在 1997 年刚刚问世时，也只能进行简单的倾斜移动。热压膜成型矫治器通过塑料膜片全覆盖牙面的方式传递矫治力，因此力的传递效率不如固定矫治器托槽与弓丝的结合方式传力的效率高。为了增加力传递的效率，隐形矫治器开始在牙面上增加一些能起到"把手"作用的各种附件，使该矫治器控制牙位的能力有所增强。但到目前为止，隐形矫治器控根移动的能力仍不尽如人意，虽然正畸医生可以通过临床经验，采取过矫正的办法或配合种植钉支抗、片段弓等手段努力克服这种矫治器性能方面的不足，但从工具的效用角度来说，它显然还没有达到固定矫治器的成熟度。但由于这种矫治器的美观性能好，对成人错𬌗畸形患者的吸引力巨大，有可能借助于市场的力量，推动材料性能或制作工艺的不断改进，使这种新型矫治器最终走向成熟，并形成基于这种新工具的各种矫治技术。

第二节　正畸矫治技术的发展

一、经典固定矫治体系

　　Angle 医生的矫治理念是要保存全副牙齿，可以想见，那个年代的正畸治疗主要涉及扩弓排齐。但这种治疗无疑会带来两个可能的问题：一是面部突度的增加，二是难以获得稳定的矫治效果。因此，正畸医生开始尝试拔牙矫治，拔牙矫治涉及的牙齿移动更加复杂，对支抗控制、牙根平行度等的要求更高，因此正畸医生开始探索各种矫治技术。提倡拔牙矫治最典型的代表人物是 Angle 医生的两位学生——Tweed 医生和 Begg 医生。Tweed 医生最终创建了以支抗预备为特点的经典方丝弓矫治器定向力矫治系统；而 Begg 医生则另辟蹊径，用改良的带状弓托槽创建了以两个倾斜移动完成牙齿整体移动效果为特色的 Begg 矫治体系。

　　1. 经典方丝弓矫治技术　从 Angle 医生发明方丝弓矫治器的历程，可以看出 Angle 医生的目标是要通过矫治器对牙位进行三维精准控制，这对后来 Tweed 提倡的拔牙矫治来说尤为重要，因为拔牙间隙近远中的牙齿通常都需要一定程度的整体移动甚至控根移动才能确保关闭拔牙间隙后牙根的平行度，而在前牙上增加根腭向转矩更是方丝弓的一大特色。因此，方丝弓矫治器特别强调整体移动。整体移动意味着冠根要同时移动，这比单纯移动牙冠的难度要大很多，需要的矫治力也大得多，对支抗的要求也就相应增加。为了减少支抗牙在对抗较大的内收力时发生前移，Tweed 发明了支抗预备的方法，即借助于 J 钩头帽先把需要用于支抗的第二磨牙、第一磨牙、第二双尖牙逐个后推到后倾状态，上后牙从后向前依次达到 –20°、–10°、–5°，对应的下后牙依次达到 –15°、–10°、–5°，再用这些后倾了的上下后牙提供内收前牙的支抗力。从力学原理分析，相当于用后牙的控根移动对抗前牙的整体移动，只要患者的配合度足够好，这种方法可以获得很好的支抗控制效果。经典方丝弓自始至终使用方丝，因此是对牙位控制能力要求最高的一种矫治器，当然对正畸医生手工弯制弓丝的操作技能要求也是最高的。

　　2. 经典 Begg 矫治技术　与方丝弓矫治理念截然相反的是允许牙齿自由倾斜移动的 Begg 技术。Begg 医生是一位澳大利亚的正畸医生，也是 Angle 的学生，受带状弓矫治器的启发，他发明了 Begg 托槽，保持了带状弓的竖槽结构，但槽沟的开口方向从𬌗向改为了龈向，用栓钉固定唇弓。澳大利亚是地广人稀的国家，为了减少正畸患者长途奔波到诊所复诊的次数，Begg 医生研发出了一种应力衰减很小的特殊不锈钢丝——澳丝，通过教会患者自己挂颌内牵引及颌间牵引的方法，打破了患者需要每个月请正畸医生复诊加力的时限，形成了一个独具特色的矫治体系。Begg 医生通过对澳大利亚土著人牙齿的研究，发现原住民牙齿磨耗非常明显，而现代人食入精细食物后，牙齿磨耗很少，更容易出现牙列拥挤不齐的问题，因此，他也积极提倡拔牙矫治。按理说拔牙矫治对控根的要求更高，而带状弓矫治器的竖槽设计使槽沟与唇弓之间几乎是单点接触的方式，也就是说它不能产生控制牙根移动的力矩，所以 Begg 技术在第一期解除前牙拥挤和打开咬合阶段、第二期关闭间隙阶段，所有牙齿（除了磨牙上因为使用了颊面管可以产生力矩外）的移动方式都是倾斜移动，这是一种最简单的牙齿移动类型，所需的力值也最小，仅仅依靠患者每天换牵引皮圈就能产生明显的牙冠移动，但看不见的牙根部分往往是向相反方向移动，因此在牙冠部分的间隙关闭以后，牙轴通常是倾斜的，所以 Begg 技术的第三期需要正轴簧、控根辅弓等将牙根移动到正常角度。上述矫治过程也可以理解为前期是牙冠的倾斜移动，后期是牙根的倾斜移动，通过两个倾斜移动的叠加完成一个整体移动。但仔细分析，可以看出这两个倾斜移动的难度是不同的，第一个倾斜移动非常容易实现，因为皮圈的牵引力是直接加在牙冠上的；第二个倾斜移动实际上是控根移动，要配合比较大的控根力矩和力才能实现。但对于患者来说，所需要的操作都是挂颌内牵引或颌间牵引，对于拔除了4颗第一双尖牙的病例来说，前后牙段所受到的皮圈力大小相等、方向相反，那如何才能控制前后牙段的移动量，使其符合正畸医生设计的牙齿目标位置呢？Begg医生提出了一个分差力的概念，可以简单地描述为：希望前牙后移时用轻力，希望后牙前移时用重力。由于同一根皮圈施加在前后牙段的力值实际是相同的，所以前后牙段在不同力值下产生的移动量的差异通常被认为与前后牙段的牙周膜面积不同相关，也就是虽然力值相同，但单位牙周膜受到的压强不同，如果存在一个牙齿移动的最适力，或者用局部压强过大会造成玻璃样变，的确可以解释Begg医生描述的分差力效应。但实际操作中，如果要让后牙前移，Begg技术通常需要在尖牙上加上一个制动闸，实际是一个正轴簧，它可以给尖牙一个冠向近中、根向远中方向的力矩，当这个力矩足够大时，实际上相当于用尖牙的控根移动来对抗磨牙的整体移动。

经典固定矫治器虽然现在已很少被应用了，但理解经典矫治技术中的生物力学原理，有助于正畸医生更好地应用现代固定矫治器。

二、现代固定矫治器及矫治技术

（一）直丝弓矫治器的理论基础及技术特点

1. 从方丝弓到直丝弓的转变　经典的方丝弓托槽在每颗牙上的槽沟都是0°，考虑到正常排列的牙齿每颗牙在第一、第二、第三序列方向的位置和角度的差异，Andrews计算出一个理想的牙弓排列需要正畸医生至少弯制76个弓丝曲，才能使一根方丝被动进入所有槽沟都是0°的方丝弓矫治器。可见，经典方丝弓对正畸医生手工操作的能力要求极高。为了减少正畸医生的手工操作工作量，Andrews萌生了将弓丝弯制的角度预成到托槽上的奇思妙想。为了实现这个理想，Andrews医生从自己和周边朋友的诊所收集到120例成人正常𬌗的天然牙列模型作为研究样本，测量出每颗牙相对于上下颌解剖𬌗平面的轴倾度和倾斜度，并在每颗牙临床冠中点的水平面上测量出牙冠相对于邻面接触点形成的弓形的厚度及每颗牙的近远中和𬌗龈向弧度。Andrews根据以上方法获得的测量值来设计托槽底板厚度及槽沟角度等，目标是使一根粗的方形弓丝入槽时，所有牙能达到排列理想的状态，即弓丝上不再需要矫正曲，所有的角度都预成在托槽上，因此称为直丝弓矫治器。

2. 直丝弓矫治器的里程碑意义　虽然在Andrews之前已经有预成槽沟角度的托槽，但它们都不能被称为直丝弓，因为从想到将弓丝弯制转移到槽沟上，到提出一整套的系统解决方案之间还有很长的距离，而Andrews做到了哪些呢？

（1）首次建立了一套正常牙列的三维排列数据——最佳自然𬌗六标准，为直丝弓托槽设计提供了一个标准。

（2）对方丝弓托槽从槽沟角度到底板形态、厚度等进行了全面的改进，定义了直丝弓托槽的8项基本特征，使其能真正实现直丝弓的理想目标。这8项特征分别如下。

特征一：托槽槽沟、托槽干的正中横断平面与牙冠的正中横断平面一致（图9-6）。

特征二：托槽底板的倾斜度必须与牙冠面轴点的纵向切线倾斜度一致（图9-6）。

特征三：托槽底板在𬌗龈向的曲度必须与牙冠唇颊面的曲度一致（图9-7）。

特征四：托槽槽沟、托槽干的正中矢状面与牙冠的正中矢状面一致（图9-8）。

特征五：𬌗向观托槽基板平面与牙冠唇颊面必须一致，亦即垂直于牙冠的正中矢状面（图9-8B），只有上磨牙例外，该角度为100°（图9-8A）。

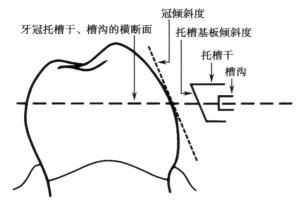

图 9-6 托槽槽沟、托槽干的正中横断平面与牙冠的正中横断平面一致；托槽底板的倾斜度必须与牙冠面轴点的纵向切线倾斜度一致

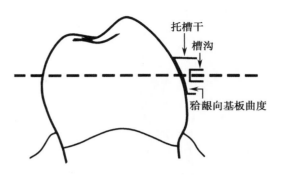

图 9-7 托槽底板在𬌗龈向的曲度必须与牙冠唇颊面的曲度一致

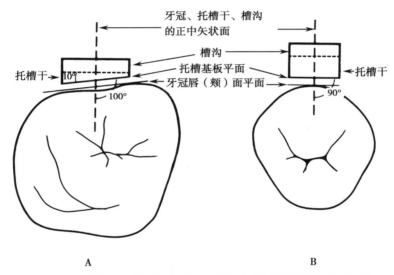

图 9-8 托槽槽沟、托槽干的正中矢状面与牙冠的正中矢状面一致

特征六：托槽基板的近远中向曲度与牙冠唇（颊）面的近远中向曲度必须一致（图 9-9）。

特征七：无论是长方形设计（图 9-10A）还是平行四边形设计（图 9-10B），托槽的正中矢状面或近远中向边缘要与临床冠面轴一致。

特征八：同一个牙弓内，所有托槽槽沟点与邻间隙点连线的距离相等（图 9-11）。

从上面的 8 项特征可以看出，并不是槽沟里预成了三个序列方向的角度就能达到直丝弓的目标，托槽位置、底板坡度、底板𬌗龈向和近远中向曲度等都会影响牙齿最终是否能在一根直丝上排齐。以上 8 项特征构成了 Andrews 直丝弓矫治器的专利，当年只有 A 公司生产的 Andrews 托槽可以称为直丝弓矫治器，其他公司生产的托槽如果具备了上述 8 项特征中的 4 项以上即会构成侵权。通过对托槽的这些改进，Andrews 将"能够"实现对牙位进行三维控制的方丝弓托槽改造成了"便于"实现牙位三维控制的更好

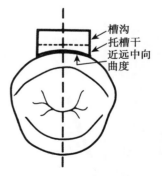

图 9-9 托槽基板的近远中向曲度与牙冠唇（颊）面的近远中向曲度必须一致

的工具。从方丝弓的个体化弓丝弯制到直丝弓的预成托槽角度，正畸固定矫治器无疑实现了一次硬件的全新升级。

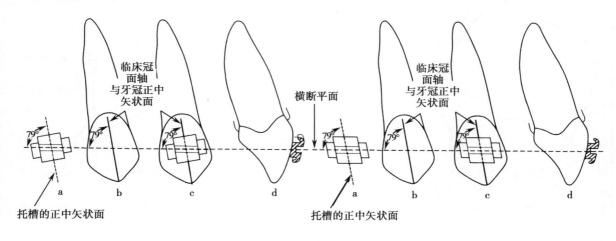

图 9-10 长方形及平行四边形两种托槽设计

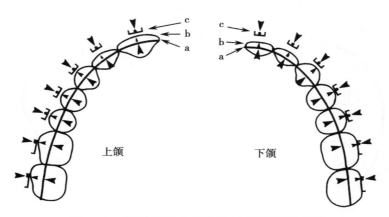

图 9-11 托槽槽沟点与邻间隙点连线的距离相等

用一套标准数据治疗各种类型的错𬌗，必然会遭到非个性化治疗的批评之声，于是，Andrews 医生在基于六标准测量数据的经典直丝弓托槽问世后，又针对需要整体移动的牙齿，增加了"抗近远中倾斜""抗旋转"以及上颌磨牙上的"抗颊舌向倾斜"3 个特征，以实现其所追求的整体移动效率。那 Andrews 为什么如此强调整体移动呢？他用图 9-12 说明了整体移动的优势。

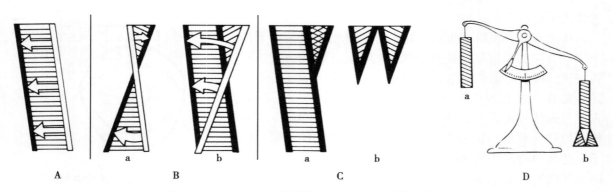

图 9-12 Andrews 比较整体移动与倾斜移动效率的图

如图 9-12 所示，假设 A 代表的是尖牙整体移动时牙根穿过的牙槽骨面积，B 代表的是尖牙要通过两个倾斜移动到达相同的目的地，先看第一个倾斜移动，牙冠先倾斜到目标位置（如图 B 中的 a 所示），按照上面介绍的简单倾斜移动的牙齿移动方式，此时根尖会向相反方向即近中向移动；第二个倾斜移动是将牙根移动到目标位置（如图 B 中的 b 所示），注意此时根尖先要回到其初始位置，再进一步向远中才能到达目标位置。当冠根经过两次倾斜移动最终都到达与图 A 中所示的整体移动相同的目标位置时，倾斜移动牙根穿过牙槽骨的面积相当于图 C 中的 a 所显示的面积，其大小相当于 A 中整体移动的面积加上根尖往返两次，如图 C 中 b 的两个小三角形的面积之和。不难看出，倾斜移动牙根穿过牙槽骨的面积或体积要大于整体移动（图 D），这就是为什么 Andrews 反对倾斜移动的原因。为了实现整体移动，Andrews 根据牙齿计划的移动量来设计抗倾斜、抗扭转等矫正角度，所以 Andrews 在基于最佳自然殆六标准数据开发出经典直丝弓托槽之后，又陆陆续续开发出 11 套带有不同抗倾斜、抗扭转角度的直丝弓托槽。

3. 直丝弓矫治器上的力系统　方丝弓时代所有牙位的角度都是正畸医生在弓丝上手工弯制出来的，所以正畸医生可以通过"V"形曲的方法来分析两邻牙之间的力和力矩。"V"形曲在两牙之间的力矩受曲的角度和位置两个变量的影响，直丝弓将弓丝弯制的角度放在托槽上以后，曲的位置信息没有了，那应该如何分析直丝弓上的力系统呢？为了解决这个问题，Burstone 测量了一根直丝在两颗角度不同的牙上的力系统，并据此得出了两牙力系统的 6 个分类，如表 9-1 所示。为了描述方便，假设表格中的两颗牙为左下牙列的尖牙和第二双尖牙，位于左侧的 A 牙为尖牙，右侧的 B 牙为第二双尖牙，于是可以得出以下 6 种力系统。

表 9-1　直丝弓入槽状态下 Burstone 两牙力系统的 6 个分类

分类	I	II	III	IV	V	VI
$\dfrac{\theta_A}{\theta_B}$	1.0	0.5	0	−0.5	−0.75	−1.0
左下象限						
牙齿受力系统	531.4 ↓ ↑ 531.4 1860 ⤸ ⤹ 1860	477.4 ↓ ↑ 477.4 1488 ⤸ ⤹ 1860	398.0 ↓ ↑ 398.0 930 ⤸ ⤹ 1860	265.7 ↓ ↑ 265.7 ⤹ 1860	160.0 ↓ ↑ 160.0 740 ⤸ ⤹ 1860	1860 ⤸ ⤹ 1860
$\dfrac{M_A}{M_B}$	1.0	0.8	0.5	0	−0.4	−1.0

注：表中 θ_A 指左侧牙齿托槽槽沟与直丝的夹角，θ_B 指右侧托槽槽沟与直丝的夹角，在上面 6 种情况中，假设 θ_B 不变；M_A 和 M_B 分别指左侧牙齿所受到的力矩和右侧托槽所受到的力矩

（1）第 I 类：两颗牙都向近中倾斜了相同的角度，因此一根直丝入槽后，两颗牙都受到顺时针方向的力矩，且大小相等，合力矩为两颗牙上的力矩之和。为了达到静力平衡，尖牙会受到压低力，双尖牙会受到伸长力，当这一对垂直向的力形成的逆时针方向的力矩与两颗牙上的合力矩大小相等、方向相反时，系统才能处于静力平衡状态。

（2）第 II 类：尖牙近中倾斜度减小到初始角度的一半，实验测出尖牙上的顺时针力矩减小了 20%，两颗牙上的力矩之和因此减小，为了实现静力平衡条件，尖牙和双尖牙上那一对垂直向平衡力相应减小。

（3）第 III 类：尖牙近中倾斜度减小到零，实验测出尖牙上的顺时针力矩减小了 50%，两牙上的合力矩值变得更小，因此尖牙和双尖牙上的垂直向平衡力变得更小。

（4）第Ⅳ类：尖牙后倾到双尖牙角度值的一半，实验测量出此时尖牙上的力矩减小到零，两牙力系统只有双尖牙上受到顺时针力矩；所以合力矩值进一步减小，尖牙和双尖牙上的垂直向平衡力也进一步减小。

（5）第Ⅴ类：尖牙进一步远中倾斜到双尖牙角度值的 3/4，实验测出尖牙的力矩转为逆时针方向，大小为双尖牙上顺时针力矩值的 40%，合力矩值为两颗牙上力矩相减，因此小于单颗牙上的力矩，且为顺时针方向，因此尖牙和双尖牙上的垂直向平衡力减到最小。

（6）第Ⅵ类：尖牙远中倾向到与双尖牙角度大小相等但方向相反，此时尖牙上的力矩也与双尖牙大小相等、方向相反，系统符合静力平衡条件，不需要垂直向平衡力。

从上面 6 种情况，可见两牙力系统中只有角度最大的那颗牙（双尖牙）的力矩方向是不变的，或者说它决定着这两颗牙合力矩的方向，占据着主导力矩的地位；而另外一颗牙（尖牙）的力矩方向是不确定的，因而是从属力矩，这与长学制教材中用"V"形曲介绍的分差力矩原理是一样的，只是增加了两种情况。在这 6 个分类中，只有最后两类从属力矩的方向与主导力矩的方向是相反的。有了这个基本知识，再审视一下直丝弓的预成角度，就会发现，当假设所有人的后牙都应该按照成人正常𬌗排列时，经典直丝弓矫治器上后牙的预置角度都是 0°，主导力矩大概率会被位于前牙段的错𬌗最严重的牙齿占据，在这种情况下，支抗后牙大概率会受到前倾力矩（图 9-13）。

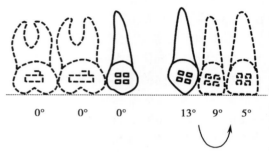

图 9-13　直丝弓矫治器在前牙预置前倾角，而后牙均为 0°，使前牙区的错位牙更可能占据主导力矩，导致后牙前倾，支抗丢失

4. 直丝弓矫治器的技术特点　从上面的力学分析可见，由于直丝弓托槽中预置了前倾角度（依据正常𬌗数据设计的直丝弓托槽都是前倾角度，如果加上尖牙抗后倾的过矫正设计，前倾角就更大），与方丝弓的 0° 托槽相比，牙冠更容易受到前倾力矩。临床上，正畸医生也很快发现直丝弓矫治器的支抗更容易丢失。因此，各种辅助支抗技术得到了迅速的发展，包括各种类型的口外弓、横腭杆、Nance 弓、种植钉支抗等。

直丝弓矫治器第二个不利于支抗控制的原因与摩擦力有关。Andrews 发明直丝弓的初衷是为了减少正畸医生手工弯制弓丝的工作量，因此对于拔牙病例的牙齿移动，全部采用滑动法，而滑动法与关闭曲法最大的差别就是多了一个摩擦力。因此，第二代直丝弓矫治器 Roth 直丝弓（也由拥有直丝弓专利的 A 公司生产）设计了一个特殊的关闭曲"double keyhole loop"，虽然可以避免摩擦力，但增加了弓丝弯制的操作难度。除了使用关闭曲法，Roth 直丝弓还有两个特点：一是将Andrews 依据不同牙齿移动量设计的合计 12 套直丝弓托槽归纳为一套他认为的最适角度，其中最突出的是上尖牙的前倾角增加到了 13°，以对抗关闭拔牙间隙时的尖牙后倾；二是将 Andrews 提倡的个体化弓形改变为统一的宽弓形，这与 Roth 提倡的功能𬌗理论有关。Roth 对直丝弓托槽和弓形统一化的设计不仅符合当时标准化工业生产的潮流，而且迎合了正畸医生对正畸治疗便利化的追求，使得直丝弓在全世界范围得到了推广。

但正宗的 Roth 直丝弓技术要弯制"double keyhole loop"，与 Andrews 设计直丝弓的初衷并不相符。那是否有可能通过技术上的改进来简化临床操作并达到更好的支抗控制效果呢？Andrews直丝弓技术的两位早期学员 Bennett 和 McLaughlin 医生对此进行了有益的尝试。他们在 Andrews经典直丝弓托槽上尝试了用细丝、轻力、滑动法等正畸医生今天已经熟悉的矫治手段在 Andrews直丝弓上矫治病例，并于 1993 年出版了一本专门介绍滑动法直丝弓矫治技术的专著。经过多年使用这种滑动法直丝弓技术，McLaughlin 和 Bennett 又与 Trevisi 医师一起对 Andrews 经典直丝弓托槽的数据进行了修改，最终于 1997 年推出了 MBT 直丝弓矫治器。MBT 直丝弓托槽最主要的特点有：①减小了所有前牙前倾角的度数，以减小支抗负担；②加大了上切牙的冠唇向转矩角，以减少拔牙病例在内收切牙时出现的舌倾现象；③加大了下切牙的冠舌向转矩，以对抗打开咬合和Ⅱ类牵引时的下切牙唇倾趋势；④减小了下后牙的冠舌向转矩，加大了上后牙的冠腭向转矩，以建立更好的后牙咬合接触。由于上述改变都是在 Andrews 经典直丝弓托槽的基础上进行的改良，因此也被称为第三代直丝弓矫治器。在直丝弓专利保护期过后，各正畸材料公司生产的其他数据的托槽也都被统称为直丝弓矫治器。除了托槽数据的改变，MBT 还把 Roth 统一的宽弓形改变为尖圆形、卵圆形和方圆形三个标准弓形。

　　在托槽不断改进的同时，矫正弓丝的品种也不断增加，最突出的要数镍钛丝。由于镍钛丝的弹性范围明显大于不锈钢丝，托槽间距对弓丝入槽的障碍越来越小，因此直丝弓托槽倾向于做成双翼宽托槽，好处是可以增加对扭转牙的控制能力。不同弹性性能弓丝的出现，使不同类型的错𬌗牙有了针对性更好的矫正弓丝，并逐渐形成了如下的弓丝使用顺序，即从细到粗、从圆到方、从镍钛丝到不锈钢丝，体现了当代直丝弓矫治技术倾向于轻力矫治、循序渐进的理念。

（二）自锁托槽矫治器

　　如果说直丝弓是对弓丝弯制的简化，自锁托槽则是对结扎方式的简化。有趣的是，当普通托槽上的结扎丝被自锁托槽上的盖板取代后，弓丝与槽沟之间的摩擦力也降低了，这对于滑动直丝弓技术无疑是有利的，那为什么盖板能降低弓丝与槽沟之间的摩擦力呢？从自锁托槽结构上看，盖板的设计使槽沟第一序列方向的余隙变大了。那余隙与摩擦力之间是什么关系呢？Kusy 教授的实验结果（图 9-14）给了我们明确的答案。

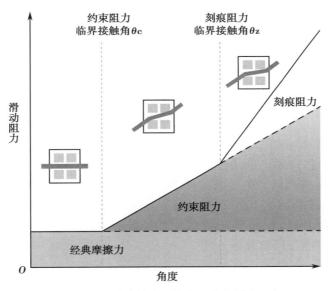

图 9-14　经典摩擦力、约束阻力和刻痕阻力

　　如图 9-14 所示，当弓丝与槽沟之间的夹角在余隙范围之内时，弓丝不发生变形，此时弓丝与槽沟之间的滑动阻力只有经典摩擦力；当弓丝与槽沟之间的夹角大于余隙所容许的范围后，弓丝开始发生弹性变形，此时的滑动阻力增加，进入所谓约束阻力阶段，Kusy 教授将弓丝刚刚发生变形时的弓丝 - 槽沟夹角称为约束阻力的关键余隙角 θ_c；当弓丝与槽沟之间的夹角进一步加大到超过弓丝弹性变形的范围后，弓丝发生塑性变形，滑动阻力明显增加，进入所谓的刻痕阻力阶段。Kusy 教授指出，牙齿最高效移动的条件是弓丝与槽沟的夹角 θ 应该约等于约束阻力的关键余隙角 θ_c。在上面所述的 3 种情况中，如果余隙能变大，弓丝进入约束阻力或刻痕阻力阶段的变形范围就大，或者说弓丝与槽沟之间处于经典摩擦力阶段的机会就多。从这个角度，就可以理解为什么

自锁托槽的盖板与弓丝之间的余隙变大后，摩擦力会减小。那摩擦力减小会提高牙齿移动的效率吗？如果正畸牙移动只有滑动这一种形式，答案应该是肯定的；但问题是正畸需要的牙齿移动是多种形式的，并不是某一种移动形式的效率高，整个正畸治疗的效率就高。以扭转牙为例，如果弓丝与槽沟在第一序列的余隙变大了，虽然摩擦力降低了，但弓丝扭正牙齿的能力也降低了。再以第二序列余隙为例，Begg 托槽因为是窄托槽设计，结合栓钉固定弓丝的方式，其第二序列方向余隙远大于方丝弓托槽，直丝弓改为双翼宽托槽后，第二序列余隙更小，所以 Begg 托槽在第二序列的滑动阻力明显小于直丝弓托槽，但第二序列余隙越大，对牙轴倾斜度的控制能力就越弱。可见低摩擦节省下来的时间，在后期第一序列方向的扭正牙齿、第二序列方向的控根、正轴阶段有可能被抵消掉，这至少可以部分解释为什么循证

医学的证据并不支持目前的自锁托槽能够提高正畸牙齿移动的整体效率。那有没有办法可以解决摩擦力和牙位控制力这一对矛盾呢？MLF（multi-level low friction）托槽的设计提供了一个解决这一矛盾的新思路，其原理是使每颗牙的余隙可调。MLF 托槽的基本结构还是双翼宽托槽，但把双翼下方的托槽外壁做成一个斜坡式的滑道后，用常规结扎丝或结扎圈结扎时，结扎丝或结扎圈会沿着斜坡滑到托槽翼的根部（图 9-15），增加了第一序列方向的余隙，按照 Kusy 教授的研究，这无疑可以增大弓丝与槽沟之间的约束阻力的关键余隙角，推迟牙齿进入约束阻力阶段的角度范围，从而降低其滑动阻力，起到自锁低摩擦托槽的效果。两者的区别是自锁低摩擦托槽的余隙是盖板决定的，而 MLF 托槽的余隙是会随着结扎丝或结扎圈的粗细及其与弓丝

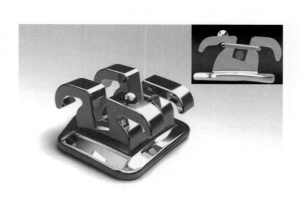

图 9-15　MLF 托槽的斜坡设计，使不同粗细的弓丝和不同粗细的结扎丝排列组合后可以形成十余种约束阻力的关键余隙角 θc，大大增加了 Kusy 教授提出的高效牙齿移动的弓丝 - 槽沟夹角应符合 $\theta \approx \theta c$ 出现的概率

尺寸的排列组合而变化的，比如正畸医生可以在 0.020、0.025、0.030 结扎丝和结扎圈中选择一个与 0.012、0.014、0.016、0.018 等弓丝配合，仅从上面列出的临床常用的 4 种结扎和 4 种弓丝尺寸，就可以排列组合出 16 个不同的余隙角，这就意味着可以形成 16 个 θc，大大增加了弓丝与槽沟之间的关系到达 Kusy 教授所说的最高效移动牙齿的角度出现的概率。正畸医生可以在需要降低摩擦力的牙位用细结扎丝结扎，而在需要扭正的牙位用粗结扎丝结扎，从而赋予了正畸医生自主控制摩擦力与牙位控制力之间平衡的能力，克服了自锁盖板对扭转牙控制力较弱的缺点。

（三）其他固定矫治器及辅助装置

1. 舌侧固定矫治器　如果说自锁矫治器源自正畸医生追求便利性的需求，那么舌侧矫治器则源自满足患者美观性的需求。

舌侧固定矫治技术最早出现于日本和美国。大约在 1975 年，日本神奈川齿科大学的 Fujita 独立研发了舌侧托槽及舌侧弓丝系统，有效降低了托槽的脱落率。由于各牙位牙体颊舌向宽度不尽相同，当牙齿唇颊侧排齐后，牙齿舌侧会出现明显的台阶，在尖牙与第一前磨牙舌侧之间尤为明显。为了适应上述牙弓舌侧解剖学特点，并降低弓丝弯制的难度，Fujita 通过托槽补偿了其他牙位的舌侧台阶，同时设计了含有尖牙 - 第一前磨牙之间的内收弯的舌侧弓丝，他将这种独特形状的弓丝命名为蘑菇状弓丝（mushroom arch wire），并申请了专利。相似的时间点，美国加利福尼亚的 Craven K-urz 医生将透明托槽粘接在前牙唇侧、将金属托槽粘接在后牙舌侧，由此治疗了一些简单病例并取得了良好效果，尔后他也申请了专利，将 Ormco- Kurz 矫治器带入市场。

蘑菇型弓矫治技术相比初代的舌侧矫治技术，其加力点更接近牙齿的阻抗中心，有利于转矩控制。但蘑菇型弓也有其缺陷，例如弯制复杂、椅旁时间较长；对前牙拥挤的病例，难以估计

内收弯的位置，影响矫治效果；拔牙病例中滑动法关闭间隙受到内收弯的制约，不如直丝弓自由灵活。针对上述不足，临床医生及研究者们对蘑菇型弓矫治器进行了多种形式的改进，致力于消除尖牙-第一前磨牙舌侧的内收弯，主要有 3 个阶段：改变粘接厚度、改变托槽形态、改变弓丝高度。

21 世纪初，Takemoto 等正式将舌侧直丝弓矫治技术和 STb（Scuzzo Takemoto bracket）矫治器带入市场。STb 矫治器托槽尺寸较小，宽度仅为 2.5 mm，厚度约为 1.5 mm。托槽上去除了 Kurz 矫治器原有的尖牙牵引钩和切牙咬合板，减轻了患者佩戴过程中的异物感。

STb 矫治器虽然成功地在舌侧应用了直丝弓，但仍然存在一系列缺陷。其一，由于托槽基板较厚，且托槽位置距离龈缘较近，牙周组织易受刺激，增加了患牙周病的风险；其二，弓丝贴近龈缘导致前牙区弓形相对蘑菇型弓缩小，相应地使托槽间距减小，使得排齐整平阶段对牙齿近远中向扭转的控制不足，且影响患者的舒适度；其三，舌侧矫治技术中托槽与弓丝间结扎不够稳定，影响弓丝的矫治力表达，Kurz 矫治器通常采用双重结扎法进行加强，但 STb 托槽槽沟窄且浅，难以实现双重结扎。针对上述不足，研究者们设计了多种形式的托槽，以期获得更好的临床疗效。

2009 年，Takemoto 等发表了新型舌侧矫治系统，即 New Scuzzo-Takomoto bracket（New STb）矫治器，主张使用细丝轻力配合舌侧直丝弓完成舌侧矫治。新的托槽进一步减小了基板的面积，去除了贴近牙龈的部分基板，从而减小了对牙周组织的不利影响；同时将舌侧金属管改为个性化双翼托槽，采用 0.018 英寸 ×0.025 英寸的水平槽沟，便于弓丝就位；通过缩窄托槽宽度增加托槽间距，在改善弓丝加力表达的同时，减小托槽与弓丝间的滑动摩擦力，提高临床矫治效率。除此之外，New STb 托槽的龈方设计有牵引钩结构，利于固定金属拉簧或橡皮链，有效缩短椅旁时间；托槽翼的近远中设计有宽 0.3 mm 的突起，在使用结扎丝固定时，此突起能够限制结扎丝的位置，使其不压迫弓丝，从而最大程度减小托槽与弓丝间的滑动摩擦力。

随着计算机辅助设计和制造（CAD-CAM）技术的发展，个性化托槽的设计和制造工艺逐渐完善。2003 年，Wiechmann 医生发表的 Incognito 个性化舌侧矫治系统，采用大而薄并且贴合牙面舌侧形态的个性化基板，前牙区采用垂直槽沟，后牙区采用水平槽沟，这一设计在便于弓丝入槽的同时降低了前牙内收过程中弓丝脱离槽沟的风险，有利于前牙唇舌向控制。Incognito 采用的个性化蘑菇型弓丝成本较高，在关闭间隙过程中需要多次更换。2011 年，Baron 等设计采用个性化舌侧托槽，配合预成直丝弓完成舌侧矫治，发表了 Lingual jet 舌侧矫治系统，个性化托槽可有效降低托槽脱落率，而应用预成直丝弓能够省去制造个性化弓丝的成本。国内也有学者利用计算机辅助设计技术在其基础上进行设计改进，绘制个性化双槽沟托槽及舌侧直丝弓三维模型，为临床应用奠定基础。在临床上，第一阶段在𬌗侧主槽沟置入圆丝将牙冠排齐，而后在龈侧辅槽沟置入圆丝用于牙根转矩控制，控根完成后单独使用主槽沟方丝关闭间隙。

美国 G 公司推出的 In-Ovation-L 系统采用双翼舌侧自锁托槽，设计有水平向槽沟，尺寸较小且弹簧锁开关方便。研究者通过体外实验模拟矫治过程，认为该矫治器托槽与弓丝间的滑动摩擦力小于 STb 矫治器等采用传统结扎方式的舌侧直丝弓矫治器，能有效提高矫治效率。但 Sifakakis 等研究发现 In-Ovation-L 系统的转矩表达能力弱于 STb 矫治器等采用传统结扎方式的舌侧直丝弓矫治器。

舌侧矫治器托槽根据槽沟方向可分为水平槽沟、垂直槽沟两种。水平槽沟有利于纠正牙齿的近远中向倾斜，但对牙齿唇舌向扭转的纠正能力不足；垂直槽沟有利于纠正牙齿的唇舌向扭转，但对牙齿的近远中向倾斜纠正能力较差。也有研究者将水平槽沟与垂直槽沟相结合，设计双槽沟托槽进行矫治。从矫正力学角度分析，舌侧托槽的粘接位置决定了其与牙齿阻力中心在𬌗龈向的力臂长度差距不大，因此对牙齿轴倾度的矫正差别不大；但在切牙唇舌方向距离阻力中心的力臂长度在大多数情况下减小了，这会影响压低或伸长移动时牙齿的移动方式，以及扭转力矩的大小；而在后牙颊舌方向距离牙齿阻力中心的方向相反了，这会影响在近远中向牵引力作用下后牙的旋转方向。所以舌侧矫治器与唇侧矫治器在打开咬合、关闭间隙等时，对抗牙齿在第一、第二序列方向的旋转上具有不同的特点，后牙的抗旋转角甚至是相反的。

2. 个性化固定矫治器　由于患者之间存在个体差异，针对个体设计精准矫治器一直是正畸医生希望实现的目标之一。随着工业科技的快速发展，CAD/CAM、3D 打印技术和 CBCT（cone beam computed tomography）在口腔正畸中的应用日渐普及，也为个性化和精准的正畸矫治提供了硬件保障，各类个性化矫治器在此基础上应运而生。个性化矫治器设计理念是以矫治目标位为导向，通过一系列数字化技术辅助设计与生产，越来越被医生和患者所接受。目前，应用于临床的个性化矫治器主要有个性化舌侧矫治器、无托槽隐形矫治器和个性化唇侧矫治器几种类型。另外，各类个性化辅助矫治装置也得到广泛设计和应用，逐渐成为正畸治疗的主流技术。

由于牙齿舌面形态的差异性，舌侧矫治技术从诞生以来，一直就与个性化设计和制作密不可分。早期的舌侧矫治器需要在技工室前期加工，根据患者舌面的差异，制作不同厚度补偿的个性化托槽，过程繁琐，精度也不高，限制了舌侧矫治技术的普及。2001 年，德国 Dirk Wiechmann 医生将 CAD/CAM、3D 扫描技术与机械手弓丝成型三者结合，研制出个性化舌侧矫治系统，并在 2004 年正式将其推向市场，成为全球第一款个性化舌侧矫治系统。中国也在舌侧矫治器国产化上做出了一定的努力，于 2009 年由广州瑞通公司联合北京大学口腔医院与华南理工大学自主研发出 eBrace 个性化舌侧矫治器。eBrace 个性化舌侧矫治器原理与 Incognito 矫治器相似，研发后在国内得到大量应用，目前已远销以色列和欧美市场。

美国 Kesling 医师在 1945 年发明了牙齿正位器，通过利用天然橡胶等硬质材料作为矫治器来移动牙齿。随着研究的深入，Sheridan 等发明了 Raintree essix 矫治技术。直到 1997 年现代无托槽隐形矫治技术在美国诞生，由两位斯坦福大学学生以 Invisalign 隐适美无托槽隐形矫治系统为注册商标成立 Align 公司，将无托槽隐形矫治器产品商业化，并取得巨大成功。直至 2017 年，全球 Invisalign 矫治患者累计已超 500 万例。中国在 2002 年开始对无托槽隐形矫治器的研究工作。北京时代天使生物科技有限公司联合首都医科大学附属口腔医学院、清华大学激光快速成型中心对国产无托槽隐形矫治技术进行研究与开发，并成功研发出 EAB 型无托槽隐形矫治器，其矫治技术获得国家发明专利和实用新型专利。如今中国自主知识产权无托槽隐形矫治器已快速发展，出现了很多国产品牌的无托槽隐形矫治器。尽管不同品牌的矫治器以及生产公司之间工艺流程与制作环节不尽相同，但都在不同层面推动了国产无托槽隐形矫治技术的应用和发展。

个性化唇侧矫治器是传统唇侧矫治与数字化相结合的新型矫治器。个性化唇侧矫治器基于理想的牙齿排列状态，通过数字化技术，反向设计，生产个性化矫治器，实现真正的可视化治疗目标。可将口内三维扫描数据与 CBCT 数据准确融合，根据患者牙齿位置设计托槽角度、底板厚度，依据患者牙根位置设计托槽转矩，实现牙齿三维方向上的精准控制。但需要说明的是，由于直丝弓的托槽槽沟与正畸弓丝之间有较大的余隙，正畸托槽数据并不能完全表达，因此直丝弓矫治器大多在结束前的阶段需要通过弓丝曲做少量调整，因此与原来的直丝弓托槽相比改进有限，同时个性化唇侧矫治器费用昂贵，目前临床应用有限。

随着数字化工业以及材料学的不断发展，CAD/CAM 与 CBCT 为个性化矫治器提供硬件基础保障，以个性化矫治目标位为导向的个性化矫治器也将为医生提供更多的矫治工具和方式，使患者的矫治选择更加多样化，在此基础上，正畸治疗手段和方式也更加多样化。个性化矫治在提供给医生方便的同时，也对正畸医生提出了更新的要求，因为个性化矫治器的使用要求正畸医生在矫治前期需要投入更多的精力对矫治过程进行整体规划，并在治疗过程中不断优化矫治方案，实现精准高效的正畸效果。

3. 辅助固定矫治装置　辅助固定矫治装置是指那些为了实现某种特殊功能而制作的矫治装置，一般不能独立完成全牙列的完整的正畸治疗，但可以辅助任何矫治系统更好地完成矫治目标。

（1）口外力矫治器：19 世纪末期，Angle、Case 等首先应用口外力使上前牙舌向移动。但是，直到 20 世纪 30 年代以后，口外后方牵引装置才得到发展和广泛应用，并相继出现了各种改良设计，同时口外后方牵引装置的作用机制研究亦取得了长足进展，并逐渐趋于完善。1944 年，Openheim 提出了向前牵引上颌的设计，以矫治上颌后缩畸形，但没有引起正畸界的重视。直到 20 世纪 60 年代末，口外前方牵引又重新被提出，随后有关口外前方牵引的实验研究和临床应用不断发展，至 20 世纪 80 年代，口外前方牵引已成为正畸临床上治疗上颌后缩畸形的重要手段之一。口外力矫治装置是一种复合装置，绝大多数由口内部分和口外部分组成。口内部分主要为各种矫治器或矫治部件，口外部分包括支抗部件、连接部件（又名传导部件）和力源部件。口外力矫治装置的突出特点是：充分利用颅面部某些部位，如额、颊、顶、枕、颈等的强大支抗能力，为正畸牙齿移动和整形力矫治提供足够的支抗力，从而大大提高矫治效果。口外力装置不仅用于加强支抗，产生牙齿移动，更重要的是利用口外力可以抑制或促进上下颌骨的生长发育，改变骨骼的生长方向，从而改善上下颌基骨的关系，产生颌骨改型作用。

按照施力的方向，口外力矫治器可以分为颈牵引、枕牵引、联合牵引和前方牵引 4 种，其中前三种用于 II 类错𬌗的矫治或增强支抗，而前方牵引则用于上颌骨发育不足的 III 类错𬌗的矫治。

1）II 类矫治的口外弓：青少年期的 II 类错𬌗，使用口外弓可以限制上颌骨向前的发育，或者阻止上牙弓向前的生长，口外弓矫治器的这一功能不仅能用于替牙期 II 类错𬌗的 I 期治疗，也可以配合恒牙期的固定矫治器一起使用；成年人磨牙远中尖对尖的病例也可以借助于口外弓推上磨牙向后或者阻止上磨牙支抗的丢失。在 II 类矫治的 3 种口外弓中，使用最多的是颈牵引口外弓，其操作最便利；枕牵引一般只在高角病例或需要垂直向控制时使用；而联合牵引最有可能使口外弓的力线通过磨牙的阻力中心，产生水平向的作用力。口外弓通常只在晚上佩戴，而非 24 h 作用的矫治器，其效果完全依赖于患者的配合度。

2）前方牵引矫治器：由于上颌是通过骨缝生长向前、向下发育的，正畸医生有可能通过对上颌骨施加向前、向下的矫形力来促进青少年上颌骨的发育。常规的前方牵引是牙支持式的，所以上牙列在牵引力的作用下也会发生前移。一般认为前方牵引的最佳使用年龄为 8 ~ 10 岁，随着年龄的增加，前方牵引的骨性效应下降，牙性效应增强。前方牵引的口内矫治器部分可以配合螺旋扩弓器，用于矫治上颌宽度发育不足或者单纯是为了增强前方牵引的效果。因为是颌骨矫形治疗，前方牵引需要的力值较大，约为 500 g 或以上，牵引方向为𬌗平面斜向下 20° 左右，戴用时间建议达到每天 12 h 以上。

（2）种植钉支抗：随着 20 世纪 60 年代瑞典著名学者 Branemark 教授生物软骨结合理论的提出，以及应用种植体修复缺失牙技术的发展和普及，开始有学者尝试将修复种植体用于移动牙齿。因为种植体的材料最常见的是钛金属，由纯钛制成的种植体在经过表面喷砂酸蚀处理，并通过精确的手术植入骨内后，可与周围的骨组织形成紧密的骨结合。与骨组织结合后的种植体可以承受一定的应力而不会松动脱落。由于种植体与骨组织紧密结合，不存在成骨及破骨细胞活动，即使在长时间应力作用下，种植体也不会在骨组织内移动。这一点已被众多动物实验及临床应用所证明。正是修复种植体的骨融性特点，使种植体能承受一定的矫治力，从而作为良好的支抗体。至此，越来越多的正畸医生不断尝试应用种植体作为移动牙齿的支抗体，使治疗结果不必依赖于患者的配合，并在一些应用常规方法不能取得满意效果的疑难病例治疗中获得成功，从而开辟了种植体支抗的新纪元。事实上，早在 1945 年，Gains-forth 就应用 Vitallium 螺钉进行了最早的种植体支抗的动物实验。1969 年，Linkow 首先将刃状种植体作为正畸支抗应用于临床，并获得了良好的疗效。

除了应用依靠骨结合固位的种植体作为支抗外，不经过表面处理的钛合金以及不锈钢微螺钉也可用作正畸支抗。此种种植体一般为螺钉状，旋入骨组织后主要依靠机械力固位，尽管与周围骨组织不会形成完全的骨性结合，但仍然可以承受一定的应力，能够满足正畸支抗的需要。经过近些年的临床应用，种植体支抗技术日趋成熟，已经在正畸临床上得到广泛应用。

在 20 世纪 80—90 年代，各国正畸医生为了论证种植体支抗在正畸临床上的应用进行了大量研究，包括动物实验及临床病例报告，用作支抗单位的种植体在材料、外形、植入位置、手术时机等方面均有了较大的发展，种植体支抗的应用范围也越来越广阔。至今，曾在临床上应用过的支抗种植体包括以下几种：牙种植体（prosthetic implant）、磨牙后区种植体（retromolar implant）、骨内种植体（orthoimplant）、骨膜下种植体（onplant）、钛板种植体（miniplate）、微螺钉种植体（miniscrew）及可吸收种植体（biodegradable implant）等。

与口外弓支抗相比，种植钉支抗不需要患者的配合，能够 24 h 发挥作用，可以达到绝对支抗的控制效果。但使用种植钉支抗要注意对两种风险的防控：第一种是植入时要特别防止误伤牙根的风险；第二种是使用这种超强支抗内收切牙时要注意避免骨开窗、骨开裂和牙根吸收的风险。除了用作移动牙齿的支抗，种植钉支抗还可以用作颌骨矫形治疗时的骨支持装置，从而减少不希望的牙齿移动的副作用。

（3）螺旋扩弓器：上颌骨的生长发育主要依靠骨缝生长和骨表面改建，青少年患者在腭中缝闭合之前，用螺旋扩弓器进行快速扩弓或者慢速扩弓均有可能打开腭中缝。经典的快速扩弓矫治器有 Hass 和 Hyrax 两种。典型的快速腭开展是每天在螺旋扩弓器上加力 2 ~ 4 下，使其扩宽 0.5 ~ 1 mm，在 2 ~ 3 周内达到 10 mm 甚至更多的扩弓量，然后保持 3 ~ 4 个月；而慢速扩弓则以每周 1 mm 的速度打开螺旋扩弓器，10 周达到约 10 mm 的扩弓量，其中骨性扩弓与牙性扩弓的量大约各占 50%，与快速扩弓然后保持 4 个月后的骨性扩弓量相近。腭中缝是否已经闭合以及腭中缝打开的量，现在都可以借助 CBCT 进行诊断和测量。

最新的骨性扩弓装置 MARPE（micro-implant assisted rapid palatal expansion）借助于种植钉将扩弓力直接传导到颌骨，可以更大的力量实现骨性扩弓，甚至对腭中缝已经闭合的患者仍然有效，我们可以推测，年龄越大的患者，其扩弓的成功率会越低。这个方法现在也被用于治疗上呼吸道狭窄而引起的鼾症。

第三节　国产自主创新矫治器及矫治技术

一、基于中国人数据的直丝弓矫治器

直丝弓矫治器预成的数据源自 Andrews 医生从美国找到的那 120 例成人最佳自然𬌗的石膏模型，所以从国产化的角度，第一个可以改进的点是托槽数据的种族差异。在这一方面首先进行探索性研究的是华西医科大学口腔正畸科的罗颂椒教授课题组，他们通过对 40 例成都地区正常𬌗石膏模型的测量，发现中国人与 Andrews 报道的白种人的牙弓形态和大小、牙冠突距、冠轴倾角、冠转矩角等特征方面存在差异，具体表现为：①中国人上颌中切牙与侧切牙的牙冠突距相差仅 0.2 mm，即中国人上颌侧切牙与中切牙的冠唇面几乎在一个平面上，而白种人上颌侧切牙较中切牙冠唇面较偏舌侧；中国人下颌第一磨牙牙冠突距 3.1 mm，较白种人的 2.5 mm 大 0.6 mm，即下颌第一磨牙更近颊侧；②中国人前牙的冠角（轴倾角）较白种人小，而下颌后牙的冠角较白种人大，即中国人的前牙近远中倾斜度较小，而下颌后牙向近中倾斜较明显；③中国人上颌切牙牙冠正转矩较白种人略大，下颌磨牙牙冠的负转矩也较白种人大；④上颌第一恒磨牙补偿角为 5°，仅为白种人的一半。基于上述发现，四川大学华西口腔医院正畸科与新亚齿科材料有限公司合作，于 2000 年首先推出了 HX 国产直丝弓托槽。

北京大学口腔医院于 1989 年起将直丝弓矫治器引入正畸临床，并于 1994 年进行了矫治器仿制生产，1997 年曾祥龙课题组完成对正常𬌗中国人牙齿形态和位置的研究，并获得教育部科技进步三等奖。2002 年起开发出 Z1 矫治器，临床矫治结果经专家和计算机三维测量评价，再对矫治器加以改进和临床验证，最终开发出基于正常𬌗中国人牙齿特征的直丝弓矫治器，简称 Z2 矫治器。Z2 矫治器预置的 3 个序列弯曲及托槽底双弧度数据源于曾祥龙教授课题组对 67 例北京地区正常𬌗石膏模型的测量，除了强调中国人数据之外，还增加了一个细节考虑，就是在上颌侧切牙、上下尖牙以及上下磨牙这些弓丝弧度比较大的牙位增加了补偿角。在矫治技术上，Z2 类似于MBT 矫治技术，即在整个治疗过程中强调使用持续轻力；排齐阶段因前牙托槽轴倾度的减小，有利于防止前牙唇倾、覆𬌗加深和磨牙支抗的维护；滑动法关闭间隙，采用 0.48 mm×0.64 mm 不锈钢丝、1.47 N 牵引力，强调牙弓完全整平；支抗控制遵从方丝弓技术的原理，配合自攻微螺钉实现最大支抗；重视转矩表达，完成阶段可使用全尺寸镍钛方丝。推荐的弓丝顺序为：① 0.36 mm 或 0.41mm 镍钛丝，排齐；② 0.41 mm×0.56 mm（0.016 英寸 ×0.022 英寸）镍钛丝或 0.46 mm 不锈钢丝，继续排齐、整平；③ 0.48 mm×0.64 mm 镍钛丝，整平、过度；④ 0.48 mm×0.64 mm 不锈钢丝，继续整平、关闭间隙；⑤ 0.53 mm×0.64 mm 镍钛丝或 0.41 mm 不锈钢丝，转矩表达、精细调整。

基于中国人正常𬌗数据的直丝弓矫治器无疑迈出了国产化现代固定矫治器的第一步。国内的正畸专家在正畸新理念上也取得了重大进展，林久祥教授基于健康正畸的理念，结合差动力理念和直丝弓矫治器设计，提出了轻力传动矫治理念，发明了传动直丝弓矫治器，后者已经在国内外得到广泛应用。许天民教授结合牙列生长发育特点，对直丝弓矫治器进行改进，提出了四维生理性支抗矫治理念，发明了生理性支抗 Spee 弓矫治系统（Physiologic Anchorage Spee-wire System），简称 PASS 矫治系统，该矫治理念和矫治器也多次在国际正畸大会上被邀请进行大会演讲，得到了广泛认可。

二、传动直丝弓矫治技术

20 世纪 50 年代，Begg 发明了与 Edgewise 系统完全不同原理的差动细丝弓矫治器，即 Begg 细丝弓矫治技术。到 20 世纪 60 年代，Edgewise 系统和 Begg 细丝弓矫治技术已成为正畸固定矫治技术的两大支柱，这两类技术的显著不同之一体现在牙齿移动的方式和作用力上。Edgewise 系统追求牙齿整体移动，用力相对较大，稳定性能好；Begg 系统则强调在持续轻力作用下，实现快速而较大范围的牙齿移动（即先倾移、后正轴）。在许多病例的治疗上，两者均能达到满意的效果，可谓异曲同工。在 20 世纪 70 年代初期，Andrews 在最佳自然𬌗六标准理念的基础上，创立了直丝弓矫治器及其技术。直丝弓矫治器的突出优点是临床操作十分便捷，深受正畸医师的欢迎；但是，其牙齿移动与方丝弓系统相比并没有太多优势，托槽槽沟的被动范围仍比较小，仍需要施以比较大的口内牵引力，对支抗的要求甚至更高。因此，学者们对直丝弓矫治器进行了不断的改进。设法降低托槽的滑动摩擦力，使实施轻力成为可能，是直丝弓矫治器改革的重要方面。

到 20 世纪 80 年代末，Kesling 结合 Begg 技术和直丝弓矫治技术的优势，提出了 Tip-Edge 直丝弓矫治器及其技术，加大槽沟的被动低摩擦范围，可以在持续轻力作用下，产生较大范围的远中倾斜移动。随着制作工艺的改进，自锁托槽也成为临床主要矫治器之一。该托槽的一大优势就是消除了结扎摩擦力。研究显示，橡皮圈的初始结扎摩擦力约为 250 g，金属结扎丝的结扎摩擦力和结扎松紧有关，范围为 0～300 g。根据已有研究，牵引上尖牙远中移动的最佳力值约为 150 g。可见，自锁托槽消除结扎摩擦力是颇具意义的。然而自锁托槽槽沟的低摩擦被动范围仍然相当小，在拔牙病例矫治移动牙齿的过程中，很容易进入高摩擦的主动范围。因此表达自锁托槽优势的最佳适应证是不拔牙病例，面对拔牙病例就存在加强支抗的问题了。另外，自锁托槽槽体较窄，不利于牙齿排齐的矫治和结果的稳定。

在借鉴以上技术各自优势的基础上，北京大学口腔医院林久祥教授经过 20 余年的探索，顺应唇侧固定矫治技术低摩擦力、轻力高效、便捷易学的发展趋势，于 2007 年正式推出传动直丝弓矫治器及矫治技术。林教授将牙弓形态形象地比喻为拱桥，在这种结构中，桥顶的力量会传递到桥基，因此牙弓前端的力量在没有缺牙的情况下，可以通过牙与牙之间的邻接点传递到末端磨牙，导致末端磨牙远中倾斜，这就是传动效应。林教授指出，如果要使这种传动效应达到高效，还需要改进尖牙托槽的设计，使其摩擦力为零，双尖牙暂时不粘托槽，也无摩擦力，这样在轻力颌间牵引时，整个牙列的牙齿就会后倾移动。因此，传动效应特别适合骨性Ⅲ类畸形的牙代偿性矫治，尤其是不拔双尖牙但拔除下颌末端磨牙的情况。

林教授借鉴了 Tip-Edge 托槽的斜切对角设计和自锁托槽避免结扎丝对弓丝主动施压的特点，发明了传动尖牙托槽（图 9-16）。斜切对角的设计使尖牙可以在轻力作用下自由倾斜较大的角度，而斜结扎借助于两翼之间的台阶设计可以增加槽沟在第一序列方向的余隙，从而降低摩擦力。所以尖牙在颌间牵引力的作用下很容易发生自由倾斜，而双尖牙在没粘托槽时，也很容易在牙冠受到尖牙传动力的影响而远中倾斜，充分发挥出 Begg 技术第一阶段使所有牙齿倾斜移动的优势。除了尖牙托槽，传动矫治器其他牙位的托槽并不像 Tip-Edge 托槽那样斜切对角，而是保留了直丝弓双翼宽托槽的设计和 Tip-Edge 在主槽沟背板方向的横管和竖管设计，以便插

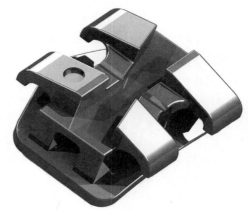

图 9-16 传动尖牙托槽

入镍钛辅弓或正轴簧等。因此，从力学角度看，传动托槽比 Tip-Edge 托槽更加接近直丝弓，其对双尖牙和切牙的牙位控制能力应该比 Tip-Edge 强。

1. 传动直丝弓技术理念

（1）牙齿倾斜移动趋势：众所周知，牙齿抗力中心位于牙根长约 1/3 近根颈部，通常正畸施力点在牙冠处，施力后，牙齿必然会产生倾斜移动。

（2）尖牙位置的特殊性：尖牙处于牙弓的拐角或转弯处，是近远中倾斜度最大、牙根最长的牙齿，远中整体移动阻力最大。然而由于牙根最长，牙冠被施予远中力后，最易发生向后倾移趋势。只是传统方托槽的设计难以使该牙齿产生有效的倾斜运动，从而妨碍整个前牙迅速而有效的远中移动。换言之，如果尖牙的高效倾斜移动解决了，那么其他牙的移动将迎刃而解！

（3）传动力及传动效应：牵引力通过唇弓作用于中切牙牙冠唇面，随着中切牙舌向移动，该力通过牙冠邻面接触点转变为传动力，逐个传给每一牙冠的邻面接触点，直到最后一颗牙，最后这颗牙齿的牙冠近中邻面接触点受力后，必然有远中移动的倾向。这颗牙齿一旦发生远中倾斜移动，就会出现类似于数个悬吊的圆球的第一个球受力、最后一个球发生移动的现象，从而可使各牙逐个向后倾移，称为传动效应。由于是倾斜移动，起始传动力只需 50 ~ 60 g 即可，因此口内支抗足矣。这与拱桥受力原理一致。

2. 传动直丝弓技术的力学及牙移动原理

（1）传动力（transmitted force）：持续轻力通过牙齿邻面接触点传递，转变为传动力，使牙齿逐渐远中倾移。

（2）传动效应（the transmission effect of tooth movement）：在持续传动力作用下，一旦最后一颗牙远中移动，其他牙逐个跟着向后倾移。

（3）牙移动特点：中切牙和侧切牙唇面受力后，主要趋向于舌向倾斜移动；从尖牙开始以远中倾斜移动为主。尖牙托槽为大范围超低摩擦移动设计模式，即单槽沟双尺寸，加上台阶斜结扎或自锁结扎，可使牙齿快速而大范围倾斜滑行。

3. 传动直丝弓技术矫治程序

第一期目标：1. 牙量 - 骨量不调的矫正（排齐前牙）。
            2. 垂直向的矫正（打开咬合到正常覆𬌗）。

　　　　　　　3. 水平向的矫正（矫治深覆盖正常覆盖）。

第二期目标：1. 保持第一期结果。

　　　　　　　2. 关闭剩余间隙。

　　　　　　　3. 调整磨牙关系等。

第三期目标：1. 保持第一、第二期结果。

　　　　　　　2. 牙齿近远中轴的调整（tip）。

　　　　　　　3. 牙齿唇（颊）舌向轴的调整（转矩矫正）（torque）。

三、生理性支抗 PASS 矫治系统

　　从牙列生长发育特点对直丝弓矫治器进行改进的是生理性支抗 Spee 弓矫治系统（Physiologic Anchorage Spee-wire System），简称 PASS 矫治系统。经典直丝弓托槽预成的各种角度源自 120 例成年美国人正常𬌗的平均值，除了种族差异外，应该还可以提出两个合乎逻辑的问题：第一是青少年正常𬌗牙列与成人正常𬌗牙列上的牙齿角度相同吗？第二是骨性错𬌗牙列上的牙齿矫治后应该与正常基骨关系的牙列排成相同角度吗？

　　为了回答第一个疑问，许天民教授课题组对美国一个带有金属标记钉的纵向生长发育样本的45°头颅斜侧位 X 线进行了研究，结果发现，从8.5 ~ 15.5岁，上颌第一磨牙平均前倾了8.2°，第二磨牙平均前倾了18.3°；而上颌尖牙平均后倾了10.5°，第一双尖牙平均后倾了9.5°（图9-17）。可见青少年与成人牙齿的角度不仅不同，而且前后牙轴倾度的变化方向还是相反的。

　　接下来看第二个问题，Steiner 分析法表明骨性Ⅱ类和骨性Ⅲ类切牙代偿方向是相反的，而许教授课题组的研究进一步发现骨性Ⅱ类患者上磨牙表现为后倾代偿，而骨性Ⅲ类患者上磨牙表现为前倾代偿，可见

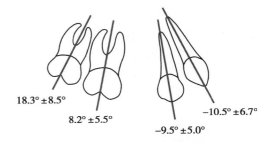

18.3°±8.5°

8.2°±5.5°

−10.5°±6.7°

−9.5°±5.0°

图9-17　美国金属标记钉纵向生长发育样本测量出的后牙角度生长变化

后牙的角度不仅随生长发育而变化，而且会因骨性畸形的特点发生代偿性变化。而每颗后牙的轴倾度决定了牙弓 Spee 氏曲度的形态，Ⅱ类错𬌗上后牙都表现为后倾代偿时，上后牙段的 Spee 氏曲度就比较大；Ⅲ类错𬌗上后牙都表现为前倾代偿时，上后牙段的 Spee 氏曲度就比较平，所以不同骨性畸形牙列曲度也不一样。

　　对以上两个问题的探索，说明每颗牙齿的角度及牙列的形态并不只有六标准描述的那一种"牙弓平直"状态。可以合理推断出，120 例最佳自然𬌗的基骨关系是比较正常的，基于这个前提测量出来的每颗牙的平均角度及相应的平直弓形未必适合青少年或存在骨性畸形的患者。

　　以美国金属标记钉青少年生长发育纵向观察样本为例，研究方法是在金属标记钉重叠后用第一个时间点的解剖𬌗平面建立统一坐标系测量每颗牙的生长变化。图9-18 中横坐标代表解剖𬌗平面，坐标上的标尺每一格代表 2 mm，初始年龄 8.5 岁时上颌第一磨牙相对于解剖𬌗平面是后倾状态；而最终观察年龄 15.5 岁时上颌第一磨牙牙长轴已经从后倾转变为基本直立。假设这就是成人最后的磨牙角度 0°，依据这个 0°制作颊面管（图9-18A），然后把这个预置了 0°的颊面管放在8.5 岁的磨牙上（图9-18B），插入一根直丝，与 8.5 岁时的解剖𬌗平面显然是不平行的，弓丝入切牙托槽，必然会在磨牙上产生一个前倾力矩，使磨牙过早地达到成人正常𬌗的预成角度。不难看出，如果使磨牙前倾，即使还没用这颗磨牙作为支抗牙拉前牙，磨牙的牙冠部分也会占据部分拔牙间隙，因此会造成无谓的支抗丢失。

　　为了防止基于成人正常值数据预置的直丝弓矫治器用于青少年及Ⅱ类和（或）高角病例可能造成的支抗丢失，PASS 矫治系统将上磨牙 0°颊管改变成了由两个后倾管组成的交叉颊面管，其

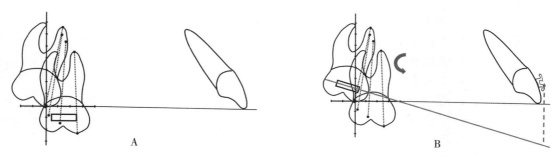

图 9-18　美国金属标记钉纵向生长发育样本实测的磨牙角度生长变化
图中左上磨牙代表初始年龄 8.5 岁时相对于解剖殆平面是后倾状态，右下磨牙代表样本最终观察年龄 15.5 岁时牙长轴接近直立，中间两条虚线代表的是 10.5 岁和 12.5 岁时的牙长轴

中一个是 –25° 细圆管，另一个是 –7° 的常规尺寸的方管，两个管在前方交叉，因此称为 XBT 交叉颊面管。其中 –25° 的细圆管是平均磨牙高度一半的空间所能容许的最大颊管角度，其目的是确保支抗磨牙在细镍钛圆丝阶段就能占据主导力矩，从而防止其生理性的前倾趋势及避免前方的错位牙对其产生前倾的力矩。但这个后倾颊管并不能阻止磨牙垂直向的生长，所以上磨牙在弓丝的后倾力矩和自身的垂直向萌出力的共同作用下，会沿着牙长轴向下、向后生长（图 9-19A）。这无疑可以带来两个优势：一是相当于借助生长的力量推磨牙向后；二是如果再用磨牙作支抗拉前牙，磨牙相当于处于支抗预备好的状态（图 9-19B）。

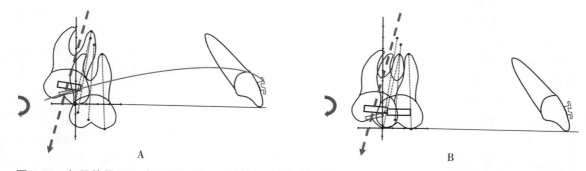

图 9-19　如果使用 XBT 交叉颊面管，镍钛丝入前牙托槽时会给磨牙一个后倾力矩（A），但这个后倾力矩并不能阻止磨牙垂直方向的生长，因此在 –25° 细圆管上产生的后倾力矩和磨牙自然的萌出力的共同作用下，磨牙有可能发生沿着牙长轴方向的生长，从而增加牙弓长度或形成支抗预备（B）

　　由于生长早期或下颌骨发育不足时的上磨牙后倾是自然生理状态，所以这个利用牙列生理性代偿特点增强支抗的技术被称为生理性支抗控制技术。它与直丝弓在矫治理念上最大的区别在于，直丝弓以生长发育完成后的时间点的牙齿角度为标准来预置托槽或颊管的角度，所以是一种基于三维静态假设设计的矫治器；而 PASS 从牙列生长变化的视角设计托槽角度，所以是一种基于四维动态理念设计的矫治器。在四维正畸概念中，正畸力不再是引起牙齿移动的原因，而是改变牙齿移动状态的原因。所以，PASS 的矫治理念是调控牙齿的生长方位，关注的是施力方与受力方的交互关系，即把两者看作一个系统来设计牙齿的移动；而不是把牙齿看作静止的，所有的移动都要依靠矫治器的力来实现。基于这一思想，PASS 托槽的角度增加了对生长量及代偿规律的考虑，目标弓形也不再是平直弓丝决定的弓形，而是基于颌骨代偿的不同 Spee 氏曲度的弓形。这是首个将口颌系统生理性力与矫治器机械力结合起来设计牙齿移动的全新的矫治理念，基于这一理念开发的 PASS 矫治系统获得了多项中国及美国发明专利。

综合思考题

1. 从固定矫治器的发展历程，分析隐形矫治器这个新工具所处的发展阶段。

2. 按照 Andrews 的分析，用两个倾斜移动来完成一个整体移动时，牙根穿过牙槽骨的体积更大，那为什么正畸医生临床上感觉倾斜移动更高效呢？

3. 从力学角度分析为什么正畸医生感觉自锁矫治器移动牙齿更高效，但循证医学的研究结果却发现目前的自锁矫治器并不能缩短疗程？

（许天民　林久祥　韩冰）

拓展小故事及综合思考题参考答案见数字资源

参考文献

1. Tian M X. Physiologic Anchorage Control—A New Orthodontic Concept and its Clinical Application. Berlin: Springer. 2017.

2. 许天民 . 四维正畸学 . 北京：科学技术文献出版社，2020.

3. Andrews LF. Straight-Wire: The Concept and Appliance. 2nd ed. San Diego：Wells Co.1989 USA.

4. 曾祥龙，许天民 译 . 系统化正畸治疗技术 . 天津：天津科技翻译出版公司，2002.

5. Proffit W R，Fields H W，Sarver D M.Comtemporary Orthodontics，5th ed. Singapore：Elsevier，2014.

6. 林久祥，李巍然 . 现代口腔正畸学 .5 版 . 北京：北京大学医学出版社，2021.

第十章

无托槽隐形矫治器

◎ **学习目标**

基本目标
1. 掌握无托槽隐形矫治器的优势与不足。
2. 掌握无托槽隐形矫治的适应证。
3. 了解无托槽隐形矫治器的各型附件装置。

发展目标
1. 了解无托槽隐形矫治中主要的临床操作。
2. 了解无托槽隐形矫治器矫治常见错𬌗畸形的特点。

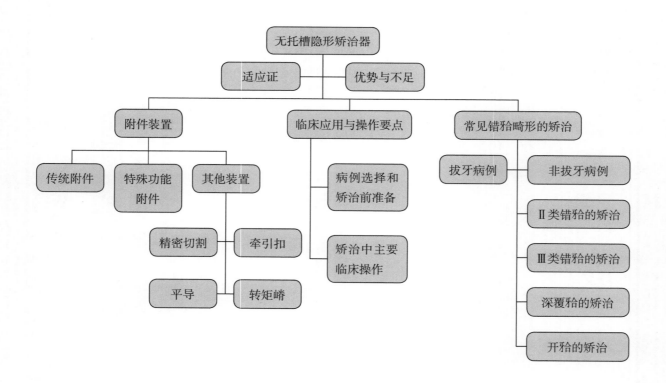

第一节 无托槽隐形矫治器的概述和发展简史

一、概述

无托槽隐形矫治器是一种结合了数字化、智能化和信息化的新型矫治器。与传统的固定矫治器相比，它使用粘接在牙齿上的附件替代传统的托槽，使用高分子膜片制作的透明"牙套"替代传统的弓丝。从正畸治疗开始到结束，应用数字化模型替代了传统的石膏模型，并以专门的计算机 3D 软件模拟矫治设计，使医生和患者可以通过三维动画直观地感受矫治过程中牙齿的移动以及最终的矫治结果。依据虚拟的矫治步骤，全自动化制作出一系列高分子透明可摘矫治器。通过医生的临床操作和监控指导，患者按照顺序依次更换矫治器来逐步实现牙齿移动。

虽然传统的固定矫治器对牙齿移动的控制能力更强，疗效稳定，且使用广泛，但由于其美观性和舒适度欠佳，使人们更愿意选择隐形矫治器。无托槽隐形矫治器因其美观和舒适等优点而备受爱美人士的追捧，近年来发展迅速，其矫治范围也得到不断拓展。作为正畸专业医生，应该熟悉、掌握并运用好这一技术，并推动其不断完善和发展，使其能更好地满足大众对美好生活的追求。

二、发展简史

美国 Kesling 医生在 1945 年设计了一种患者可以自行摘戴的牙齿正位器，用以关闭牙列中的少量间隙并精细调整牙齿的咬合与排列，这可谓无托槽隐形矫治器的雏形。1971 年，美国 Pontiz 医师在手工排牙后的模型上制作透明保持器来实现小幅牙齿移动。后来又有一些医生报道了手工排牙后应用透明 Essix 保持器进行牙齿排齐的矫正案例。这些手工制作的透明保持器类的矫治器可以纠正轻度的牙列拥挤或关闭少量间隙，为现代无托槽隐形矫治器的发展奠定了基础。

早期的矫治器制作步骤繁琐，需要在石膏模型上进行人工排牙，效率低；每次只能进行小量的牙齿移动；牙齿移动精度不高，又难以批量生产，无法广泛应用于正畸临床。20 世纪末，随着计算机辅助设计和加工技术的不断进步，在美国诞生了第一款现代无托槽隐形矫治器并应用于正畸临床。当年使用工业 CT 将硅橡胶牙殆印模扫描为 3D 牙殆模型，使用专门的计算机软件模拟牙齿的小幅移动，并将每次小幅移动后的虚拟模型通过激光打印出实体牙殆模型，使用压膜工艺将高分子膜片制作出一系列透明的可摘矫治器。矫治设计工作由技师操控计算机在 3D 软件下完成，后期是批量工业化生产，进而实现了无托槽隐形矫治器从设计到加工的个性化、科学化和系统化，以及生产的自动化和规模化。国内最早的无托槽隐形矫治器于 2003 年完成自主研发，并进入国内正畸临床得以应用，从研发到应用基本与世界同步。时至今日，越来越多的无托槽隐形矫治器产品不断涌现。

第二节 无托槽隐形矫治器的优势与不足

与传统的固定矫治器相比，无托槽隐形矫治器既有优势也有不足。

一、优势

1. 外形美观，佩戴舒适 佩戴无托槽隐形矫治器不易被他人发现，不影响美观，可摘戴，患者在矫治期间能进行正常的社交和社会活动，不会有太大的心理压力。另外，无托槽隐形矫治器体积轻巧、戴用舒适，没有特别锐利的边缘，与牙齿的贴合性好，对口腔黏膜的刺激较小。

2. 口腔卫生易于维护 患者可以自行摘戴无托槽隐形矫治器，不影响进食及刷牙，便于口腔卫生的维护，减少了食物和菌斑在口腔内的滞留时间，降低了牙齿脱矿和牙周炎症发生的风险。研究表明，和戴用固定矫治器正畸患者相比，戴用无托槽隐形矫治器患者的牙龈指数、菌斑指数和出血指数均明显降低。与戴用固定矫治器正畸患者相比，若无托槽隐形矫治器戴用得当（不戴矫治器进食和喝饮料），患者的牙齿脱矿程度将明显减轻。

3. 椅旁操作时间相对较短　在治疗过程中，患者按顺序更换预先制作好的矫治器，每次复诊医生只需检查附件是否脱落、附件外形是否完整、矫治器与牙齿的贴合程度、牙齿是否按照预期移动等，因而减少了正畸医师椅旁操作的时间。但若出现附件损坏或脱落、矫治器与牙齿不贴合或牙齿没有按照预期移动等问题，需要重新粘接附件、重新取硅胶模型或口扫，这些操作也会占用较多椅旁操作时间。

4. 矫治设计的可视性　牙齿移动最终目标位置（矫治目标）是否合适？牙齿移动过程是否合理？选择拔牙或不拔牙矫治排牙后会发生什么变化？上下牙齿是否存在 Bolton 指数不调？这些正畸医生在矫治前关心的问题在无托槽隐形矫治的设计方案中都可以直观地呈现出来。通过三维设计方案，医生可以确定矫治目标位的牙齿排列是否合理，明确矫治后牙齿移动的方向和距离，同时可以通过动画演示观察牙齿移动的先后顺序及其合理性。这种前瞻性的设计诊断和预估方式对正畸医生有很大帮助（图 10-1）。

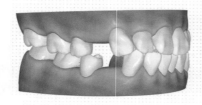 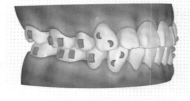

初始位　　　　　　　　　　　　　　目标位

图 10-1　三维矫治设计

5. 医患沟通的良好手段　无托槽隐形矫治的三维设计方案模拟了牙齿移动的整个过程，并且可对比显示出牙齿初始位置和矫治后牙齿位置变化的差异，从而使患者更为直观地了解自己牙齿的矫治过程，便于医生和患者进行沟通交流。但是，由于牙齿移动的实现率问题，医生在沟通时要向患者明确说明：隐形矫治设计的目标位常与戴用隐形矫治器后牙齿移动的实际位置有一定的差距，这种矫治预估的准确性并不太高。

二、不足

1. 治疗效果与患者的依从性和戴用时间以及矫治器更换周期相关　无托槽隐形矫治器可由患者自行摘戴，需要患者的良好配合才能保证疗效。每天戴用时长（20 h 以上）非常关键。每次进餐和喝饮料时都需要摘下矫治器，进食后需要尽快戴上矫治器。患者需要妥善保管矫治器，矫治器一旦损坏或丢失都会延长矫治疗程并影响最终的矫治疗效。矫治过程中可能会使用各种颌间或颌内牵引，需要患者与摘戴矫治器同步摘戴橡皮圈。因此无托槽隐形矫治对患者的依从性要求极高，需要患者非常自律和配合。此外，有研究表明，虽然每副矫治器戴用 7 天比戴用 14 天可以使整体疗程减少一半，但戴用 14 天更换矫治器的牙齿移动达成率更高，当需要进行后牙移动时更需要减慢矫治器的更换周期。

2. 牙齿控制能力比固定矫治器差　这个现象表现在以下三个方面。

其一是戴用无托槽隐形矫治器后牙齿实际的移动量和移动后位置与预先设计的移动量与目标位置不一致。多数研究显示，通常情况下戴用无托槽隐形矫治器后牙齿的实际移动量只有设计移动量的一半左右。在矫治中期或矫治后期需要对原始设计做相应的调整，甚至需要重新设计矫治方案。

其二是复杂牙齿移动的效果不好而且效率低下（如较大距离的牙齿整体移动和控根移动、纠正严重的前磨牙扭转和牙弓的整体颊向开展等）。拔牙病例，如果需要大量前牙内收时，很难控制上切牙转矩，表现为上切牙转矩丢失——牙冠过于直立甚至舌倾。当矫治前上切牙已很直立的安氏Ⅱ[1]病例时，就会在矫治中表现得更加明显。拔牙病例，当矫治前覆𬌗较深时，矫治中很难打开前牙深覆𬌗，导致前牙覆𬌗加深、早接触和咬合创伤。即使在矫治前覆𬌗正常的病例，当需要大量内收前牙时也会出现前牙覆𬌗加深的"过山车"现象（图 10-2）。拔牙病例如果需要磨牙大量前移来纠正后牙矢状向不调，很难做到磨牙整体前移，表现为后牙失控——磨牙牙冠前倾，这种现象在中等程度以上的牙周附着丧失病例表现得尤为明显（图 10-3）。因此，医生要判断患者的错𬌗畸形是否属于隐形矫治的适应证。这些问题与无托槽隐形矫治器材料性能息息相关。

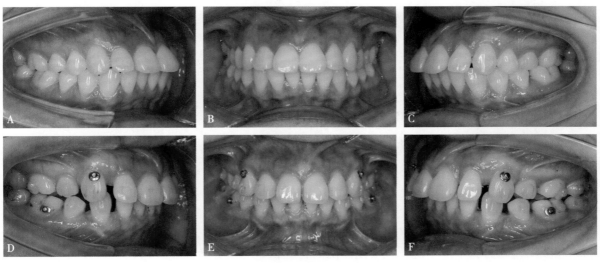

图 10-2　拔牙病例矫治中前牙覆𬌗加深
A ~ C.矫治前𬌗像　D ~ F.矫治中𬌗像

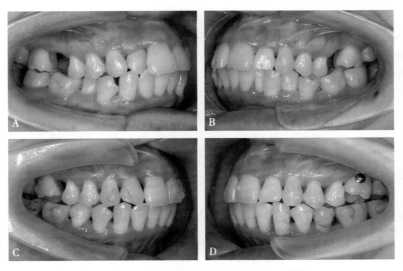

图 10-3　拔牙病例矫治中磨牙牙冠前倾
A ~ B.矫治前𬌗像　C ~ D.矫治中𬌗像

其三是矫治后期后牙的咬合接触不紧密，这个问题很难单纯通过无托槽隐形矫治器本身得到彻底解决。

3. 虚拟设计结果与实际矫治结果不一致，治疗计划不能及时更改　使用固定矫治器时，正畸医生可以随时调整弓丝的尺寸、形状以及施加在牙齿上力的大小和方向。无托槽隐形矫治器治疗中多是按照预先设计好的方案进行治疗，当发现有牙齿移动不到位时，不能及时进行调整。因为中期调整就意味着要重新取硅胶模型或进行口腔扫描，重新提交和修改设计方案，重新制作系列隐形矫治器，这些都要耗费医生大量的时间和精力，同时无形中延长了矫治疗程。受限于隐形矫治器的材料性能，虚拟的牙齿移动往往与实际牙齿移动不一致，这就导致虚拟设计出来的矫治结果与实际矫治结果不一致。当出现明显的牙齿移动不到位，甚至发生牙齿不良移动时，隐形矫治器自身对牙齿纠偏的能力很有限，往往又需要配合固定矫治器进行治疗。因此，当使用隐形矫治器时，每个前瞻性的设计都考验着正畸医生的经验和智慧；当出现实际牙齿移动与预先设计的牙齿移动不一致时，也是对正畸医生的一个严峻挑战，因为医生总感觉"有劲使不上"。

4. 治疗完成后易复发　有研究发现，在结束治疗时和结束治疗后 3 年进行评估时，使用无托槽隐形矫治器的患者比使用固定矫治器的患者更容易出现牙齿排列问题的复发。这是因为固定矫治器在矫治初期已完成牙齿的排齐，在后期矫治中一直保持着排齐状态，而无托槽隐形矫治器是在矫治的最后阶段才排齐牙齿，所以容易导致牙列拥挤的复发，矫治前扭转的牙齿更容易复发。因此，要非常重视隐形矫治后的保持。

三、无托槽隐形矫治器对牙齿移动控制能力差的原因

使用无托槽隐形矫治器矫治较为复杂的错𬌗畸形或严重的骨性牙颌畸形很难达到固定矫治的水平。这与矫治器材料的弹性模量（或刚度）较小、易发生应力松弛以及矫治器覆盖牙齿𬌗面等相关。

1. 无托槽隐形矫治器材料的刚度　镍钛丝在固定矫治中用于牙列排齐，一般不用于牙列整平和间隙关闭。因为其刚度不足，在关闭间隙时，镍钛丝无法有效控制牙齿在三维方向上的移动，导致前牙覆𬌗加深（垂直向失控）、上前牙过于直立（转矩丢失）和磨牙前倾（后牙支抗失控）等问题，这就是"过山车"现象。无托槽隐形矫治器膜片材料的刚度远小于不锈钢丝，当制作成矫治器后因膜片拉伸使其刚度进一步降低，与镍钛丝刚度接近。因此无托槽隐形矫治可较好地完成牙列排齐和牙齿小范围移动，但对于需要牙齿移动量较多的减数病例，无托槽隐形矫治的疗效欠佳，同样表现出上前牙的转矩丢失、前牙覆𬌗加深和磨牙前倾等问题。

2. 无托槽隐形矫治器材料的应力松弛　应力松弛是指在恒定温度和变形保持不变的情况下，材料内部的应力随时间增加而逐渐衰减的现象，此时的应力在材料的弹性限度范围内。正畸临床中，某种材料变形后的应力松弛主要表现为牙齿受力的衰减。不锈钢丝（尤其是澳丝）在弹性范围内加力后产生的力衰减较小，或几乎没有衰减。无托槽隐形矫治器戴入牙列后会出现显著的应力衰减，使施加于牙齿上的矫治力不断减小，且摘戴频率越高，其应力衰减越明显，这些均可导致牙齿实际移动量滞后于矫治设计量，在逐渐累积放大效应下，使牙齿移动不到位并逐渐与矫治器脱离（脱套现象）。这种情况在减数病例需大范围移动牙齿时更易发生。

3. 无托槽隐形矫治器覆盖牙齿的𬌗面　与固定矫治器明显不同的是，无托槽隐形矫治器覆盖了牙列中所有牙的𬌗面。这就像固定矫治中戴用的𬌗垫矫治器，对后牙有一定的压低效果。当患者有紧咬牙习惯时，这种压低效应会更显著。所以，在无托槽隐形矫治后期，临床医生总会发现后牙的咬合接触不紧密，但使用这种矫治器调整后牙的咬合非常困难。多需要去除后牙部分的矫治器，粘接托槽颊管等进行适当的颌间垂直牵引才能获得良好的后牙咬合关系。

第三节　无托槽隐形矫治的适应证

合适病例的选择是无托槽隐形矫治成功的关键因素。根据治疗的难易程度可以将使用隐形矫治器矫治的正畸病例分为 3 类：低难度、中等难度和高难度病例。低难度病例是指能够比较容易获得预期治疗效果的病例，也就是相对比较简单的病例；高难度病例是指需要临床医生具有较丰富的隐形矫治经验、不少病例需要配合使用固定矫治器才能获得较好疗效的难度较大的病例，有些病例甚至不能使用无托槽隐形矫治器；介于两者之间的就是中等难度病例。

一、低难度矫治病例

这类病例的隐形矫治成功率最高，包括：临床冠高度充足、需要关闭少量牙列间隙、轻度牙列拥挤、在间隙足够的情况下旋转切牙、在骨量充分的情况下进行少量的唇颊侧扩弓治疗、拔除单颗下切牙解除中度拥挤、矫治个别前牙反𬌗、开展少量的修复间隙等。

二、中等难度矫治病例

这类病例在完善的矫治设计和患者良好的配合下也可以取得成功，包括：小范围的牙齿控根移动、配合颌间牵引或使用种植支抗钉牵引的后牙远移、错𬌗畸形伴有轻中度牙周组织疾病（牙周问题前牙较重、后牙较轻）、牙冠高度正常并有生长潜力的青少年错𬌗病例、内收切牙关闭轻中度开𬌗、后牙压低（包括末端磨牙，可配合种植支抗钉牵引）、轻中度的深覆𬌗矫治、严重牙列拥挤的拔牙病例、单颗后牙的反𬌗或锁𬌗（可配合交互牵引或种植支抗钉牵引）等。

三、高难度矫治病例

受到隐形矫治器材料性能不足的影响，这类病例的疗效不稳定，包括：牙齿需要大范围的控根移动（拔牙病例的上前牙根舌向转矩控制、近中倾斜磨牙的近中向控根、拔牙病例中需要后牙整体前移来调整磨牙关系、大量开展牙列间隙后的牙根平行，需要通过上颌后牙整体颊向平移的扩弓等）、中度以上深覆𬌗病例的拔牙矫治、严重的牙齿异位萌出或阻生牙、前磨牙和尖牙的严重扭转（35°以上的扭转）、牙齿伸长量大于 2 mm、需要移动的牙齿临床冠短或萌出不全、重度深覆𬌗的矫治、中重度开𬌗（尤其是高角骨面型）、错𬌗畸形伴有重度牙周组织疾病、一侧或两侧多数后牙反𬌗或锁𬌗等。

第四节　无托槽隐形矫治器的各型附件装置

无托槽隐形矫治器的主体是通过压膜工艺将特定的高分子膜片压制成透明矫治器，外形与压膜保持器类似（图 10-4）。无托槽隐形矫治器还包括牙齿上粘接的附件和矫治器上的一些附加装置。临床上还可能使用牵引皮圈、种植支抗钉、舌侧扣、长牵引钩和片段弓等。固定矫治中经常使用的器材，本文不再赘述。

一、附件

附件是无托槽隐形矫治技术中经常使用的辅助装置，它能增加隐形矫治器与牙齿的接触面积，对于临床牙冠短、倒凹不足的牙齿起到加强矫治器固位的作用，同时也有利于特定方向的牙齿移动（如伸长和扭转移动等），

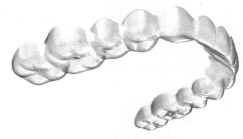

图 10-4　无托槽隐形矫治器

以及对牙齿移动的控制（如控根移动）。

1. 传统附件　传统附件主要是矩形附件（水平或垂直），主要在牙齿移动中起控根作用（图10-5）。楔形附件是水平矩形附件的变形，楔形面斜向殆方，有利于实现牙齿的伸长（图10-6）。固位附件的主要作用是加强矫治器固位，因其棱角不像矩形附件那样锐利，在不影响固位效果的前提下，有助于矫治器的摘戴。固位附件的受力面倾斜向殆方，在矫治前牙深覆殆时也可使用其加强矫治器固位和伸长后牙（图10-7）。

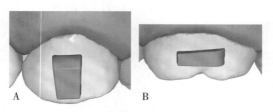

图 10-5　矩形附件
A.垂直矩形附件　B.水平矩形附件

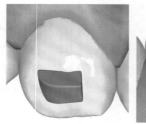
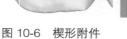
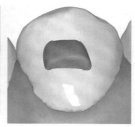

图 10-6　楔形附件　　图 10-7　固位附件

2. 特殊功能附件　特殊功能附件又被商业化地称为优化附件，其种类较多，每种附件都有其独特的用途。主要的特殊功能附件有：纠正旋转附件（图10-8）、正轴附件（图10-8）、多平面移动附件（图10-8）、防后牙前倾附件（图10-9）等。特殊功能附件分为施力面和非施力面，施力面与矫治器紧贴，以便施加特定方向的矫治力，非施力面一侧预留出一定空间，允许牙齿沿着特定受力方向移动。因此，牙齿上的附件大小和矫治器上附件空泡大小不完全一致。这些附件能提高牙齿在某个方向上的移动效率，同时，由于附件边缘圆润，也有助于矫治器的摘戴。

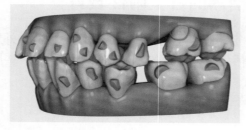

图 10-8　特殊功能附件
①纠正旋转附件：位于上颌第二前磨牙和第一磨牙、下颌尖牙、前磨牙和第一磨牙颊侧；
②正轴附件：位于上颌中切牙唇侧、尖牙和第一前磨牙颊侧；③多平面移动附件：位于上颌侧切牙唇侧

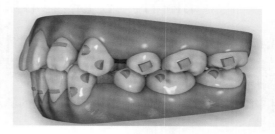

图 10-9　特殊功能附件
防后牙前倾附件：位于下颌第二前磨牙和磨牙颊侧

3. 传统附件与特殊功能附件的优劣   传统附件牙齿的移动效率较低，容易出现矫治器与附件的不贴合。由于附件的棱角较锐利，附件的边缘容易在矫治器摘戴时受损。当牙列中传统附件较多时，还不利于矫治器的摘戴。这种附件一旦脱落可以原位重新粘接，多不影响后续治疗。特殊功能附件对特定的牙齿移动或特定方向的牙齿移动有利，该方向上牙齿移动的效率大为提高。但牙齿多是三维方向上的移动，很少仅是一个或两个维度上的移动，因此这类附件对其他一个或两个维度的控制能力较差或根本没有控制力，因而不利于控制牙齿的三维移动。如下颌前磨牙纠正旋转附件或防前倾附件不利于前牙深覆𬌗的纠正。当遇到前牙深覆𬌗同时伴有下颌前磨牙扭转时，只能在前磨牙上先使用水平矩形附件或深覆𬌗优化附件，待前牙咬合打开后，再更换为纠正旋转附件。此外，特殊功能附件一旦脱落就不能再次准确粘接，其功效会大打折扣。

二、其他附加装置

隐形矫治器上还可以添加精密切割、牵引扣、前牙转矩嵴和上前牙舌侧平导等附加装置。

1. 精密切割   精密切割用于无托槽隐形矫治中的颌间牵引（图 10-10）。一般是在精密切割口之间悬挂颌间牵引的皮圈（图 10-11）。精密切割会降低切割区域矫治器的强度，不利于切割区域矫治器对牙齿的包裹。在悬挂牵引后，切割口还可能导致矫治器变形。精密切割只能放置在矫治器上的固定部位，只能做某一个特定方向上的弹性牵引。当临床上需要改变牵引方向时，只能重新加工矫治器。精密切割口无法进行牙齿的垂直向牵引，在压低前后牙时只能在牙齿上粘舌侧扣以便悬挂牵引皮圈。因精密切割的上述不足，现在多使用直接粘接在矫治器上的牵引扣替代精密切割。

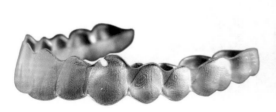

图 10-10   精密切割

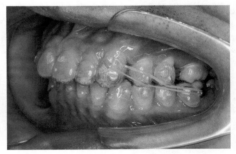

图 10-11   在精密切割上挂颌间牵引

2. 牵引扣   牵引扣使用的材料与矫治器一致，通过等离子体焊接工艺与矫治器融为一体（图 10-12）。一般是在两个或多个牵引扣之间悬挂颌间牵引皮圈（图 10-13）。在对牙齿进行垂直向控制（垂直向压低）时，不用在牙齿上粘接附件，直接将牵引皮圈悬挂在牵引扣与种植支抗钉之间就能完成（图 10-14），极大地方便了正畸临床。牵引扣不会影响矫治器的局部强度，即使悬挂牵引皮圈也不会导致矫治器变形。牵引扣放置的位置灵活多变，可依据临床需要由医生自行确定其在矫治器上放置的位置和数量。牵引扣就像粘接在矫治器上的舌侧扣，可以悬挂任意方向的皮圈牵引，最大程度满足正畸临床的需要。

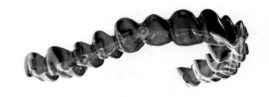

图 10-12   牵引扣

3. 前牙转矩嵴   前牙转矩嵴是在无托槽隐形矫治器前牙部分的内侧面增加的一对细长水平突起（图 10-15）。临床上多需要进行切牙的根舌向移动，所以转矩嵴一般出现在切牙唇侧龈方和舌

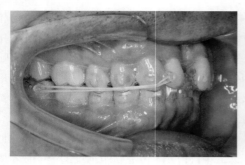 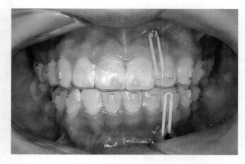

图 10-13　使用牵引扣进行颌间牵引　　图 10-14　在牵引扣和支抗钉之间挂牵引皮
圈压低前牙

侧𬌗方的矫治器内侧面，通过唇舌侧这一对突起对切牙施加根舌向转矩。由于转矩嵴是突出的，添加了转矩嵴的无托槽隐形矫治器前牙部分不利于对牙齿的包裹，所以在内收上切牙时若添加了转矩嵴，又会导致矫治器与切牙不贴合，使矫治力不能很好地传导到切牙上。此外，上切牙唇侧龈方的转矩嵴位于矫治器的边缘，一般矫治器边缘部分的厚度要明显薄于𬌗方的厚度，所以此处的材料强度较弱，此处添加的转矩嵴施加在牙齿唇侧的力也较弱。在前牙转矩控制上，前牙转矩嵴能有效控制下切牙的转矩，但对上切牙的转矩控制较弱。

4. 上前牙舌侧平导　上前牙舌侧平导是位于上切牙或尖牙舌隆突部位的一个台阶状突起（图 10-16）。若患者前牙深覆𬌗，覆盖不超过 3 mm，就可以使用平导协助前牙咬合的打开。随着前牙覆𬌗变浅，平导也会逐渐向前牙𬌗方移动。平导对下前牙的压低作用有限，主要目的是缓解无托槽隐形矫治器对后牙压低的"𬌗垫"效应，使后牙有可能在前牙压低时有所升高。这对于有紧咬牙习惯的低角深覆𬌗患者有很大帮助。

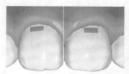 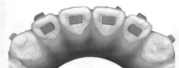

图 10-15　转矩嵴　　　　图 10-16　上前牙舌侧平导

第五节　无托槽隐形矫治器的临床应用

一、病例选择和矫治前准备

1. 病例诊断和选择　开展无托槽隐形矫治前需要选择适合的病例，因此对病例的正确诊断至关重要。正畸医生根据临床检查和各项临床资料进行诊断，进而判断患者的错𬌗畸形是否属于隐形矫治的适应证。在治疗开始之前，应向患者介绍无托槽隐形矫治技术的特点、治疗程序、与固定矫治技术的区别及预期疗效等，使患者做到知情同意。

2. 隐形矫治前的准备工作

（1）牙𬌗模型的制取：牙𬌗模型的精确性直接影响后期的矫治设计以及加工后矫治器的贴合性。以往使用硅橡胶制取牙𬌗模型（图 10-17），经工业 CT 扫描将硅橡胶印模转化为三维数字化牙𬌗模型。现在有了更为先进的三维口内扫描技术（图 10-18），经口内扫描仪直接将口内的牙齿、牙列和咬合状态转化为数字三维模型。

（2）提交病例、修改和确认设计方案：采集牙𬌗数字模型后就进入病例提交阶段。病例提

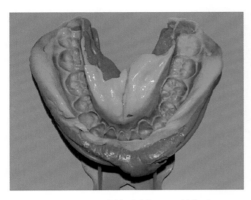

图 10-17 硅橡胶制取牙𬌗模型

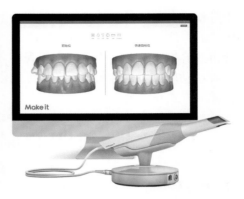

图 10-18 三维口内扫描仪

交时要将患者的基本信息、主诉、主要错𬌗表现、口内及面部照片、曲面断层片、头颅侧位片以及口内扫描数字模型进行上传。如果采集的是硅橡胶印模，还需要邮寄印模给矫治器加工企业。同时要将该患者的矫治目标和具体矫治要求上传。有些病例可能还需要提交锥形束 CT 的数据。

技师依据医生提供的临床资料和矫治要求制作模拟牙齿移动的设计方案，医生依据病例的诊断、矫治目标和要求判断模拟设计方案是否合理，是否需要修改。医生可以将修改意见回传给技师，也可以直接对三维方案进行修改［包括牙齿最终目标位置和牙弓形态的调整、附件形状以及牵引扣（精密切割）放置位置的调整、邻面去釉量的调整和咬合接触的紧密程度等］。最终的设计方案需要经医生确认，然后再加工隐形矫治器。

二、矫治中的主要临床操作

1. **附件的粘接** 附件以光敏树脂作为成型材料，通过附件模板粘接在牙冠的特定部位。附件粘接的过程与托槽粘接类似，附件粘接位置的精准性直接影响无托槽隐形矫治的效果。

2. **邻面去釉** 无托槽隐形矫治中的邻面去釉与固定矫治器中的操作类似。去釉量较小（0.3 mm以内）时可以使用金刚砂条手动去釉。去釉量较大（0.3 mm 以上）时，可以使用金刚砂条分 2～3 次手动去釉，每次间隔 1 个月。如此方法去釉量可控，有利于保持牙齿间良好的邻面接触。对于存在三角间隙较大的牙齿，当需要去釉量较大时，也可以采用高速金刚砂车针进行邻面去釉。一般不推荐使用慢速手机的片切盘去釉。

3. **临床复诊的检查要点** 无托槽隐形矫治复诊的操作相对简便。复诊时需要监控患者的依从性，牙齿移动的实际效果，牙齿的邻接关系以及对出现问题的应对。

（1）患者依从性：无托槽隐形矫治器属于可摘矫治器，其疗效与患者的依从性密切相关。无论是矫治器的戴用时间，还是牵引皮圈的配合使用，都是患者自律性和依从性的体现。每次复诊时，常规询问患者是否按照要求的时间戴用矫治器以及是否按计划更换矫治器或佩戴颌间牵引等。需要在治疗全程反复评估患者的依从性并强调其重要性。一旦发现患者依从性欠佳，应及时与患者讨论造成依从性不佳的原因以及解决方法。

（2）牙齿移动的实际效果：检查牙齿有无脱轨，矫治器与牙齿以及附件是否贴合，牙齿是否按照预期移动。矫治器与牙齿之间不贴合现象表现为矫治器与牙齿之间出现空隙，即实际发生的牙齿移动和虚拟设计的移动不同步，此时矫治器设计传递的矫治力就不能正常施加到牙齿上，有时不贴合的矫治器还会使牙齿出现不希望出现的移动。

（3）牙齿的邻接关系：复诊时使用牙线检查牙齿邻接点的松紧度。如果邻接点过紧，此时牙齿正在进行排齐，需要使用金刚砂条松解邻接点。

（4）附件检查：复诊时要检查上下牙列每个附件的完好性，以及脱落与否。对于附件边缘有缺损或已脱落的附件，要及时进行重新粘接。

（5）牙齿咬合检查：检查中除外常规观察牙齿的咬合关系外，还需要特别注意是否有𬌗创伤存在，是否有松动度较大的牙齿。对于轻度𬌗创伤，可进行少量调𬌗；对于中度𬌗创伤，需要重新设计牙齿移动方式和步骤。

第六节　常见错𬌗畸形的无托槽隐形矫治

一、轻中度牙列拥挤病例的矫治

在无托槽隐形矫治中，可采用颊倾扩弓、切牙唇向移动和邻面去釉解除轻度牙列拥挤。对于下前牙区中度牙列拥挤，为了缩短疗程，可考虑拔除 1 颗下切牙，以达到缓解拥挤的目的。

1. 颊倾扩弓　无托槽隐形矫治器不能开展腭中缝，不能增加骨量，只能做到牙性扩弓，以牙齿颊向倾斜移动为主。具体的矫治原则如下：①扩弓的区域：自尖牙、前磨牙至第一磨牙均可扩弓，对于末端磨牙（一般为第二磨牙）的扩弓效果不佳。矫治前尖圆形的牙弓比较适合采用无托槽隐形矫治器将弓形变为近似卵圆形，增大尖牙和前磨牙区的宽度。②扩弓的量：从前向后扩弓量逐渐减小（图 10-19）。矫治前若尖牙、前磨牙和第一磨牙舌倾，扩弓量可以有所增大；若矫治前这些牙已基本直立，扩弓量就会很有限；若矫治前牙齿已经颊倾，则不能进行牙性扩弓。从扩弓表达效率来看，每侧扩弓量不超过 2 mm时表达效率较高。在矫治设计中可以做出一定量的过矫治设计。③扩弓的转矩控制：矫治设计中可以增加扩弓区域牙齿的根颊向转矩，尽可能减少牙齿颊倾。在预置根颊向转矩时，需要通过锥形束 CT 观察患者颊侧牙槽骨的厚度。若颊侧牙槽骨菲薄，切忌加任何根颊向转矩，以免造成颊侧牙槽骨开窗。

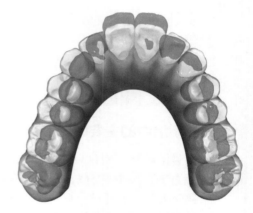

图 10-19　上牙列扩弓（灰色为矫治前，白色为矫治设计的目标位）

2. 切牙唇向移动　上下前牙的唇向移动可以增加牙弓长度，解除拥挤。因下切牙的唇向移动有可能导致唇侧牙槽骨高度下降，所以临床上需要根据锥形束 CT 确定矫治前切牙的唇倾度，牙槽骨唇舌侧厚度和牙根与唇舌侧骨皮质的距离，进而决定是否允许采用唇向移动的方式获得牙齿排齐。当下切牙已较为唇倾或其唇侧牙槽骨菲薄时，不能进行唇向移动。此外，无托槽隐形矫治器做切牙唇向移动与固定矫治器有所不同。固定矫治器的加力点位于切牙阻抗中心的唇侧，加力后切牙做牙冠唇向和根尖舌向的唇倾移动。无托槽隐形矫治器因包裹切牙唇舌侧，施加的力是从切牙舌侧推其向唇侧，所以切牙不仅出现了牙冠唇向移动，还发生了一定量的牙根唇向移动，这一点在临床中要特别注意。

3. 邻面去釉　解除牙列拥挤的方法之一。对于轻度拥挤不适于扩弓或唇向移动切牙时可考虑邻面去釉。对于中度拥挤但不适于拔牙矫治的病例，可以采用扩弓结合邻面去釉的方式获得间隙排齐牙列。对于邻接点位置靠近切端、牙冠切端宽龈方窄或有牙龈退缩出现三角间隙的病例，邻面去釉是较好的选择，也可以提供更多的牙弓间隙。邻面去釉前一定要慎重考虑并严格把握适应证。首先要综合评价患者牙齿健康与口腔卫生状况。对于口腔卫生不佳、牙釉质上有脱矿造成的白垩色斑、口腔内存在龋齿的病例，则不应进行邻面去釉。其次，当牙齿过于瘦长，长宽比例不调时，也不适宜邻面去釉。

此外，不可过度地邻面去釉。前磨牙、尖牙和上切牙每个邻面去釉量要控制在 0.5 mm 以内，下切牙每个邻面去釉量要控制在 0.3 mm 以内。邻面去釉最多可以给牙列提供 4 ~ 5 mm 间隙。最安全的操作方式是使用手动金刚砂条邻面去釉。无托槽隐形矫治技术中邻面去釉最大的特点就是分步设计、分步实施、分步移动牙齿。对于邻接关系不好或牙冠有重叠的牙齿间去釉要推后进行。一般先在邻接关系良好的牙齿间去釉，利用去釉间隙进行牙齿移动，使邻接关系不好或有牙冠重叠的牙齿间出现少量间隙后再考虑去釉，进而排齐牙列。

4. 拔除下切牙　对于某些错𬌗畸形的治疗，拔除下切牙有可能是最省时省力的便捷方法。因此，对于拔除单颗下切牙的适应证选择至关重要。

适应证包括：①前牙 Bolton 比不调。上前牙牙量较小，下前牙牙量较大。拔除单颗下切牙将有助于协调 Bolton 比，达到较理想的前牙覆盖关系。②下前牙可能表现为某颗牙齿严重扭转或唇/舌向异位，造成一侧的牙周支持骨缺失。此时仅拔除单颗下切牙将有助于防止切牙排齐时的过度唇倾，剩余切牙矫治后位于牙周支持骨中，有利于长期稳定性。③先天缺失下切牙。当下颌已经先天缺失 1 颗下切牙，且上颌的治疗方案需要拔除 2 颗前磨牙时，可以选择再拔除 1 颗下切牙，以期获得良好的中线对齐。

拔除下切牙后关闭间隙时应注意切牙需要做整体移动，间隙关闭后前牙的牙根应平行。一般在拔牙间隙两侧的切牙上放置垂直矩形附件控制切牙牙根的移动，这样可以尽可能减小拔牙部位的三角间隙。

二、拔牙病例的矫治

无托槽隐形矫治器对拔牙病例的某些牙齿移动控制困难，包括上切牙的转矩控制、前牙覆𬌗控制和磨牙整体移动控制。这与矫治器材料性能不足相关。因此，临床中要有针对性地选择好适应证。

1. 适应证　不少医生在选择使用无托槽隐形矫治器时不愿意拔牙是因为这种矫治器对牙齿移动的控制能力有限。因此，当考虑使用无托槽隐形矫治器进行拔牙治疗时，最好选择以下适应证。

（1）牙列重度拥挤，拔牙间隙基本用于牙列排齐。

（2）若牙弓前突需要大量内收切牙时，最好是上下切牙较为唇倾，可以允许切牙出现一定程度的转矩丢失。

（3）尖牙牙冠近中倾斜，牙根向远中倾斜，有利于关闭拔牙间隙。

（4）浅覆𬌗或开𬌗，可以利用关闭间隙的钟摆效应获得正常覆𬌗。

（5）上颌单颌拔牙，下颌不拔牙或仅拔除 1 颗下切牙。

（6）初始上颌磨牙远中倾斜，下颌磨牙近中移动不超过 3 mm。

2. 禁忌证　绝大多数错𬌗畸形都可以使用固定矫治器治疗，即使是很多疑难病例也不例外。但对于无托槽隐形矫治器，有些错𬌗畸形的拔牙矫治还是要谨慎。具有以下牙颌特征的拔牙病例在现阶段最好不要选择使用无托槽隐形矫治器。

（1）上切牙直立的骨性Ⅱ类病例。

（2）前牙深覆𬌗、深覆盖。

（3）下颌磨牙需要大量近中移动。

（4）尖牙牙冠向远中倾斜，牙根向近中倾斜。

（5）后牙牙冠明显近中倾斜。

（6）需要后牙绝对支抗控制（后牙不移动）的病例。

3. 疑难病例的联合矫治　对于一些疑难病例或属于禁忌证的病例，可以选择局部使用固定矫治器和无托槽隐形矫治器进行联合治疗。也可以先进行无托槽隐形矫治，再进行全口固定矫治。

这样会延长矫治总疗程，但戴用固定矫治器的疗程会缩短一些。以下情况可以考虑联合矫治。

（1）超过35°的尖牙或前磨牙扭转。

（2）舌侧萌出的牙齿做唇向整体移动，需要额外根唇向转矩时。

（3）后牙整体移动超过5 mm。

（4）尖牙牙根向近中倾斜。

4. 矫治设计中的注意事项　使用无托槽隐形矫治器进行拔牙治疗时，因为其自身材料性能不足，会出现一些不利的牙齿移动，这需要在矫治设计时进行牙齿的分步分批移动或做一些牙齿的补偿移动。

（1）不同方式关闭间隙：在方案设计时，可以采用3种方式关闭间隙。

1）交互内收：这是一种分步移动前后牙齿的设计方案。前牙作为前部支抗，后牙作为后部支抗，二者同时推动拔牙间隙两侧的两颗牙齿相对移动进入拔牙间隙（一般为第二前磨牙和尖牙）。当前牙内收和后牙近中移动关闭间隙时，进入拔牙间隙的两颗牙齿将作为支抗。交互内收可用于拔除第一或第二前磨牙的中弱支抗病例。

2）前牙整体内收：前牙整体内收时，对后牙的支抗需求很大，若控制不当会导致后牙前倾压低，同时还会导致前牙的覆𬌗加深、下颌Spee氏曲线加深、上颌补偿曲线反向、上切牙的转矩丢失等一系列问题。此时后牙应使用水平矩形附件或防止磨牙前倾的优化附件，必要时需要使用支抗钉防止后牙的前移。

3）蛙跳式移动：这是一种分步内收前牙的设计方案。先进行尖牙远中移动至拔牙间隙的1/3左右，然后停止；接着4颗切牙内收至尖牙近中1 mm左右，然后停止，接着依次重复。全部拔牙间隙通过三个循环式尖牙、切牙交替远移完成，在移动步骤图上显示的图形类似"青蛙跳跃"（图10-20）。这种前牙的分步移动优势是可减小尖牙的倾斜移动，增强切牙的转矩控制，同时保护后牙支抗。缺点是矫治步骤较多，疗程长。

（2）前牙转矩的补偿设计：首先应避免选择具有上述禁忌证的病例。在矫治设计中关闭间隙内收前牙之前，先远中移动尖牙2 mm，同时将切牙散开，使切牙间有少量间隙。这是为了在内收前牙时，矫治器可以更好地

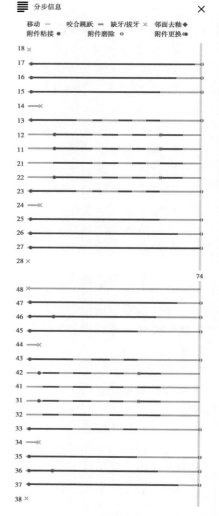

图10-20　蛙跳式移动

包裹前牙。良好的包裹有利于前牙转矩的控制。在切牙回收时使用前牙转矩嵴来增加无托槽隐形矫治器对切牙的转矩控制。临床上发现，转矩嵴可以较好地控制下切牙的转矩，但对上切牙的转矩控制不佳。因此，为了获得上前牙的正常转矩，需要在目标位设置上切牙根舌向转矩的过矫正（图10-21）。此外，在上前牙区域植入支抗钉，在压低前牙控制覆𬌗的同时也有利于增加上切牙的冠唇向转矩。

（3）拔牙间隙处牙根平行的设计：为了获得拔牙间隙两侧的牙齿牙根平行，可在矫治设计时做如下操作。

1）在间隙两侧牙齿上使用优化控根附件。

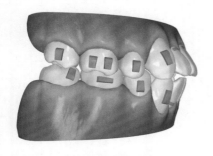

图10-21　前牙转矩的补偿设计（前牙根舌向转矩的过矫正）

2）在终末位设计间隙两侧的牙齿牙根向拔牙区少量倾斜。

对于两侧牙齿向拔牙区倾斜明显的病例，为了缩短疗程，可使用片段弓以达到牙根平行的目的。

（4）支抗的设计：无托槽隐形矫治拔牙病例很难做到后牙强支抗，因此对于拔牙间隙需要后牙不动、完全由前牙内收完成的病例，不建议使用该矫治器。

1）附件的选择：如果磨牙近中移动量少于 2 mm，可使用支抗钉增强后牙支抗，同时应在后牙放置水平矩形附件。其目的是防止磨牙近中倾斜造成支抗丧失或后牙开𬌗。也可选择防止后牙前倾的优化附件。但该附件不利于前牙深覆𬌗的纠正。

2）支抗预备：为了防止支抗磨牙前移，在矫治的初始阶段可进行"支抗预备"，即后倾磨牙。尤其是治疗前磨牙已近中倾斜的病例更需要做支抗预备（图 10-22）。

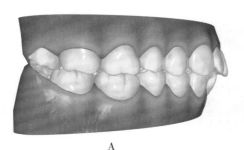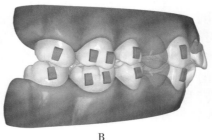

A B

图 10-22　支抗预备

A.矫治前　B.支抗预备设计

（5）覆𬌗控制：拔牙病例当前牙覆𬌗控制不当，导致前牙早接触后，不利于拔牙间隙的关闭，同时还会导致后牙开𬌗。对于覆𬌗较深的拔牙病例，最好采用前牙"蛙跳式"移动设计，在远移尖牙和内收切牙时可加入压低移动。若前牙覆盖不大，还可在上颌前牙舌侧设计平导辅助打开覆𬌗。在目标位可设计为虚拟小开𬌗，做到前牙压低的过矫治（图 10-23）。

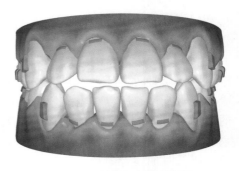

三、深覆𬌗病例的矫治

图 10-23　前牙压低的过矫治

1. 无托槽隐形矫治深覆𬌗畸形的机制特点　使用无托槽隐形矫治器矫治深覆𬌗，可以使用的方式有：①唇倾直立或舌倾的切牙，利用钟摆效应相对减小前牙覆𬌗深度；②保持后牙垂直向高度，压低前牙；③在前牙平导的配合下伸长后牙。

2. 前牙深覆𬌗矫治的注意事项

（1）尽可能不拔牙或仅拔除 1 颗下切牙，后牙区使用固位附件：前面提到对于深覆𬌗、深覆盖的拔牙病例，最好不使用无托槽隐形矫治器。因为拔除前磨牙后，牙弓的连续性中断，无托槽隐形矫治器因没有足够的刚度，很难在这时整平过深的 Spee 氏曲线。对于不拔牙病例，在下颌第一和第二前磨牙颊侧放置固位附件或深覆𬌗优化附件至关重要。只有这样，矫治器在压低前牙时才能固位良好，而前磨牙良好的支抗才能有效地压低前牙。这里需要指出的是，前磨牙去扭转优化附件和防止前磨牙近中倾斜的优化附件不利于前牙深覆𬌗的矫治。当前磨牙需要进行 5° 以上的扭转治疗时，临床医生可以先选择深覆𬌗优化附件或固位附件，待深覆𬌗改善之后，再使用去扭转优化附件纠正前磨牙的少量扭转。

（2）后牙𬌗垫效应：无托槽隐形矫治器对后牙区𬌗面的覆盖，出现了类似的"𬌗垫"效应。

当患者有紧咬牙习惯时，𬌗垫效应会更加显著。此时矫治器压低前牙产生的反作用力（伸长力）虽然作用在前磨牙上，但很难发挥后牙伸长的效应。这种现象有利于高角深覆𬌗病例的垂直向控制，可以在矫正前牙深覆𬌗时防止后牙伸长。低角深覆𬌗病例的矫治有时需要后牙升高，这时的𬌗垫效应会成为干扰因素。

（3）前牙舌侧平导：平导位于上颌切牙或尖牙舌隆突对应的矫治器舌面，表现为局部矫治器的小隆起。不同品牌隐形矫治器材料有差别，平导的深度在 3 ~ 5 mm。如果仅是 3 mm 的小平导，前牙覆盖大于 3 mm 的深覆𬌗病例就不适合使用舌侧平导。因为患者会在咬合时咬到平导的后方，更加导致下颌的后退。此时特别适合于前牙覆盖不大或是前牙闭锁𬌗的低角或均角病例。但过短的上颌平导限制了不少低角深覆𬌗、深覆盖患者使用无托槽隐形矫治器进行治疗。此时 5 mm 深度的平导适用范围就会更广，优势更大。前牙区平导可以缓解𬌗垫效应导致的后牙压低，有助于后牙的伸长移动，进而有助于前牙深覆𬌗的矫治。若前牙覆盖过大，无托槽隐形矫治器上的平导不能发挥作用，此时可以使用传统的可摘式上前牙平导辅助咬合的打开。

（4）前牙压低量和过矫治：上前牙是否需要压低以及压低多少，取决于唇齿关系和笑线弧度。如果患者矫治前有明显的露龈笑，则可以压低上前牙。此时除外设计前牙压低移动，还可以在上前牙区植入种植支抗钉，在矫治器上设计牵引扣，通过橡皮圈在支抗钉与牵引扣之间做牵引来压低前牙（图 10-14）。对于下前牙过长的病例，也可采用上述方式有效压低前牙。这种方式进行前牙压低时矫治力在切牙阻抗中心的唇侧，因此还能给切牙增加冠唇向的转矩。此外，深覆𬌗病例都需要一定程度的过矫治设计，一般将目标位设计为前牙没有覆𬌗或小开𬌗 0.5 mm。

（5）前牙压低的步骤：6 颗前牙一起压低的效率很低。对于覆𬌗较深、需要前牙压低量较多的病例，可以采用分步压低的方式，即先压低尖牙 1/3，再压低切牙 1/3，然后重复上述移动，一般 3 个循环可以完成前牙压低。这样做会延长矫治疗程，但可极大地提高矫治疗效。

（6）生物学因素的考虑：牙根需要在松质骨中移动，当牙根抵触皮质骨时，牙齿不移动或移动缓慢，同时还会导致牙根吸收或骨开窗。所以，当前牙压低时，牙根也需要避开唇舌侧的皮质骨。矫治前拍摄锥形束 CT 确认前牙牙根与牙槽骨的关系非常重要（图 10-24）。当前牙牙根与唇侧皮质骨靠近时，需要在压低时加根舌向转矩，此时需要在矫治器上增加前牙转矩脊设计。当前牙牙根与舌侧皮质骨靠近时，可以采用邻面去釉获得少量间隙，通过直立内收前牙使其牙根离开舌侧皮质骨。当前牙牙根正好在松质骨中时，就需要沿牙长轴整体压低前牙。此时为了使压低力通过前牙的阻抗中心，可以在前牙舌侧矫治器上设计压力点或压力区。

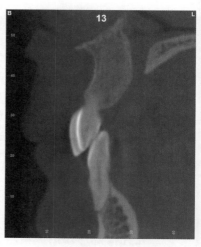

图 10-24　锥形束 CT 截图显示下切牙牙根与唇侧骨皮质关系密切

四、开𬌗病例的矫治

无托槽隐形矫治器治疗开𬌗病例有其独到的特点，下面将逐一进行介绍。

1. 矫治开𬌗的方式　依据对开𬌗的病因分析、形成机制和临床表现可以有以下几种开𬌗的矫治方案。

（1）相对伸长：利用钟摆效应，在前牙获得间隙后采用内收前牙的方式舌倾牙冠，加深覆𬌗，做到前牙的相对伸长。这种方式适合于前牙轻度开𬌗，上切牙唇齿关系正常或微笑时露齿不足的病例。

（2）绝对伸长：若微笑时上前牙及牙龈暴露不足、上下前牙不唇倾的轻度开𬌗病例，可以通过前牙的绝对伸长来矫治。此时需要对所有前牙使用楔形附件。

（3）压低后牙：对于高角开𬌗、后部牙槽骨高度过高的病例，可以通过压低上下后牙来实现开𬌗的矫治。若后牙成功压低，还可能出现下颌骨的逆时针旋转，减小前面高。无托槽隐形矫治器覆盖后牙的𬌗面，具有𬌗垫效应，有助于后牙压低。当需要压低一组后牙时，可以通过分步压低来实现一组后牙的压低。分步压低的顺序为：先压低第二磨牙，接着压低第一磨牙，然后压低第二前磨牙。这样做疗程较长，而且先被压低的后牙在作为支抗牙时会出现伸长移动。一般需要配合种植支抗钉辅助压低一组后牙。因目前设计软件无法模拟颞下颌关节与牙𬌗的动态关系，所以在软件中只能设计较大量的后牙压低，并在最后阶段通过咬合跳跃模拟下颌骨逆旋完成开𬌗矫治和上下牙列的咬合。

2. 开𬌗矫治中的支抗考虑　当设计前牙伸长时，支抗后牙受到压低力，这有利于开𬌗矫治。当设计后牙压低时，依靠矫治器本身可以实现一定的后牙压低量。

（1）牙弓中段个别牙的压低：一般在被压低牙齿的相邻牙上放置固位附件，被压低的后牙上不需要放置附件。多数也不需要特别的支抗考虑，因为这种压低的效率较高，疗效稳定可靠。支抗邻牙如有明显的牙周附着丧失，牙齿松动，则不应使用这种方式进行压低。压低过程要缓慢，每次的压低量不要过大。

（2）牙弓末端牙的压低：上下颌的第二磨牙过长时，若第一磨牙有咬合接触，一般仅需要在第一磨牙和第二前磨牙上放置固位附件，就可以通过无托槽隐形矫治器逐渐压低第二磨牙。多数情况下，第一磨牙和第二前磨牙形成的组牙支抗已足够强大。如果下颌第二磨牙不仅过长，还有前倾的问题，此时不仅要进行牙冠的压低，同时还要完成牙根的近中控根移动。前面的第一磨牙和第二前磨牙不足以提供足够的支抗，多需要在下颌第二磨牙远中颊侧植入种植支抗钉，在包裹下颌第二磨牙的矫治器𬌗面设计牵引扣，利用橡皮圈悬挂在支抗钉和牵引扣之间，辅助磨牙的压低。

（3）压低两个或多个后牙，可以通过分步压低的方式节省支抗，但会使疗程延长。目前通用的方式是在需要被压低的后牙区域植入种植支抗钉进行辅助压低（压低方式同上），进而提高压低效率，获得可靠的疗效。

3. 后牙压低中的力学特征　采用无托槽隐形矫治器进行后牙压低，其力学特征与固定矫治器后牙压低有明显的不同。

（1）固定矫治器后牙压低中的力学特征：固定矫治器一般需要在压低后牙颊舌侧同时施力才能保证压低力的合力通过该牙的阻抗中心，做到后牙的整体压低。若仅在一侧施力，则压低力没有通过该牙的阻抗中心，会导致该牙向施力侧的倾斜移动。所以在使用固定矫治器压低后牙时，通常需要在被压低的后牙颊舌侧均植入种植支抗钉来辅助压低。这种方法在上颌后牙容易做到，但下颌后牙的舌侧植入支抗钉则相对困难，所以下颌后牙的压低一直是固定矫治的难点。

（2）无托槽隐形矫治器后牙压低中的力学特征：隐形矫治器覆盖在后牙的𬌗面上，当压低后牙时，矫治力可以通过后牙的阻抗中心，因而容易产生后牙的整体压低。此时为了增强支抗，仅需要在被压低后牙的颊侧植入种植支抗钉，在压低后牙对应的矫治器上设计牵引扣，通过软件设计后牙压低，同时嘱患者在支抗钉与牵引扣间悬挂橡皮圈来辅助压低就可以实现多颗后牙的同步整体压低。以往固定矫治器在压低过长的末端磨牙时总存在支抗不足的问题，即使采用种植支抗钉辅助压低，也存在植入区域支抗钉松动脱落或不易植入的问题。前面提到了无托槽隐形矫治可以通过第二磨牙前面的组牙支抗成功实现末端磨牙的压低，这也是无托槽隐形矫治器在后牙压低上的力学优势。

五、安氏Ⅱ类错𬌗的矫治

针对安氏Ⅱ类错𬌗畸形，可以根据患者是否有生长发育潜力，采用隐形功能矫治器、颌间牵引引导下的咬合跳跃、上牙列远移、拔牙矫治和正畸正颌联合治疗。使用无托槽隐形矫治器进行拔牙矫治和正畸正颌联合治疗并没有特别的优势，甚至疗程偏长，疗效不佳。但在下颌前导的功能矫治和牙列远移上有一定的特点和优势。咬合跳跃与下颌骨的生长发育密切相关。

（一）隐形功能矫治器

近年来，随着前移下颌的隐形功能矫治器的推出，处于生长期的下颌后缩患者可以采用无托槽隐形矫治器进行治疗。

1. 适应证　与传统导下颌向前的功能矫治器相比，无托槽隐形功能矫治器在前导下颌的矫治中有优势也有不足，因此掌握好适应证非常关键。

（1）以下颌后缩为主，上颌前突不明显，轻度拥挤Ⅱ类错𬌗患儿：这类病例下颌前伸后变为直面型，可以使用无托槽隐形矫治器前导下颌，同时还可以排齐牙列，从而提高矫治效率，缩短矫治周期。这是具有下颌前导功能的隐形矫治器的优势。

（2）以下颌后缩为主，上颌前突不明显，但存在较明显的牙量-骨量不调（中重度拥挤）的Ⅱ类错𬌗患儿：需要在功能矫治后选择拔牙矫治。这种情况如果在前导阶段就进行牙列排齐，会导致切牙过度唇倾等一系列不良问题，同时也不利于下颌前导。因此不建议使用无托槽隐形矫治器治疗。

（3）上颌前突和下颌后缩兼有的Ⅱ类错𬌗患儿：这类病例下颌前伸后面型仍显前突，应使用口外矫形力（口外弓头帽）或带有口外弓和上牙列𬌗垫的功能矫治器治疗。在抑制上颌生长的同时进行下颌后缩的矫治。无托槽隐形矫治器无法配合口外力，不适合此类患儿的治疗。

此外，传统功能矫治器在纠正前牙深覆盖的同时还可以纠正前牙深覆𬌗，其中肌激动器的作用最显著。隐形矫治器在整平下牙列上没有优势，尤其是后牙的伸长移动相对困难。传统的腭中缝开展矫治器可以通过矫形力打开腭中缝，起到增加骨量和扩宽上牙弓宽度的双重作用。但无托槽隐形矫治器的扩弓只是牙性扩弓，无法打开腭中缝，不能增加骨量。因此，对于上颌严重狭窄的患儿，不宜直接使用具有下颌前导的隐形功能矫治器。

2. 矫治器的种类　目前下颌前导隐形功能矫治器有两种类型，一种类似于双𬌗垫矫治器，通过在上下颌隐形矫治器上设计导面使下颌处于前伸位；另一种类似于 MARA 矫治器，通过在上下矫治器后牙区颊侧增加"翼托"设计，在翼托相互锁结下使下颌逐步处于前伸位置。两种类型的矫治器在下颌前导时都有 3 个矫治阶段，分别为准备阶段、下颌前移阶段和下颌前移后阶段。两者在矫治准备阶段均需要先纠正后牙的反𬌗或锁𬌗。对于安氏Ⅱ²类病例，由于上切牙舌倾限制了下颌前伸，所以需要在准备阶段先唇倾移动上切牙，获得前牙覆盖，有助于下颌前伸。两种矫治器有一些不同特点，临床操作也有不同。

（1）双𬌗垫式无托槽隐形功能矫治器：这种矫治器的工作原理与双𬌗垫类似，在制作矫治器前还需要提供下颌前伸位的咬合记录。下颌前伸量在 8 mm 以内时可以使下颌前伸一步到位（8 mm 以上的前伸量可以分两次前导）。该矫治器利用上下颌导面维持下颌下前伸的位置，在下颌前导的同时进行牙列的排齐和整平（图 10-25）。

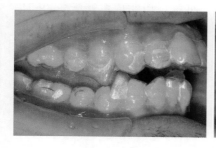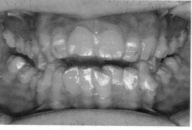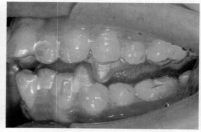

图 10-25　双𬌗垫式无托槽隐形功能矫治器

（2）翼托式无托槽隐形功能矫治器：这种矫治器的工作原理与 MARA 矫治器有相似之处。制作这种矫治器前不需要记录下颌前伸位的咬合记录，在软件设计时会分多次前伸下颌而不是一步到位。问题在于下颌前伸运动与颞下颌关节的运动高度相关，如果不做下颌前伸位的咬合记录，软件设计出的下颌前伸位就不能确定颞下颌关节的位置，因此这种少量多次的前伸存在一定的风险。另外，这种矫治器在戴用前还需要对 8 mm 以上的深覆𬌗先进行牙列整平，对于第一磨牙扭转也需要先行纠正。有临床对照研究表明，对于下颌后缩的Ⅱ类错𬌗病例，翼托式隐形功能矫治器的疗效不及传统的双𬌗垫矫治器。传统的双𬌗垫矫治器可以获得更多的上切牙舌向移动和 SNA 的减小（图 10-26）。

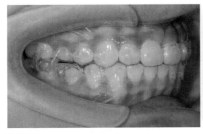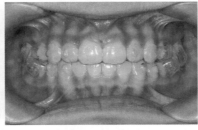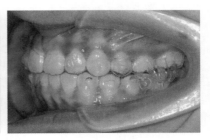

图 10-26　翼托式无托槽隐形功能矫治器

（二）咬合跳跃

这是无托槽隐形矫治器的一个特有名词，是指在颌间牵引作用下上下牙列发生相对移动，通过数字模型在 3D 空间的移动而获得良好的后牙尖窝关系。在三维数字化软件中模拟Ⅱ类牵引的效果有两种不同的模式：一种是Ⅱ类牵引矢状向矫治效果贯穿整个矫治过程，这种方式是将牙列矢状向的变化分散到各步矫治器来完成；另一种是将牙列矢状向的全部变化在矫治的最后阶段通过模拟跳跃完成。对于生长发育期下颌后缩的患儿，可以通过无托槽隐形矫治器配合Ⅱ类颌间牵引纠正前牙深覆盖和调整磨牙关系。咬合跳跃之所以能够发生，是因为患儿的下颌具有较强的生长发育潜力。不少青少年病例的矫治结果与下颌前导式的隐形功能矫治器类似。对于生长发育已停止的成年患者，使用咬合跳跃要非常慎重，因为这牵涉颞下颌关节的一系列问题。

（三）磨牙远移

当适应证选择恰当时，可以通过无托槽隐形矫治器序列磨牙远移矫治Ⅱ类错𬌗关系。相对成人患者而言，生长发育期患者可以充分利用下颌骨的生长潜力，采用序列上颌磨牙远移结合Ⅱ类咬合跳跃来矫治更为严重的Ⅱ类错𬌗。成人磨牙远移疗效不稳定，因为这一过程会出现牙齿的往复移动，如磨牙远移到位后，在远移前磨牙和内收前牙时出现了磨牙的近中移动；再如磨牙和前磨牙远移时，前牙受到近中向的推力，导致切牙唇向移动，然后再内收移动。因此磨牙远移过程中要注意支抗控制和减少前牙和磨牙的往复移动。此外，磨牙远移的量有限，不能通过磨牙远移替代拔牙矫治。

1. 磨牙远移的步骤　临床上通常采用序列远移（图 10-27）。

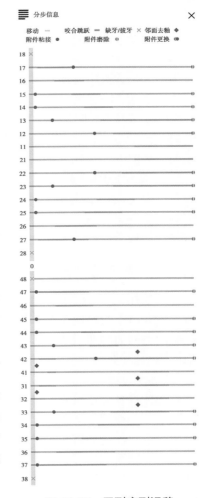

图 10-27　牙列序列远移

当第二磨牙远移一半时，第一磨牙开始远移；当第一磨牙远移一半时，第二前磨牙开始远移。此时第二磨牙已经停止移动。当第一磨牙停止移动时，第一前磨牙开始移动，然后是尖牙和前牙内收。由于在远移的各个矫治阶段，每侧同时移动的牙齿只有两颗，其余牙齿均作为支抗牙，因而这是一种相对有利于保护前后牙支抗的设计方式。

2. 磨牙远移中的支抗控制 使用无托槽隐形矫治器进行磨牙序列远移时，如果没有支抗控制措施，就相当于前后牙进行了一系列的往复移动，矫治效果不佳。有颌间牵引或种植支抗钉等增强支抗措施后，能在一定程度上减少前后牙的往复移动，但无法杜绝这一现象的发生。

（1）Ⅱ类颌间牵引：上颌第二磨牙刚开始远移时，前面的 12 颗牙齿可以提供足够的支抗，此时多不需要增强支抗的措施。当第一磨牙开始移动时，前面的 10 颗牙齿不足以提供稳定的支抗，在没有增强支抗措施的情况下，会出现前磨牙和尖牙的近中移动，切牙的唇倾。此时患者必须要配合戴用Ⅱ类颌间牵引以增强前牙支抗，并有助于磨牙远移。Ⅱ类牵引从此时开始要贯穿到治疗结束。可以在上颌侧切牙与尖牙之间的矫治器上放置牵引扣，在下颌第一或第二磨牙颊侧的矫治器上放置牵引扣，在上下两个牵引扣之间悬挂皮圈进行Ⅱ类牵引（见图 10-13）。牵引需要全天戴用，即只要戴着隐形矫治器就需要戴用Ⅱ类牵引。长期Ⅱ类牵引的副作用为下牙列近中移动，下切牙唇倾和上前牙伸长，因此Ⅱ类牵引的力值不能过大，以免放大其副作用，同时对颞下颌关节也有影响。

（2）种植支抗钉辅助：如果需要更强的支抗，可以使用种植支抗钉辅助完成磨牙序列远移。一般在上颌第二磨牙远移到位后就可以在其近中颊侧植入种植钉，在种植钉与矫治器前牙处的牵引扣之间用弹力皮圈牵拉。这种方式属于颌内牵引，避免了颌间牵引的副作用，同时可以使用较大的牵引力。

（3）防止磨牙往复移动的措施：当磨牙远移到位后，在远移前磨牙和内收前牙时都会使磨牙受到近中向力，进而导致磨牙前移。依据力学研究，第二磨牙受到的近中向力最大。为了尽可能减少磨牙出现近中移动，保护磨牙支抗，可以在第二磨牙远移到位后将包裹在第二磨牙远中的矫治器边缘去除，减轻第二磨牙向近中移动的力。同时添加Ⅱ类牵引或使用种植支抗钉辅助增强支抗。

（4）安氏Ⅱ^{2}类错𬌗矫治的注意事项：此类错𬌗上切牙舌倾，可以在一定程度上抵抗磨牙远移时对切牙的近中向力，因此在磨牙远移时先不设计上切牙的任何移动。待第一磨牙远移到位，移动前磨牙时开始上切牙的唇向移动。

3. 覆𬌗控制 安氏Ⅱ类错𬌗多伴有深覆𬌗，在内收上切牙时也需要注意覆𬌗控制。一般在内收时需要主动压低上切牙。下牙列的有效整平也非常重要，因为上前牙内收需要有充分的垂直向空间，否则将出现上下前牙早接触，减少上前牙的内收量。与拔牙矫治类似，在内收上切牙时还需要增加根舌向的转矩控制。

六、Ⅲ类错𬌗的治疗

可使用无托槽隐形矫治器治疗的Ⅲ类错𬌗病例的适应证要比Ⅱ类错𬌗病例的适应证少很多。由于Ⅲ类错𬌗的早期矫治多需要使用矫形力矫治器——前方牵引矫治器，所以不能使用无托槽隐形矫治器对骨性Ⅲ类进行生长改良。与Ⅱ类错𬌗的矫治一样，对于需要拔牙的Ⅲ类病例，无托槽隐形矫治器的疗效与固定矫治之间还有一定差距。因此，无托槽隐形矫治器多用于治疗轻中度的Ⅲ类错𬌗畸形。

在牙性Ⅲ类错𬌗或轻度的骨性Ⅲ类非生长期患者中，可以采用下牙弓邻面去釉和Ⅲ类牵引进行矫治。当骨性不调加重，但仍在牙齿代偿的范围内时，可以采取下颌磨牙序列远移提供内收前牙的空间，进而解决前牙反𬌗。磨牙序列远移采用的牙齿移动类型与上颌磨牙远移类似。需要先拔除下颌第三磨牙，在磨牙远移时可以使用Ⅲ类颌间牵引或是在下颌外斜线附近植入种植支抗钉，协助下牙列远移。下牙列远移的难度要高于上牙列远移。

对于治疗前下颌可后退至切牙对刃的Ⅲ类错𬌗，可以在软件中设计Ⅲ类牵引模拟咬合跳跃达到中性关系。

使用无托槽隐形矫治器对Ⅲ类错𬌗进行治疗的过程中都会遇到前牙的早接触问题，临床表现为前牙反𬌗刚解除时，只有前牙有咬合，后牙呈现小开𬌗状态，前牙有咬合创伤。此类错𬌗矫治需要在内收下前牙时同步压低上下前牙，尽可能降低前牙咬合创伤的程度。当前牙反𬌗解除后，还要继续压低前牙同时伸长后牙，使后牙咬合紧密，消除前牙的早接触（图 10-28）。

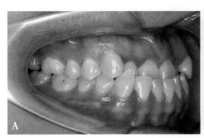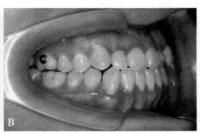

图 10-28　前牙反𬌗刚解除时前牙有咬合，后牙呈现小开𬌗
A. 矫治前　B. 矫治中

第七节　无托槽隐形矫治器的进展与趋势

无托槽隐形矫治技术是高分子材料、数字化技术和生物力学相结合的新一代矫治技术，它的出现使正畸治疗从传统的固定矫治进入了现代的数字化矫治阶段。无托槽隐形矫治器的材料还存在种种不足和局限性，例如，矫治力衰减明显、牙齿的控根移动还有待提高等。正是这些不足制约了无托槽隐形矫治器在正畸临床的应用，因此在使用这类矫治器前还需要考虑其适应证。为了弥补矫治器材料性能上的不足，目前在矫治设计中做了各种补偿设计，如添加优化附件、分步移动牙齿、添加额外牙齿移动补偿和目标位过矫治等。在没有革命性的新材料出现以前，无托槽隐形矫治器尚难撼动固定矫治器的传统地位。

无托槽隐形矫治技术完全应用的是数字化技术。以往呈现在医生和患者面前的只是牙齿的移动。随着 CBCT 影像和计算机技术的日臻完善，目前已可以在设计软件中展现牙冠和牙根的移动轨迹，这在一定程度上解决了正畸医生所关心的牙齿移动后牙根移动到哪里的问题。从三维层面上观察牙根是否会移出牙槽骨、是否容易出现骨开窗或骨开裂，同时可以使牙根保持在松质骨中移动（图 10-29）。随着矫治病例的增多，无论是精细调整病例还是中期调整病例，都会为无托槽隐形矫治技术的发展提供有力的数据支持。充分利用上述宝贵的临床资料可以分析诸多问题，并提出改进和完善治疗措施的各种方案。如建立基于大数据的人工智能排牙方案并将其运用于矫治

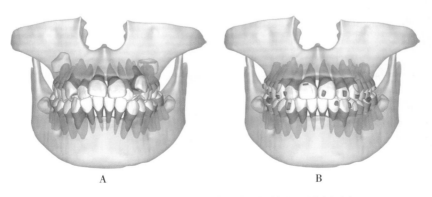

图 10-29　带有牙根和牙槽骨的无托槽隐形矫治设计
A. 矫治前　B. 矫治后设计

设计、提高矫治器移动牙齿的力学效能、改进附件或附加装置的设计、改进矫治器膜片材料的性能、增添矫治设计中的牙齿补偿移动、完善生产工艺等。

期望随着材料技术、计算机技术、人工智能、大数据等的不断发展和突破，尤其在无托槽隐形矫治器膜片材料上的重大突破，使得这种矫治器能够对牙齿更加精准地施力，从而更好地控制牙齿的三维移动，在患者获得美观矫治的同时，使治疗过程更加简单舒适。那也正是固定矫治器退出历史舞台之时，同时也会对口腔正畸学产生重大而深远的影响。从一定意义上而言，无托槽隐形矫治代表着正畸发展的趋势和未来，正畸医师要面向未来，迎接挑战。

第八节　隐形矫治病例解析

一、隐形矫治拔牙病例

【主诉】　上牙前突，要求矫治。

【一般情况】　23 岁，女性。无不良习惯。

【临床检查】　详见图 10-30。

1. 面部检查　正面检查，双侧面颊部不对称，面部垂直向比例基本正常；唇自然闭拢，唇间关系正常，唇齿关系正常，笑线高度正常，笑弧基本正常，颊廓正常。侧面检查，患者为突面型，上唇略前突，下颌略后缩。

2. 口内检查　双侧磨牙近中关系，双侧尖牙近中关系；上牙弓中线右偏 1 mm，前牙覆𬌗正常、I 度深覆盖（5 mm）；上牙列拥挤 2 mm，下牙列无拥挤。先天缺失 2 颗下切牙。口腔卫生状况良好。附着龈宽度正常，牙槽基骨欠丰满。

3. X 线检查　全口曲面断层片显示，缺失 2 颗下切牙。双侧髁突形态基本对称，未见明显骨吸收。头影测量结果详见表 10-1。

4. 功能检查　双侧颞下颌关节未触及疼痛、弹响，开口型及开口度正常。患者无既往颞下颌关节不适症状。

表 10-1　矫治前后头影测量结果

测量项目	矫治前	矫治后
SNA	77.7°	77.8°
SNB	76.4°	76.1°
ANB	1.3°	1.7°
U1-SN	119.2°	96.6°
L1-MP	87.2°	86.8°
MP-SN	38.1°	36.3°
MP-FH	26.6°	25.4°

【诊断】

安氏 III 类，毛氏 I[1]，骨性：I 类，均角。

【问题列表】

1. 前牙深覆盖。

2. 磨牙近中关系。

3. 牙列轻度拥挤。

4. 下切牙缺失。

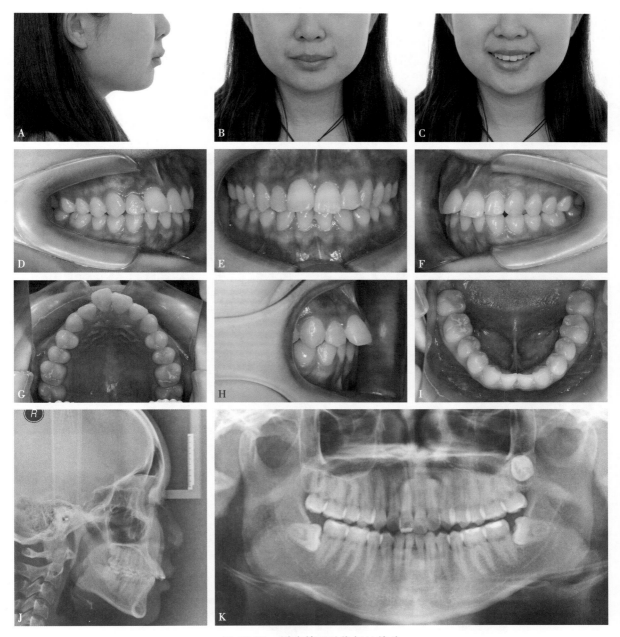

图 10-30　矫治前面𬌗像与 X 线片

【治疗计划】

1. 拔除上颌第一前磨牙。

2. 上颌中度支抗。

3. 隐形矫治器治疗，内收上前牙，减小前牙覆盖，改善磨牙和尖牙关系。

4. 下前牙邻面去釉，使上下前牙牙量协调。

5. 活动保持器保持。

【矫治设计】

1. 采用蛙跳式内收上前牙。先远移上尖牙，再内收上切牙，如此循环 3 次完成上前牙内收。

2. 内收前牙时后牙不动。所有上颌后牙和尖牙均使用水平矩形附件，下颌磨牙和前磨牙也使用水平矩形附件。上下第一磨牙的附件放置在颊侧牙冠近中。上颌尖牙和下颌第一磨牙龈方开窗粘接舌侧扣。

3. 在第二个上前牙内收循环时增加Ⅱ类颌间牵引。

4. 精调时依据磨牙关系，适时做Ⅲ类颌间牵引、前牙斜行牵引和Ⅱ类颌间牵引。做上前牙正转矩、下切牙牙根平行、关闭牙列散隙的过矫正。

【矫治过程】

1. 上尖牙先远移 1/3 拔牙间隙，然后 4 颗上切牙内收（图 10-31）。上切牙内收时注意要边压低边内收。上尖牙继续远移 1/3，上切牙内收，同时增加Ⅱ类颌间牵引（图 10-32）。因上前牙交替分步远移，上颌后牙一直保持直立状态，没有出现明显的支抗丢失。

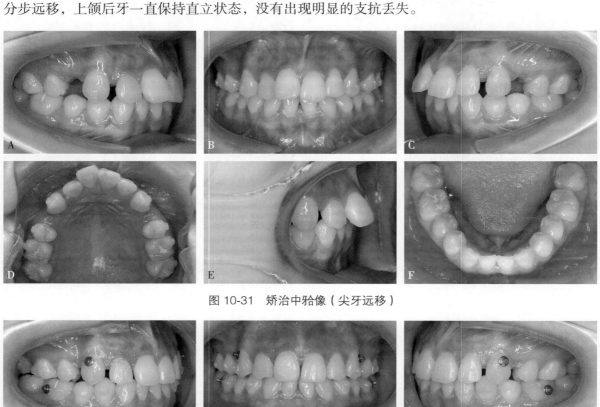

图 10-31　矫治中𬌗像（尖牙远移）

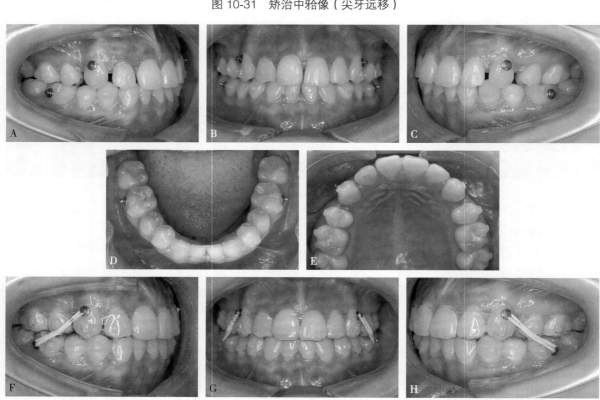

图 10-32　矫治中𬌗像（上前牙内收与Ⅱ类牵引）

2. 下前牙邻面去釉，少量内收并压低。

3. 上前牙间隙基本关闭后，上牙列仍有一些散在间隙，磨牙中性偏近中关系，上切牙过于直立，前牙有轻度咬合创伤，下切牙牙根不平行（图 10-33）。针对这些问题进行精调，增加上切牙的正转矩，压低下切牙并进一步竖直下切牙，通过颌间牵引调整磨牙关系和尖牙关系。

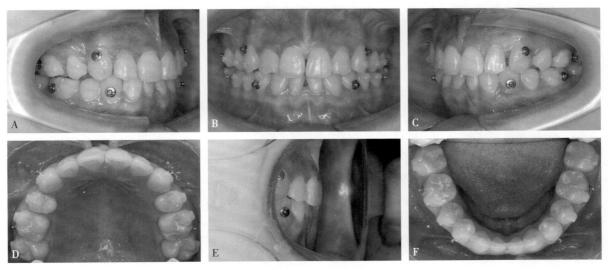

图 10-33 矫治中𬌗像（精细调整）

4. 矫治完成后，磨牙中性关系，上尖牙与下第一前磨牙建立中性关系，前牙覆𬌗覆盖正常，上下牙列排齐，面型突度改善，牙根平行（图 10-34）。

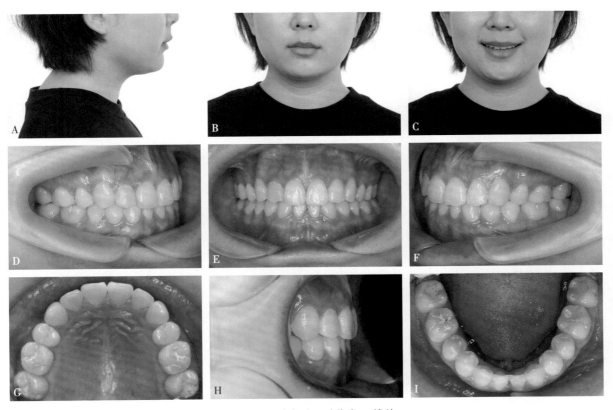

图 10-34 矫治后面𬌗像和 X 线片

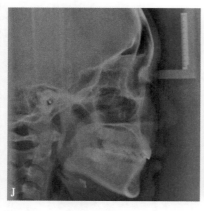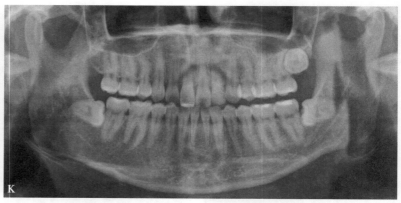

图 10-34（续）

【难点】

1. 前牙内收时转矩控制　使用隐形矫治器进行拔牙矫治时，在内收上切牙时的转矩控制仍是治疗难点之一。本病例在矫治设计时均注意了上切牙的转矩控制，并有意增加了正转矩，矫治后上切牙还是较为直立。前牙转矩控制的效率远不如固定矫治器。

2. 关闭拔牙间隙中垂直向控制　使用隐形矫治器进行拔牙矫治时，在内收上前牙时容易使上颌补偿曲线变为反向，下颌 Spee 氏曲线加深，导致覆𬌗加深。本病例在内收切牙时增加了切牙的压低，并整平了下颌 Spee 氏曲线。但由于矫治器材料性能的限制，牙列整平效率远不如固定矫治器。

3. 后牙支抗控制　由于采用了前牙分步内收、后牙水平矩形附件、颌间牵引等手段。后牙支抗控制良好。此外，矫治器膜片的刚度也很重要。本例治疗采用了双膜片系统，其中的硬膜片对维护后牙直立起到了关键作用。

4. 精调效率　由于隐形矫治器将上下牙列全部包裹并完全分开，所以牙齿移动效率并不高。尤其是在关闭后牙的散在间隙、调整尖窝关系和后牙咬合关系上效率较低。经常要通过多次精调才能获得良好的结果。

二、隐形矫治不拔牙病例

【主诉】　上前牙缺失，要求修复。

【一般情况】　57 岁，男性。无不良习惯。上前牙缺失，因前牙覆𬌗过深不能进行种植修复，转正畸治疗。

【临床检查】　详见图 10-35。

1. 面部检查　正面检查，双侧面颊部不对称，面部垂直向比例基本正常；唇自然闭拢，唇间关系正常，颊廊正常。侧面检查，患者为直面型，上唇略凹，下颌正常。

2. 口内检查　上颌中切牙缺失，侧切牙残根。双侧磨牙中性偏远中关系，双侧尖牙偏远中关系；前牙Ⅱ度深覆𬌗、下切牙与上颌牙槽嵴呈对刃状态；下牙列拥挤 2 mm。口腔卫生状况良好。附着龈宽度正常，牙槽基骨较为丰满。

3. X 线检查　全口曲面断层片显示，缺失 2 颗上中切牙，上颌侧切牙残根。双侧髁突形态基本对称，未见明显骨吸收。头影测量结果详见表 10-2。

4. 功能检查　双侧颞下颌关节未触及疼痛、弹响，开口型及开口度正常。患者无既往颞下颌关节不适症状。

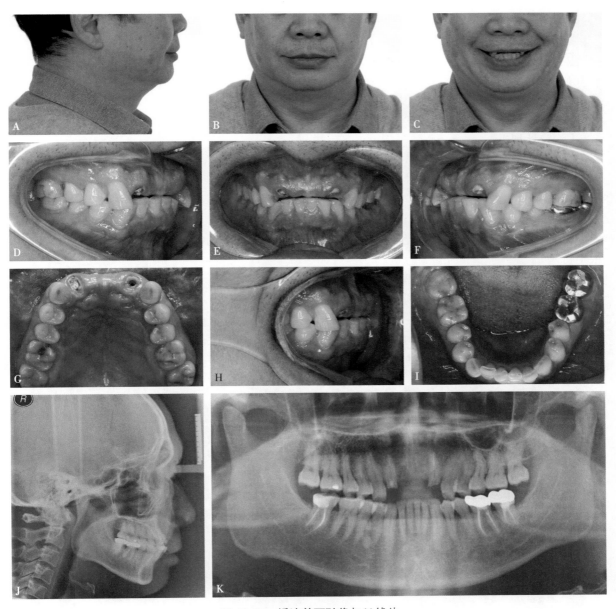

图 10-35　矫治前面𬌗像与 X 线片

表 10-2　矫治前后头影测量结果

测量项目	矫治前	矫治后
SNA	78.3（°）	77.3（°）
SNB	77.8（°）	77.1（°）
ANB	0.5（°）	0.2（°）
U1-SN	N/A	109.0（°）
L1-MP	102.3（°）	96.5（°）
MP-SN	34.3（°）	34.5（°）
MP-FH	25.5（°）	25.4（°）

【诊断】

安氏Ⅰ类，毛氏Ⅳ ^{1}+Ⅰ^1，骨性：Ⅰ类，均角。

【问题列表】

1. 前牙深覆𬌗。

2. 下牙列轻度拥挤。

3. 上切牙缺失。

【治疗计划】

1. 拔除 1 颗下切牙。

2. 隐形矫治器治疗，压低并内收下前牙。

3. 日后种植修复上前牙。

【矫治设计】

1. 采用分步压低下前牙。先压低下尖牙，同时关闭下切牙的拔牙间隙，内收下切牙，保持牙根平行。

2. 尖牙压低到位后，开始压低下切牙。

3. 精调阶段对前牙压低做到过矫正。

【矫治过程】

1. 先压低下尖牙，同时关闭下切牙间间隙并适度内收，增大前牙覆盖（图 10-36）。下尖牙完全压低到位后开始压低 3 颗下切牙。

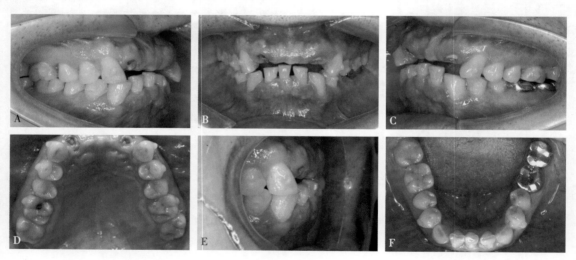

图 10-36　矫治中𬌗像（下尖牙压低和内收下切牙）

2. 精调时进一步压低下切牙，做到过矫治（图 10-37）。

3. 矫治完成后，磨牙中性关系，下前牙明显压低，前牙覆𬌗正常，牙根平行（图 10-38）。上前牙种植修复后获得正常前牙覆𬌗覆盖（图 10-39）。

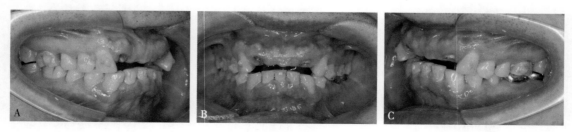

图 10-37　矫治中𬌗像（下切牙压低，精调前）

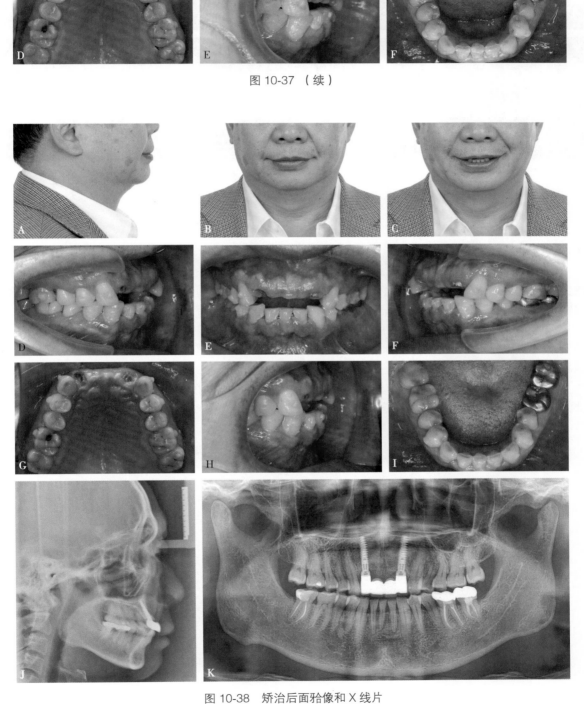

图 10-37 （续）

图 10-38　矫治后面殆像和 X 线片

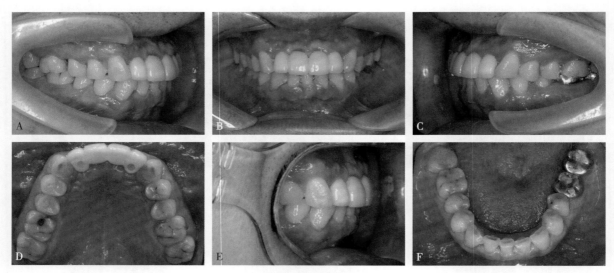

图 10-39 种植修复后𬌗像

【难点】

1. 前牙压低与后牙升高 前牙深覆𬌗的隐形矫治以压低前牙为主，因为后牙升高不容易实现。

2. 牙槽骨的丰满度和牙根位置 前牙压低时要注意前牙牙槽骨的厚度，牙根与牙槽骨唇舌侧的关系。本例患者下前牙牙槽骨较为丰满，矫治前切牙唇倾。所以在矫治初期利用拔牙间隙适度内收下切牙，使牙根直立在牙槽骨中。这样切牙压低时牙根一直处于骨松质中。

3. 前牙分步压低 有研究表明，使用隐形矫治器压低前牙时，分步压低比 6 颗前牙一起压低的效率高，疗效可靠。本例就采取了前牙分步压低的方法，先压低下颌双侧尖牙，待尖牙移动到位后再压低 3 颗切牙。经过矫治，前牙压低效果良好。

4. 过矫正 由于隐形矫治器材料容易出现应力松弛，所以在压低前牙时也要做到过矫正。设计的压低量要比实际需要的压低量多 30% 左右。

综合思考题

1. 无托槽隐形矫治器有哪些优势与不足？
2. 无托槽隐形矫治的适应证有哪些？

（胡 炜）

拓展小故事及综合思考题参考答案见数字资源

参考文献

1. Ke Y Y，Zhu Y F，Zhu M. A comparison of treatment effectiveness between clear aligner and fixed appliance therapies. BMC Oral Health，2019，19：24.

2. Haouili N，Kravitz N D，Vaid N R，et al.Has Invisalign improved? A prospective follow-up study on the efficaly of tooth movement with Invisalign. Am J Orthod Dentofacial Orthop，2020，158：420-425.

3. Dai F F，Xu T M，Shu G.Comparison of achieved and predicted tooth movement of maxillary first molars and central incisors：First premolar extraction treatment with Invisalign. Angle Orthod，2019，89：679-687.

4. Al-Nadawi M，Kravitz N D，Hansa I，et al. Effect of clear aligner wear protocol on the efficacy of tooth movement：A randomized clinical trial.Angle Orthod，2021，91：157-163.

第四篇　错牙合畸形矫治篇

第十一章

牙颌畸形的早期矫治

◎ 学习目标 ....

基本目标

1. 掌握乳牙期矫治的适应证。
2. 掌握替牙期暂时性错𬌗。
3. 掌握口腔不良习惯对颌面发育的影响机制。
4. 掌握上颌宽度不调的早期矫治。
5. 掌握牙列拥挤的早期矫治。
6. 掌握骨性Ⅱ类及骨性Ⅲ类错𬌗的早期矫治。

发展目标

骨性Ⅲ类错𬌗的预后评估。

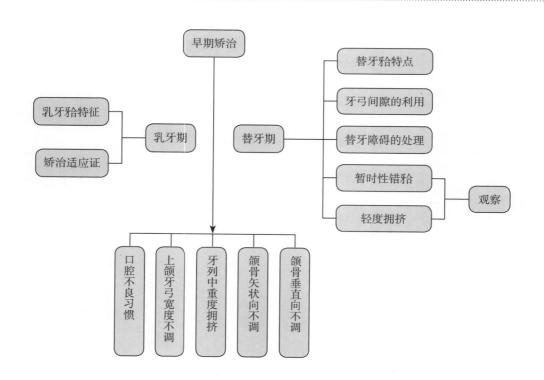

第一节　殆发育及相关的临床问题处理原则

一、乳牙期

1. **乳牙期的殆特征**　乳牙根开始形成时，乳牙即萌出。乳牙一般的萌出顺序为：下Ⅰ、上Ⅰ、下Ⅱ、上Ⅱ、Ⅳ、Ⅲ、下Ⅴ、上Ⅴ。乳牙萌出没有性别差异，左、右侧亦无差异。

正常乳牙列的特征：①前牙的殆关系：覆盖很小，可有稍深的覆殆；②前牙部分可有生长间隙及灵长间隙；③终末平面以垂直型及近中型较多，对恒牙列（殆）的建立关系较大；④上颌乳尖牙的近中舌侧面与下颌乳尖牙的远中唇侧面相接触。

（1）乳牙列的间隙变化：乳牙列形成后，仍在不断地进行着生长发育的变化。一般在前牙部分，3～6岁由于生长发育而出现牙列间隙，但没有一定的类型，一般称为生长间隙。另一现象是，在上颌乳尖牙的近中和远中出现间隙，一般称为灵长间隙（primate space）。这是灵长类动物的特征，一般低级灵长类表现更加显著。在乳牙殆可具有灵长间隙和生长间隙，但也有完全无间隙的，因此变化幅度较大。总的来讲，有间隙可对恒牙列的建殆带来较好的影响。

（2）终末平面（terminal plane）的类型：乳牙列（殆）从侧方观察，上下颌第二乳磨牙的远中面的关系，大致可分为3型（图11-1）。

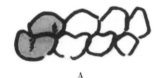 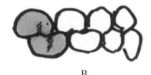 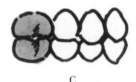

A　　　　　　　　　　　B　　　　　　　　　　　C

图 11-1　上下第二乳磨牙终末平面的关系
A.远中阶梯　B.近中阶梯　C.终末平齐

2. **乳牙期早期治疗的适应证**　乳牙建殆后在整个乳牙期内，颌骨的发育相对缓慢，较少发生严重的错殆畸形，乳牙期需要高度关注幼儿的口腔卫生及牙齿健康状况，及时解决出现的龋坏问题，保存乳牙是减少后续错殆发生的一个重要因素。乳牙期需要及时矫正的一般是对颌面发育、身体健康和口腔功能会造成影响的错殆问题。

（1）乳牙反殆：乳牙期前牙反殆除外一些颅面综合征导致的前牙反殆，其他多为非骨性前牙反殆。造成乳牙反殆的病因包括乳尖牙磨耗不足造成咬合干扰、舔上唇习惯或者由于哺乳姿势不正确及乳牙龋齿等因素使乳牙早失而导致的前伸下颌习惯。目前对于乳牙反殆提倡尽早矫治，去除殆干扰，矫正口腔不良习惯，尽量避免畸形发展。一般可以在4岁左右进行矫治，但值得注意的是，此时患儿必须能够配合戴用矫治装置。短时间内通过唇倾上颌乳前牙矫治反殆。但是当患儿5岁半以后，乳前牙根开始吸收，如果施以外力，常会导致乳牙松动脱落，患儿易形成前伸下颌的习惯，从而加重反殆趋势，此时的乳牙反殆应等待恒切牙萌出后再进行矫治。临床常用的乳牙反殆的矫治方法主要有殆垫舌簧、下颌联冠斜导或咬翘法。

（2）乳尖牙磨耗不足：因食物柔软及乳尖牙位置的原因，有的乳尖牙不如其他牙齿磨耗多，高出牙弓殆平面。当咬合时，乳尖牙可能产生早接触而引起创伤性疼痛，下颌为了避免早接触向前方或侧方移动，于是形成假性下颌前突、偏殆或反殆（图11-2）。对于乳尖牙磨耗不足造成的前牙反殆及偏殆，可通过乳尖牙的调殆得到矫正。而对于反殆及偏殆较明显者，可以根据患儿的具体情况，通过殆垫舌簧矫治器或者加分裂簧的殆垫舌簧矫治器进行治疗。

（3）多数乳磨牙早期缺失：在第一恒磨牙萌出之前，多数乳磨牙缺失，迫使患儿多用前牙咀嚼，下颌则可能逐渐向前移位，形成近中错𬌗，久之可造成假性近中错𬌗，或称为假性下颌前突，日久就可能形成真性下颌前突。当乳磨牙多数缺失时，上下牙弓之间失去𬌗的支持，使颌间高度降低，增加前牙的覆𬌗。

（4）乳牙期单侧或双侧后牙反𬌗：乳牙期后牙反𬌗必须尽早进行矫治，否则随患儿的生长发育会导致下颌偏斜及面部不对称。常用的矫治器有分裂基托或上颌扩弓装置（Hyrax 或者 Hass），但后者需根据支抗乳牙的状况慎重选用。

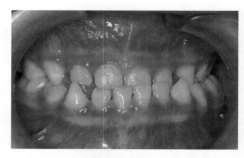

图 11-2　乳尖牙磨耗不足导致乳前牙反𬌗

二、替牙期

（一）替牙𬌗的特点

1. 上中切牙间隙　替牙早期上中切牙存在间隙。若间隙小于 2 mm，可在侧切牙萌出后自行关闭，此时期称为替牙列的"丑牙期"；若间隙大于 2 mm，则难以自行关闭。

2. 下切牙区拥挤　恒切牙较乳切牙大所致的轻度拥挤可自行调整。

3. 磨牙远中尖对尖关系　乳磨牙末端平面平齐所致，乳磨牙替换后可自行调整。

（二）替牙期牙弓间隙的利用

1. 切牙替换时的间隙利用　继替恒前牙较乳前牙大。一般情况下，恒切牙和恒尖牙较乳切牙和乳尖牙大 2 ~ 3 mm，因此在切牙替换时，若间隙不足，常会致切牙拥挤，尖牙唇向错位。乳切牙间散在间隙和灵长类间隙（上尖牙近中和下尖牙远中）为切牙替换提供必要的间隙。

当恒中切牙萌出时，乳牙列前部的间隙几乎全被占用，使得侧切牙萌出间隙变得不足。一般情况下，上颌乳前牙散在间隙和尖牙近中灵长类间隙恰恰能容纳萌出的侧切牙，不致出现拥挤。而在下颌，侧切牙萌出时，约相差 1.6 mm 间隙。这样就会出现下前牙暂时性拥挤。随着牙弓和颌骨的生长及下尖牙的萌出，这种拥挤会消除。其间隙来源有 3 个：①尖牙区牙弓宽度稍稍增加，约能提供 2 mm 间隙。②下切牙的唇向萌出。乳切牙较直立，而恒切牙则唇倾一些，牙弓弧度变大，能提供 1 ~ 2 mm 间隙。③下尖牙萌出，下尖牙萌出时，稍稍颊向、远中萌出，为切牙提供间隙。此 3 种因素可单独或协同作用，从而使下切牙的暂时性拥挤得以消除。

2. 乳尖牙和乳磨牙替换时的间隙利用　与前牙相反，乳磨牙较恒前磨牙大。上颌第二乳磨牙较第二恒前磨牙大 1.5 mm，下颌第二乳磨牙较第二恒前磨牙大 2.0 mm，而上、下颌第一乳磨牙较恒第一前磨牙稍大一点，在下颌能额外提供 0.5 mm 间隙。这样在乳尖牙和乳磨牙替换时，就会在下颌牙弓每侧出现 2.5 mm 剩余隙。在上颌牙弓每侧有 1.5 mm 剩余隙，此即为"离位隙"（leeway space）。正因上、下颌离位隙和上、下颌生长发育的量不同，才使得磨牙关系得以调整，由乳磨牙的末端平齐至恒磨牙的中性关系。

（三）替牙期暂时性错𬌗

乳、恒牙替换过程中，牙𬌗关系有可能出现某些暂时性错𬌗畸形，这种状况一般可随着生长发育自行调整，不需要进行矫治。这些暂时性错𬌗畸形包括以下几种。

1. 上颌左右中切牙萌出早期，出现间隙。这是由侧切牙牙胚萌出过程中压迫中切牙根所造成的。但也应排除多生牙及上唇系带过低等因素。

2. 上颌侧切牙初萌时，牙冠向远中倾斜。因上颌尖牙位置较高，萌出时压迫侧切牙根而造成。尖牙萌出后，侧切牙即可恢复正常。但有时也有可能由于尖牙的萌出力和方向异常，造成侧切牙根吸收，继而导致牙脱落。

3. 乳、恒切牙替换初期，由于恒切牙较乳牙大，牙列中可能出现轻度拥挤现象。随着颌骨的生长发育、恒切牙唇向萌出和乳磨牙与前磨牙的替换等变化，这种拥挤现象可有所缓解。

4. 上下颌第一恒磨牙建𬌗初期，可能为尖对尖的磨牙关系，随着下颌骨的生长发育及乳磨牙与双尖牙的替换产生的上下颌替牙间隙之差，尖对尖的磨牙关系可以调整为中性关系。

5. 上下恒切牙萌出早期，可出现前牙深覆𬌗。随着第二恒磨牙生长及双尖牙建𬌗，𬌗面部高度有所增加，深覆𬌗可自行解除。

（四）替牙障碍的处理

牙齿的正常替换是获得正常牙𬌗关系的前提之一，影响牙齿正常替换的因素常可引发错𬌗畸形。替牙期时，正畸医生需要监控或指导家长监控患儿的牙齿替换，定期复诊，及时处理替牙障碍，避免替牙障碍造成恒牙期错𬌗。

1. 额外牙 来自牙列发育的起源及增殖阶段的异常。牙齿数目比正常人多者称额外牙（又称多生牙）。它可发生在牙弓的任何部位，常见于上颌恒中切牙之间，呈锥形。位于侧切牙或前磨牙区的多生牙，有时与邻牙形状相似，难以区别。多生牙的数目有 1 个或数个，有的多生牙长期不萌出，埋藏在颌骨内或阻生。存在多生牙时应综合评价其位置及与邻牙的关系，对于占据了恒牙位置、有可能引起恒牙错位萌出造成牙列拥挤或间隙，或者增加邻牙牙根吸收风险的多生牙，应早期拔除。

2. 乳牙滞留 如果对侧同名牙已萌出 6 个月以上，乳牙过期不脱落者称为乳牙滞留。X 线表现为恒牙正常，根形成 1/2，𬌗面无骨质覆盖。其原因多为恒牙胚位置异常、萌出道异常造成乳牙根完全或部分未被吸收而滞留。此外，乳牙根周感染造成与牙槽骨粘连也可导致乳牙滞留。临床最常见的是上下切牙舌向萌出，而相应的乳切牙未脱落；上尖牙唇向萌出而相应乳牙未换。恒牙先天缺失也是乳牙滞留的原因之一，需经 X 线行进一步检查。

治疗：

（1）对于上下切牙舌向萌出而相应乳牙未脱落者，应及早拔除乳牙，以便在恒牙萌出过程中尽快尽早地自行调整。

（2）对于尖牙唇向萌出或前磨牙颊向萌出而相应乳牙未脱者，除尽早拔除乳尖牙外，还可适时进行正畸治疗，使其纳入正常牙列。

（3）根据造成乳磨牙滞留原因的不同，采取不同方案，如恒牙胚完整，可拔除滞留乳牙，观察替牙；如恒牙先天缺失，可视牙列排列情况及突度，或尽可能保留乳牙，待其自行脱落后，修复缺失牙，或拔除滞留乳牙，以备恒牙期进一步正畸治疗。

3. 乳牙早失 乳牙早失指在乳牙正常替换前，由于龋齿、外伤或其他原因导致乳牙丧失或拔除。乳牙早失使邻牙向缺牙方向倾斜，造成继替恒牙萌出困难，牙列不齐而造成不良恒牙咬合关系，甚至造成现有的错𬌗畸形进一步严重发展，进而对咀嚼功能造成影响（图 11-3）。临床上常见由第二乳磨牙早失而引起第一恒磨牙前移占据第二双尖牙萌出间隙，从而引起牙列拥挤和咬合关系紊乱。此时可拍摄 X 线片检查恒牙胚发育情况。如恒牙根正在形成，𬌗面有骨质覆盖，则是缺隙保持器的适应证。常用的缺隙保持器有丝圈式保持器（图 11-4）、活动义齿式保持器、舌弓保持器。

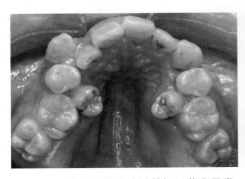

图 11-3 乳牙早失造成继替恒牙萌出异常

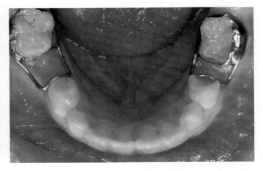

图 11-4 丝圈式保持器

缺隙保持器的适应证有以下 3 种。

（1）乳牙早失，恒牙胚牙根形成不足 1/2，牙冠上覆盖有较厚的骨组织。

（2）间隙有缩小趋势的患者。

（3）一侧或双侧多数乳磨牙早失，影响患儿的咀嚼功能。

乳磨牙早失后如果没有得到及时有效的间隙保持，造成第一恒磨牙的萌出部分或完全占据恒前磨牙萌出的间隙，使其不能正常萌出时，需要进行牙弓间隙的综合分析，判断患者后续治疗中是否存在拔牙治疗的可能，如严重的拥挤、前突及颌间关系异常等，必要时还需要拍摄 X 线片确定牙齿位置及萌出的方向是否会对邻牙牙根造成吸收的风险，再决定是否即刻开始进行治疗。如果患者面型正常，牙弓其他部位无显著拥挤，则需要恢复早失牙间隙，可以在上颌戴用口外弓或摆式矫治器远中移动上颌磨牙，为上颌恒前磨牙萌出提供间隙；在下颌可以戴用唇挡，适当直立或远中移动下颌第一恒磨牙，为下颌恒前磨牙萌出提供间隙。如果患者存在明显的拔牙需求，则应以患者未萌出牙齿与邻牙关系的判断为主进行治疗。如没有邻牙吸收风险，则可以继续观察，待恒牙替换后拔牙治疗；如果存在明显邻牙损伤风险，则需及早进行治疗。

4. 埋伏牙　详见第二十二章阻生牙的正畸治疗。值得注意的是，正畸医生对替牙期埋伏牙行牵引与否，需要结合该埋伏牙的位置与冠根形态，以及患者咬合状况和面型进行综合考量，以评估治疗的效率，而不应该单单以维持牙列的完整性为目的牵引埋伏阻生牙。

第二节　口腔不良习惯对口𬌗系统的影响与早期干预

一、吮指习惯

吮指习惯所造成的错𬌗畸形的类型与吮指部位、颊肌收缩的张力及吮吸时的姿势有关。如吮拇指时，将拇指置于正在萌出的上下前牙之间，会阻止前牙正常萌出，形成前牙圆形开𬌗。在此基础上，可继发伸舌习惯，又加重开𬌗程度。吮拇指时，由于颊肌收缩，口腔内气压降低，使牙弓狭窄，上前牙前突，开唇露齿，并伴有后牙反𬌗。拇指压在硬腭上，可使后者凹陷，妨碍鼻腔向下发育（图 11-5）。吮小指或示指时，一般形成局部小开𬌗。

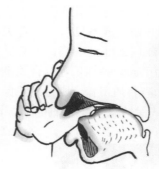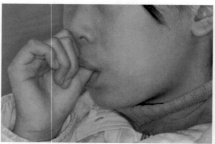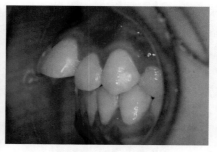

图 11-5　吮拇指习惯及其所致的牙𬌗畸形

吮指活动与口腔肌肉密切相关。有学者认为，吮指是婴幼儿最初学会神经反射的一种行为。正常儿童几乎都有吮指习惯，在乳牙期，特别是儿童在 2 ～ 3 岁前有吮指习惯可视为正常的生理活动，这种习惯通常在 4 ～ 6 岁以后逐渐减少而自行消失。在这之前强制终止比较困难，而在这之后继续存在则属于不良习惯，可导致明显的错𬌗畸形。有长期吮指习惯的儿童，常见手指上有胼胝及手指弯曲等现象，这是诊断吮指习惯的一个重要标志。

吮指习惯的纠正方法：具有吮指习惯的患者，可在其吮吸的拇指或示指上涂黄连素等苦味药水，或戴上指套以阻断其条件反射（图 11-6）。对于儿童期患者，应首先对其进行思想教育，讲清道理，调动儿童自身的积极性，使其自行改正吮指的不良习惯。如果单纯依靠行为改正十分困难，可使用矫治器进行辅助（图 11-7）。

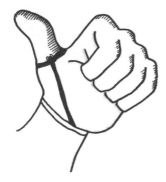 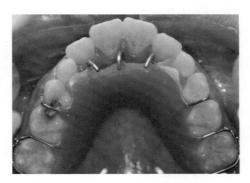

图 11-6　戴上指套以阻断吮指的条件反射图　　　　　　图 11-7　可摘式舌刺矫治器

二、吐舌习惯

儿童在替牙期常用舌尖舔松动的乳牙、乳牙残根或初萌的恒牙，因而形成吐舌或舔牙习惯。由吮指及口呼吸等习惯造成开𬌗之后，极易继发吐舌习惯。吐舌习惯是一组症候群，因其性质不同，造成错𬌗畸形的机制及症状也不同。患儿有吐舌习惯时，经常将舌尖置于上下前牙之间，使恒牙不能萌至𬌗平面，形成局部梭形开𬌗（图 11-8）。当舌向前伸时，舌尖置于上下前牙之前，并使下颌向前移位，造成前牙开𬌗畸形及下颌前突畸形。替牙期时，患儿常用舌舔下前牙的舌面或松动的乳牙，形成舔牙习惯，增大舌肌对下前牙的作用力，促使下前牙唇向倾斜，出现牙间隙，甚至形成反𬌗。如果同时舔上下前牙，则会形成双牙弓或双颌前突。替牙期时还应观察患儿的舌体位置，除了不良吐舌习惯之外，舌体位置过低也会打破牙弓内外的肌力平衡而影响𬌗颌面的正常发育，对于过低舌体位置，应尽早进行舌肌训练的指导和监督，以利于𬌗颌面的继续发育。

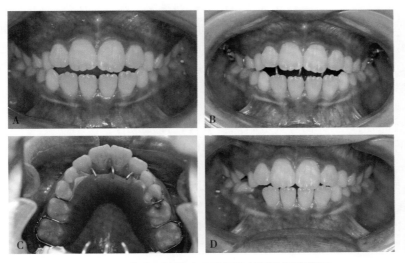

图 11-8　吐舌习惯导致开𬌗及舌刺矫治器的戴用
A. 治疗前　B. 戴用矫治器　C. 戴用矫治器上𬌗面像　D. 治疗后

三、咬唇习惯

咬唇习惯多发生在 6 ~ 15 岁之间，女孩较多见，可单独存在，也可伴有吮指习惯。鉴于咬上下唇对牙齿的压力不同，造成的错𬌗畸形也各有所异。

1. 咬下唇习惯　下唇处于上前牙舌侧和下前牙唇侧，增加了对上前牙舌侧的压力及对下前牙唇侧的压力，使上前牙向唇侧倾斜移位出现牙间隙。阻碍下牙弓及下颌向前发育，并压下前牙向舌侧倾斜移位呈拥挤状态，在上下前牙之间形成深覆盖。深覆盖颜面表现为开唇露齿，上唇短而厚，上前牙前突和下颌后缩等症状（图 11-9）。

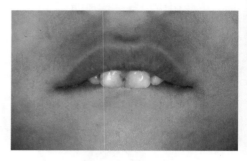

图 11-9　咬唇习惯

2. 咬上唇习惯　咬上唇习惯导致的错𬌗畸形机制与咬下唇者的压力相反，容易形成前牙反𬌗、下颌前突及近中错𬌗等畸形。

对于咬唇患者，建议通过唇涂苦味剂或提醒的方法，也可以戴用焊接唇挡丝的上颌活动矫治器来纠正咬下唇习惯（图 11-10）。

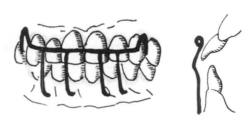

图 11-10　唇挡丝

四、口呼吸习惯

正常的鼻呼吸功能对颌面部的正常发育非常重要。口呼吸与其说是不良口腔习惯，不如说是上气道疾病的临床表现。由于鼻腔或气道疾病，如鼻炎、腺样体肥大、鼻甲肥大、扁桃体肥大等都易导致口呼吸，会引起上颌牙弓失去内外肌的正常动力平衡，使上颌弓的宽度得不到正常发育，逐渐导致牙弓狭窄、腭盖高拱、前牙拥挤或前突。口呼吸的患者常表现为张口呼吸，舌及下颌后退，形成下颌后缩畸形。而当扁桃体肥大时，咽腔变窄，为了减轻呼吸困难，舌体必须前伸，舌根离开会厌，带动下颌向前，久而久之会造成下颌前突畸形。

对口呼吸患者的治疗应先由耳鼻喉科医生进行，首先应消除上气道的疾病，必要时切除过大的扁桃体或腺样体，待鼻呼吸道完全通畅后，再进行错𬌗畸形的矫治。经耳鼻喉科治疗恢复患者的鼻呼吸功能后，正畸医生需要通过患者教育及必要的辅助措施纠正患者的口呼吸习惯。对于轻度错𬌗畸形的幼儿，除教育其不用口呼吸外，还可用前庭盾改正口呼吸习惯（图 11-11）。前庭盾置于口腔的前庭部分，双侧延伸至第一磨牙，前份与前突的上切牙接触，双侧后份离开后牙 2 ~ 3 mm 以减

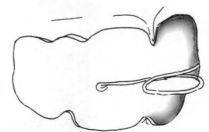

图 11-11　前庭盾

轻颊肌的压力。舌肌活动可扩大牙弓后段，闭唇时唇肌的压力可压上切牙向舌侧。如患者已为恒牙列，除教育不用口呼吸外，应视错殆的情况全面考虑其治疗计划，进行一般性矫治。

五、偏侧咀嚼习惯

偏侧咀嚼习惯多发生在乳牙后期。偏侧咀嚼可见于一侧有磨牙深龋，或有乳磨牙早失，或有错殆存在，从而影响该侧牙列的正常咀嚼，儿童愿意用健侧咀嚼食物，形成偏侧咀嚼习惯。偏侧咀嚼者下颌经常偏向咀嚼侧运动，牙弓向咀嚼侧旋转，趋于远中殆关系，废用侧趋于近中关系，下前牙中线向咀嚼侧偏移，颜面左右两侧发育不对称。健侧牙颌发育较充分，有自洁作用。废用侧咀嚼功能低下。牙颌发育较差且缺乏自洁作用，使牙垢、牙石堆积，易发生龋病和牙周病。

对偏侧咀嚼习惯的防治方法包括尽早治疗乳牙列的龋齿，拔除残冠、残根，去除殆干扰，修复缺失牙，并嘱患者必须采用双侧咀嚼，以改正单侧咀嚼习惯。如已形成单侧后牙反殆，可以使用活动矫治器开展上牙弓，解除后牙反殆。如果患者恒牙已完全萌出，可根据错殆的情况进行一般性矫治。

第三节 上颌牙弓宽度不足及牙列拥挤的早期矫治

宽度关系是错殆畸形矫治的重要内容，由于宽度发育最早停止，所以宽度发育不足或宽度关系不调的治疗比其他方向的错殆问题需要更早关注。一般情况下，上颌宽度发育不足可以通过上颌的腭开展及上颌扩弓治疗矫治；下颌由于缺乏骨缝连接，在替牙期及以后的治疗中缺乏相应的有效手段可以打开骨缝，以真正增加下颌骨的骨性宽度，所以下颌宽度不足一般仅能通过牙弓的扩展来解决。但是由于下颌扩弓常会导致不稳定及复发，所以下颌扩弓治疗一般都会谨慎进行。在替牙期时，主要需要解决和有效改善的是上颌宽度发育的不足。

（一）上颌牙弓宽度不足的早期矫治

上颌宽度不调的早期矫治主要通过传统牙支持式或组织支持式上颌快速扩弓装置（图 11-12），即借助上颌前磨牙（或乳磨牙）与磨牙及腭部组织作为支抗，对矫治器施以矫形力扩展腭中缝，在腭中缝处形成新骨，从而达到增加上颌骨宽度的治疗目的。腭开展矫治器加力后同时还会挤压上颌牙周膜韧带，进而作用于上颌牙槽突，并在一定程度上颊向倾斜上颌磨牙，实现上颌牙弓宽度的增加。腭中缝发育成熟与骨化程度是传统牙支持式上颌快速扩弓时机选择的重要影响因素。

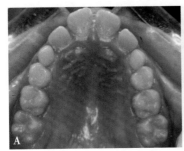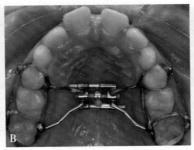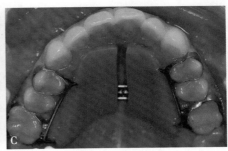

图 11-12 传统牙支持式上颌快速扩弓装置扩展上颌牙弓
A. 扩弓前 B. 戴 Hyrax 扩弓后 C. Hass 扩弓装置

替牙期对上颌宽度发育的评价和颌间宽度关系的分析十分重要，替牙期越早进行上颌腭开展，骨性效应就越大。当治疗时腭中缝完全骨化后，传统扩弓矫治就很难将腭中缝打开了，即使应用种植钉支抗式的腭开展装置，要打开腭中缝也存在一定困难。另外，过大的矫治力也会带来组织损伤的风险。

（二）牙列拥挤的早期矫治

在乳牙与恒牙交替过程中，恒前牙与相应乳前牙相差的量，可由下列几方面来补偿。

（1）乳牙间有适当的牙间隙。

（2）恒切牙萌出时更偏向唇侧。

（3）尖牙间的牙弓宽度增宽。

（4）前磨牙萌出时较乳磨牙偏向颊侧，增加了牙弓宽度。

（5）乳牙与恒牙的大小比例协调。

（6）替牙间隙的调节作用。

Leighton等学者根据乳牙列间隙预测恒牙列的拥挤度，研究发现当乳牙列出现拥挤时，恒牙列一定会出现拥挤；相反，当乳牙列存在6 mm以上间隙时，恒牙列通常不会出现拥挤（表11-1）。

表11-1　乳牙列间隙预测恒牙列拥挤状况

乳牙列间隙	恒牙列发生拥挤的概率
拥挤	100%
无间隙	66.7%
< 3 mm	50%
3 ~ 5 mm	20%
>6 mm	无

1. 替牙期牙列拥挤的早期矫治原则及方法　由于替牙过程较长，单纯的牙列拥挤对𬌗颌面发育的影响有限，因此牙列拥挤一般不是替牙期错𬌗畸形矫治的重点。但是在某些特定的条件下，对牙列拥挤也可以进行早期干预。

（1）轻中度拥挤：对于替牙期轻度拥挤的患儿，可以观察而不予处理，特别是属于替牙期暂时性错𬌗的情形。对于替牙期中度拥挤的患儿，必要时可以结合上颌快速扩弓，开展腭中缝，为牙齿的排列提供间隙。此外，针对乳磨牙早失后间隙丧失，则需远中移动第一恒磨牙（图11-13）（详见本章第一节中乳牙早失的相关内容）。

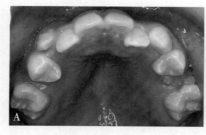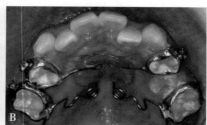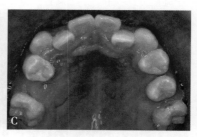

图11-13　"摆"式矫治器远移上颌第一磨牙

A. 治疗前上颌乳磨牙早失，第一恒磨牙萌出中占据第二前磨牙间隙　B. 戴用"摆"式矫治器远中移动上颌第一恒磨牙　C. 治疗后

（2）重度拥挤：对于间隙分析诊断为严重牙列拥挤的混合牙列期患者，序列拔牙法可早期解除牙列拥挤。通常在侧切牙萌出时采用序列拔牙，其适应证还包括以下几种。

1）一两颗下颌切牙唇侧面出现龈退缩或牙槽骨吸收。

2）下颌尖牙早失使中线不调。

3）上颌中切牙近远中径大于10 mm。

对于牙列严重拥挤且上颌牙弓狭窄的患者，序列拔牙可与上颌扩弓联合使用。在决定是否采用序列拔牙方案时，需要分析下颌切牙与颌骨及软组织的相对关系。值得注意的是，序列拔牙不适用于严重骨性不调和双牙弓前突的患者。

序列拔牙的程序如下所述：

第一期：拔除乳尖牙。当侧切牙萌出受到乳尖牙的妨碍而产生严重扭转错位时，可拔除乳尖牙，使侧切牙利用乳尖牙的间隙调整到正常的位置。

第二期：拔除第一乳磨牙。拔除乳尖牙 6～12 个月后，可拔除第一乳磨牙，使第一前磨牙尽早萌出。

第三期：拔除第一前磨牙。拔除第一前磨牙可使尖牙萌出到第一前磨牙的位置。

由于序列拔牙法的疗程需要持续数年，因此采用序列拔牙法的病例一般牙齿不可能完全自行调整得非常理想，常常需要在恒牙列期再进行必要的矫治。而目前用现代固定矫治器技术对牙列拥挤的矫治并不困难，因此很多医生不主张使用序列拔牙法矫治牙列拥挤，而是提倡在恒牙列早期进行一次性矫治。

第四节　矢状向不调的早期矫治

一、安氏Ⅱ类与前牙深覆盖的早期矫治

颌间Ⅱ类关系及前牙深覆盖易造成患儿前牙的外伤及对患儿颜面美观的不利影响，严重者可能影响患儿的心理健康，必要的早期矫治有利于患儿的发育与健康。

（一）骨性Ⅱ类错𬌗的早期矫治

1. 上颌前突的早期矫治　上颌前突的早期矫治原则是限制上颌的生长发育。大量有关生长发育的研究表明，上颌骨的生长发育高峰早于下颌骨，因此骨性上颌前突的矫治时机应该在颈椎分期 CS3 之前。临床上常用的矫治器是头帽结合口外弓（图 11-14）。临床上常用的头帽有 3 种：即高位牵引、颈牵引和联合牵引头帽。高位牵引施于牙齿与上颌以向后上的力量，颈牵引为向后下方的力，联合牵引根据两部分的分力大小而定。头帽种类的选择根据患者最初的垂直面型而定。使用口外牵引时，应将内弓对称性调宽约 2 mm，对上颌产生一定的扩弓作用。内弓仅在磨牙颊面管处与牙齿接触，其他部位内弓均离开牙面 3～4 mm。口外弓戴用时间为每天 12～14 h，每侧力量为 350～450 g，过大的力量会对牙齿及支抗结构造成伤害，且不增加对颌骨生长改良的效果。牵引力的方向应根据患儿的垂直向关系而定。

口外力作用于骨缝，可减少上颌骨向前、向下的生长。对于生长发育期的儿童，口外力主要通过以头帽或颈带为支抗的口外弓作用于上颌第一磨牙，由于该力量直接作用于上磨牙，不可避免地会引起上颌磨牙的远中移动，但应注意尽量使上颌磨牙整体移动。由于上颌磨牙的伸长或者颊倾会导致面部垂直向增大，导致下颌顺时针旋转，此时下颌向前生长的趋势受到限制，而使骨性Ⅱ类患儿的面型恶化。

2. 下颌后缩的早期矫治　由于下颌后缩和上颌牙弓宽度不足是替牙期骨性Ⅱ类错𬌗个体最常见的临床特征，因而成为骨性Ⅱ类错𬌗替牙期矫治的重点。针对此类患者的早期治疗包括：①第一阶段先进行上颌扩弓，解除上颌牙弓宽度不调，解除上颌牙弓对下颌牙弓的约束，促进下颌牙弓自主性前移。②第二阶段进行功能矫治器矫治上下颌骨矢状向不调，特别是下颌后缩的矫治。临床上常用的功能矫治器为肌激动器或双𬌗垫矫治器，其可打破咀嚼肌平衡，引导下颌被迫向前向下固定于新位置，刺激和促进下颌向前生长，建立正常的覆𬌗覆盖，并通过后牙导面控制上下后牙萌出差异，从而调整磨牙关系（图 11-15）。此后立即进入固定矫治器全面正畸治疗阶段。

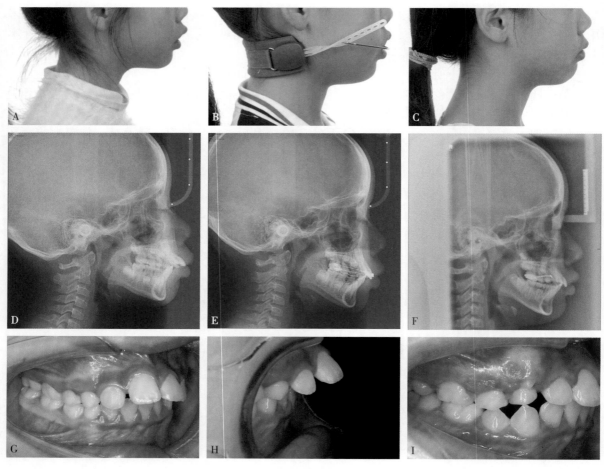

图 11-14 戴用口外弓矫治上颌前突

A. 治疗前侧貌像 B. 戴口外弓 C. 治疗后侧貌像 D. 治疗前头颅侧位片（CS2） E. 治疗中头颅侧位片 F. 治疗后头颅侧位片 G-H. 治疗前𬌗像 I. 治疗后𬌗像

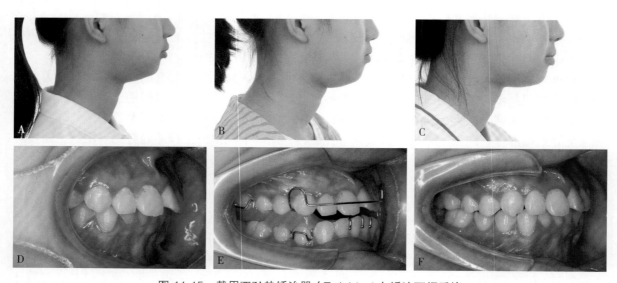

图 11-15 戴用双𬌗垫矫治器（Twinblock）矫治下颌后缩

A. 治疗前侧貌像 B. 戴 Twinblock C. 治疗后侧貌像 D. 治疗前侧方𬌗像 E. 戴 Twinblock 侧方𬌗像 F. 治疗后侧方𬌗像

值得注意的是，应该根据患儿手腕骨片、颈椎片分析个体的骨龄即生长发育阶段，以决定上颌扩弓及功能矫治器开始使用的时机，而不应单纯通过年龄评估患儿的生长发育状况。上颌扩弓的时机应在生长发育高峰期前，即颈椎骨龄 CS3 期之前，而功能矫治器开始使用的最佳时间是患者处于生长发育高峰时（CS3 ～ CS4）。通过对功能矫治器疗效的随机临床研究分析发现，在生长发育高峰期（CS3 ～ CS4）使用功能矫治器，此时下颌长度的增长与相应的对照组相比有显著性临床差异。

由于准确诊断生长发育高峰、预测颌骨生长量对于骨性Ⅱ类错𬌗下颌后缩畸形患儿早期干预时机的确定与疗效预判具有重要的临床意义，近年来，研究者们尝试在体液中寻找可以指示生长发育高峰的标记物。龈沟液因其采集过程无创且采样方便，被认为是理想的标记物来源。北京大学口腔医院正畸科课题组前期研究结果发现，生长发育高峰期个体龈沟液转铁蛋白（transferrin，Tf）水平显著高于非高峰期个体，提示龈沟液转铁蛋白可能是指示生长发育高峰的新型标记物。但是依然有许多问题尚未解决，包括龈沟液转铁蛋白诊断生长发育高峰的准确性、诊断阈值及其与下颌骨生长量的关系等，因此，该课题仍在进一步研究中。

（二）牙性前牙深覆盖的早期矫治

替牙期的牙性Ⅱ类错𬌗，即上下颌骨不存在异常，单纯由于上颌前牙唇倾或下颌切牙舌倾，造成前牙的深覆盖，这类患儿从面型上看，多表现为开唇露齿。针对此类病例，应根据患儿错𬌗具体情况决定是否开展治疗。对于上前牙唇倾严重，且具有较大前牙覆盖、开唇露齿严重或存在严重深覆𬌗的患儿，可以通过戴用简单矫治器适当内收上前牙，减小前牙突度。如果患儿上前牙唇倾不严重，前牙覆盖增大不严重，经评价不存在前牙外伤的风险，或对患儿面型影响不大，不会影响其心理发育者，或存在明显的拥挤需要拔牙治疗者，均可以待恒牙期再行治疗。

二、前牙反𬌗的早期矫治与预后

由于前牙反𬌗影响𬌗颌面的进一步发育和口颌系统的正常功能，因此，解除前牙反𬌗、改善颌间关系是早期矫治的重点。前牙反𬌗根据上下颌骨是否存在异常又分为骨性前牙反𬌗和非骨性前牙反𬌗，后者包括功能性前牙反𬌗和牙性前牙反𬌗。实际上多数前牙反𬌗同时有骨性因素、功能性因素及牙性因素，针对前牙反𬌗的分类是依据上述 3 种因素对反𬌗成因的影响最大者而定。替牙期是治疗前牙反𬌗的关键时期，尽管前牙反𬌗早期治疗的疗效是否稳定难以预测，但是其目标在于改善矢状关系不调，使上颌骨位于相对正确的位置，使口周肌肉与颌骨发育相协调，从而促进面部正常生长发育。

1. 功能性前牙反𬌗的早期矫治　功能性前牙反𬌗患儿，下颌可以后退至前牙对刃。临床检查发现功能性前牙反𬌗，磨牙关系多为中性或轻度近中，反覆𬌗深，反覆盖较小，上切牙直立或舌倾，下颌大小形态正常，但位置前移，下颌可以后退，使上下切牙咬𬌗至对刃关系。另有一些功能性前牙反𬌗中也可见上颌轻度发育不足。患儿在正中𬌗位时，面中部凹陷，前牙反𬌗，而下颌后退时，侧貌面型基本正常。研究认为功能性前牙反𬌗中，下颌处于功能性前伸位，其原因除外哺乳姿势不正确、吮指及前伸下颌等不良习惯外，还包括乳尖牙牙尖干扰和乳磨牙早失使患儿下颌处于前伸位，造成乳牙反𬌗，这种情况应尽早纠正。随着乳恒牙替换，上切牙直立或舌倾与下切牙之间形成咬𬌗干扰也是造成功能性前牙反𬌗的原因。功能性前牙反𬌗应尽早矫治。有研究表明，功能性前牙反𬌗如果不早期矫治，上颌骨的发育会受到一定程度的影响，最终发展为上颌发育不足的骨性前牙反𬌗，同时早期矫治功能性前牙反𬌗可以防止切牙区创伤𬌗及由此而导致的牙龈退缩，促进双侧后牙Ⅰ类关系，并为尖牙和前磨牙萌出提供间隙。此外，由于前牙反𬌗特征性容貌会对患儿心理造成压力，早期治疗通过改善儿童的面貌，有利于儿童心理及生理健康发育，提高其自信心。对于功能性前牙反𬌗的患儿，可以尽早应用功能矫治器或带有舌簧的下颌后退位𬌗垫矫治器进行矫治。

矫治替牙期的功能性或轻度上颌轻度发育不足所致的骨性Ⅲ类错𬌗前牙反𬌗（下颌能退至前牙切对切位置），最常用的是功能矫治器 FR3。其机制为打破口周肌肉力量的平衡，促进上颌骨矢状向和横向生长，同时上颌前牙唇向倾斜、下颌前牙舌向倾斜，达到矫治前牙反𬌗的目的。值得注意的是，FR3 生长改形力量是十分有限的，其戴用时间在 12 个月左右。

2. 牙性前牙反𬌗的早期矫治　牙性前牙反𬌗患儿常表现为上前牙直立或下前牙的唇倾。牙性前牙反𬌗如果不能及时矫治，也会影响𬌗颌面的发育，或易造成前牙不当的磨耗。替牙期前牙反𬌗常采用的治疗方法有上颌𬌗垫舌簧矫治器、下颌联冠斜导、下颌反式唇弓𬌗垫矫治器和简单固定矫治器（2×4）等通过唇向移动上前牙、舌向移动下前牙解决前牙的反𬌗问题。值得注意的是，应明确未萌出的上颌尖牙牙胚的位置。有时上颌尖牙牙胚与侧切牙牙根位置很近，特别是在上牙弓较窄的情况下，尖牙牙胚位置偏近中且位于侧切牙唇向，当唇倾上颌侧切牙时，侧切牙牙根易受到尖牙牙胚压迫而导致根吸收。此时应等待尖牙萌出且向远中移动后，再唇向移动切牙解除反𬌗关系。

3. 骨性前牙反𬌗的早期矫治　对于骨性Ⅲ类的前牙反𬌗，下颌发育过度者常预后不佳，早期正畸治疗也缺乏有效的治疗手段，但是对于以上颌发育不足为主的骨性前牙反𬌗矫治，可以通过生长改形治疗，即矫形力矫治器，利用患儿的生长潜力，促进上颌生长，抑制下颌骨的过度生长，减轻颌骨的畸形度。值得注意的是，替牙期矫形治疗的时机十分重要，随着年龄的增长，矫形力对颌骨矫形作用降低，因此应最大限度地使上下颌骨发生有利的改变。临床常用的矫形力矫治器为前方牵引器。使用前方牵引器的最佳时机是在上颌恒切牙萌出后，颈椎发育处于 CS3 之前，即生长发育高峰期前。以往文献研究表明，快速扩弓装置除外可开展腭中缝，对上颌后部骨缝也有作用，而骨缝的开展有利于上颌骨前移。因此即使对于无宽度不调的上颌发育不足病例，也提倡先通过快速开展腭中缝，从而松解上颌骨骨缝，再进行前方牵引，促进上颌骨前移。前方牵引装置产生矫形力，牵引上颌骨向前下方移动和上牙列前移，反作用力相应地作用于下颌，抑制下颌骨生长并使其向后下旋转。尽管有文献表明在生长发育高峰后，也可使用前方牵引器，但是与未经治疗的对照组相比，上颌骨前移缓慢且移动量小，无统计学差异，且主要是上前牙列的前移。但是此阶段使用前方牵引器可以显著抑制下颌骨的生长。因此有学者提出"双机会矫治"的概念，即在生长发育高峰期前接受前方牵引矫治的骨性Ⅲ类错𬌗前牙反𬌗患儿，如果未能完全矫治错𬌗畸形，则在生长发育高峰期仍有第二次机会接受前方牵引矫治，此阶段的主要效果是抑制下颌骨的生长。早期和晚期矫治都可发生显著的牙性变化。

4. 骨性Ⅲ类错𬌗前牙反𬌗早期矫治的预后　骨性Ⅲ类错𬌗前牙反𬌗矫治特别是早期正畸治疗的预后一直受到正畸学者的关注。由于骨性Ⅲ类错𬌗前牙反𬌗个体生长发育的复杂性，使前牙反𬌗矫治后的复发难以预测，早期治疗效果常常不尽如人意，许多病例经过若干年正畸治疗后，其生长型难以改变，最终错𬌗复发而使正颌手术成为治疗骨性Ⅲ类错𬌗前牙反𬌗的唯一手段，这使得许多临床医师对早期治疗骨性Ⅲ类错𬌗缺乏信心。

香港大学的学者对前方牵引器矫治前牙反𬌗的长期稳定性进行了研究，Ngan 对前方牵引器矫治完成的病例为期 4 年的追踪发现，75% 的个体切牙呈正常覆𬌗覆盖或呈对刃位。Hägg 等学者对前方牵引器矫治完成的病例进行了 8 年追踪，其研究结果表明，约 2/3 患者维持正常覆𬌗和覆盖，但覆盖减小至治疗结束时的 1/2，其余 1/3 复发者覆盖与未治疗前相似。在这 8 年追踪期间，疗效稳定组和复发组牙性代偿相似，这说明复发的原因与骨骼生长型不同有关。尽管复发组在治疗结束时面下高度增加较稳定组大，同时下颌平面角也增大，但是追踪期间两组面下高度和下颌平面角改变无统计学差异。在追踪期间，复发组下颌骨生长量是上颌骨的 4 倍，而稳定组下颌骨生长量是上颌骨的 2 倍，进一步证明不利的骨骼生长型是反𬌗复发的原因。

随着研究手段的不断进步，近年来有学者将统计学的判别方法应用到正畸临床中，并以此筛选可用于骨性Ⅲ类错𬌗前牙反𬌗矫治疗效预测的头影测量指标，这为正畸学的临床研究提供了广阔的前景，从而使正畸治疗的目标更加明确。北京大学口腔医院正畸科课题组通过对前方牵引器矫治的骨性Ⅲ类错𬌗前牙反𬌗患者进行长期追踪研究发现，矫治成功的病例前下面高较小，颅底角较钝。密歇根大学生长发育中心通过将复发的病例与未治疗的骨性Ⅲ类错𬌗个体的生长变化趋势相对比，发现即使早期矫治后反𬌗出现复发，从生长发育的整体状况而言，其上下颌骨不调的程度仍轻于长期追踪的未经治疗的骨性Ⅲ类错𬌗个体，从而进一步证明了早期矫治对综合正畸治疗甚至成人正颌手术的稳定性有一定的临床意义。

第五节　垂直向不调的早期矫治

面部的垂直向生长是出生后变化最大，也是生长时间最长的。面部垂直向发育与下颌骨生长过程中的旋转有关。高角和低角面型不仅与下颌骨生长型的差异有关，也与前下面高及后面高的发育差异有关。决定前下面高的因素有上下颌后牙的萌出及上颌高度的增加；面后部的高度取决于髁突的生长和关节窝表面的生长变化。当髁突的生长大于牙齿垂直向萌出时，下颌骨向前旋转，下颌角变小；当牙齿垂直向萌出大于髁突的生长时，下颌骨向下、向后旋转，下颌角变大。面部垂直向不调的临床表现为前牙开𬌗或前牙深覆𬌗，影响患者的功能、健康及美观，常在替牙期时逐渐加重。垂直向生长型受遗传影响较大，对于骨型垂直向关系的不调，正畸治疗的影响有限。替牙期时的治疗多以改善患者畸形表现、减少创伤、恢复功能为主。

一、低角深覆𬌗的治疗

对于不存在咬合创伤的单纯深覆𬌗，在替牙期时一般无须治疗，随着后牙的替换及恒磨牙的萌出，深覆𬌗有可能改善，即使不能得到改善，也可以等到恒牙期时综合考虑治疗选择。但是对于存在明显咬合创伤的患儿，应在替牙期及时进行正畸治疗。替牙期深覆𬌗如果存在牙龈创伤，应该尽早矫治，以避免下前牙咬在上颌的牙龈上，造成对上颌牙龈及牙槽骨的损伤。根据患者的错𬌗情况，可以选择多用途唇弓压低下颌前牙，或戴用上颌平面导板，压低下前牙并刺激后牙的萌出，从而减小前牙的深覆𬌗。

二、高角开𬌗的治疗

单纯的垂直向发育过度的高角患儿不一定需要进行正畸治疗，正畸治疗也很难较大程度地改善其高角状态。当伴有前牙开𬌗或其他错𬌗畸形如前突或拥挤时，才有治疗的考虑。以种植体为头影测量片重叠参照点的研究表明，髁突的生长发育高峰在 CS3 ~ CS4 期，因此针对垂直向不调或有骨性开𬌗倾向的患儿，早期矫治的时机应为生长发育高峰期或高峰期后（CS3 ~ CS4 期）（图 11-16）。然而单纯由于口腔不良习惯造成的开𬌗，应尽早纠正不良习惯（详见不良习惯的早期矫治相关内容）。

病例一　（图 11-17）

【一般情况】　患儿，男，12 岁。

【主诉】　要求矫正前牙兜齿。

【临床表现及检查】

口外：面部基本对称，凹面型，上颌后缩，下颌基本正常。

口内：替牙列。双侧第一磨牙近中尖对尖关系，前牙反覆𬌗 4 mm，反覆盖 3 mm。上下牙列拥挤度 4 ~ 5 mm，上中线左偏 1.0 mm，下中线正。口腔卫生欠佳，有软垢。

关节检查：开口度三横指，开口型正常，双侧关节区无弹响和压痛。

X 线头影测量分析：见表 11-2。

【病史及家族史】　无特殊。

【不良习惯】　无。

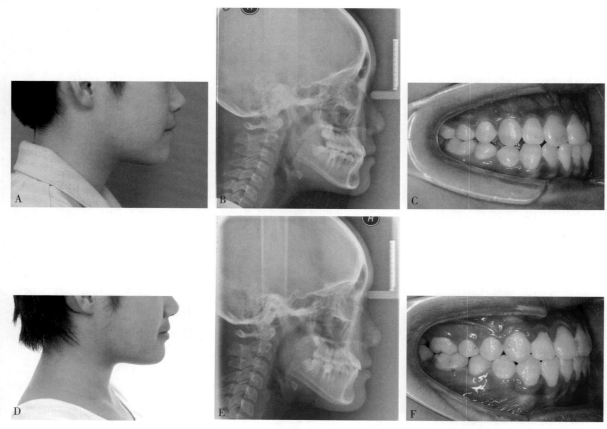

图 11-16　开𬌗倾向的患儿的早期干预

A. 治疗前侧面像　B. 治疗前头颅侧位片　C. 治疗前侧方𬌗像　D. 治疗后侧面像　E. 治疗后头颅侧位片
F. 治疗后侧方𬌗像

表 11-2　X 线头影测量分析

测量项目	治疗前	前方牵引（固定矫治前）	治疗后	正常值	
				均值	标准差
SNA	77.5°	80.5°	82.0°	82.80°	4.0°
SNB	83.1°	82.3°	83.2°	80.10°	3.9°
ANB	−5.6°	−1.8°	−1.2°	2.7°	2.0°
FH-NP	88.0°	87.0°	89.5°	85.4°	3.7°
NA/PA	−7.1°	−3.3°	−4.3°	6.0°	4.4°
U1-NA	6.8 mm	6.9 mm	8.9 mm	3.5 mm	6.5 mm
U1/NA	31.9°	34.7°	35.6°	22.8°	5.7°
L1-NB	3.2 mm	2.7 mm	3.5 mm	6.7 mm	2.1 mm
L1/NB	17.0°	15.0°	18.7°	30.5°	5.8°
U1/L1	134.8°	132.1°	127.0°	124.2°	8.2°
U1/SN	112.2°	115.3°	117.5°	105.7°	6.3°
MP/SN	33.5°	34.6°	33.1°	32.5°	5.2°
MP/FH	29.1°	29.9°	31.3°	31.1°	5.6°
L1/MP	79.5°	78.0°	82.3°	93.9°	6.2°
Y 轴角	61.7°	61.9°	62.2°	66.3°	7.1°
Pg-NB	−0.8 mm	−0.4 mm	1.5 mm	1.00 mm	1.5 mm
Lower lip to E	4.0	3.7	5.1	−2.0	2.0
Upper lip to E	−1.8	−0.1	0.2	−5.9	2.0

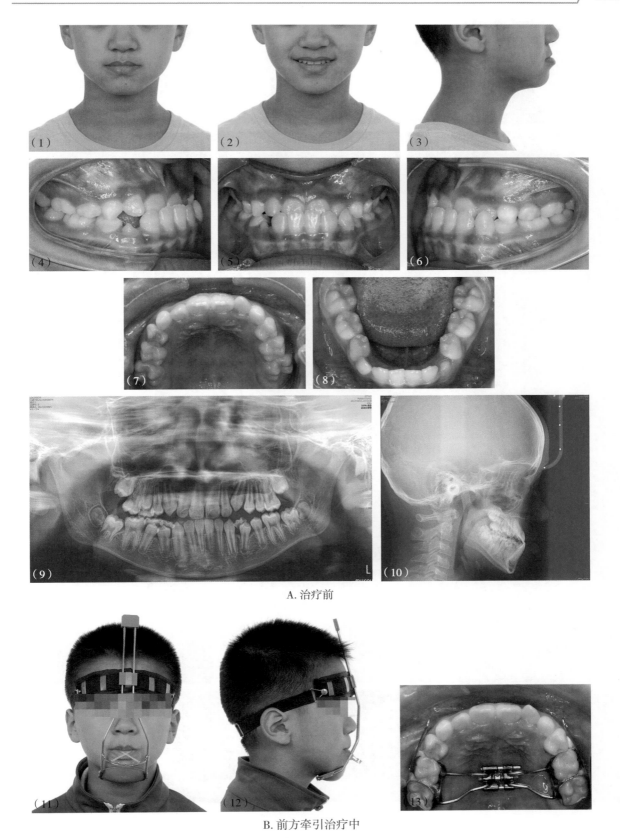

A. 治疗前

B. 前方牵引治疗中

图 11-17　治疗前、中、后面殆像及 X 线片

（1）~（8）治疗前面殆像；（9）~（10）治疗前 X 线片；（11）~（13）戴前方牵引器面殆像

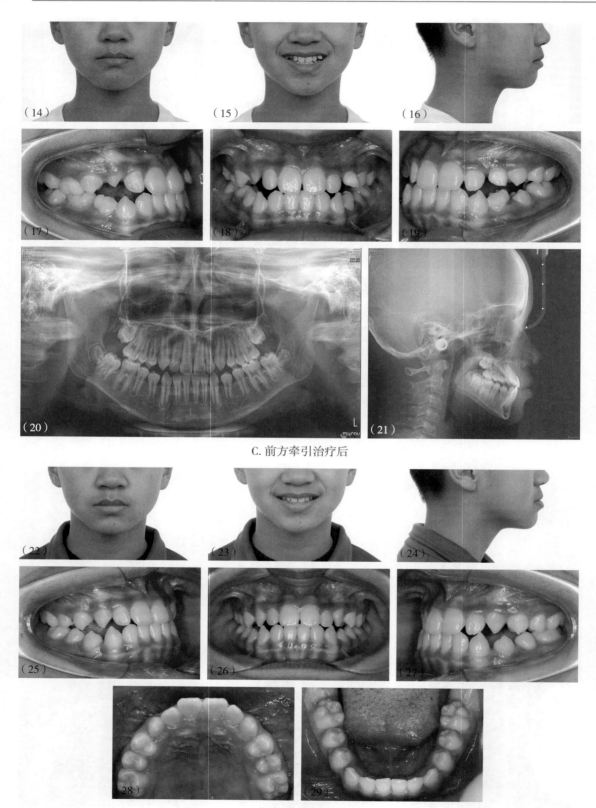

C. 前方牵引治疗后

D. 固定矫治器治疗前

图 11-17（续）

（14）~（19）前方牵引器治疗后面𬌗像；（20）~（21）前方牵引器治疗后 X 线片；（22）~（29）固定矫治器治疗前面𬌗像

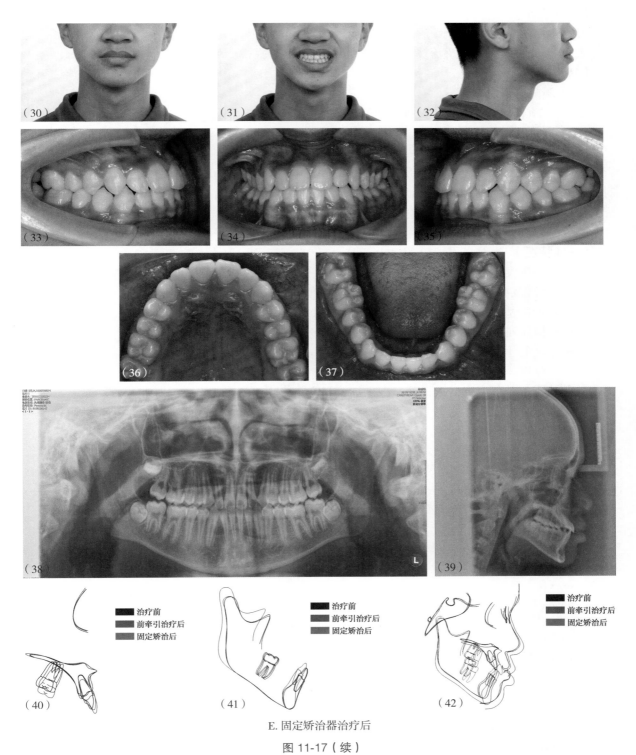

E. 固定矫治器治疗后

图 11-17（续）

（30）~（37）固定矫治器治疗后面𬌗像；（38）~（39）固定矫治器治疗后 X 线片；（40）头颅侧位片描记重叠图上颌重叠；（41）头颅侧位片描记重叠图下颌重叠；（42）头颅侧位片描记重叠图颅底重叠

【诊断】　安氏Ⅲ类，毛氏Ⅱ¹+Ⅰ²，骨性Ⅲ类错𬌗。

【治疗设计】

1. 上颌前方牵引矫治上颌后缩。

2. 上下颌直丝弓固定矫治技术排齐牙列并调整咬合关系。

【矫治过程】

1. 上颌前方牵引 10 个月。

2. 上下颌直丝弓固定矫治器排齐牙列并调整咬合关系 16 个月。

3. 上下颌压膜保持器。

【病例解析】

患者头影测量片分析表明上颌发育不足，颈椎分期为 CS2～CS3 期，为前方牵引使用的最佳时机。戴用前方牵引器 10 个月后反𬌗解除，双侧前磨牙区有开𬌗。随即上下颌戴直丝弓矫治器，配合颌间牵引，进一步调整咬合关系，14 个月后结束治疗。

病例二　（图 11-18）

【一般情况】　患儿，男，12 岁。

【主诉】　嘴突。

【临床表现及检查】

口外：面部基本对称，突面型，上颌前突，下颌后缩。

口内：恒牙列。右侧第一磨牙完全远中关系，左侧第一磨牙远中尖对尖关系。前牙覆盖 10 mm，Ⅲ度深覆𬌗。上牙列间隙 2 mm，下牙列拥挤度 2 mm。上中线基本正，下中线右偏 1mm。口腔卫生一般，有软垢。

关节检查：开口度三横指，开口型正常，双侧关节区无弹响和压痛。

X 线头影测量分析：见表 11-3。

【病史及家族史】　无特殊。

【不良习惯】　无。

表 11-3　X 线头影测量分析

测量项目	治疗前	治疗后	正常值	
			均值	标准差
SNA	81.6°	81.8°	82.80°	4.0°
SNB	71.9°	73.4°	80.10°	3.9°
ANB	9.6°	8.3°	2.7°	2.0°
FH-NP	80.9°	82.0°	85.4°	3.7°
NA/PA	21.5°	18.7°	16.9°	4.4°
U1-NA	6.0 mm	2.1 mm	3.5 mm	6.5 mm
U1/NA	24.7°	14.0°	22.8°	5.7°
L1-NB	8.0 mm	11.8 mm	6.7 mm	2.1 mm
L1/NB	30.3°	43.1°	30.5°	5.8°
U1/L1	115.4°	114.6°	124.2°	8.2°
U1/SN	106.3°	95.7°	105.7°	6.3°
MP/SN	34.0°	37.3°	32.5°	5.2°
MP/FH	29.9°	31.2°	31.1°	5.6°
L1/MP	100.0°	109.9°	93.9°	6.2°
Y 轴角	75.0°	76.5°	66.3°	7.1°
Pg-NB	1.0 mm	0.1 mm	1.00 mm	1.5 mm
Lower lip to E	7.0	3.9	−2.0	2.0
Upper lip to E	2.5	3.7	−5.9	2.0

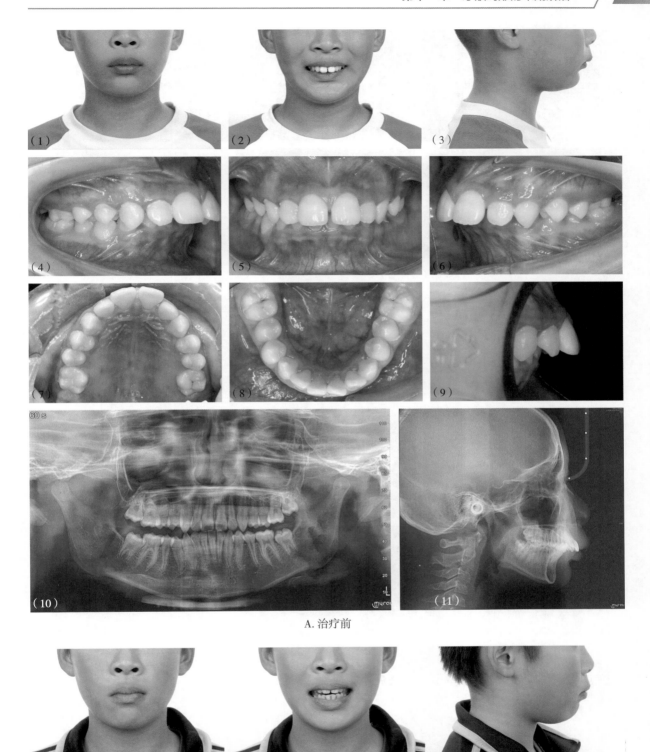

A. 治疗前

图 11-18 治疗前、中、后面𬌗像及 X 线片
（1）～（9）治疗前面𬌗像；（10）～（11）治疗前 X 线片；（12）～（20）戴 Twinblock 面𬌗像

247

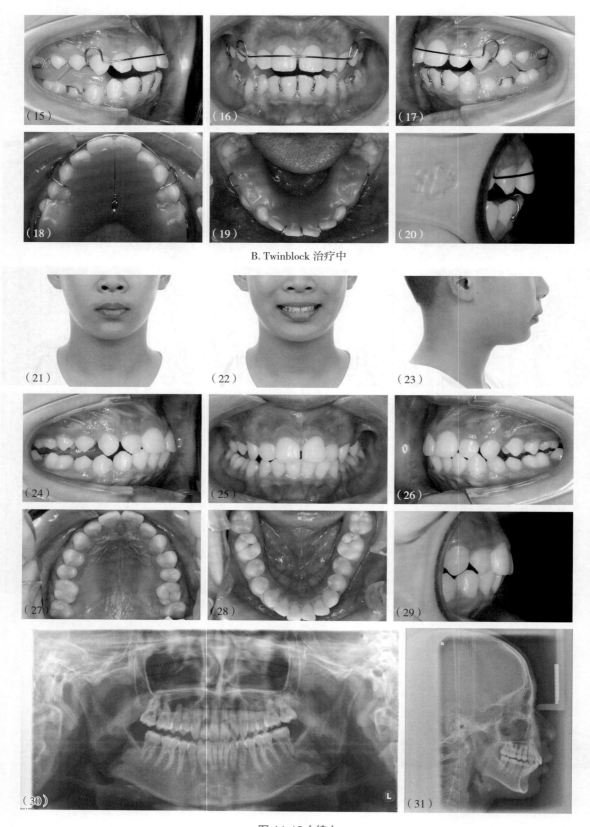

B. Twinblock 治疗中

图 11-18（续）

（21）~（31）戴 Twinblock 后面𬌗像

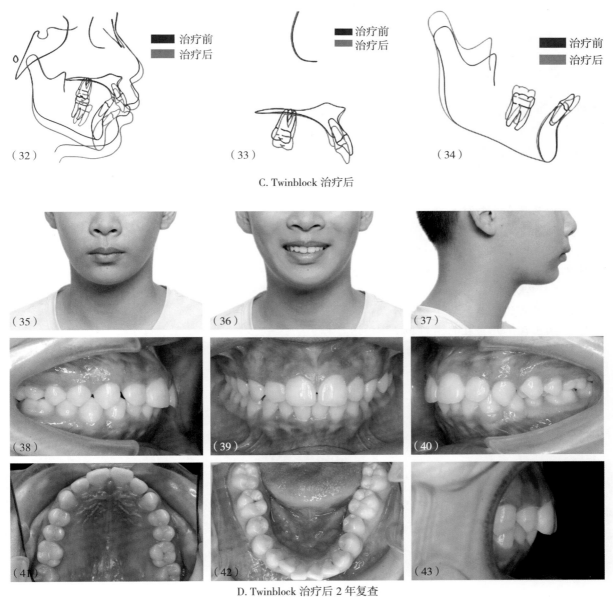

（32）　（33）　（34）

C. Twinblock 治疗后

（35）　（36）　（37）

（38）　（39）　（40）

（41）　（42）　（43）

D. Twinblock 治疗后 2 年复查

图 11-18（续）

（32）头颅侧位片描记重叠图前颅底重叠；（33）头颅侧位片描记重叠图上颌重叠；（34）头颅侧位片描记重叠图下颌重叠；（35）~（37）Twinblock 治疗结束后 2 年复查面像；（38）~（43）Twinblock 治疗结束后 2 年复查𬌗像

【诊断】　安氏Ⅱ类，毛氏Ⅱ^2+Ⅳ^1+Ⅰ^1，骨性Ⅱ类错𬌗。

【治疗设计】

早期矫治，双𬌗垫矫治器（Twinblock）导下颌向前改善侧貌。

【矫治过程】

1. 戴用 Twinblock 导下颌向前。

2. 戴用 12 个月颌位稳定后，逐步调磨颌垫，促进后牙建𬌗，总疗程 19 个月。

【病例解析】

患者头影测量片分析表明下颌发育不足，颈椎分期为 CS3 期，为导下颌向前的最佳时机。戴用 Twinblock 12 个月后咬合基本稳定，双侧前磨牙区有开𬌗，逐步调磨颌垫促使后牙建𬌗。19 个月后结束第一期治疗。该患者未进行第二期综合正畸治疗，2 年后复查，咬合关系稳定。

综合思考题

案例题一

患儿，女，10岁。主诉门牙有缝隙且前突。临床检查：替牙𬌗，口腔卫生差，牙龈缘红肿。凸面型，开唇露齿，双侧磨牙关系为远中，前牙覆盖 7 mm，下前牙咬伤上切牙腭侧牙龈。上牙列散在间隙 3 ~ 4 mm，下牙列分别拥挤 5 mm。SNA 79°，SNB 75°，SN-MP 30°，1-SN 118°，1-MP 96°。颈椎分期 CS3。请根据以上临床资料，回答以下问题：

1. 该患儿错𬌗畸形的诊断是什么？
2. 列出该患儿存在的问题和早期矫治目标。
3. 请为该患儿制订早期矫治计划。

案例题二

患儿，男，9岁。主诉：牙不齐。临床检查：替牙𬌗，右侧上颌中切牙轻度外翻、前牙反𬌗、右侧后牙反𬌗、双侧磨牙近中关系、凹面型，颏部左偏 1.5 mm，SNA 74°，SNB 79°，SN-MP 29°，1-SN 99°，1-MP 96°。颈椎分期 CS2。请根据以上临床资料，回答以下问题：

1. 该患儿错𬌗畸形的诊断是什么？
2. 列出该患儿存在的问题和早期矫治目标。
3. 请为该患儿制订早期矫治计划。

（谷　岩）

拓展小故事及综合思考题参考答案见数字资源

参考文献

1. 林久祥. 口腔正畸学. 北京：人民卫生出版社，2011.

2. 林久祥，李巍然. 现代口腔正畸学. 4版. 北京：北京大学医学出版社，2021.

3. William R，Henry W F. Contemporary Orthodontics. 5th ed. Singapore：Elsevier Pre. Ltd.2013.

4. McNamara J J，Brudon W L. Orthodontics and dentofacial orthopedics. Ann Arbor（Mich）：Needham Press，2001.

5. Leighton B C. Early recognition of normal occlusion. In：McNamara JA Jr. ed. The biology of occlusal development. Ann Arbor：Monograph 7，Craniofacial Growth Series，Center for Human andd development，The University of Michigan，1977.

6. Baccetti T，Franchi L. Maximizing esthetic and functional changes in Class II treatment by appropriate treatment timing. In：McNamara JA Jr，Kelly KA，editors. Frontiers of dental and facial esthetics，monograph no. 38. Craniofacial Growth Series. Ann Arbor：Department of Orthodontics and Pediatric Dentistry，and Center for Human Growth and Development；University of Michigan，2001.

第十二章

牙列拥挤、牙弓前突的矫治

◎ **学习目标**

基本目标

1. 掌握牙列拥挤与牙弓前突病例的诊断。

2. 运用诊断分析手段进行牙列拥挤与牙弓前突病例的设计。

3. 完成中难度病例的设计与治疗。

发展目标

1. 掌握复杂牙列拥挤病例治疗计划的制订与实施。

2. 运用解剖、牙齿移动极限、支抗控制、生物力学、矫治器原理、健康矫治理念等，为牙列拥挤病例及牙弓前突病例制订兼顾美观效果和安全的设计与治疗。

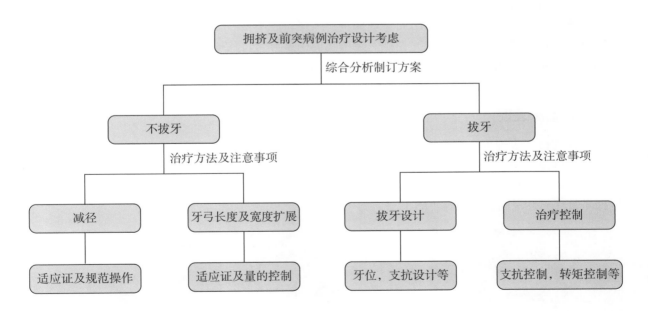

牙列拥挤、牙弓前突是临床上比较常见的错𬌗，矫治前首先要收集相关资料，包括临床检查、模型测量、影像学及功能检查等，综合分析患者牙𬌗面情况，结合患者主诉做出设计，包括是否拔牙、支抗控制以及矫治器选择等，并参考其形成机制，采取相关治疗方法。

第一节　牙列拥挤的矫治

牙列拥挤是最常见的错𬌗畸形，可单独存在，更多的是与其他畸形同时存在。这些错𬌗畸形患者，除表现为牙列拥挤之外，还可能存在颌骨、牙弓间关系不调，患者的面型也受到影响，有时还伴有口颌系统功能异常。也有学者将后者称为复杂性拥挤，单独存在的牙列拥挤称为单纯拥挤。

一、病因

牙列拥挤产生的机制为牙量 - 骨量不调，牙量（牙齿总宽度）相对大，骨量（牙槽弓总长度）相对小。牙量 - 骨量不调受多种因素影响，总体归纳为遗传因素与环境因素两大方面，其中遗传因素包括种族演化与个体发育。

1. 种族演化　人类进化过程中由于直立行走及进食熟食，以及随着社会的进步及文明的发展，食物越发精细，咀嚼器官呈现退化趋势。咀嚼器官的退化以肌肉最快，骨骼次之，牙齿最慢，这种不平衡的退化导致了牙量 - 骨量不协调，即颌骨容纳不下所有的牙齿，这是现代人牙列拥挤患病率高的重要原因。

2. 个体发育　牙齿的大小、形态异常及颌骨发育不足造成的牙列拥挤与遗传因素有明显的相关关系。有文献报道，三角形切牙拥挤发病率高于正常形态的切牙。也有从基因角度探寻牙列拥挤病因的研究，例如通过单核苷酸多态性（SNP）分析发现，*EDA* 和 *XEDAR* 基因与香港骨性Ⅰ类拥挤患者发生的牙列拥挤相关。

3. 环境因素　在生长发育过程中，由于局部或全身因素导致的牙列拥挤也很常见。乳牙期及替牙期的替牙障碍是造成牙列拥挤的一个重要原因。例如第二乳磨牙早失，未及时行间隙保持，第一恒磨牙近中移动，造成牙弓长度的减小和继替恒牙萌出间隙不足而发生拥挤。乳牙滞留占据牙弓位置，导致后继恒牙错位萌出而呈现拥挤。一些口腔不良习惯也可以造成牙列拥挤，例如长期咬下唇习惯可造成下前牙舌倾并拥挤。某些功能因素异常，比如部分儿童长期食用精细柔软的食物，咀嚼功能未充分发挥，牙颌系统发育缺乏正常的生理刺激，这也是引起牙弓发育不良、牙齿拥挤的一个重要因素。

二、临床表现

牙列拥挤多表现为个别牙或多个牙齿在各个方向的错位，如唇（颊）舌向错位、近远中向错位、高位低位、扭转等。牙列拥挤最常发生于前牙区，在现代人中后牙区也常见。牙列拥挤可能破坏牙弓的正常形态，导致形态不规则或不对称或影响上下牙弓关系，前牙覆𬌗覆盖异常，后牙区拥挤常伴后牙反𬌗、锁𬌗等（图 12-1，图 12-2）。

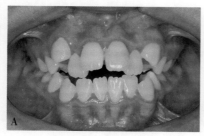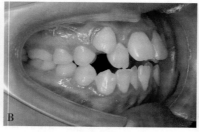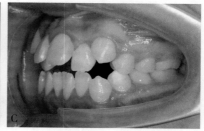

图 12-1　患者前牙严重拥挤，可见前牙唇舌向错位、低位、扭转等，以及前牙开𬌗、上下牙弓长度不调等

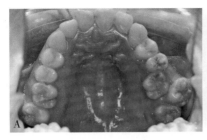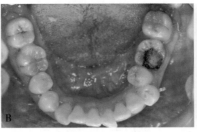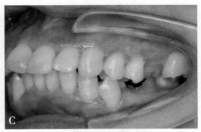

图 12-2 患者上下牙列拥挤，牙弓形态不规则，由于左上磨牙区以及左下双尖牙区拥挤明显，可见 25 与 35、27 与 37 正锁𬌗

前牙拥挤会在不同程度上影响美观。部分患者因牙列拥挤而导致上下牙弓𬌗关系紊乱。严重的𬌗关系长期紊乱，还会影响口颌系统功能的正常发育及功能发挥，也可能引起颞下颌关节紊乱病（TMD）。例如由于牙齿拥挤错位导致的个别牙错位，比如上切牙的舌向错位、后牙锁𬌗、前牙深反𬌗、浅反覆盖等，这些错𬌗容易引起颞下颌关节紊乱病。牙列拥挤的存在还会不同程度地影响局部牙齿的清洁，导致患者易发龋齿、牙周疾患。

三、诊断与分析

1. 牙列拥挤度的确定 牙列拥挤度的确定依赖模型测量，替牙列使用 Moyers 预测法，或结合模型与牙片的预测法，恒牙列直接由牙冠宽度总和与牙弓现有弧长之差得出。

传统牙弓测量分析仅计算第一恒磨牙近中面之前的牙弓拥挤度，后段牙弓（第一磨牙近中面到第三磨牙远中面的距离）拥挤常常被忽视，而现代人牙弓后段的拥挤较为常见，故临床上要对全牙弓间隙进行测量分析。后段牙弓间隙测量可以在 X 线头颅侧位片上进行，下颌沿𬌗平面测量第一磨牙近中至升支前缘的距离，为下后牙段可利用间隙（图 12-3）；必须间隙为下颌第一、第二和第三磨牙牙冠宽度之和。两者之差为下后牙段拥挤度。上颌的可利用间隙为第一恒磨牙近中至翼上颌裂的距离。

需要注意的是，对于生长发育期的儿童，后段牙弓可利用间隙随年龄增大而增加，女性 14 岁前、男性 16 岁前，每年每侧平均增加 1.5 mm。需将患者生长发育增加的可利用间隙考虑在内。

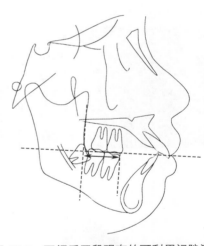

图 12-3 下颌后牙段现有的可利用间隙测量

2. 牙列拥挤度分度

轻度拥挤（Ⅰ度拥挤）：牙列拥挤程度小于 4 mm。

中度拥挤（Ⅱ度拥挤）：牙列拥挤程度在 4 ~ 8 mm 范围内。

重度拥挤（Ⅲ度拥挤）：牙列拥挤程度超过 8 mm。

3. 牙列拥挤的诊断 根据上述模型测量，结合相应的 X 线片测量，可以较为准确地确定是否存在牙列拥挤以及拥挤的程度和部位。

如前所述，单纯牙列拥挤在错𬌗患者中较少见，大多数牙列拥挤患者同时伴有牙弓、颌骨间关系不调，临床表现为前牙覆𬌗覆盖异常、牙齿前突、𬌗曲线高陡、后牙反𬌗、面型异常等。矫治方案需同时兼顾牙、颌、面三者之间的协调性、稳定性和颜面美观。所以在制订治疗方案前，除了对拥挤度进行诊断分析外，还应对患者的牙颌面临床检查、模型分析及 X 线检查结果进行全面诊断分析，才能综合考虑制订矫治方案。

四、治疗设计

牙列拥挤的重要发生机制是牙量-骨量不调，可能是单纯牙量过大或骨量过小，也可能两者同时存在。矫治原则是减小牙量或增大骨量，也可能是二者兼有使牙量-骨量趋于协调。减小牙量可以通过减数（拔牙）或减径（邻面去釉）的方法，增大骨量主要是通过扩大牙弓来实现。

（一）治疗方案考虑因素

牙列拥挤患者的治疗方案需综合考虑以下因素。本节主要讨论安氏Ⅰ类拥挤的矫治。安氏Ⅱ类或Ⅲ类伴拥挤的矫治详见第十三章第一节和第二节相关内容。

1. **牙弓拥挤度**　每解除 1 mm 的拥挤需要 1 mm 的牙弓间隙。单纯拥挤时，拔牙与否主要依据拥挤度而定。一般来说，轻度拥挤采用牙弓扩展或邻面减径的方法（图 12-4）；重度拥挤则采用拔牙治疗；中度拥挤是介于拔牙与不拔牙间的边缘情况，此时应结合患者的牙颌面软组织形态等，经全面测量分析后再决定治疗方案。

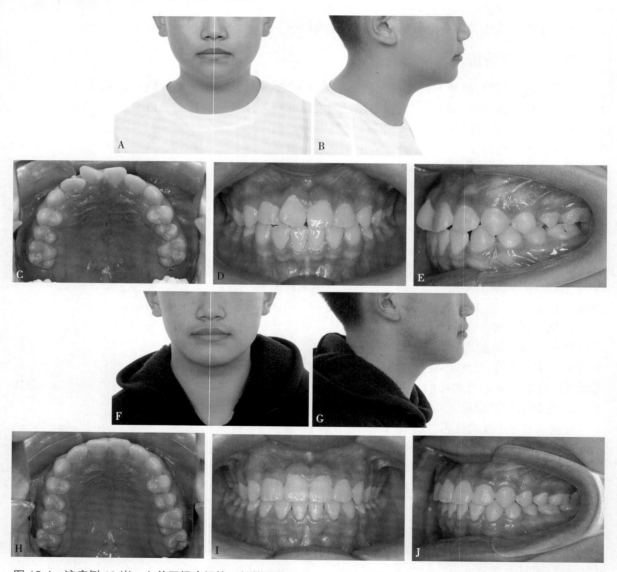

图 12-4　该病例 13 岁，上前牙轻度拥挤，拥挤量约为 4 mm。12 畸形过大牙，软组织侧貌直面型。支持非减数治疗。稍扩展前部牙弓，12 配合少量片切，并逐步磨除其唇面中央的突起。矫治后拥挤解除，侧貌维持直面型
A～E.治疗前面𬌗像　　F～J.治疗后面𬌗像

2. Spee 氏曲线高度　正常𬌗的 Spee 氏曲线平缓，过深的𬌗曲线会影响前牙覆𬌗关系，正畸治疗一般需要整平𬌗曲线。整平𬌗曲线需要在牙弓中提供一定的间隙。分别测量左侧和右侧曲线高度，所得结果相加除以 2 再加 0.5 mm，即为整平 Spee 氏曲线所需要的间隙。

3. 面部软组织侧貌　美观是患者正畸治疗最直接的诉求，对于牙列拥挤患者，不能忽视软组织侧貌的检查，鼻 - 唇 - 颏部关系的分析与评价很重要。口唇突度较大的患者，常需拔牙矫治，通过内收前牙来改善侧貌。而直面型、凹面型患者要慎重拔牙。

4. 前牙唇倾度或突度　内收唇倾的切牙需要在牙弓中提供一定的间隙。切牙切缘舌向移动1 mm，需要牙弓中提供约 2 mm 的间隙。切牙越唇倾，内收时需要的间隙越多，拔牙的可能性也越大。同样，切牙切缘唇向移动 1 mm，可以在牙弓中提供 2 mm 的间隙。

5. 垂直骨面型和前牙覆𬌗　下颌平面角可分为低角、均角和高角。在决定是否正畸拔牙时，对高角病例和低角病例应区别考虑。高角病例拔牙标准可以适当放宽，低角病例拔牙标准应从严掌握。理由是：①下颌平面与下颌切牙间的补偿关系：高角病例颏部更显后缩，治疗结束时，下切牙可较为直立，以维持鼻 - 唇 - 颏之间的协调关系；低角病例颏部更显前突，切牙宜代偿性唇倾，这样既有利于侧面型，也有利于切牙的功能。②拔牙间隙关闭的难易程度：高角病例咀嚼肌力弱，颌骨骨密度低，支抗磨牙易于前移，拔牙间隙容易关闭。低角病例咀嚼力强，骨密度高，支抗磨牙不易前移，关闭间隙时前牙容易舌向移动，而前牙过度内收不利于低角病例常伴有的前牙深覆𬌗的矫正。③磨牙位置改变对垂直面型的影响：采用推磨牙向后或扩大牙弓等不拔牙方法排齐牙列时，可造成磨牙伸长，对高角病例的垂直面型不利，但有利于低角病例。此外，是否拔牙矫治还应考虑前牙覆𬌗，若覆𬌗过浅，唇向扩弓会使前牙进一步唇倾，造成开𬌗，可以通过减数的方法增加覆𬌗；若覆𬌗过深，拔牙矫治可能会进一步加深覆𬌗，因此选择拔牙时需谨慎。

6. 颌面部生长发育状况　确定患者目前的生长发育阶段，常规的快速扩弓及刺激颌骨生长的方法适宜在生长发育高峰期实施。对于还有一定生长潜力的青少年患者，尤其均角、低角患者，随鼻部、颏部的发育，唇突度下降，侧貌突度减小。对青少年临界病例确定正畸方案决定是否拔牙时，须关注鼻部和颏部发育对正畸治疗后面型的影响。成年人矫治也需关注软组织增龄性变化对正畸效果的影响。

7. 牙弓宽度、基骨弓宽度及其协调性　确定牙弓、基骨是否狭窄，扩弓后提供的间隙应一并算入所需间隙量分析。中重度拥挤伴牙弓或基骨明显狭窄者可先扩弓，待扩弓效果稳定后再次做综合分析，确定下一步矫治方案。

8. 上下颌牙齿大小的协调性　上下颌牙齿大小是否协调关系到患者是否能够获得理想的咬合关系。需要分析 Bolton 指数，上下牙量明显不调也会影响矫治方案的确定，涉及邻面去釉，甚至拔牙模式。

（二）治疗方案的制订内容

综合考虑上述因素后，结合患者主诉，首先明确牙列拥挤患者是否采取拔牙治疗，然后确定具体治疗方法及其他细节问题，如下所述。严重骨骼畸形通过正畸正颌治疗者不在此处讨论。

1. 拔牙设计

（1）遵循拔牙保守原则、患牙优先原则、左右对称原则、上下协调原则确定具体拔牙方案。拔除上下 4 个第一前磨牙为临床最常用的拔牙模式，可以为前牙拥挤、前突提供最大限度的可利用间隙。减数上、下 4 个第二前磨牙常见于牙列拥挤或前牙前突较轻的边缘病例，特别是下颌平面角较大、前牙开𬌗或有开𬌗倾向者；或者第二前磨牙完全舌向或颊向错位时为简化治疗，或者因牙齿发育异常如畸形中央尖等情况。单纯下前牙中度以上拥挤，无其他牙颌面不调，且患者接受下前牙无中线时，可考虑拔除 1 颗在牙列之外的下切牙，可快速解除拥挤。而后段牙弓拥挤常需要拔除后部牙齿，最常见的是第三磨牙。个别患者后牙拥挤严重，例如第二磨牙无间隙颊向错位、与下颌第二磨牙呈正锁𬌗者也可综合考虑拔除第二磨牙。

（2）依据间隙分析和拔牙具体牙位，制定支抗的强度，以及具体控制手段，详见第七章第二节相关内容。

（3）矫治器选择及其他细节考虑：矫治器选择需考虑患者的配合度、对支抗控制手段的承受度、对美观的需求等因素。其他细节也需在设计时考虑到，例如即使是拔牙病例，前牙牙量明显不协调时，为建立正常覆𬌗覆盖和良好的尖窝关系，后期也可能会考虑配合邻面去釉来协调牙量，或者牙列拥挤、牙弓前突、同时伴有上牙弓狭窄者，也需增加骨量的措施扩展牙弓宽度，减小牙量与增加骨量的方法兼而有之。

2. 不拔牙设计

（1）确定具体治疗方法，包括邻面去釉，牙弓前后向以及横向的扩展，例如推磨牙向后、切牙唇向移动、扩宽后牙牙弓宽度等。分析生长发育期儿童颌骨的自然生长，即其前后向、横向以及垂直向的自然生长量，以及矫形力或者其他功能刺激，如儿童快速腭中缝扩展等增加骨量的手段。后文将详述其具体方法。

（2）矫治器选择及其他细节考虑：例如患者经济条件允许的情况下，可选择应用隐形矫治器、自锁矫治器。这两种矫治器给人们的印象似乎"扩弓能力"或"扩弓效应"相对强。但是需要指出的是，矫治器只是实现矫治目标的工具，而不是确定矫治方案尤其是拔牙与否的主体因素。

Damon 医师认为，Damon 矫治器建立了一个低摩擦的矫治力系统，作用于牙齿的力较轻，可被称为最适矫治力。这种力可使牙周组织的改建处于优势，很少出现透明样变，牙槽骨也容易随之改建，进而可达到适度扩弓的目的，同时充分激活口周肌（唇肌、颊肌）和舌肌的功能运动，甚至在口周力的作用下实现"唇挡""口外弓效应"，最终在解除拥挤的同时可以抵抗前牙产生的唇向移动。事实上，由于东西方人种的差异（东方人鼻、颏部发育不同于西方人，其侧貌显突），不同患者个体之间唇颊肌紧张程度不同（有研究报道黄种人唇肌力量弱于高加索人）、舌肌力量不同，实现上述"扩弓效应"或"唇挡""口外弓效应"的程度不同，因此矫治效果也不同。拥挤度、前牙突度、侧貌突度等前述的综合分析仍是决定拔牙与否的主要因素。

五、治疗方法

1. 减小牙量的方法

（1）减径：又称为邻面去釉。可单独使用，也可以与其他矫治措施如牙弓扩展、拔牙矫治联合使用。

牙齿邻面釉质厚度为 0.75~1.25 mm，最厚处也不会超过 1.5 mm。临床上可以通过牙的 X 线片大体了解牙釉质的厚度，而 CBCT 片则可以显示各部位釉质的厚度。邻面去釉受牙齿邻面釉质厚度以及牙冠颈缘近远中宽度等解剖条件的限制，依据拥挤的部位和程度决定去釉的相关牙齿和去釉的量。但是邻面去釉是一种有创的治疗方案，必须严格掌握其适应证与禁忌证。釉质发育不良、龋患率高的患者不应当使用该方法。所以在下列情况下才考虑减径：①口腔卫生良好，龋坏率低，釉质发育好；②轻度牙列拥挤；③牙冠呈切缘或𬌗面宽、颈缘窄，牙齿邻面接触点接近𬌗向；④上下牙弓牙齿大小比例失调；⑤在牙齿近远中向倾斜度正常的情况下，相邻牙的牙根之间有相对充足的齿槽骨等。

近年随着无托槽矫治技术的发展，临床上通过大量邻面去釉解除拥挤的病例增多。需要指出的是，矫治器不是确定治疗方案的主体因素，要全面权衡，既要考虑治疗疾病的需要，又要考虑患者长期的健康，因此强调邻面去釉的适应证以及规范的操作。用砂条或细金刚砂车钻磨除牙齿邻接面的釉质 0.15~0.25 mm，特别注意保持牙齿的外形，磨除釉质后局部抛光，并涂氟，以降低龋患发生的可能。而不规范的邻面去釉会破坏牙齿的邻面接触，处理不好，就会加大菌斑和食物滞留的风险。

（2）减数：又称为拔牙，通过减少牙数达到牙量与骨量相协调的目的。

如前所述，综合拥挤度、Spee 氏曲线高度、软组织侧貌、垂直骨面型、牙弓宽度、基骨弓宽度、生长发育等，最终制订相关拔牙模式来解除拥挤，同时改善其他牙颌面不调。

拔牙矫治对医生的要求较高，具有较大的难度，需要很好地控制支抗、前牙转矩，调整咬合关系，同时，还要避免后牙支抗过度造成的前牙过度内收导致的面部过直。

2. 增大骨量的治疗 增大骨量主要通过牙弓扩展来完成。牙弓扩展包括牙弓长度扩展和宽度扩展。其中，牙弓长度扩展的方法主要有推磨牙远中移动、切牙唇向移动；牙弓宽度扩展的方法主要有腭中缝扩展、牙弓正畸扩展。

（1）牙弓长度扩展

1）推磨牙远中移动：即通过各种装置向远中整体移动或直立磨牙，以获得牙弓间隙。临床上常用的矫治器有：口外弓（图 12-5）、"摆"式矫治器（图 12-6）、下唇挡矫治器（图 12-7）、隐形矫治器、种植体支抗钉协助下的固定矫治器等。其中"摆"式矫治器的支抗为前腭部，前牙会有一定程度的唇倾；下颌唇挡运用唇肌的力量通过唇挡传导到磨牙上，直立轻度近中倾斜的磨牙。隐形矫正器由于具备组牙支抗和支抗组织面积大的优势，在推磨牙向远中方面有独特的优势，借助颌间支抗减少切牙的唇倾，视支抗需求配合种植钉支抗。临床上依据患者的具体情况及支抗需求，选择不同的矫治器。

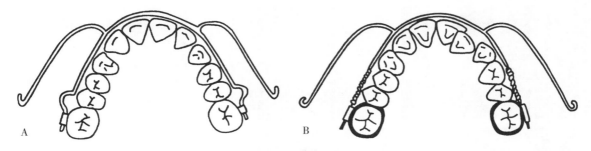

图 12-5 口外弓推磨牙向远中

A. 颊面管近中弯制倒 "U" 形曲 B. 颊面管近中放置螺旋弹簧

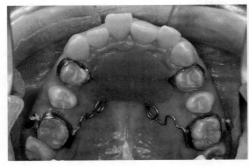

图 12-6 "摆"式矫治器

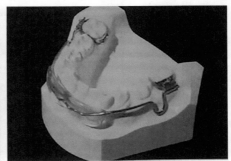

图 12-7 下唇挡

替牙晚期或恒牙早期，在第二磨牙萌出之前推第一磨牙远移，移动效率相对高。本节主要讨论安氏 I 类拥挤的治疗，治疗方案若定为推磨牙远中移动，则一般是上下颌同时推磨牙远中移动，维持后牙中性关系。上下牙列轻中度拥挤，侧貌较直或凹，磨牙后间隙充足，磨牙近中倾斜或直立者可考虑配合上下牙列推磨牙向远中，同时不排除视需要配合其他增加骨量的措施（图 12-8）。

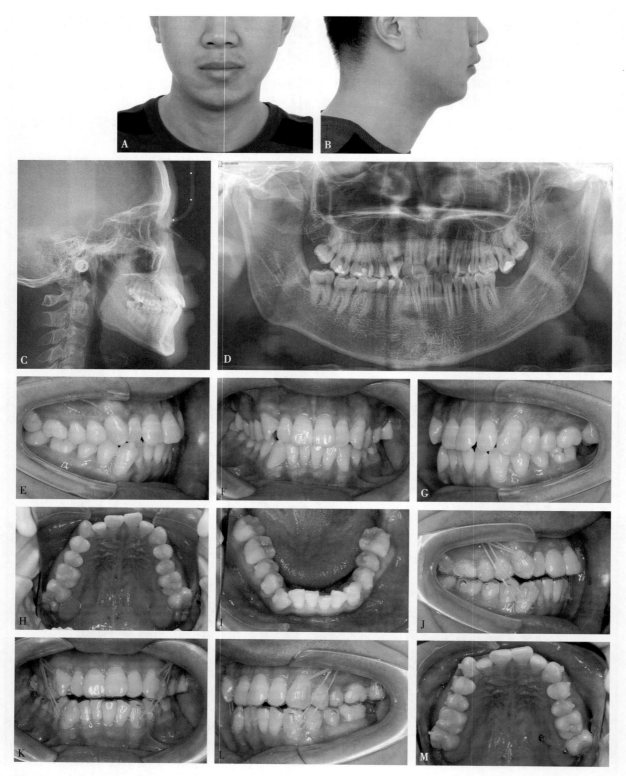

图 12-8　患者，男，26 岁，主诉牙不齐，上牙列拥挤约 4.5 mm，下牙列拥挤约 3 mm，前牙覆殆覆盖浅，磨牙中性关系，侧面为直面型。18、28、48 已萌出，37 缺失，27 伸长。设计非减数治疗，隐形矫治器，拔除 18、28、48。推上下磨牙向后排齐牙齿

A～I.治疗前面殆像及 X 线片　J～M.治疗中殆像：上颌配合种植钉支抗直接推上磨牙向后，下颌利用上颌微螺钉行Ⅲ类牵引作支抗推下磨牙向后，37 腭侧植入微螺钉压低

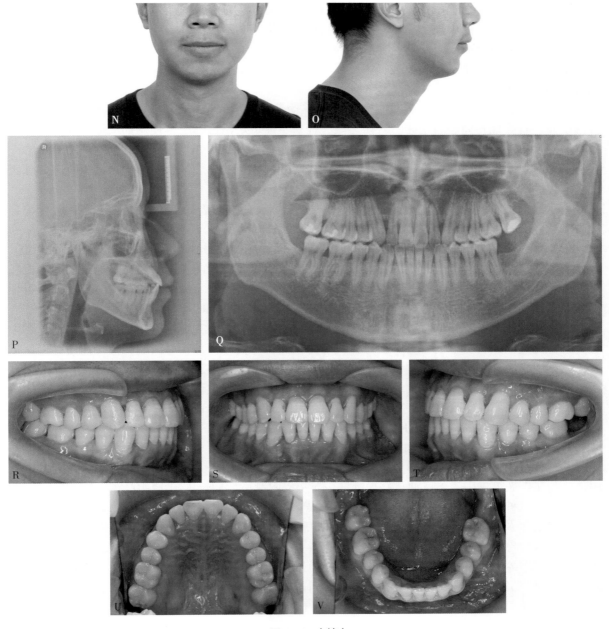

图 12-8 （续）

N ~ V.治疗后面𬌗像及 X 线片

　　随着种植体支抗的运用，在无需患者配合的情况下能避免前牙唇倾的副作用，使用固定矫治器或隐形矫治器，成年人也能有效实现推磨牙向远中，包括下磨牙的远中移动。但需要指出的是，推磨牙向远中移动，治疗前务必分析后段牙弓牙槽骨的量，即磨牙后间隙分析，确定允许磨牙远中移动的最大极限，对于青少年还需考虑其生长量。根据患者磨牙后区牙槽骨量的不同，磨牙远中移动的量不同，一般情况下磨牙远中移动的量是有限的。不能盲目相信能达到文献报道的5 ~ 6 mm，远移量取决于患者的自身条件，以及所选支抗及控制措施等。在下颌，磨牙远移的解剖限制除了要考虑颌骨提供给牙根的容积外，还应考虑牙冠与下颌升支的接触阻碍，即存在冠和根两个水平的解剖限制。而在上颌，磨牙远移时无牙冠水平的解剖限制，仅需保证牙根在上颌结节边界内移动即可。

另外，在推磨牙向远中过程中，常会导致支点后移，后牙升高，下颌后旋转，造成前牙覆𬌗减小或开𬌗。高角或有开𬌗趋势的病例宜慎重选择推磨牙向后。

2）切牙唇向移动：切牙较为直立或舌倾时，唇向移动切牙，从而增加牙弓长度，获得间隙。单独采用该方法仅适用于解除单纯轻中度牙列拥挤、软组织侧貌较直的患者，要特别关注排齐后患者对侧貌的接受度。

除了利用舌簧等活动矫治器推上切牙唇向移动外，使用固定矫治器，尤其是镍钛丝的运用，可以快速、有效地唇向倾斜切牙。若切牙段无拥挤，还可矫治弓丝配合使用摇椅形弓丝，前牙段冠唇向根舌向转矩，前后牙段牙弓间压缩弹簧等完成切牙唇向移动，为其他部位拥挤提供间隙。

另外，下颌唇挡缓冲了下唇的压力，有利于直立或舌倾的下切牙唇向移动，利于排齐如颏肌亢进导致的下切牙舌倾拥挤。

对于通过唇向移动前牙解决拥挤的病例，需要综合评价患者牙列拥挤度、面型及治疗稳定性，以及过度唇倾前牙影响微笑时的美观及治疗后的稳定性。

（2）牙弓宽度扩展：牙列拥挤患者可表现为不同程度的牙弓狭窄，牙弓狭窄可能是牙性的，即牙舌倾所造成；也可能是骨性的，即基骨宽度不足所致，或者两者同时存在。通过模型分析和X线检查结果，必要时结合 CBCT 检查结果进行判断。使用扩大牙弓和基骨宽度的方法可获得牙弓间隙，利于解除拥挤。牙弓宽度扩展有两种方式：矫形扩展（即腭中缝扩展）、正畸扩展。

1）腭中缝扩展：8 ~ 14 岁患儿为宜，年龄越小，骨缝扩展效果越明显。原理为矫形力将腭中缝扩大，促进上颌骨宽度的发育。扩弓方式分为快速扩弓法和慢速扩弓法。无论快速还是慢速扩展，其扩展机制都包括牙性扩展和骨性扩展，但是在腭中缝扩展过程中，牙性和骨性扩展成分在慢速与快速两种方式之间所占的比例是不同的，且在快速扩展过程中，这种牙性与骨性扩展的比例会随扩展时间而发生改变，有文献报道其最终比例一致为 1：1。

固定式螺旋扩大器是常用的扩大腭中缝的装置（图 12-9），快速扩弓时，持续每天加力 2 ~ 3 周后，需保持 3 ~ 4 个月，以防止复发。由于扩弓装置与牙接触，扩展过程中后牙不可避免出现颊向倾斜，特别是腭尖下垂，可使咬合升高，下颌向下向后旋转。尤其对高角型患者不利，应慎用扩弓。在扩展过程中，可以通过在后牙区戴𬌗垫以限制后牙伸长（图 12-10）。

近年来，种植体支抗的使用为腭中缝扩展提供了新的支抗方式的选择，也为已过生长发育高峰期的青少年及年轻成人，尤其是小于 25 岁的患者，提供了骨性扩弓的选择和机会，借以打开腭中缝，增加骨量（图 12-11）。有学者曾对 18 ~ 63 岁人类上腭标本进行研究，发现 25 岁以下的年轻成人腭中缝并没有达到完全的组织学闭合，因此认为年轻成人是可以通过矫形力扩宽上颌骨的。多数研究报道，配合种植体支抗的扩弓，骨性扩展量增加，后牙颊向倾斜等副作用减小。随着骨皮质切开，牵张成骨技术的运用，成人患者也可通过骨性扩展腭中缝增加骨量，获得间隙。

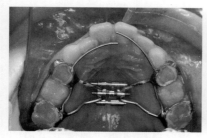 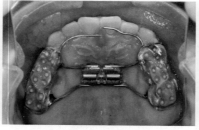 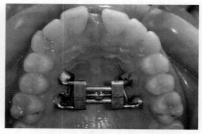

图 12-9　螺旋扩大器开展腭中缝　　图 12-10　带后牙𬌗垫的螺旋扩大器　　图 12-11　种植体支抗辅助腭中缝扩展

2）牙弓正畸扩展：通过前磨牙、磨牙的颊向倾斜移动来扩大后部牙弓宽度，适用于后牙舌向倾斜而导致的后部牙弓宽度不足。临床上应根据牙弓基骨宽度决定正畸扩展量。例如 Andrews 提出的用 WALA 嵴评估下牙弓宽度的方法，得到不少学者的应用，即牙齿的 FA 点（牙齿临床冠面轴点）到 WALA 嵴（即牙槽黏膜与附着龈交界软组织带上最凸点）的距离都是相对不变的。下颌牙倾度正常时，下颌牙冠的面轴点与 WALA 嵴的水平距离在磨牙区为 2 mm，此距离逐渐减小至切牙区为 0.5 mm 左右（图 12-12）。若 FA 点至 WALA 嵴的距离相对正常值较小，说明牙齿相对颊（唇）倾，牙弓宽度亦相对较大；若相对正常值较大，则说明牙齿相对舌倾。Andrews 还提出了下牙弓宽度决定上牙弓宽度的理论。当然结合 CBCT，可以对后牙转矩、牙冠牙根与牙槽骨的横向位置关系进行更加准确的分析，避免因过度扩展导致后牙过度颊向倾斜、牙龈退缩、颊侧牙槽骨高度降低、骨开裂、骨开窗等的发生。

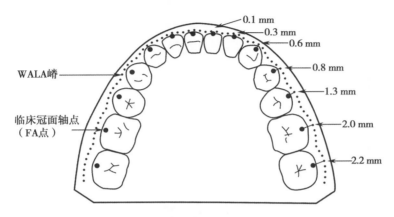

图 12-12　WALA 嵴评估下牙弓宽度

　　常用的牙弓正畸扩展矫治器有螺旋扩弓器、分裂基托扩弓簧矫治器（图 12-13）及四角圈簧扩弓矫治器（图 12-14），也可以采用固定矫治器配合扩弓辅弓等。单独正常牙弓形态的弓丝可快速顺利完成少量的后牙颊向倾斜移动。自锁矫治器、隐形矫治器在颊向倾斜舌倾的后牙、扩展牙弓方面也有其独特的优势。

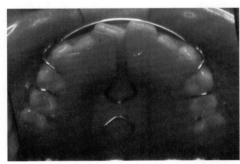
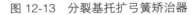
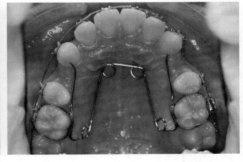

图 12-13　分裂基托扩弓簧矫治器　　　　图 12-14　四角圈簧扩弓矫治器

　　扩展牙弓的方法和技术在不断发展，但是治疗前评估是否存在牙弓狭窄及其特点、治疗中注意监控扩展程度以及上下牙弓宽度的协调性仍是保障治疗稳定和安全的前提。切忌为了不拔牙而上下盲目扩展牙弓，以免导致效果不稳定和（或）牙龈退缩、骨开窗、骨开裂等健康危害。

六、病例解析

病例一（图 12-15 至图 12-18）

【一般情况】　患儿，女，14 岁。

【主诉】　牙不齐，嘴突。

【临床表现及检查】

口外检查：侧貌稍突，下唇稍超出审美平面。面部基本对称，右侧颊部软组织较对侧稍丰满。

口内检查：恒牙列，磨牙关系中性，前牙覆𬌗覆盖浅，上牙列拥挤约5.5 mm，双侧侧切牙舌侧错位，尖牙低位，下牙列2 mm拥挤，上中线右偏1.5 mm，下Spee氏曲线约2 mm。口腔卫生一般。

【病史和家族史】　父亲有牙列不齐。

【颞下颌关节功能】　无异常。

【X线头影测量分析】　见图12-18、表12-1。

表12-1　头影测量分析

测量项目	治疗前	治疗后	正常值
SNA	83.6°	84.6°	82.80° ± 4.00°
SNB	78.9°	80.4°	80.10° ± 3.90°
ANB	4.7°	4.2°	2.70° ± 2.00°
FH/NP	91.4°	88.9°	85.40° ± 3.70°
NA/PA	10.7°	8.5°	6.00° ± 4.40°
U1-NA	4.9 mm	2.8 mm	3.50 ± 6.50 mm
U1/NA	26.2°	22°	22.80° ± 5.70°
L1-NB	9.0 mm	5.4 mm	6.70 ± 2.10 mm
L1/NB	36.9°	32.8°	30.50° ± 5.80°
U1/L1	112.2°	127.5°	124.20° ± 8.20°
U1/SN	109.8°	100.2°	105.70° ± 6.30°
MP/SN	38.1°	37.9°	32.50° ± 5.20°
MP/FH	34.5°	33.1°	31.10° ± 5.60°
L1/MP	97.9°	95.1°	93.90° ± 6.20°
Y轴角	59.5°	60.2°	66.30° ± 7.10°
Pg-NB	0.3 mm	0.5 mm	1.00 ± 1.50 mm

【问题列表】

面型：下唇突。

牙齿排列：上牙弓中度拥挤，下牙弓轻度拥挤。

水平向关系：上下牙弓宽度正常，上中线右偏1.5 mm。

前后向关系：骨性Ⅰ类。

垂直向关系：偏高角，前牙覆𬌗浅。

【诊断】　安氏Ⅰ类；毛氏Ⅰ[1]，骨性Ⅰ类均角偏高。

【治疗设计】　拔除14、24、34和44，采用直丝弓固定矫治器治疗，中度支抗。

【病例解析】　患者骨性Ⅰ类，矢状关系无异常。垂直骨面型均角偏高，上牙列中度拥挤，下牙列轻度拥挤，上切牙唇倾度基本正常，下切牙结合L1/MP（°），L1-NB（mm），L1/NB（°）表现为唇倾。侧貌显示为下唇稍突，前牙覆𬌗覆盖浅，结合患者主诉，综合分析适宜拔牙矫治。此患者若采用非拔牙矫治，前牙容易出现开𬌗，唇突度增加，从而破坏现有的面型。但是患者为青少年，侧貌突度不是很高，不必大量回收前牙，中度支抗即可。治疗中采用TPA，主要考虑一定程度的垂直向控制作用。

矫治初期使用尖牙向后结扎远移上颌尖牙，为侧切牙提供间隙后再排齐侧切牙入牙列，同时纠正侧切牙反𬌗。在牙列排齐后，关闭剩余的拔牙间隙，适度内收下切牙，改善下唇突度，同时关闭间隙过程中利用适度的斜行牵引纠正中线。治疗后牙列排齐，尖牙磨牙维持Ⅰ类关系，上下中线正，前牙覆𬌗覆盖正常，侧貌突度减小，面型改善。

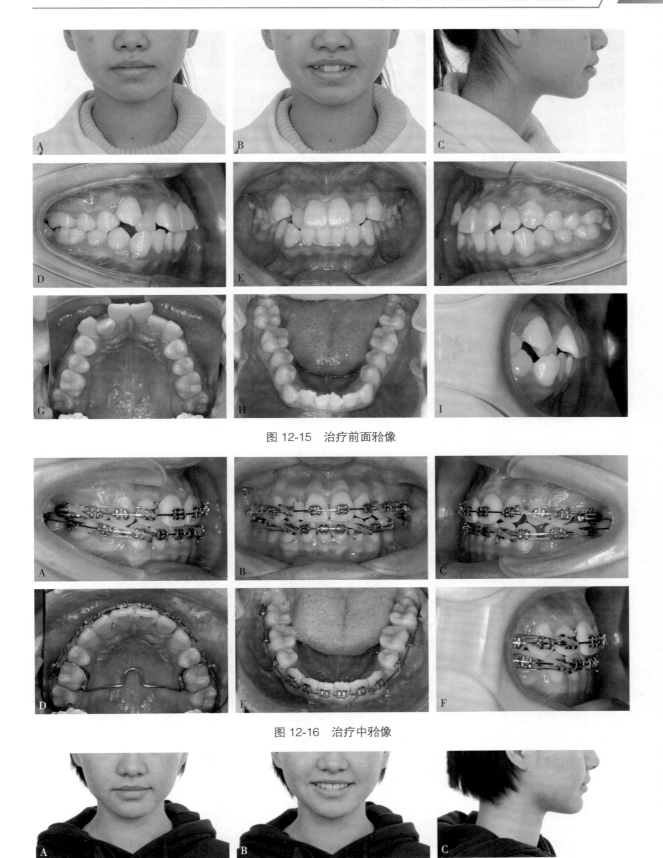

图 12-15　治疗前面𬌗像

图 12-16　治疗中𬌗像

图 12-17　治疗后面𬌗像

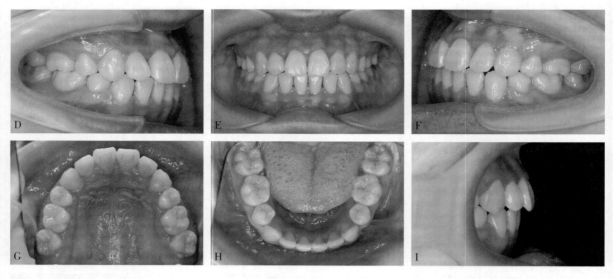

图 12-17 （续）

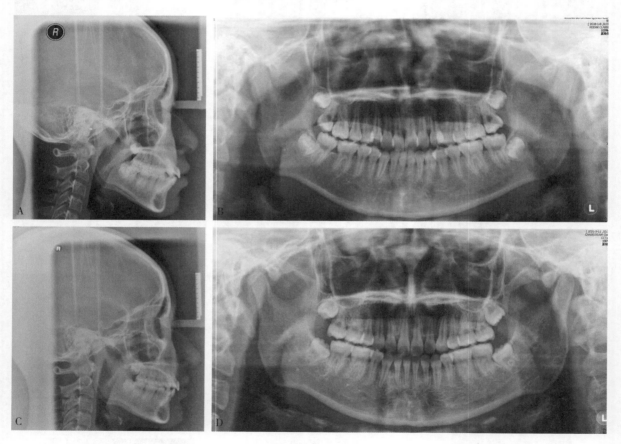

图 12-18 治疗前后 X 线片

A ~ B. 治疗前 X 线片　C ~ D. 治疗后 X 线片

第二节　牙弓前突的矫治

双牙弓前突畸形是指上下牙弓前突，这是临床上一种常见的上下牙弓长度过大的错𬌗畸形。其在牙型分类上多为安氏Ⅰ类错𬌗畸形，在骨型分类上多为骨性Ⅰ类错𬌗畸形，也有部分患者为骨性Ⅱ类，常见为下颌后缩，下切牙代偿性唇倾。以往还有"双颌前突"一词，但是目前对于双牙弓前突或双颌前突的诊断及定义尚缺乏被普遍接受的标准，其中上下颌骨相对颅部前突、上下颌骨长度过大的严重骨性前突畸形不在本章讨论范围内。

一、病因

双牙弓前突发生的机制为上下牙弓前部过大或位置靠前，但上下牙弓矢状向关系基本协调。该畸形受遗传和环境两方面因素的影响。

（1）遗传因素：双牙弓前突有明显的种族和家族倾向。例如黑种人和黄种人患病率相对较高，白种人患病率相对较低，亦有地域差异，如我国南方人较北方人患病率高。

（2）环境因素：一些口腔不良习惯，如吐舌习惯、舔上下前牙习惯可导致上下切牙前倾，表现为双牙弓前突。鼻咽部阻塞性疾病如慢性鼻炎、腺样体肥大等影响气道通畅，逐渐形成口呼吸习惯的患者可表现为双牙弓前突，同时伴有上牙弓狭窄、磨牙远中关系。某些替牙障碍，例如上下乳磨牙早失、恒磨牙前移，也可造成上下牙弓前突或拥挤。

需要指出的是，有一种特殊情况，即中度或重度拥挤病例，由于治疗计划制订或治疗措施执行不当，如勉强采用扩弓、唇向倾斜移动切牙等治疗，也可能导致上下牙弓前突，面部侧貌恶化，称为"医源性双牙弓前突"。

二、临床表现

上下唇前突或外翻，闭合不全，侧貌突；鼻唇角小，颏部紧张，形态往往不明显。磨牙关系多为中性，前牙覆𬌗覆盖基本正常，没有或仅有少量拥挤。

三、诊断

根据检查、口内检查和X线头影测量分析不难诊断双牙弓前突。X线头影测量分析要点如下：① SNA、SNB角基本正常，ANB角正常或轻度增大，表明为骨性Ⅰ类或轻度骨性Ⅱ类。骨性Ⅱ类时垂直骨型多为高角。②上下切牙唇倾度明显增大，表现在U1/SN、U1/NA、L1/MP、L1/NB的角度增大，而上下颌切牙夹角（U1/L1角）减小；同时前牙突度也增大，表现为U1-NA和L1-NB的距离增大。③反映上下唇突度的UL-E线距、LL-E线距增大。

四、矫治设计

双牙弓前突的发生机制是上下牙弓长度过大，治疗原则为减径或减数，以减小上下牙弓突度，或推上下牙弓往后。

双牙弓前突较轻的病例，可考虑拔除第二前磨牙，或者在确定第二磨牙远中有足量牙槽骨的前提下，也可选择拔除4颗第三磨牙，利用种植体支抗整体远移上下颌牙列，必要时联合减径即邻面去釉，达到减小唇突的目的。

其他程度的双牙弓前突病例，一般需要拔除4颗第一前磨牙，利于前牙内收，从而达到减小上下前牙和上下唇突度、改善侧面型和唇闭合功能的目的。在支抗控制方面，应根据牙弓突度、唇突度、拥挤度及垂直骨面型等决定支抗强度。若需要强支抗，可选择上颌口外力支抗、Nance

弓或种植体支抗等。

需要注意的是，在确立双牙弓前突的矫治目标时，应充分考虑患者的人种特点、主诉以及颜面部的整体协调。此外，还应考虑颅颌面的生长发育规律，普遍趋势是随年龄增长，鼻部、颏部继续发育，或者软组织的增龄性变化，使唇部突度及丰满度减小，相对后移。因此，对于较年轻的患者，不要追求过多的内收前牙，以免造成唇部区域后缩而表现为年龄偏大的面部形态。另外还需考虑治疗的安全性，如牙槽骨厚度和高度，避免过度内收带来的健康风险。

五、矫治方法

双牙弓前突病例若确定方案为拔除 4 颗第一前磨牙，在强支抗控制下大量内收前牙来改善上下前牙突度和上下唇突度，则在内收过程中尤其需要注意上颌切牙转矩控制，防止其牙冠过度舌倾甚至牙根唇向移动。上颌切牙一旦发生转矩丢失，即变得过于直立或舌倾，将影响上下良好咬合关系的建立，同时对侧貌也有不利影响。治疗前切牙唇倾度较大时，可考虑在上切牙区不锈钢方丝上加冠唇向转矩，实现"有控制的倾斜移动"。对于治疗前上切牙唇倾度不大的患者，内收时须尽量进行上颌切牙的整体移动或舌向控根移动。当难度较大，常规手段效果不明显时，也可考虑使用门形（gate spring）辅弓等辅助装置。

对于双牙弓前突病例拔牙治疗的患者，牙齿移动需要三维控制，固定矫治器相对容易实现。隐形矫治器目前对于牙齿转矩控制相对弱，容易出现前牙过度直立而后牙前倾的情况，如果考虑应用隐形矫治器治疗，尤其在前牙需要较强转矩控制时，需要更多地关注矫治器的矫治效率。

需要强调的是，对于前突的患者，前牙的内收需要有足够的牙槽骨厚度，治疗前务必检查分析牙槽骨的厚度及牙根与牙槽骨的关系，明确牙齿移动的界限，并在治疗中注意监控。由于种植体支抗在临床的广泛应用，可以实现大量内收前牙来减小面下部的突度。但是，切记牙齿移动应在牙槽骨中进行，过度内收前牙虽能使患者侧貌明显改善，但是易造成切牙牙根从舌侧牙槽骨穿出、牙根变短吸收等并发症，这将有损患者的牙齿健康，违背健康矫治的理念。另外，有文献研究报道，双牙弓前突患者前牙大量内收时，腭咽、舌咽、喉咽气道均减小，舌骨位置向下、向后，需密切关注气道改变。这也反映了需依据患者自身情况确定安全的内收回收量，避免片面追求大量回收前牙来改善侧貌，必要时仍需配合正颌手术来改善侧貌或者降低矫治目标。

六、矫治实例解析

病例一（图 12-19 至图 12-22）

【**一般情况**】　患者，女，18 岁。

【**主诉**】　嘴突。

【**临床表现及检查**】

口外检查：凸面型，唇闭合不全。

口内检查：恒牙列，双侧磨牙关系中性，前牙覆殆覆盖可，上牙列拥挤约 2 mm，下牙列拥挤 1.5 mm，口腔卫生一般。

【**病史和家族史**】　父母有类似畸形。

【**颞下颌关节功能**】　无异常。

【**X 线头影测量分析**】　见表 12-2。

表 12-2　X 线头影测量分析

测量项目	治疗前	治疗后	正常值
SNA	86.3°	86.3°	82.80° ±4.00°
SNB	83.1°	82.9°	80.10° ±3.90°

测量项目	治疗前	治疗后	正常值
ANB	3.2°	3.4°	2.70° ± 2.00°
FH/NP	90.1°	87.9°	85.40° ± 3.70°
NA/PA	4.7°	4.5°	6.00° ± 4.40°
U1-NA	10.8 mm	4.3 mm	3.50 ± 6.50 mm
U1/NA	35.1°	17.2°	22.80° ± 5.70°
L1-NB	9.8 mm	6.1 mm	6.70 ± 2.10 mm
L1/NB	34.5°	30.0°	30.50° ± 5.80°
U1/L1	107.1°	129.4°	124.20° ± 8.20°
U1/SN	121.4°	103.5°	105.70° ± 6.30°
MP/SN	32.6°	30.4°	32.50° ± 5.20°
MP/FH	26.6°	26.7°	31.10° ± 5.60°
L1/MP	98.9°	96.7°	93.90° ± 6.20°
Y 轴角	62.3°	64.7°	66.30° ± 7.10°
Pg-NB	1.9 mm	2.5 mm	1.00 ± 1.50 mm

【问题列表】

面型：凸面型。

牙齿排列：上下牙弓轻度拥挤。

水平向关系：基本正常。

前后向关系：骨性Ⅰ类。

垂直向关系：均角。

【诊断】 安氏Ⅰ类；毛氏Ⅱ^5+Ⅰ^1；骨性Ⅰ类均角。

【治疗设计】 拔除 14、24、34 和 44，采用直丝弓固定矫治器治疗，中度支抗。

【病例解析】 患者牙列轻微拥挤，侧貌为凸面型。头影测量分析可见上下颌骨位置及突度正常，骨性Ⅰ类，矢状向及垂直向无不调，主要是上下切牙唇倾和前突导致的中度双牙弓前突。该病例需要拔牙后回收前牙，才能改善牙弓突度和面型突度。通过分析上下唇-审美平面的距离可看出，上下唇外突的程度为中等，主要为切牙前突所致，鼻部发育可，考虑拥挤量小，年轻成人，拔除 4 颗第一前磨牙后，随切牙唇倾度减小，预计唇部回缩效应可，设计为中度支抗。

矫治早期 4 颗第二磨牙即粘接颊管入矫治系统增强支抗，排齐后使用不锈钢方丝内收前牙，注意监控切牙转矩变化及其转矩控制，前牙覆𬌗控制，防止上下回收"钟摆效应"增加覆𬌗，保持磨牙关系，改善牙弓突度。矫治后侧貌为直面型，颏部形态较前明显，维持了尖牙、磨牙的中性关系，上下中线正，前牙覆𬌗覆盖正常。从头影测量可看出上下切牙的唇倾度及突度恢复正常，上下切牙角也正常，切牙的这些改变是上下牙弓突度减小、唇突度减小、侧貌改善的重要原因。

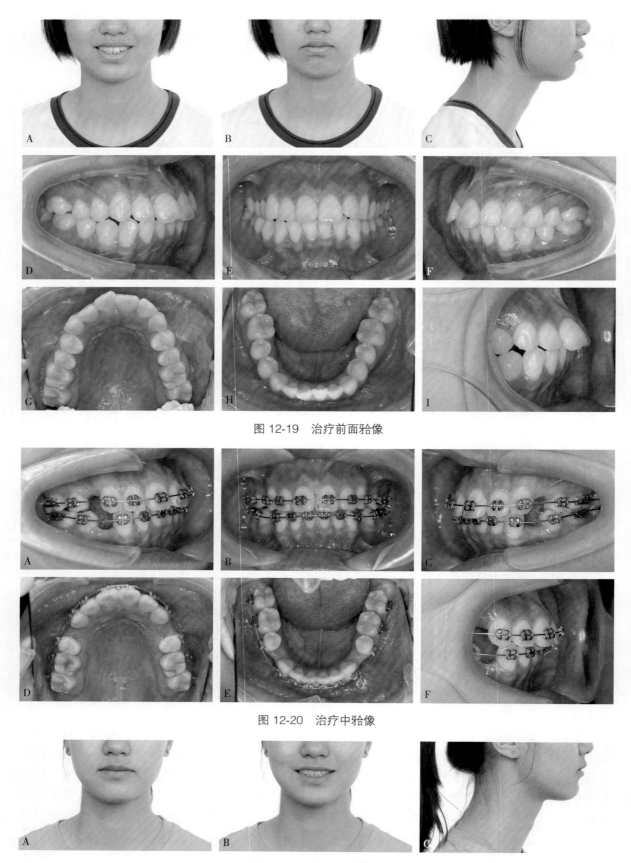

图 12-19 治疗前面骀像

图 12-20 治疗中骀像

图 12-21 治疗后面骀像

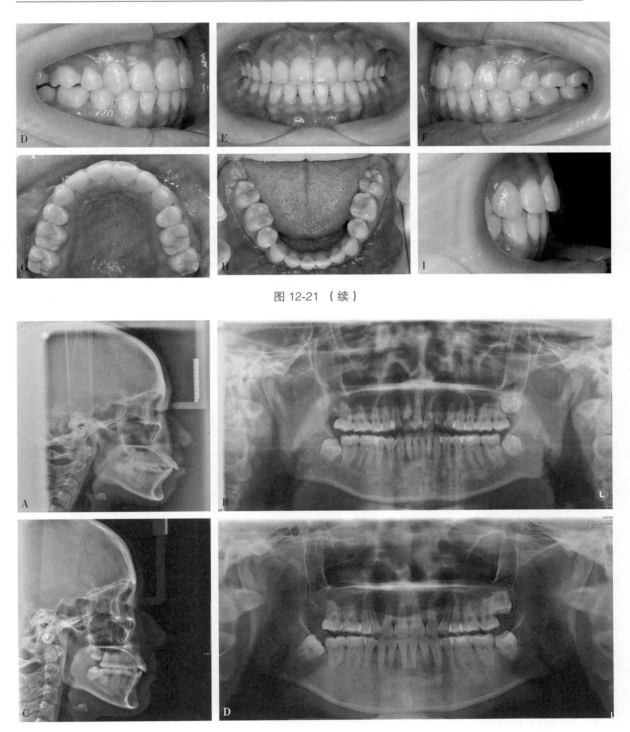

图 12-21 （续）

图 12-22　治疗前后 X 线片
A ～ B 治疗前 X 线片，C ～ D 治疗后 X 线片

综合思考题

患者，女，13岁，恒牙列。主诉牙不齐，嘴突。双侧磨牙中性关系，上牙列拥挤9mm，下牙列拥挤6mm。前牙覆盖2mm，覆𬌗Ⅱ度，上中线左偏3mm。Spee氏曲线曲度约3mm。SNA 83°，SNB 80°，U1/SN 107°，L1/MP 95°，U1-NA 6mm，L1-NB 6mm，UL-E 1.5mm，LL-E 3mm，MP/SN 36°。24与26紧密接触，25完全腭向错位于26的近中且扭转。口腔卫生一般，牙龈轻度红肿。

1. 患者的诊断是什么？
2. 请列出患者的问题列表。
3. 请写出该患者的间隙分析情况。
4. 患者的治疗设计是什么？

（聂　琼）

拓展小故事及综合思考题参考答案见数字资源

参考文献

1. Proffit W R，Fields H W，Sarver D M. Comtemporary Orthodontics.5th ed. Singapore：Elsevier，2014.

2. 林久祥，李巍然.现代口腔正畸学.5版.北京：北京大学医学出版社，2021.

3. 傅民魁，林久祥.口腔正畸学.2版.北京：北京大学医学出版社，2018.

4. Hee S H，Nahm D S. Triangular-shaped incisor crowns and crowding. Am J Orthod Dentofacial Orthop. 2000，118（6）：624-628.

5. Ting T Y，Wong R W，Rabie AB. Analysis of genetic polymorphisms in skeletal Class I crowding. Am J Orthod Dentofacial Orthop. 2011，140（1）：e9-15.

6. 高学军.正畸治疗需要关注的牙体牙髓病学基础知识.中华口腔正畸学杂志，2016，23（3）：167-170.

7. Knaup B，Yildizhan F，Wehrbein H，et al. Age-related changes in the midpalatal suture：A histomorphometric study. J Orofac Orthop，2004，65（6）：467-474.

8. Baik H S，Kang Y G，Choi Y J. Miniscrew-assisted rapid palatal expansion：A review of recent reports. J World Fed Orthod. 2020，9（3S）：S54-S58.

9. Celenk-Koca T，Erdinc A E，Hazar S，et al. Evaluation of miniscrew-supported rapid maxillary expansion in adolescents：A prospective randomized clinical trial. Angle Orthod. 2018，88（6）：702-709.

10. Wang Q，Jia P，Anderson N K，et al. Changes of pharyngeal airway size and hyoid bone position following orthodontic treatment of Class I bimaxillary protrusion. Angle Orthod. 2012，82（1）：115-121.

11. Chen Y，Hong L，Wang C L，et al. Effect of large incisor retraction on upper airway morphology in adult bimaxillary protrusion patients. Angle Orthod. 2012，82（6）：964-970.

第十三章

矢状向不调的矫治

◎ 学习目标

基本目标

1. 掌握安氏Ⅱ类及Ⅲ类错𬌗的形成机制及鉴别诊断。

2. 能结合错𬌗机制及问题清单，掌握矫治设计的完整思考流程。

3. 完成骨型正常的安氏Ⅱ类及Ⅲ类错𬌗病例的治疗设计。

发展目标

1. 掌握矢状骨型异常的安氏Ⅱ类、Ⅲ类错𬌗病例的治疗计划的制订。

2. 了解三个维度的骨型均异常的复杂病例的矫治设计策略。

3. 熟悉安氏Ⅱ类及Ⅲ类错𬌗的减数及非减数治疗的关注要点。

错𬌗畸形是遗传与环境因素共同作用下的发育性畸形，其机制及表现多是复合的、复杂的，所以应将患者置于时间与空间的多个维度，进行有关诊断、设计及矫治的考量。经典的正畸诊断学多是以矢状向为主的，矢状关系的特殊性、重要性由此可窥一斑，故对于初学者，临床中仍建议从矢状入手兼顾三维，同时结合患者所处的生长发育阶段进行综合分析。本章将重点论述恒牙期矢状向不调的非手术矫治。

第一节　前牙深覆盖与安氏Ⅱ类错𬌗的治疗

一、错𬌗机制分析

（一）安氏Ⅱ类错𬌗或远中错𬌗的定义

安氏分类源于 Angle 医生认为上颌第一恒磨牙生长在恒定于颅骨的上颌骨，稳定而不易移位，是咬合的关键，于是以上颌第一恒磨牙为基准，当下牙弓或下颌骨处于相对远中的位置时即定义为远中𬌗。从牙齿间关系看，是指上、下颌第一恒磨牙近中颊尖相对（远中尖对尖关系），或上颌第一恒磨牙的近中颊尖咬合于下颌第一恒磨牙与第二前磨牙之间（完全远中关系），或下颌第二前磨牙咬合于上颌第一恒磨牙的近中颊尖甚至更偏远中（超完全远中关系）。

（二）远中错𬌗的主要形成机制

上颌骨或上牙弓相对较大或较前突，下颌骨或下牙弓相对较小或较后缩，其原因可以是牙源性的，也可以是骨源性的，故需要明晰其牙性及骨性构成。中国人正常𬌗矢状骨型分类常用测量指标的正常𬌗均值范围见表 13-1。对于恒牙期患者，通常以 ANB 角 ≥ 5° 为骨性Ⅱ类错𬌗的诊断依据，ANB 角超过 8° 为严重Ⅱ类骨型。Wits 值也经常用作诊断矢状骨型的参考指标，可与 ANB 角结合分析，注意 Wits 正常值参考范围不仅有牙龄的差异，还有性别差异。

表 13-1　中国人正常殆矢状骨型分类常用测量指标

测量指标	替牙期 均值 ± 标准差	恒牙早期 均值 ± 标准差	恒牙期 均值 ± 标准差
SNA	82.3° ± 3.5°		82.8° ± 4.0°
SNB	77.6° ± 2.9°		80.1° ± 3.9°
ANB	4.7° ± 1.4°		2.7° ± 2°
Wits	−1.4 ± 2.6 mm（男） −1.4 ± 2.8 mm（女）	−1.4 ± 2.9 mm（男） −1.1 ± 2.9 mm（女）	−0.8 ± 2.8 mm（男） −1.5 ± 2.1 mm（女）

　　Moyers 将安氏Ⅱ类错殆按矢状差异分为 6 种类型：A 型为Ⅱ类牙型，Ⅰ类骨型，占 30%；B 型和 E 型均为上颌前突、下颌正常，占 20%，其中 B 型为上牙弓前突，E 型为双牙弓前突；C 型、D 型和 F 型均为下颌后缩或存在双颌后缩，约占 50%。邹冰爽、曾祥龙等对 100 名中国成人（男女各半）安氏Ⅱ类 1 分类错殆患者的研究发现，其中 41% 为Ⅰ类骨面型，52% 为Ⅱ类骨面型，亦有 7% 为Ⅲ类骨面型。按上下颌骨的矢状差异也可将安氏Ⅱ类错殆分为 6 型（图 13-1）：①上下颌均正常型（骨Ⅰ类），占 34%；②上颌正常、下颌后缩型（骨Ⅱ类，ANB=6.2°），占 28%；③上下颌均后缩型（轻度骨Ⅱ类），占 21%；④上下颌均前突型（骨Ⅰ类），占 7%；⑤上颌后缩、下颌正常型（骨Ⅲ类），占 7%；⑥上颌前突、下颌正常型（骨Ⅱ类），占 3%。安氏Ⅱ类错殆患者上、下颌骨矢状特征分布分别见图 13-2 和图 13-3。

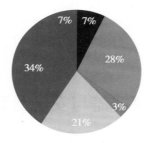

图 13-1　中国成人安氏Ⅱ类错殆患者上下颌骨矢状差异的分布

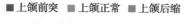
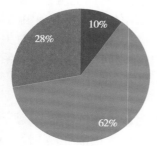
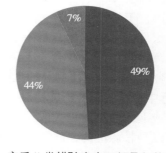

图 13-2　安氏Ⅱ类错殆患者上颌骨矢状特征分布图　　图 13-3　安氏Ⅱ类错殆患者下颌骨矢状特征分布

总体来说，对东、西方不同人种的研究，多未发现有上颌前突和下颌后缩同时存在的极端类型。主要以下颌后缩为主要特征，上颌多数正常，后缩者次之，上颌前突者为少数。

矢状向的前牙关系可表现为深覆盖或前牙闭锁，差别主要在于上下切牙牙轴是唇倾、还是舌倾直立；根据前牙覆盖关系，安氏Ⅱ类错𬌗又有Ⅱ类1分类（前牙深覆盖）及Ⅱ类2分类（前牙闭锁）这两组分类。

牙轴角度虽然有遗传因素的作用，但较易受后天环境因素的影响，如吮指、咬下唇可能导致上切牙唇倾、下切牙舌倾；如牙周条件不佳，则易导致前牙唇倾出现散隙等。同时，切牙的唇舌向倾斜度也能部分反映其对上下颌骨间矢状关系的前后向代偿：如中重度骨Ⅱ类患者，往往会表现出上切牙直立，下切牙唇倾，CBCT影像中常可见到上切牙根尖接近唇侧骨板，唇侧骨量菲薄。

那么后牙牙轴是否也存在类似的安氏Ⅱ类错𬌗的特征性表现呢？多项研究发现，安氏Ⅱ类错𬌗患者的上颌磨牙有远中倾斜，提示应该关注上颌牙弓后部特征对安氏Ⅱ类错𬌗形成机制的贡献。

（三）水平方向

由于安氏Ⅱ类错𬌗患者的下颌骨或下牙弓处于相对远中的位置，同时下颌发育的不充分也经常表现出下后牙的明显舌倾。为了适应下颌后缩较窄的牙弓宽度，患者上颌骨或上牙弓可能会相较Ⅰ类错𬌗更窄。少数下颌严重后缩，尤其伴下颌明显发育不足的情况下，有时可见后牙的正锁𬌗，表明上后牙已经无法通过腭向代偿来协调因矢状向不调引起的宽度问题。不仅是上牙弓，也有研究显示，与安氏Ⅰ类患者相比，安氏Ⅱ类1分类患者存在上颌骨性宽度不足的情况更多见。这种骨性的上颌狭窄，究竟是下颌后缩的成因还是结果，目前尚不确定，很可能兼而有之。但狭窄的上颌骨及上牙弓确有可能限制下颌向近中的生长发育或调位，所以矫治安氏Ⅱ类错𬌗时，不应忽视对下颌或下牙弓前移后上下颌间宽度关系不协调的处理。

（四）垂直方向

安氏Ⅱ类错𬌗患者的垂直向颅面部骨性结构，既可表现为开张型，也可表现为聚拢型。国内研究资料显示，中国成人安氏Ⅱ类错𬌗中垂直高度不足的占27%，垂直高度过大的占23%，50%为正常垂直骨面型。前牙也同样可有深覆𬌗或开𬌗的不同表现，其中安氏Ⅱ²类多数表现为前牙的过度萌出及深覆𬌗。需要注意的是，虽然低角面型多伴有前牙深覆𬌗，但骨性高角面型不是必然伴随前牙开𬌗，骨性Ⅱ类患者表现出高角深覆𬌗的也很常见，这体现了前牙垂直向代偿的差异及牙槽部表征与骨骼部表征的分离。同样，也应该关注此类患者后牙垂直向高度的特征性表现，如Fushimal等的研究就发现，安氏Ⅱ¹类患者的上颌第二磨牙垂直高度不足，下颌第二前磨牙垂直高度增加。苏红等的研究也发现，高角患者的上颌第一磨牙更为远中倾斜。这些都提示垂直向与矢状向关系的密切联系。

二、矫治设计

安氏Ⅱ类错𬌗的理想治疗目标为：建立协调的颌骨间关系；建立中性磨牙尖牙关系，建立正常前牙关系，解除拥挤与不齐。总体策略为：远中移动上颌骨或上牙列、近中移动下颌骨或下牙列。

因此，安氏Ⅱ类错𬌗的矫治设计不同于Ⅰ类错𬌗，更需要明辨是否存在骨性畸形及其错𬌗机制、骨性畸形的程度，以及是否具有生长发育潜力等，以便在合适的治疗时机选择合理的治疗策略。

错𬌗畸形的程度与机制、患者的主诉与要求、患者的生长发育潜力、牙齿的代偿情况都会影响治疗方案的确定。骨性Ⅱ类远中错𬌗的矫治设计思维导图见图13-4。对于恒牙期的安氏Ⅱ类错𬌗一般治疗选择有生长改良、掩饰治疗及正畸-正颌联合治疗，应根据患者情况选择治疗手段。

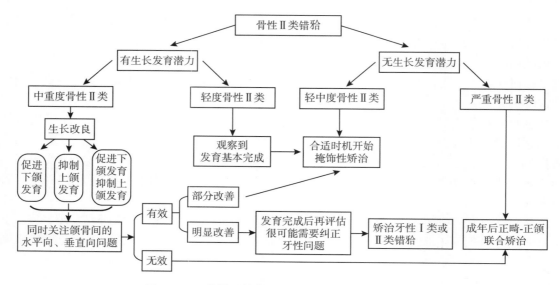

图 13-4 Ⅱ类骨型的安氏Ⅱ类错殆矫治设计思维导图

(一)生长改良

对骨性Ⅱ类错殆可考虑生长改良矫治。

1. 上颌骨的生长改良 一般来说,应抑制安氏Ⅱ类错殆患者上颌骨的矢状向生长。对中国成人安氏Ⅱ类错殆患者的研究发现,41% 为Ⅰ类骨面型,52% 为Ⅱ类骨面型,7% 为Ⅲ类骨面型。虽然绝对的上颌前突患者的占比较小,但头帽口外弓矫治器可以通过抑制上颌产生相对促进下颌生长的作用,必要时可同时进行垂直向控制(如使用高位牵引头帽),如能防止下颌骨顺时针旋转,则有利于Ⅱ类关系的改善。

在水平方向,与安氏Ⅰ类患者相比,安氏Ⅱ类 1 分类患者也更多伴有上颌的骨性宽度不足,因此无论模型中是否表现出上牙弓狭窄,均应进行颌骨宽度的测量,如诊断明确,则应早期通过骨性扩弓改善上颌骨宽度的不足;对发育完成的患者,可以通过上颌牙性扩弓或种植钉支抗辅助骨性扩弓,来协调牙弓间宽度。

2. 利用下颌骨生长 约一半的安氏Ⅱ类患者表现为骨性下颌后缩,因此尽量促进下颌的发育、或者释放下颌的生长潜力、或者至少消除对下颌发育的抑制就十分必要。前导下颌的功能矫治器是最常用的生长改良治疗方式。所有促进下颌发育的生长改良矫治,均需要患者具备一定的生长潜力,最好处于生长发育高峰期。应注意的是,安氏Ⅱ类 2 分类患者,前牙闭锁及深覆殆会对下颌发育形成锁结关系,应尽早解除前牙锁结,有时下颌会自行发生前移位。

关于颅面部的生长发育及Ⅱ类错殆的矫治,美国 Johnston 教授的研究也颇值得关注和借鉴。首先,他认为目前几乎没有证据能证明下颌的长期生长可以被功能矫治器改变,但同时,他发现上下颌的咬合关系使得上颌牙槽部会跟随下颌骨生长而向近中代偿性生长,因此纠正Ⅱ类错殆的关键,是要预防、减缓甚至逆转上颌牙槽部对下颌生长的代偿。从这个角度来看,功能矫治器治疗中的下颌前伸再定位即便不能产生远期的下颌骨量增加的效果,但是这种咬合分离确实可以起到预防和减缓上颌牙槽近中移动的作用;而功能矫治器,尤其是固定的功能矫治器对上颌牙列的压低及远移力,甚至也可逆转上颌牙槽部已有的代偿,并在一定程度上抑制上颌骨发育,因此,只要下颌能发挥出正常的生长潜力,就可以使颌骨间关系得到改善,同时完全纠正牙弓间关系。而如果不在早期打破Ⅱ类错殆患者上下牙弓之间的锁结关系,则上牙列会代偿性地跟随下颌骨的生长而向近中移动,即便下颌骨的生长量完全正常,也不能改善牙弓间关系。因而功能矫治器的意义不应限定在能否改变下颌骨的大小,而应是对牙弓关系的及时纠正。而预防、减缓甚至逆转上颌牙槽部对下颌生长代偿的思路,对于尚有一定生长潜力、但不适合功能矫治器的Ⅱ类错殆患者,也是适用的。

（二）掩饰治疗

生长发育完成的安氏Ⅱ类错𬌗患者，无论骨型正常还是骨性Ⅱ类，治疗目标都会因骨型的差异、牙齿移动范围的限制而有所不同，并会有所折中：维持目前颌骨间关系；解除拥挤与不齐；建立正常前牙关系，尤其是中性尖牙关系；建立中性或完全远中磨牙关系。

1. 磨牙及尖牙关系　远中磨牙及尖牙关系的矫治策略为：①远中移动上牙列或上颌磨牙，或利用拔牙间隙远移上前牙，或加强支抗保持上磨牙位置不前移；②近中移动下牙弓，或利用拔牙间隙近中移动下磨牙，下尖牙的远移量必须小于上尖牙的远移量 2~4 mm。

2. 前牙关系　前牙深覆盖的减小，需要通过远中移动上牙列或内收上前牙来实现，或者同时近中移动下牙列或唇倾下前牙。当需要同时内收下前牙时，应保证下前牙内收量小于上前牙。如伴有Ⅱ类骨性畸形，上前牙可内收到少许直立，下前牙可适量唇倾，但不应超出牙槽骨安全边界。

Ⅱ类错𬌗中前牙深覆𬌗较开𬌗更为常见，一般通过压低前牙、升高后牙来纠正，注意成年患者缺乏生长潜力，应尽量避免后牙的升高。其中安氏Ⅱ¹类多表现为下切牙过长，安氏Ⅱ²类多表现为上切牙过长，设计打开咬合策略时应区别深覆𬌗机制。同时还应结合患者唇齿关系考虑前牙软硬组织美学效果。

如Ⅱ类错𬌗的前牙表现为开𬌗，一般通过压低后牙、升高前牙来纠正。前牙开𬌗时压低后牙一般可促进下颌逆时针旋转，有利于Ⅱ类关系的纠正。

良好的前牙关系也需要上下颌牙量的协调，故应关注患者牙弓间 Bolton 比例，必要时采取减径（片切）或增径（牙冠宽度修复）措施。

3. 减数及非减数的考量

（1）拔牙治疗：减数提供的空间可以用于解决Ⅱ类错𬌗的大部分问题，如远中关系、拥挤、中线不一致、前牙深覆盖、深覆𬌗或开𬌗、后牙宽度不调等。因此减数矫治是很多Ⅱ类错𬌗病例的优选方案。

尚有生长潜力的恒牙期Ⅱ类错𬌗患者，即使不适合戴用功能矫治器进行生长改良治疗，也应考虑上下颌骨生长量、生长持续时间的差异，下颌骨的生长对磨牙关系、前牙覆盖的改善具有积极作用，因此一般减数病例倾向于设计为减数 4 颗第一前磨牙，其远中磨牙关系的纠正，是颌骨生长与上下颌磨牙差异移动效果的叠加。

发育完成的Ⅱ类错𬌗非手术患者，没有下颌骨生长量叠加，仅通过牙弓间相对移动达到解决前牙深覆盖及磨牙远中关系的矫正，则减数上颌第一前磨牙及下颌第二前磨牙更容易实现。尤其对于骨性Ⅱ类错𬌗患者，矫治目标中应接受牙齿对骨性不调的代偿。也可以根据情况设计减数上颌 2 颗前磨牙，下颌不减数或减数 1 颗下切牙，磨牙关系亦不强求达到中性关系，可以接受完全远中的后牙尖窝关系。但是，一般情况下，治疗后应获得尖牙的中性关系及保证尖牙在功能𬌗中的作用。

当牙弓后部明显拥挤、尤其存在因病理性损害需要拔除的磨牙时，还可以考虑非典型的拔牙方式：如拔除上颌第一或第二恒磨牙，远移上牙列，并以智齿替代拔除的恒磨牙，磨牙、尖牙关系仍需达到中性关系。

（2）非拔牙治疗：对于生长发育基本完成的安氏Ⅱ类错𬌗，在考虑选择非减数矫治时，多需要借助上牙弓远中移动及上前牙内收来减小前牙覆盖并矫治磨牙和尖牙的远中关系，而受下前牙的解剖生理前界限制，较少使用下牙弓大量近中移动的策略。

选择非减数治疗应具备以下部分或大部分特征：①牙弓中不存在中、重度拥挤；②切牙舌倾或直立，尤其下切牙无过度唇倾；③前牙区有散在间隙；④上颌后部空间充足（如存在正位智齿等），上牙列可以远中移动 2~4 mm，或下牙弓能够近中移动 2~4 mm（如下切牙缺失有散隙或下切牙舌倾等）；⑤高角病例非减数矫治的难度更大；⑥应评估非减数纠正前牙区存在的深覆𬌗或开𬌗的可行性，否则难以保证在治疗后达到中性磨牙、尖牙关系，并解决前牙深覆盖的同时不会造成切牙过度代偿，以免影响牙周组织健康及长期稳定；⑦非减数解除拥挤有可能带来牙弓的扩大及切牙唇倾，因此在满足以上条件的同时，还应注意面部软组织的可能改变，关注患者容貌美观。

4. 支抗设计 减数病例涉及磨牙、前牙相对移动量的比例，非减数病例多涉及上磨牙上牙列的远中移动，因此均需考虑支抗设计。

远中磨牙关系的纠正有赖于上下颌磨牙间的差异移动，因此在减数病例中，一般需要下颌磨牙近中移动，而上颌磨牙能否前移及前移的量则需要根据拥挤、覆盖及磨牙远中关系的程度决定，有些病例甚至需要上磨牙远中倾斜或移动，不宜笼统地设计为上颌中强支抗、下颌中弱支抗。以安氏Ⅱ类 1 分类错𬌗为例，多需要内收上前牙，因此支抗设计的思路一般是在保证牙齿健康的前提下，确认满足理想容貌美观效果的上切牙内收量，加上解除拥挤所需间隙量，剩余间隙则为允许的上磨牙近中移动量，根据上磨牙的移动量来估算下磨牙建立中性关系所需的近中移动量，同时兼顾下切牙唇舌向倾斜度。

安氏Ⅱ类 2 分类错𬌗前牙区的特征多为前牙深覆𬌗、浅覆盖，上切牙（或上下切牙）直立或舌倾，对拥挤度及支抗需求的评估有一定难度，一般建议谨慎拔牙。在拥挤度允许的情况下，可以先不减数唇展上切牙排齐，将其改形为安氏Ⅱ类 1 分类错𬌗，再根据对面型、拥挤度及咬合关系等的评估进行减数及支抗设计。

关于早期矫治及正畸 - 正颌联合矫治的内容见本书第十一章和第十六章相关内容。

三、治疗方法

（一）减数病例

减数矫治实施中，建议关注以下几点。

1. 上颌磨牙支抗控制 加强支抗的机械装置可以有口外弓、J 钩头帽、Nance 弓、横腭杆、种植体支抗钉等。辅助手段有Ⅱ类牵引，或具有Ⅱ类牵引力学效应的装置也可用于加强支抗。

生理性的支抗控制还包括后牙远中倾斜生理性支抗的保护和储备（详见生理性支抗 PASS 技术）及组牙支抗（纳入更多后牙，分步内收前牙）等。

排齐阶段，运用低摩擦技术，使尖牙可以借助拔牙间隙软组织愈合过程中产生的远中牵拉力，主动向远中漂移，减少或消除拥挤解除阶段前牙的唇倾，通过降低未来的支抗需求来实现对支抗的保护。

关闭间隙阶段，使用合适强度、形状及尺寸的弓丝，预防磨牙的倾斜、扭转等；注意弓丝与槽沟间三维方向摩擦力的减低，使用较轻的牵引力；条件适宜的情况下（如切牙较唇倾），允许上前牙部分倾斜移动（使用不锈钢圆丝或小尺寸不锈钢方丝），也是有效的上磨牙支抗保护手段。

2. 下颌支抗控制 下颌磨牙允许的近中移动量较上颌多，因此Ⅱ类错𬌗患者很少需要下颌后部种植钉这样的绝对支抗手段。减数下颌第二前磨牙，有利于磨牙的近中移动，可以视作下颌支抗的调控手段。在极端情况下，有时需要下颌磨牙大量近中移动，因此需要增加下前牙支抗，可以通过多颗前牙连续结扎、下前牙加冠唇向转矩、分步移动下后牙、Ⅱ类牵引或下颌前部种植支抗钉、下颌舌弓等来实现。

3. 中性尖牙关系的获得 中性尖牙关系是所有矫治的理想目标，远中的尖牙关系一般是随着间隙关闭逐渐纠正的，主要有两种方式：一种是在初期就远移上尖牙，以尽早达到尖牙中性，此时尖牙与侧切牙之间可能出现间隙；另一种是不单独牵引上尖牙使其在早期达到中性，尖牙远移量以切牙能够不唇倾排齐即可。前一种方式可以早期实现尖牙的矫治目标，对良好咬合关系的最终确立有所保证，不过可能增加疗程、造成前牙间牙龈组织的重复改建；后一种方式需要在矫治中密切关注尖牙、磨牙关系，关注间隙量的改变，确保充足的上颌支抗，并且应特别注意避免尖牙与对颌牙的咬合干扰。

4. 切牙轴倾度控制 通过减数可以有效地内收上前牙，纠正深覆盖，但内收的过程伴随着前牙的伸长和直立，因此除了支抗控制，Ⅱ类错𬌗矫治成功的另一个关键因素是上切牙转矩的控制。

虽然允许一定的代偿，但上颌切牙切忌过度内收，因为如果切牙轴过多偏离正常角度，除了可能造成牙根接近骨皮质而吸收，有时也会因太快减小前牙覆盖，导致上颌间隙还在，但前牙无法继续内收的情况。

使用不锈钢方丝进行上颌间隙的关闭，无论是滑动法还是关闭曲法，均可以有针对性地通过加入摇椅曲或人字形曲、前牙正转矩等进行前牙转矩的控制。

充分直立的下切牙对颏唇沟轮廓、唇部外形的美观非常重要。远中错𬌗矫治中常用的Ⅱ类牵引却会对下前牙施加唇倾力，下切牙较唇倾时，主动在下前牙加冠舌向转矩进行对抗，当然也要注意不能使牙根过于接近甚至突破唇侧骨皮质。

必要时应在矫治中拍摄X线片（头颅侧位定位片或CBCT）确认牙根状况。

5. **打开咬合**　同时存在深覆𬌗及深覆盖时，一般先纠正深覆𬌗，否则会妨碍上前牙内收。

发育完成的患者应主要通过压低前牙实现咬合打开。可应用平面导板、固定矫治器弓丝的第二序列弯曲、摇椅弓、多用途弓、片段弓、J钩、种植钉等方法。第二磨牙的纳入有助于下牙弓的整平。

关闭拔牙间隙过程中的车轮效应会加深前牙覆𬌗，可通过摇椅弓等预防。

（二）非减数病例

非减数矫治实施中，除外常规需要解决的各类问题，还应关注以下问题。

1. **上牙列远中移动**　可借助隐形矫治器、口外弓支抗、摆式矫治器、Herbst矫治器、Jesper Jumper矫治器、Forsus类矫治器、滑动杆、Ⅱ类颌间牵引、种植钉支抗等。需注意，凡是涉及上下颌交互支抗的矫治手段，均可能引起下切牙的唇倾。

2. **下牙列近中移动**　由于下颌骨前部边界的存在，相较上牙列远移量，下牙列的近中移动量非常有限，应重点关注下颌前部牙槽骨的厚度，不应过度唇展下切牙，必要时可考虑配合牙周植骨。相对而言，低角病例下切牙区牙槽骨厚度较高角病例更大，故对下切牙唇倾代偿的容忍度较高角病例高。

四、病例解析

病例一（图13-5至图13-7）

【**一般情况**】　患者，女，12岁。

【**主诉**】　牙不齐求治。

【**临床表现及检查**】

1. 口外检查：凸面型，下颌后缩为主；双关节无压痛，偶有开口受限及弹响，开口度三指，开口型左偏；露龈笑明显。

2. 口内检查：恒牙列，37、45埋伏阻生，17、27未萌出，47前倾阻生；右侧磨牙近中关系，左侧磨牙远中尖对尖；前牙闭锁，上前牙伸长舌倾，前牙深覆𬌗Ⅲ度，覆盖4 mm；上牙列拥挤Ⅲ度，下牙列拥挤Ⅲ度；上中线正，下中线左偏约2 mm。

3. 口腔卫生状况：良好。

4. X线头影测量分析：治疗前后头影测量指标数值见表13-2。

【**病史及家族史**】　儿时曾手术拔除上颌前牙区多生牙。

【**不良习惯**】　吮拇指习惯多年。

【**全身情况**】　5个月前月经初潮。

【**诊断**】　安氏：Ⅲ/Ⅱ；毛氏：$I^1 + IV^1$；骨型：Ⅱ类高角。

【**治疗设计**】

1. 关节门诊检查、治疗、保健，嘱定期复查。

2. 减数14、24、34、45、38，全口直丝弓矫治技术。

3. 排齐，关闭间隙，纠正切牙牙轴及前牙覆𬌗覆盖；直立47，牵引37；调整咬合关系及中线等。

【矫治过程】　总疗程 40 个月。

1. 上颌 Damon 自锁托槽，0.014 英寸，0.014 英寸 × 0.025 英寸，0.016 英寸 × 0.025 英寸 CuNiTi 丝顺序排齐约 3 个月；持续压低上切牙。

2. 戴平导，粘下颌矫治器，0.014 英寸，0.014 英寸 × 0.025 英寸 CuNiTi 丝排齐约 4 个月；纳入 17、27、47 排齐；不锈钢方丝关闭间隙约 10 个月。

3. 手术暴露并牵引 37，镍钛弹簧直立 37，约 5 个月。

4. 调整咬合关系约 12 个月；固定保持 3 个月。

5. 拆除矫治器，戴压膜保持器，建议尽快拔除 48，择期拔 18、28。

【矫治结果】　面型改善，露龈笑明显改善；上下牙列整齐，前牙覆𬌗覆盖正常，磨牙中性关系，中线正，双侧后牙尖窝关系良好。关节无不适。

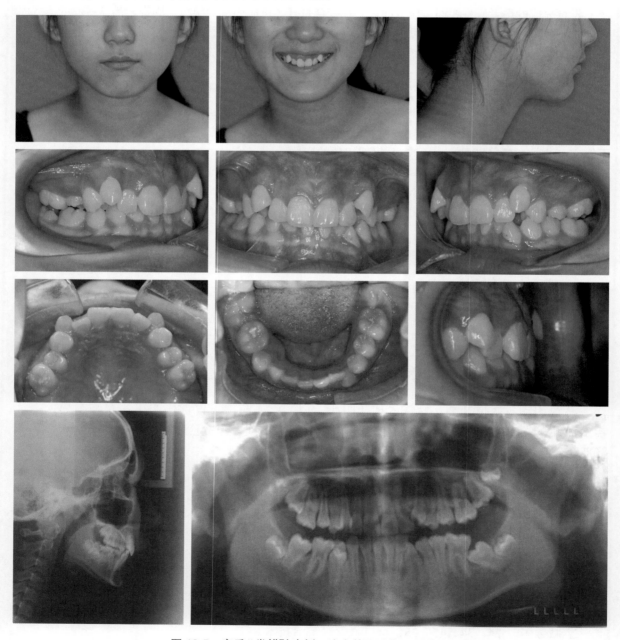

图 13-5　安氏 II 类错𬌗病例—治疗前面𬌗像及 X 线片

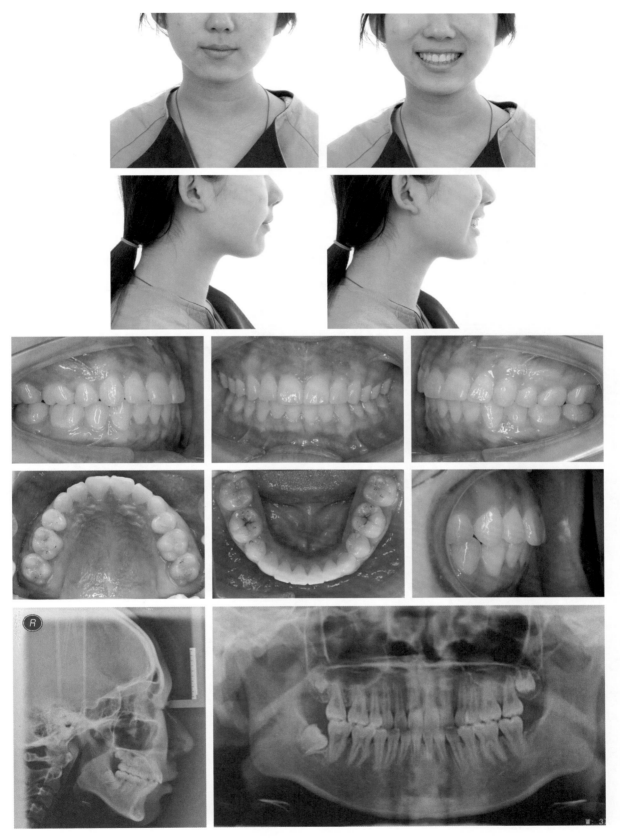

图 13-6　安氏Ⅱ类错𬌗病例—治疗后面𬌗像及 X 线片

—— 治疗前
—— 治疗后

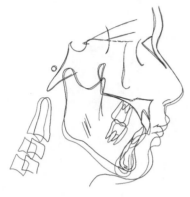

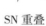

SN 重叠

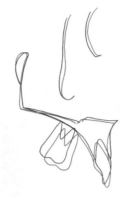

上颌重叠

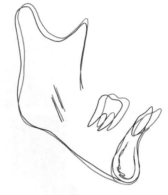

下颌重叠

图 13-7　安氏 II 类错𬌗病例一治疗前后头影重叠（前颅底重叠、上颌重叠及下颌重叠）

表 13-2　安氏 II 类错𬌗病例一治疗前后头影测量结果

测量项目	正常值		测量值	
	均值	标准差	治疗前	治疗后
SNA	82.80°	4.00°	78.43°	80.28°
SNB	80.10°	3.90°	72.07°	73.06°
ANB	2.70°	2.00°	6.35°	7.22°
FH-NP	85.40°	3.70°	83.90°	83.47°
NA/PA	6.00°	4.40°	9.72°	13.63°
U1-NA	3.50 mm	6.50 mm	1.45 mm	0.74 mm
U1/NA	22.80°	5.70°	7.59°	17.13°
L1-NB	6.70 mm	2.10 mm	4.87 mm	8.66 mm
L1/NB	30.50°	5.80°	20.16°	39.77°
U1/L1	124.20°	8.20°	145.90°	115.87°
U1/SN	105.70°	6.30°	86.01°	97.41°
MP/SN	32.50°	5.20°	42.35°	44.32°
MP/FH	31.10°	5.60°	32.29°	34.62°
L1/MP	93.90°	6.20°	85.74°	102.39°
Y 轴角	66.30°	7.10°	67.05°	68.03°
Pg-NB	1.00 mm	1.50 mm	3.59 mm	1.50 mm

病例二（图 13-8 至图 13-10）

【**一般情况**】　患者，女，29 岁。

【**主诉**】　牙不齐、嘴突，求治。

【**临床表现及检查**】

1. 口外检查：面部基本对称，闭口时唇肌紧张，放松时中度开唇露齿；侧貌突，唇部前突为主；双关节无压痛，无开口受限史及弹响，开口度三横指，开口型正。

2. 口内检查：恒牙列，18、28、38、48 未见；左侧磨牙远中关系，尖牙尖对尖，右侧磨牙中性关系，尖牙完全远中关系；前牙深覆𬌗Ⅲ度，咬伤龈肉；深覆盖 10 mm；上牙列拥挤 4 mm，下牙列拥挤 13 mm；上中线右偏 1 mm，下中线右偏 4 mm。右下第一双尖牙完全舌向错位无隙。

3. 口腔卫生状况：口腔卫生尚可，可见软垢，牙石（＋）；牙龈轻度炎症，红肿增生。

4. X 线头影测量分析：治疗前后头影测量指标见表 13-3。

【**病史及家族史**】　母亲有类似畸形。

【**不良习惯**】　否认。

【**诊断**】　安氏：Ⅱ^{1s}；毛氏：Ⅰ^1+Ⅳ^1+Ⅱ^2；骨型：Ⅰ类均角。

【**治疗设计**】

1. 卫生宣教及促进。

2. 减数 14、24、34、44；18、28、38、48 择期拔除。

3. 全口直丝弓矫治器，上颌强支抗（患者选择口外弓支抗）。

4. 尽量内收上颌前牙；下颌间隙主要用于调整中线及磨牙关系。

【**矫治过程**】　总疗程 23 个月。

1. 粘全口 Quick 自锁托槽矫治器，上下颌 0.014 英寸热激活含铜镍钛丝。

2. 上颌 0.016 英寸 ×0.022 英寸镍钛丝；下颌原丝继续排齐。

3. 上颌 0.019 英寸 ×0.025 英寸镍钛丝；下颌 0.016 英寸 ×0.022 英寸镍钛丝；咬合仍深。

4. 上颌齐，0.019 英寸 ×0.025 英寸被动不锈钢方丝；下颌 0.019 英寸 ×0.025 英寸镍钛丝；继续打开咬合；嘱治疗龋坏牙。

5. OJ 大，OB 可；上下颌中线仍右偏；两侧磨牙关系无改变；上颌滑动法关闭间隙，右侧滑动较左侧好；下颌换 0.019 英寸 ×0.025 英寸不锈钢丝。

6. 上下颌左侧剩余间隙，中线右偏；右侧磨牙仍为远中关系；口外弓戴用不佳，患者同意改用种植体支抗。上颌两侧种植体植入 1 周后，开始远中移动右侧后牙调整磨牙关系，上前牙向左侧内收关闭间隙、调整中线；下颌颌内牵引；之后数月配合颌间不对称牵引。间隙关闭；上中线正，下中线稍左偏，OBOJ 好，磨牙中性；要求解决下前牙三角间隙，片切下前牙，涂氟；关闭片切间隙调整中线。

7. OJ 稍大，Ⅱ类牵引。

8. 患者满意；咬合好；拆除矫治器，戴压膜保持器。

【**矫治结果**】　上下牙列整齐，前牙覆𬌗覆盖正常，磨牙中性关系，上下中线正，双侧后牙尖窝关系良好，侧貌明显改善。

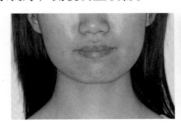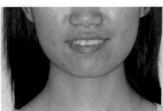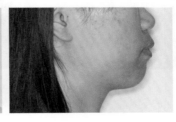

图 13-8　安氏Ⅱ类错𬌗病例二治疗前面𬌗像及 X 线片

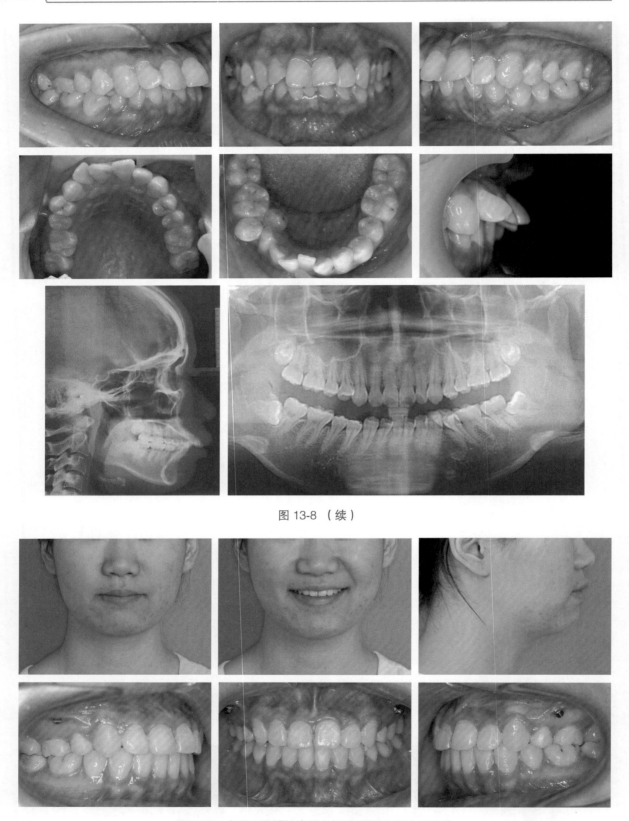

图 13-8 （续）

图 13-9 安氏 II 类错𬌗病例二治疗后面𬌗像及 X 线片

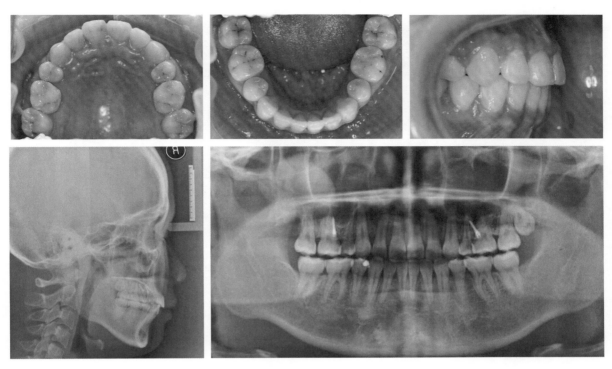

图 13-9 （续）

——治疗前
——治疗后

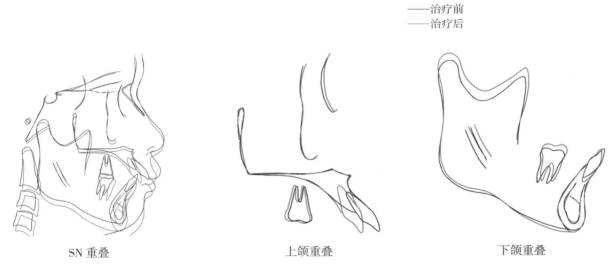

SN 重叠　　　　　　　　　　上颌重叠　　　　　　　　　　下颌重叠

图 13-10　安氏Ⅱ类错𬌗病例二治疗前后头影重叠（前颅底重叠、上颌重叠及下颌重叠）

表 13-3　安氏Ⅱ类错𬌗病例二治疗前后头影测量结果

测量项目	正常值		测量值	
	均值	标准差	治疗前	治疗后
SNA	82.80°	4.00°	81°	80.5°
SNB	80.10°	3.90°	77°	77°
ANB	2.70°	2.00°	4°	3.5°

续表

测量项目	正常值		测量值	
	均值	标准差	治疗前	治疗后
FH-NP	85.40°	3.70°	85°	85.5°
NA/PA	6.00°	4.40°	6°	6°
U1-NA	3.50 mm	6.50 mm	14 mm	5 mm
U1/NA	22.80°	5.70°	44°	25°
L1-NB	6.70 mm	2.10 mm	8 mm	5.5 mm
L1/NB	30.50°	5.80°	28°	26°
U1/L1	124.20°	8.20°	104°	125.5°
U1/SN	105.70°	6.30°	125°	105°
MP/SN	32.50°	5.20°	34.5°	35°
MP/FH	31.10°	5.60°	27.5°	29°
L1/MP	93.90°	6.20°	96°	91°
Y 轴角	66.30°	7.10°	69°	70°
Pg-NB	1.00 mm	1.50 mm	1.5 mm	0.9 mm

病例三（图 13-11 至图 13-15）

【一般情况】　患者，女，12 岁。

【主诉】　上前牙拥挤、上中线不正，求治。

【临床表现及检查】

1. 口外检查：面部基本对称，口角平面左高右低；无开唇露齿；直面型；双关节检查无压痛、无弹响和杂音，开口型正，开口度三指。

2. 口内检查：恒牙列，口内 18、28、38、48 未见；双侧磨牙远中尖对尖关系，尖牙远中尖对尖；前牙深覆𬌗Ⅱ度；前牙覆盖基本正常；上牙列中度拥挤，下牙列轻度拥挤；上中线右偏 3 mm，下中线正。右上尖牙唇向低位阻生、间隙不足。

3. 口腔卫生状况：良好。

4. X 线头影测量分析：治疗前后头影测量指标见表 13-4。

【病史及家族史】　无特殊。

【不良习惯】　否认。

【全身情况】　3 个月前月经初潮。

【诊断】　安氏：Ⅱ类；毛氏：I¹+ IV¹；骨型：Ⅰ类均角。

【治疗设计】

1. 不减数。

2. 双期矫治：Ⅰ期口外弓；Ⅱ期全口直丝弓矫治器。

3. 远移上颌磨牙到中性关系，排齐牙列，调整咬合关系。

【矫治过程】　总疗程 28.5 个月。

1. 粘上 6 带环，戴口外弓。

2. 口外弓戴 9.5 个月，磨牙中性偏近中关系，上后牙区散在间隙，13 自行排入牙弓。

3. 粘全口直丝弓矫治器。

4. 顺序更换弓丝；排齐、调整中线及咬合精细调整。

5. 患者满意；咬合好；拆除固定矫治器，戴压膜保持器。嘱保持到择期拔除智齿后。

【矫治结果】　上下牙列整齐，中线正，前牙覆𬌗覆盖正常，磨牙中性关系，双侧后牙尖窝关系良好，侧貌维持良好，不突。

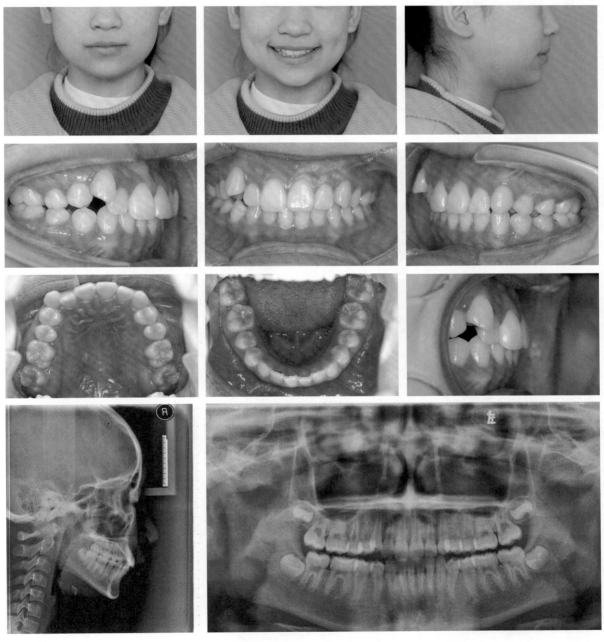

图 13-11　安氏 II 类错𬌗病例三治疗前面𬌗像及 X 线片

285

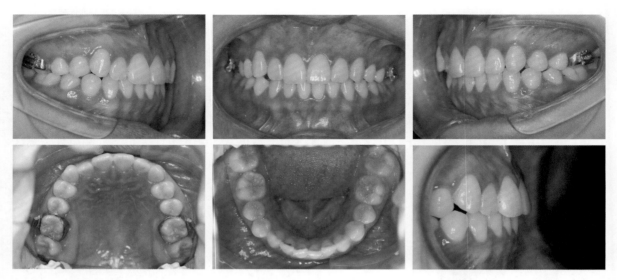

图 13-12　安氏 Ⅱ 类错𬌗病例三治疗中𬌗像，口外弓推磨牙 9.5 个月，磨牙中性偏近中关系，上后牙区散在间隙，13 自行远移排入牙弓

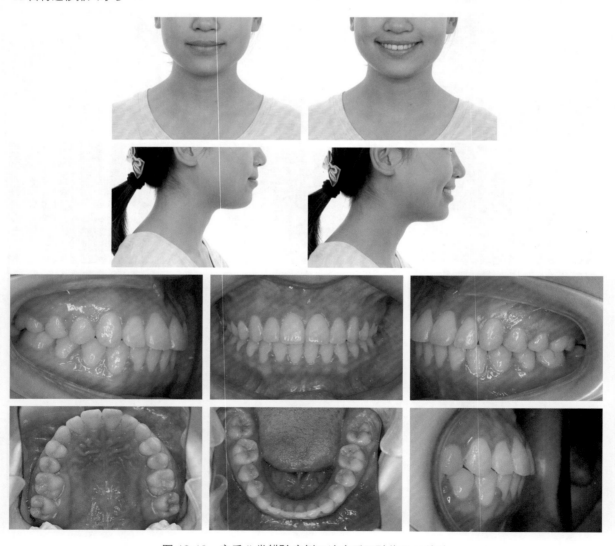

图 13-13　安氏 Ⅱ 类错𬌗病例三治疗后面𬌗像及 X 线片

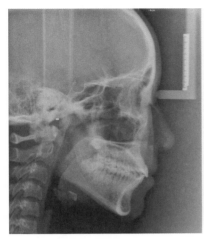
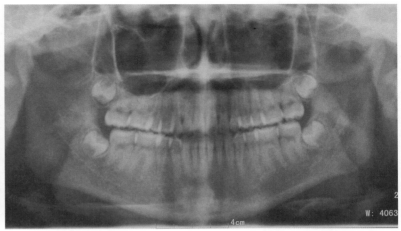

图 13-13 （续）

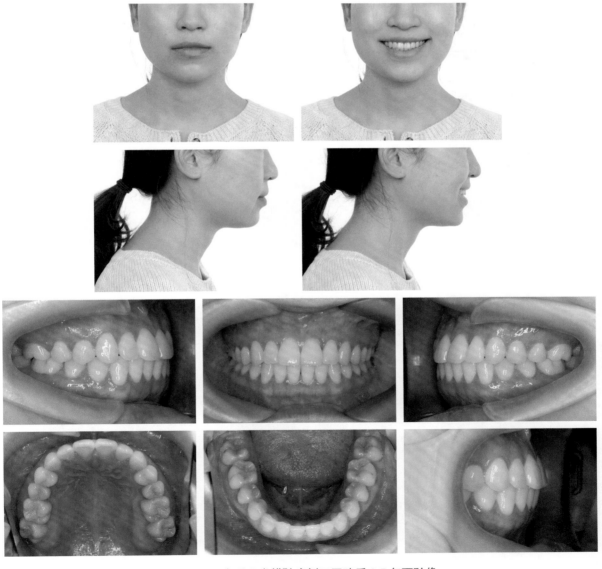

图 13-14 安氏 Ⅱ 类错𬌗病例三正畸后 8.5 年面𬌗像

——治疗前
——治疗后

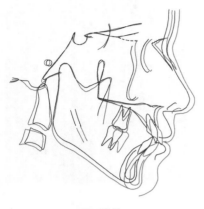

SN 重叠

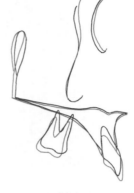

上颌重叠

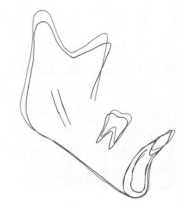

下颌重叠

图 13-15　安氏 Ⅱ 类错𬌗病例三治疗前后头影重叠（前颅底重叠、上颌重叠及下颌重叠）

表 13-4　安氏 Ⅱ 类错𬌗病例三治疗前后头影测量结果

测量项目	正常值		测量值	
	均值	标准差	治疗前	治疗后
SNA	82.80°	4.00°	83.6°	82.7°
SNB	80.10°	3.90°	79.7°	80.5°
ANB	2.70°	2.00°	3.9°	2.2°
FH–NP	85.40°	3.70°	86.6°	86.8°
NA/PA	6.00°	4.40°	8.3°	4.9°
U1–NA	3.50 mm	6.50 mm	3.8 mm	6.2 mm
U1/NA	22.80°	5.70°	23.6°	30.1°
L1–NB	6.70 mm	2.10 mm	5.9 mm	6.7 mm
L1/NB	30.50°	5.80°	28.5°	37.0°
U1/L1	124.20°	8.20°	124.0°	110.8°
U1/SN	105.70°	6.30°	107.2°	112.7°
MP/SN	32.50°	5.20°	36.6°	35.8°
MP/FH	31.10°	5.60°	29.6°	29.4°
L1/MP	93.90°	6.20°	92.2°	100.6°
Y 轴角	66.30°	7.10°	70.6°	70.1°
Pg–NB	1.00 mm	1.50 mm	–0.1 mm	–0.2 mm

第二节 前牙反𬌗与安氏Ⅲ类错𬌗的治疗

一、错𬌗机制分析

（一）前牙反𬌗与安氏Ⅲ类错𬌗的关系

安氏Ⅲ类错𬌗或近中𬌗，是指以上颌第一恒磨牙为基准，当下牙弓或下颌骨处于相对近中位置时的状态。从牙齿间关系看，是指上颌第一恒磨牙的近中颊尖与下颌第一恒磨牙的远中颊尖相对（近中尖对尖关系），或上颌第一恒磨牙的近中颊尖咬合于下颌第一恒磨牙与第二恒磨牙之间（完全近中关系），或上颌第一恒磨牙的近中颊尖咬合于下颌第二恒磨牙甚至第三恒磨牙（超完全近中关系）。中华口腔医学会 2000 年的调查发现，乳牙列、替牙列和恒牙列的安氏Ⅲ类错𬌗的发病率分别为 14.94%、9.65% 和 14.98%。中国人的安氏Ⅲ类错𬌗患病率高于白种人。

前牙反𬌗，包括个别前牙反𬌗及多数前牙反𬌗。个别前牙反𬌗指 1 颗或 2 颗前牙的反𬌗，多数前牙反𬌗则是指 3 颗及以上前牙与对颌牙齿呈现出反𬌗的错𬌗状态。

典型的前牙反𬌗病例，尤其是多数前牙反𬌗，常伴有安氏Ⅲ类的磨牙关系及骨性Ⅲ类的矢状颌骨关系。但临床上也可见到前牙反𬌗的病例，其磨牙是中性关系（安氏Ⅰ类）甚至远中（安氏Ⅱ类）关系，矢状颌骨间关系也可以不是Ⅲ类骨型。前牙间、磨牙间、颌骨间矢状关系的不同组合，会产生很多种不同的错𬌗，容易给初学者带来困扰。鉴于前牙反𬌗是该类错𬌗的典型表现，也是需要矫治的关键问题，因此建议以前牙反𬌗为主线，重点分析对应的矢状颌骨间关系及水平向、垂直向颌骨间关系，分析前牙反𬌗的牙性、功能性、骨性因素构成，以形成对患者错𬌗形成机制的认识，而磨牙关系、拥挤度等则主要在设计牙齿移动、建立目标咬合时予以考虑。

（二）前牙反𬌗的鉴别诊断

前牙反𬌗有 3 种类型：牙性、功能性及骨性。其中牙性前牙反𬌗，是指那些不存在矢状骨型不调，仅由于前牙的位置及角度异常造成的反𬌗。骨性前牙反𬌗，其内在根源是由于上下颌骨间矢状关系不调，上颌骨相对较小或较后缩，下颌骨相对较大或较前突。而功能性前牙反𬌗是指存在某些功能性的不利因素，如乳尖牙磨耗不足、口腔不良习惯、多数乳磨牙缺失、仰卧位使用奶瓶等，使得原本矢状颌骨间关系正常的患者，为了弥补功能性缺陷而主动前伸下颌所导致的前牙反𬌗；功能性前牙反𬌗患者，其下颌一般可以后退到前牙对刃或接近对刃。3 种类型的前牙反𬌗，其矫治时机、治疗方法及长期预后均有所不同，因此取得良好矫治效果的前提是对各种类型前牙反𬌗进行正确的鉴别诊断。

1. 矢状骨型 骨性前牙反𬌗指伴有骨性上颌后缩、下颌前突或二者兼有的前牙反𬌗，骨性Ⅲ类错𬌗诊断的公认标准是头影测量值，中国人骨性错𬌗矢状向分类常用指标的正常𬌗均值范围见表 13-1。对于恒牙期患者，一般以 ANB 角 < 0° 为骨性Ⅲ类错𬌗的诊断依据，必要时也应参考 Wits 值等。对于骨性Ⅲ类错𬌗，同时也应明确其畸形的主要来源是上颌发育不足还是下颌发育过度。

单纯的牙性前牙反𬌗，ANB 角等矢状骨性关系指标应该是正常的。

功能性前牙反𬌗，当咬合于前牙反𬌗位时，ANB 角多为负值，但其特征为下颌可以后退到前牙对刃，因此如果拍摄下颌后退位头颅侧位片，则 ANB 角很可能变为正值或负值减小，提示患者表现出来的骨性Ⅲ类错𬌗，部分是下颌功能性前伸造成的假象。古力巴哈、姜若萍等的研究也证实了这一点，她们发现此类患者的下颌后退位 ANB 角较前牙反𬌗位 ANB 角平均增大约 2.5°。需要注意的是，功能性前牙反𬌗的早期可不伴有骨性畸形，但长期存在的功能异常则有可能导致一定程度的牙性及骨性异常。

鉴于下颌后退位时一般前牙对刃、后牙开𬌗，下颌存在过度开张的倾向，同样不能反映真实的颌骨间关系，因此对刃位头颅侧位定位片可以作为诊断的参考，但同时拍摄两张头颅侧位片（正中颌位及下颌后退位）不是此类患者诊断设计的必要前提。在临床中检查并记录下颌是否能够后退以及后退的程度是关键，也可制取后退位咬合蜡、拍摄后退位面牙合像作为记录。

2. 前牙覆牙合覆盖及下颌功能性移位　前牙的反覆牙合程度受垂直骨面型及前牙接触的有无等影响，所以变异较大，鉴别诊断的作用不明显。骨性前牙反牙合的反覆盖，一般较牙性及功能性前牙反牙合的更大，而且在生长发育期，会随着年龄的增加逐渐加重，牙性及功能性的前牙反牙合反覆盖通常不会随年龄有明显改变。

功能性前牙反牙合的诊断关键是下颌前伸到反咬合的正中牙合位，是功能性的或称为假性的，下颌还可以后退到前牙对刃位，故在同一个时间段内，其前牙覆盖变化范围较大。牙性及骨性前牙反牙合，下颌虽然也有一定的前后向移位，但一般不能后退到对刃位。伴有功能性因素的、下颌能适量后退的骨性前牙反牙合，预后较下颌不能后退的好。

3. 切牙的代偿　切牙的唇舌向倾斜度，是骨性与牙性前牙反牙合鉴别诊断的另一个明确的关键点。切牙代偿在骨性前牙反牙合中表现最为明显：上切牙唇倾代偿上颌骨的发育不足，下切牙舌倾代偿下颌骨的发育过度，代偿程度越高，说明骨性畸形越严重。而牙性前牙反牙合的典型表现为上切牙舌向错位、拥挤或舌倾，下切牙唇倾或者存在散隙。功能性前牙反牙合可以混杂着功能性、牙性、骨性因素，所以切牙唇舌向倾斜度可以有多种表现，但不应有明显的上下切牙同时存在的代偿。

4. 磨牙关系　如果牙列完整、牙量协调，没有严重的拥挤错位，那么典型的骨性Ⅲ类前牙反牙合，其磨牙关系应为安氏Ⅲ类，且上下颌第一磨牙的近中关系越偏离中性，说明骨性畸形越严重，即使存在一定的功能性后退，磨牙一般也仍然为近中关系。

磨牙也存在一定的近远中代偿，苏红等的研究发现，与骨性Ⅰ类和Ⅱ类患者相比，骨性Ⅲ类患者，上颌第一磨牙最偏近中倾斜，下颌第一磨牙最偏远中倾斜。如果发现磨牙为安氏Ⅲ类关系，同时伴有明显的近远中倾斜代偿，也意味着骨性畸形程度更严重，或出现时间更久。

功能性错牙合在正中牙合位时前牙反牙合、磨牙安氏Ⅲ类，容易误诊为骨性Ⅲ类错牙合，但当引导下颌后退到前牙对刃位时，磨牙一般为中性关系。牙性前牙反牙合，下颌不能后退，磨牙常表现为中性或偏近中关系，如果存在明显的拥挤错位或牙量问题，则也可能出现Ⅱ类或Ⅲ类的磨牙关系。

5. 面型及容貌　牙性前牙反牙合一般上唇部会显凹陷，下唇较突，但因为不存在骨性畸形，故鼻旁区、颏部、下颌体等基本正常，表现为直面型；微笑时露齿量一般正常。骨性前牙反牙合多为上颌发育不足、下颌发育过度或二者兼有，所以从容貌上可以看出面中 1/3，尤其是鼻旁区凹陷，颏点前突，面下 1/3 前突等凹面型特点；又因上颌矢状发育不足常伴有垂直或横向的不足，所以上颌前牙露齿较少也是严重骨性Ⅲ类错牙合的典型特征之一。功能性前牙反牙合，正中牙合位时是凹面型，此面型与骨性Ⅲ类凹面型主要的区别是其上颌骨发育基本正常，所以不会出现面中 1/3 凹陷，主要是下颌显前突。重要的鉴别点在于功能性前牙反牙合患者下颌后退到对刃位时，面型发生明显改变，接近直面型。

6. 家族史　一般来说，骨性前牙反牙合较牙性及功能性前牙反牙合更多地表现出家族聚集性。但家族史的有无与是否为骨性错牙合没有必然联系。家族史有无与前牙反牙合的预后也没有必然联系。因此家族史是前牙反牙合患者临床检查的必查项目，可供参考，但不是鉴别诊断的特异性指标。

7. 下颌平面角　下颌平面角反映的是下颌的垂直向开张度，同样不是 3 种类型前牙反牙合鉴别诊断的特异性指标。有学者认为有骨性因素的前牙反牙合患者，下颌平面角通常较高；但也有研究发现相反的结果。

二、矫治设计

前牙反牙合及安氏Ⅲ类错牙合的矫治设计，应在明确牙性、骨性、功能性诊断的前提下，结合患者的生长发育阶段及反牙合的致病机制进行全面综合的考虑。

（一）骨性前牙反𬌗的设计

1. **乳牙期、替牙期**　骨性Ⅲ类前牙反𬌗是发育性畸形，受遗传及环境的共同作用，因此早期的预防、阻断及生长改良矫治非常重要，尤其考虑到上颌骨快速发育的开始及结束均较下颌早，而上颌骨又是骨性Ⅲ类错𬌗矫治的关键颌，因此乳牙晚期和替牙早期是骨性Ⅲ类错𬌗生长改良矫治的关键期，详见本书第十一章第四节相关内容。

2. **恒牙早期及成人前恒牙期**

（1）诊断明确的重度骨性Ⅲ类畸形，建议暂不矫治，待患者成年后通过手术解决，此时如果进行大量代偿性矫治，过度唇倾上前牙、舌倾下前牙，很可能会导致牙根吸收，牙槽骨萎缩，牙龈退缩，骨开窗、骨开裂等，为牙齿长期健康及稳定留下隐患，同时并不能解决凹面型造成的美观问题；未来如果患者再希望通过手术解决凹面畸形，正畸 - 正颌联合矫治的难度会大大增加（图 13-16）。

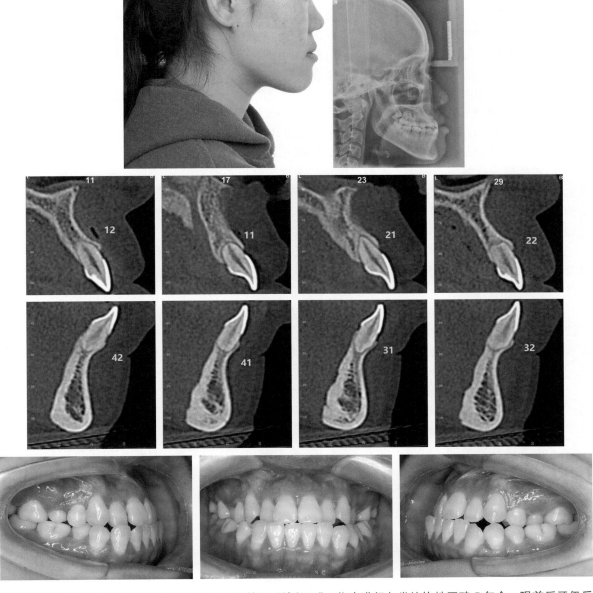

图 13-16　成年患者，正颌外科转诊，10 余年前因"地包天" 依次进行各类掩饰性正畸 5 年余，现前后牙仍反𬌗，上下颌切牙严重根吸收，无法承受术前正畸拔牙内收上前牙等常规矫治

（2）中度的恒牙期骨性Ⅲ类前牙反𬌗的矫治，也应持谨慎态度。因为此时颌骨尤其是上颌骨的发育高峰期一般已过去，一方面，矫形力对颌骨的改形作用明显减低，对多数患者而言，生长改良矫治已经不是最佳适应证；另一方面，下颌骨的生长并未完全停止，尤其有些骨性Ⅲ类患者的下颌骨生长时间更长，可持续到青春期后期甚至成年早期，而此时患者家长往往出于尽量避免成年后手术的想法，要求对错𬌗进行积极的干预。如果此时忽略了下颌骨后续可能的生长，采取积极的拔牙掩饰性矫治，则有可能在矫治过程中始终伴随着下颌骨持续缓慢的生长，从而给矫治带来难度或在矫治后出现前牙反𬌗及Ⅲ类磨牙关系的复发。因此，可以适当观察到接近成年期再开始矫治。建议不选或慎选拔牙矫治。矫治原则为通过掩饰性正畸纠正前牙反𬌗、磨牙近中等问题，矫治策略为远中移动下牙列（必要时应拔除下颌智齿），近中移动上牙列唇展上前牙或至少维持上前牙位置，以便至少能纠正前牙反𬌗。通常下颌的顺时针旋转有利于Ⅲ类错𬌗的纠正。需特别关注上下切牙唇舌侧的骨量是否充足。

有一点应考虑的是，因上颌矢状向发育不足常表现出三维方向发育的欠缺，因此患者往往同时存在宽度的问题，在13～15岁前仍可通过腭中缝的快速开展增加上颌骨宽度，改善水平向颌骨间不调，并提供间隙缓解拥挤，这样即使矢状向的异常关系无法纠正，至少也能减轻骨性的宽度不调。需注意的是，15岁之后、成年期前，腭中缝较难打开，常规的扩弓手段主要获得牙性扩弓，可尝试通过种植钉支抗辅助获得腭中缝的骨性扩弓。另外，有一些患者的牙龄与骨龄发育节奏相差较多，在恒牙早期仍存在相当的上颌骨发育潜力，临床中应通过检查分析发现这部分患者，对其仍可进行积极的生长改良矫治，尽量纠正骨性颌间关系的不调。

（3）对轻度骨性Ⅲ类前牙反𬌗，在恒牙早期也建议尝试进行生长改良矫治，获得部分骨改建及部分牙代偿的效果。到发育基本结束的恒牙晚期，则减数矫治相对安全。

3. 成年期　此时患者的生长发育已完成，可以根据患者的意愿，对中、重度骨性畸形开始正畸 - 正颌联合矫治（参见本书第十六章相关内容）。对轻中度骨性Ⅲ类患者，可进行掩饰性正畸，矫治策略仍是上颌牙列的唇向倾斜代偿及下颌牙列的远中舌向倾斜代偿，必要时进行下颌的顺时针旋转。原则上一般不大量内收上前牙。

减数或非减数的考虑与恒牙期矫治设计原则相似，关键点是下前牙内收的量与上前牙的移动量及移动方向，应能纠正现有的反覆盖，并建立一定量的安全的正覆盖，特别需要关注的是牙齿的代偿不可超出骨性边界，避免牙根吸收、骨开窗、骨开裂的风险。必要时应结合牙周植骨。

少数骨性Ⅲ类的错𬌗患者，由于替牙障碍或拥挤，磨牙关系为安氏Ⅱ类，矫治设计时应结合患者的生长发育阶段，分析其现阶段的主要矛盾，从而决定目前应关注的关键问题，是先纠正矢状向颌骨间关系的不调（Ⅲ类骨型），还是接受骨面型而主要考虑改善咬合关系。重点注意不要恶化其颌骨间关系。

（二）功能性前牙反𬌗的设计

许多前牙反𬌗均混杂牙性、功能性及骨性因素。功能性前牙反𬌗是指那些以功能性因素为主的，即骨性Ⅲ类不严重或牙性因素不是唯一病因的病例，矫治原则如下。

1. 发现及去除功能性病因。

2. 包含骨性成分的，如尚有生长潜力，除了去除功能性因素外，还应积极进行生长改良干预，促进颌骨向正常方向发育，在前牙反𬌗纠正后，需定期评估矢状骨型的变化，警惕Ⅲ类骨型向不利的方向改变；对于没有生长潜力的，则应视同轻度骨性Ⅲ类前牙反𬌗，需充分评估下颌后退到对刃位后，上下颌牙齿的代偿能力——即进行掩饰性矫治的可行性、安全性。拟进行掩饰性矫治的，需特别关注患者颞下颌关节的健康及耐受性。

3. 包含牙性反𬌗成分的，如上前牙直立或舌倾、下前牙唇倾甚至存在间隙的，通常矫治难度更小，因其代偿能力更强。

4. 磨牙关系的矫治。功能性前牙反𬌗的特点之一是下颌后退到对刃位后，磨牙关系会发生改变，同时也应考虑前牙反𬌗纠正后，下颌颌位一般还会有少许逆旋，故下磨牙位置还会稍近中些，因此磨牙终末位置的设计应基于此，而非前牙反𬌗时的正中𬌗位关系——有可能是安氏Ⅲ类、Ⅰ类或Ⅱ类，理想的终末关系仍是中性磨牙关系。

（三）牙性前牙反𬌗的设计

牙性前牙反𬌗，由于不存在骨性不调，即便容貌上表现出上唇欠丰满、下唇前突的凹面型特征，当纠正了前牙反𬌗后，上唇支撑恢复、下切牙内收、下唇突度减小，面型一般也可达到正常。因此一般不设计颌骨矫形治疗，而仅通过调整前牙的排列及角度，包括唇展上前牙、内收直立下前牙等进行矫治，必要时应设计𬌗垫之类的避免前牙咬合创伤的装置。

矫治时机的考虑，通常在牙列发育的任何阶段，包括乳牙期、替牙期、恒牙期、成年期，出现前牙反𬌗均应进行积极矫治，以避免前牙的反咬合状态造成前牙的不当磨耗、咬合创伤及下颌运动功能受影响，进而不利于牙齿、牙周健康，妨碍口腔功能及影响美观。

曾有学者认为，对于早期的牙性前牙反𬌗，如果不进行积极矫治，可能会影响患儿颌骨发育，导致其转变为骨性Ⅲ类错𬌗，但现阶段的主流观点仍认为骨性Ⅲ类错𬌗的来源主要是遗传或先天因素，早期的牙性反𬌗即便不矫治，发展成严重骨性Ⅲ类前牙反𬌗的概率也较小。因此，在某些特殊情况下，可以对乳牙期或替牙期的前牙反𬌗暂不治疗，例如患儿确实存在配合困难，或预计短期内将出现多颗牙齿的替换，或因严重拥挤等原因预计很快需要进行恒牙期拔牙矫治的情况。此类患者应嘱其定期随访，追踪到恒牙期再进行全面的综合性矫治设计。

三、矫治策略

安氏Ⅲ类前牙反𬌗的治疗一般需要解决前牙的反𬌗、矫治尖牙与磨牙关系至中性、改善面型。根据患者错𬌗畸形的机制、程度、年龄、主诉等进行相应的矫形治疗、掩饰治疗或手术治疗。早期矫治及正颌外科治疗详见本书第十一章及第十六章相关内容。本章主要介绍恒牙期正畸掩饰治疗策略。由于多数患者的颌骨与牙齿在恒牙期已大部分完成发育，很难通过生长改良来调整颌间关系，此阶段的矫治策略主要是通过牙弓间的相对移动来获得磨牙、尖牙及前牙关系的调整。

（一）利用生长前移上颌及上牙弓

鉴于牙龄、骨龄发育的不一致，有些患者在恒牙早期仍具备一定的上颌发育潜力，此时可尝试进行生长改良治疗，通过上颌前方牵引前移上颌骨及上牙弓，必要时配合腭中缝扩弓。而对于上颌发育已完成的患者，只能唇倾或前移上牙列，需注意上牙弓可前移的范围较小。

（二）下牙弓及下前牙的内收及远中移动

下前牙内收、下牙列远中移动是纠正前牙反𬌗及Ⅲ类磨牙关系的重要环节，可通过关闭下牙弓原有间隙或减数下牙提供间隙内收下前牙，或进行下牙列整体远中移动。一般需配合Ⅲ类牵引，当不希望上牙弓有过多前移时，可通过种植钉辅助内收下前牙或远移下牙列。

固定矫治器中的低摩擦类矫治器（如自锁托槽矫治器等），矫治系统内较低的摩擦力在Ⅲ类颌间关系调整中具有一定的优势。隐形矫治器具有可分步远移下牙列，灵活调整支抗配置，便于垫高咬合、解除反𬌗牙干扰等特点，也较为适用于该类型的矫治。

（三）拔牙考虑

常见的减数模式为减数上颌第二前磨牙、下颌第一前磨牙。比较适合下颌存在拥挤或下切牙、下唇前突，且下颌前牙可以承受一定程度内收的患者；上颌拥挤或不拥挤均可，上颌减数间隙主要用于上磨牙的近中移动以建立中性关系，上前牙不内收或少量内收。故上颌一般设计中弱支抗，下颌则为中强支抗。

当患者存在骨性Ⅲ类畸形，矫治目标为掩饰性正畸时，需谨慎选择减数方案，或选择非典型减数方案。如下前牙牙量较大时，减数1颗下切牙；或判断下颌智齿可被利用的前提下，减数下颌两侧第二恒磨牙，下颌智齿可作为支抗少量远移下前牙，智齿替代下颌第二恒磨牙。此时如非严重拥挤，上颌多可不减数，可适量扩弓及唇倾上前牙解除拥挤。

（四）牙齿移动的控制及进展

无论减数还是非减数治疗，矫治中均应注意不要过度代偿上下切牙，应控制牙根在牙槽骨的安全范围内移动。磨牙关系也以建立后牙尖窝关系为首选，不强求实现中性关系。

前牙反殆的安氏Ⅲ类错殆矫治中，Ⅲ类颌间牵引非常常见。其作用机制主要为伸长上后牙及下前牙，唇展上前牙，舌倾下前牙或远移下牙列。可根据垂直向表现选用水平分力较多的长Ⅲ类牵引或垂直分力较多的短Ⅲ类牵引。使用中还应注意牙弓宽度的协调，Ⅲ类牵引对上牙弓有调窄的分力，对下牙弓有增宽的分力。

不断成熟的种植支抗技术，也发展成为Ⅲ类错殆矫治的非常规手段。主要为种植体支抗辅助上颌前方牵引及上下颌种植体支抗辅助颌骨间Ⅲ类牵引。其目的是希望改变传统的牙齿承载矫治力，再通过牙根、牙槽骨传导到颌骨的方式，通过种植支抗将牵引力直接加载到上下颌骨，以期获得更多的骨性反应。有研究显示，此类直接骨支抗牵引的近期疗效似优于传统牵引方式，但作用机制及远期疗效尚不明确。患者年龄较小、牙槽骨内仍存在较多恒牙胚时，固定于骨表面的微钛板较为合适。对于恒牙多数萌出、骨密度相对更高的情况，也可使用手术操作更简便的微螺钉种植支抗。

四、病例解析

病例一（图 13-17 至图 13-21）

【一般情况】　患者，女，11 岁首诊。

【主诉】　"地包天"、牙不齐求治。

【临床表现及检查】（15 岁正畸设计检查）

1. 口外检查：凹面型，上颌后缩，下颌前突；颏部左偏 1～2 mm；无开唇露齿；关节弹响史，左侧关节轻度压痛、弹响，开口度三指，垂直打开无偏斜。

2. 口内检查：恒牙列，口内 18、28、38、48 未见；右侧磨牙近中尖对尖，左侧磨牙中性偏近中关系；前牙浅覆殆；前牙反覆盖 1～2 mm；上牙列中度拥挤，下牙列轻度拥挤；上中线龈端正、切端向右偏斜 1.5 mm，下中线正。

3. 口腔卫生状况：一般。

4. X 线头影测量分析：首次就诊、治疗前后头影测量指标见表 13-5。

【病史及家族史】　3 岁时于外院儿童口腔科治疗前牙反殆；11 岁时首次就诊口腔医院正畸科，因月经初潮未现，且家长不确定是否考虑日后手术，故观察萌牙、记录生长 4 年，经正颌外科咨询后决定不考虑正颌手术。叔叔似有反殆，母亲曾因牙列拥挤减数矫治。

【全身情况】　12 岁开始月经初潮。

【不良习惯】　否认。

【诊断】　安氏：Ⅲ^s；毛氏：Ⅱ^1+Ⅰ^1；骨型：Ⅲ类高角。

【治疗设计】

1. 首诊时观察萌牙及生长，直至生长高峰后 2 年，确认选择非手术治疗后开展掩饰性正畸。

2. 减数 14、24、34、44、38、48（择期拔除 18、28），全口直丝弓矫治技术。

3. 排齐牙列，内收前牙、改善前牙反殆，调整咬合关系及中线。

【矫治过程】　观察 48 个月，减数矫治疗程 26 个月。

1. 依次粘接下半口、上半口直丝弓固定矫治器，排齐整平牙列。

2. 上下牙列放置 0.019 英寸 ×0.025 英寸不锈钢丝关闭间隙，佩戴上颌殆垫、辅助Ⅲ类牵引纠正前牙反殆。

3. 调整中线及咬合精细调整。

4. 患者满意；咬合好；拆除固定矫治器，戴压膜保持器。嘱保持到择期拔除智齿后。

【矫治结果】　上下牙列整齐，中线正，前牙覆殆覆盖正常，磨牙中性关系，侧貌凹面型较前改善。

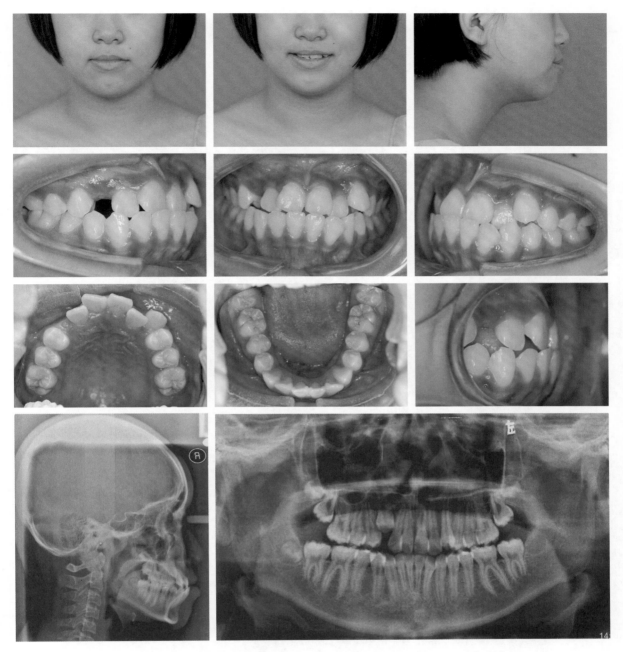

图 13-17 安氏Ⅲ类错𬌗病例一首诊时（11 岁）面𬌗像及 X 线片，未治疗

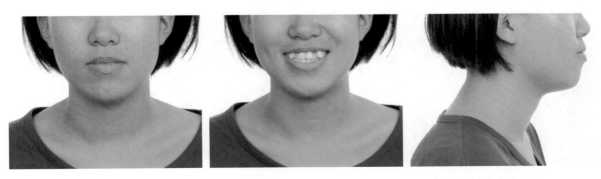

图 13-18 安氏Ⅲ类错𬌗病例一观察 4 年后（15 岁）治疗前面𬌗像及 X 线片

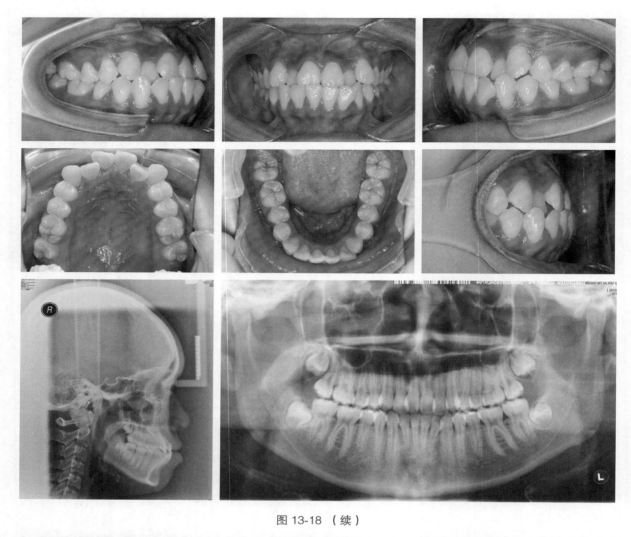

图 13-18 （续）

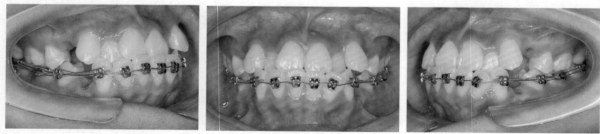

图 13-19　安氏Ⅲ类错𬌗病例一治疗中，初粘下半口矫治器

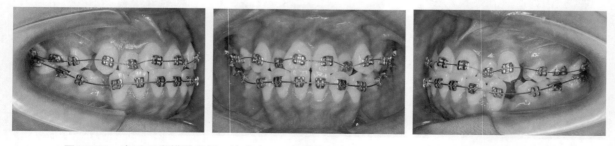

图 13-20　安氏Ⅲ类错𬌗病例一治疗中，下颌基本排齐，上颌拥挤自行缓解，粘上半口矫治器

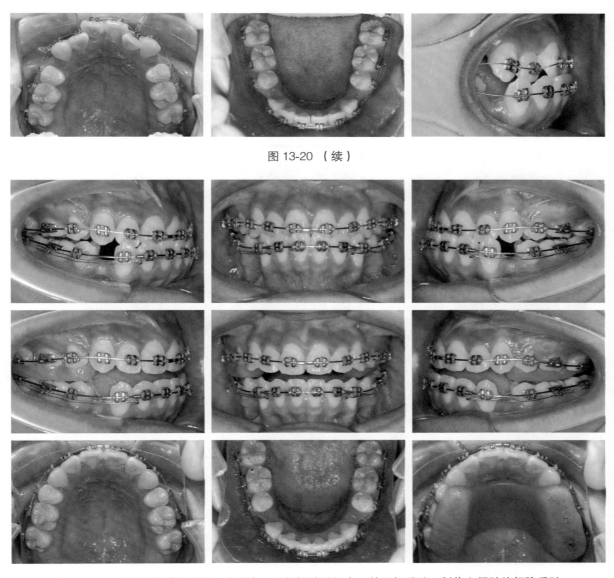

图 13-20　（续）

图 13-21　安氏Ⅲ类错𬌗病例一治疗中，下颌间隙关闭中，前牙仍反𬌗，制作上颌𬌗垫解除反𬌗

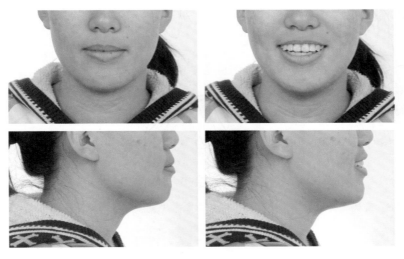

图 13-22　安氏Ⅲ类错𬌗病例一，治疗后面𬌗像及 X 线片

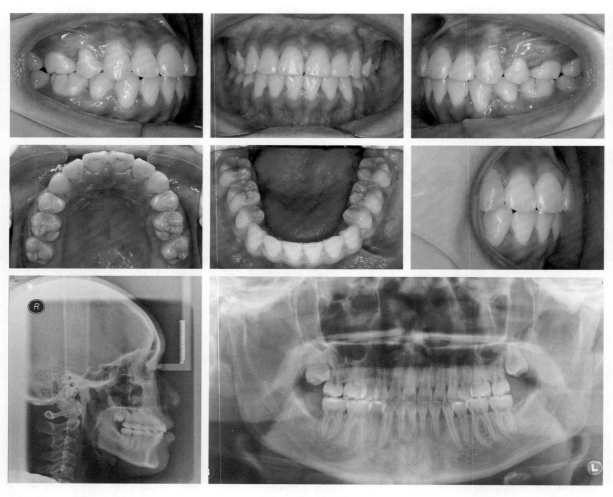

图 13-22 （续）

——治疗前
——治疗后

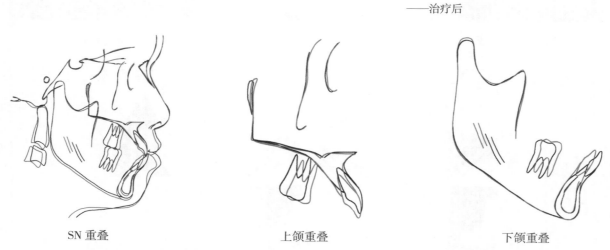

SN 重叠　　　　　　　　　上颌重叠　　　　　　　　　下颌重叠

图 13-23　安氏 Ⅲ 类错𬌗病例—治疗前后头影重叠（前颅底重叠、上颌重叠及下颌重叠）

表 13-5　安氏 Ⅲ 类错𬌗病例一治疗前、后头影测量结果

测量项目	正常值		测量值		
	均值	标准差	首诊	治疗前	治疗后
SNA	82.80°	4.00°	78.9°	78.3°	77.6°
SNB	80.10°	3.90°	80.9°	82.2°	80.6°
ANB	2.70°	2.00°	−2.0°	−3.8°	−3.1°
FH−NP	85.40°	3.70°	90.6°	93.1°	91.3°
NA/PA	6.00°	4.40°	−3.3°	−3.3°	−6.3°
U1−NA	3.50 mm	6.50 mm	8.9 mm	10.9 mm	11.9 mm
U1/NA	22.80°	5.70°	30.7°	34.5°	35.6°
L1−NB	6.70 mm	2.10 mm	8.2 mm	7.0 mm	5.0 mm
L1/NB	30.50°	5.80°	31.7°	27.2°	29.2°
U1/L1	124.20°	8.20°	119.6°	122.0°	118.3°
U1/SN	105.70°	6.30°	109.6°	112.9°	113.1°
MP/SN	32.50°	5.20°	38.4°	36.9°	37.0°
MP/FH	31.10°	5.60°	28.3°	24.7°	26.3°
L1/MP	93.90°	6.20°	92.5°	88.2°	91.5°
Y 轴角	66.30°	7.10°	70.9°	71.1°	71.6°
Pg−NB	1.00 mm	1.50	−0.8 mm	−2.5 mm	−0.0 mm

综合思考题

1. 骨性矢状向不调的错𬌗畸形，掩饰性矫治的基本原则是什么？
2. 请列举及解释 Ⅱ 类错𬌗减数治疗的不同拔牙模式。
3. 前牙反𬌗有几种类型？如何进行鉴别诊断？
4. 恒牙早期中重度骨性 Ⅲ 类错𬌗，不当的掩饰性治疗的危害是什么？

（姜若萍）

拓展小故事及综合思考题参考答案见数字资源

参考文献

1. Moyers R E，Riolo M L，Guire，et al. Differential diagnosis of class Ⅱ malocclusion. Am J Orthod，1980，78：477-494.

2. 邹冰爽，曾祥龙，曾应魁. 安氏Ⅱ类错𬌗颅面类型的研究. 口腔正畸学，1998，5（2）：61-64.

3. McNamara J J. Components of class Ⅱ malocclusion in children8 ～ 10years of age. Am J Orthod，1981，51：177-202.

4. 赵美英，罗颂椒，王锡寿，等.50 例安氏Ⅱ¹错𬌗的 X 线头影测量分析. 华西口腔医学，1985，3：175.

5. 姜若萍，傅民魁. 安氏Ⅱ类 1 分类错𬌗遗传特征初探. 现代口腔医学杂志，2001，15（5）：368-370.

6. Fushima K，Kitamura Y，Mita H，et al. Significance of the cant of the posterior occlusal plane in class Ⅱ division 1 alocclusions. European Journal of Orthodontics，1996，18（2）：1827-1840.

7. Hong S，Bing H，Sa L，et al. Compensation trends of the angulation of first molars：retrospective study of 1403 malocclusion cases. International Journal of Oral Science，2014，15（6）：175 – 181.

8. 李岩涛，刘郁，白玉兴，等. 女性生长发育高峰期后安氏Ⅱ¹类错𬌗后部牙弓与颌骨宽度的分析. 北京口腔医学，2005（2）：96-98.

9. Tianmin X. Physiologic Anchorage Control. Berlin：Springer，2017.

10. 姜若萍，傅民魁. 正常𬌗汉族成年人前牙区牙槽宽度及根尖位置的研究. 口腔正畸学杂志，2008，15（1）：16-19.

11. 古力巴哈·买买提力，陈贵，姜若萍，等. 下颌可后退的前牙反𬌗患者习惯性𬌗位与下颌后退位头影测量研究. 口腔正畸学杂志，2008，15（4）：153-156.

第十四章

垂直向不调的矫治

◎ 学习目标

基本目标

1. 前牙深覆𬌗的形成机制和矫治方法。
2. 前牙开𬌗的形成机制和矫治方法。

发展目标

1. 了解垂直向不调的常用辅助正畸治疗方法。
2. 了解各种常见矫治技术在垂直向控制方面的差异。
3. 复杂病例的垂直向问题梳理及治疗计划的制订。

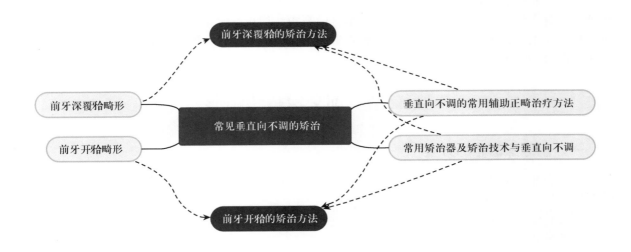

第一节 概 述

错𬌗畸形不仅指牙齿畸形，还包括牙齿、齿槽骨、颌骨、关节和面部软组织以及整个颅颌面系统中与牙、颌有关的畸形。不仅包括矢状向不调，还包括垂直向、横向的不调。它们可能单独存在，也常合并存在于同一个体中。常见的垂直向不调是指垂直向的深覆𬌗和开𬌗。垂直向的深覆𬌗、开𬌗最常见于牙弓前段，也可见于牙弓中段和后段。牙弓中段或后段的垂直向不调多表现为开𬌗畸形。垂直向不调的矫治需要应用垂直向控制的各种手段。但垂直向控制不仅仅应用在垂直向不调的矫治中，在各类错𬌗畸形的治疗过程中，针对原有的以及治疗中可能发生的垂直向的各种问题，都要应用垂直向控制的各种方法。近年来，一些学者认为垂直向控制是矫治过程中面部美观改善的关键因素。当然，垂直向不调不仅影响患者的面部美观，也会影响患者的口颌功能及口腔健康。

垂直向不调的形成机制是复杂的，受面部软组织、颌骨、牙齿的共同影响（图 14-1），同时也与颅颌面部的生长、发育、增龄等有一定关系。如替牙期出现的暂时性的前牙深覆𬌗会随着后牙的萌出而逐渐改善。具体来说，上下颌骨、上下颌齿槽骨、上下牙列以及口裂上面部软组织、口裂下面部软组织，这些因素之间在垂直方向上的复杂相互作用，都会对垂直向牙颌位置关系产生直接影响。这些影响不仅包括垂直方向整体的升高或降低，也包括由于上下颌骨、上下齿槽骨、上下牙列的前部和后部的垂直向高度不一致，而造成的上颌骨腭平面、牙列𬌗平面以及下颌平面的倾斜或旋转，最终造成

图 14-1　面部软组织、牙齿、颌骨三因素对
垂直向不调的影响

的垂直向不调。垂直向不调的矫治应针对错𬌗畸形的产生机制，并结合患者的发育阶段、需求、伦理，综合应用各种治疗手段。

垂直向不调畸形在临床中最常见的表现是前牙深覆𬌗和前牙开𬌗畸形。本章会对这两种常见畸形的发生机制、表现、矫治原则及方法做出详细论述。前牙深覆𬌗和前牙开𬌗是从临床检查上做出的垂直方向上对错𬌗畸形的分型，当用 X 线头影测量进行颅面分析时，根据下颌平面角的变化，颅面部骨面型在垂直方向上又可以分成高角、均角、低角。尽管前牙深覆𬌗在低角患者中多见，前牙开𬌗在高角患者中多见，但是不可否认，在垂直向高角、均角、低角患者中均有可能出现前牙的深覆𬌗或者开𬌗畸形，同时，在垂直向高角、均角、低角个体中也有前牙覆𬌗正常的个体。所以，前牙深覆𬌗和前牙开𬌗是两种垂直向的错𬌗畸形，而高角、均角、低角指的是颅面部的垂直向分型，不可混淆。

第二节　前牙深覆𬌗畸形

一、前牙深覆𬌗的分度

正常覆𬌗为上切牙覆盖下切牙牙冠 1/3 以内。上下颌前牙在正中𬌗位时，当上切牙覆盖下切牙牙冠超过 1/3 时，称为前牙深覆𬌗。

深覆𬌗可以分为以下三度：

Ⅰ度深覆𬌗，上颌切牙盖过下切牙临床冠长度的 1/3 ～ 1/2。

Ⅱ度深覆𬌗，上颌切牙盖过下切牙临床冠长度的 1/2 ～ 2/3。

Ⅲ度深覆𬌗，上颌切牙盖过下切牙临床冠长度的 2/3 以上。

二、前牙深覆𬌗的形成机制

1. 前牙萌出过度或者后牙萌出不足，或者二者兼有。当患者前牙萌出过度时，上下颌前牙垂直向咬合过多，会引起前牙的深覆𬌗畸形，此为牙性深覆𬌗。

2. 前部齿槽骨生长过度，或者后部齿槽骨生长不足，或者二者兼有。当患者上下颌前部齿槽骨萌长过度时，上下颌前牙垂直向咬合加深，会出现前牙深覆𬌗畸形。而当后部齿槽骨萌出不足时，上下颌前牙咬合也会加深，形成前牙深覆𬌗畸形。

3. 下颌骨过度向前向上生长或移动，导致前面高减小，尤其是面下 1/3 减小，导致上下颌前牙咬合过深而出现前牙深覆𬌗畸形，此为骨性前牙深覆𬌗畸形。

4. 后牙过度磨耗、多数后牙缺失、阻生、双侧后牙锁𬌗等因素，使得后部齿槽垂直距离降低，导致形成前牙深覆𬌗畸形。

三、前牙深覆𬌗的临床表现

1. **牙齿表现**　上下颌前牙在垂直向咬合过深，上前牙覆盖下前牙过多，或者下前牙咬合在上颌前牙腭侧过多。前牙可能是闭锁𬌗，上下前牙内倾。上下前牙也可能唇向倾斜。磨牙可呈中性关系、远中关系或者近中关系，以远中和中性关系多见。

2. **𬌗曲线表现**　上颌矢状𬌗曲线曲度减小，下颌矢状𬌗曲线曲度陡深，曲度大。

3. **颌骨**　骨面型可能是低角、均角或者高角。低角患者，下颌平面角减小，下颌骨向前、向上旋转，下颌骨发育可能过度或不足；高角患者，可能同时伴有前牙覆盖增大，上颌骨发育正常或者前突，可能伴有宽度不足，下颌骨发育不足，下颌后缩。

4. **软组织**　骨面型低角或者高角的患者，均有可能出现面下 1/3 变短，面前高减小，但其原理不同。对于上下切牙严重闭锁𬌗患者，深覆𬌗可能引起创伤性牙龈炎、急性或慢性牙周炎，导致齿槽骨吸收，牙齿松动。

5. **口颌功能表现**　咀嚼功能有可能受影响，可能影响颞下颌关节功能，出现关节症状。

四、前牙深覆𬌗的矫治方法

（一）生长改良治疗

在替牙期由于后牙的萌出不足，通常会存在暂时性深覆𬌗畸形，此种情况一般不予治疗。而随着后牙的进一步萌长，深覆𬌗会逐渐减轻，甚至是完全消失。对于前牙深覆𬌗、伴随前牙深覆盖、下颌后缩的患者，则可以采用功能矫治器来进行。如肌激动器（Activator）、双𬌗垫矫治器（Twinblock）、生物调节器（Bionator）、Herbst 矫治器等，都能在矫治下颌后缩、前牙深覆盖的同时，对前牙深覆𬌗进行适当的矫治。对于前牙深覆𬌗、骨面型为低角、伴随前牙反𬌗的患者，采用上颌扩弓联合前方牵引，可使上颌骨前移，下颌骨后旋，前面高增加，前牙反𬌗得到纠正，前牙深覆𬌗也得以解除。

（二）综合性正畸治疗

对错𬌗畸形产生机制进行仔细分析，从面、唇、唇齿关系、牙、齿槽骨、颌骨甚至关节方面，对前牙深覆𬌗的病因进行全面了解，从而制订出相应的治疗方案。前牙深覆𬌗治疗的基本原则是压低前牙或前部齿槽骨和（或）升高后牙及后部齿槽骨，从而改变𬌗平面，减少前牙覆𬌗。改变上下前牙唇倾度、倾斜上下前牙可以部分减小前牙覆𬌗，但这种方法较为局限，只适用于上下前牙舌倾或过度直立的患者。

1. **升高后牙**　用于矫治后部齿槽骨发育不足或者后牙垂直向萌出不足形成的深覆𬌗，一般可以采用平面导板配合固定矫治器，必要时可以结合后牙垂直牵引，可以打开前牙的咬合。一般情况下，磨牙长 1 mm，前牙区咬合打开 2 ~ 5 mm，所以，伸长后牙是治疗前牙深覆𬌗最为便捷的方法。

对于由于后牙广泛过度磨耗、多数后牙缺失或先天缺牙等情况所导致的成人前牙深覆𬌗，有时需要修复专业咬合重建恢复后部齿槽骨垂直距离，再配合固定矫治或无托槽隐形矫治。需要注意的是，由于还要配合矫治器的使用，咬合重建在这个阶段宜采用树脂牙冠来完成。

2. **压低前牙**　适用于前部齿槽骨过度发育或者前牙过长形成的深覆𬌗，垂直骨面型可以表现为均角、高角或低角。低角成年患者多伴有强大的咀嚼肌群，过大的咬合力使得后牙的升高难以实现，因此对于部分低角病例，即使没有前部齿槽骨过度发育或者前牙过长，也可以通过前牙的压低，缓解严重的前牙深覆𬌗畸形。

上下前牙的压低可以通过各种矫治器本身的设计和特性得以实现，也可以施加各种辅助手段或方法。如通过固定矫治器的摇椅型弓、多用途唇弓或者压低辅弓，都有一定的效果。多用途唇弓或压低辅弓一般采用 0.016 英寸 ×0.022 英寸的不锈钢方丝弯制，多用途唇弓在尖牙和双尖牙区域弯制 90° 曲，以躲开尖牙和双尖牙，从而对前牙起到良好的压低效果。压低辅弓在第一恒磨牙的近中弯制小圈曲，再弯制末端后倾曲，以达到压低前牙的效果。

下颌前牙的压低经常配合使用平面导板。平面导板分固定和活动两种。固定的平面导板由于不依赖患者摘戴的配合，效果要更好一些，但会导致口腔卫生较差。固定的方式可以通过磨牙带环或尖牙带环来实现。也可以通过将树脂材料直接粘接于上切牙舌侧来实现。活动的上颌平面导板更加常用。应用上颌平面导板时要同时注意防止由于咬合而产生反向的对上颌前牙唇向推力而继发的上前牙唇倾或者出现散隙的副作用。可以通过对导板与上前牙舌侧接触面的基托部分进行缓冲，同时将上颌牙列全部紧密连扎来减少副作用的产生。

上颌前部齿槽骨过度发育形成的深覆𬌗，往往伴有露龈笑，上切牙垂直向暴露过多，应用口外力如 J 钩头帽进行高位牵引，或者上颌多用途弓，均可以压低上前牙，改善唇齿关系和笑线，对前牙深覆𬌗起到一定的矫治作用。

对于比较严重的前牙骨性深覆𬌗，可以应用微种植钉支抗来压低上、下前牙，可以达到矫治深覆𬌗的目的，一般效果会更好。在上颌前牙，微种植钉可以植入在双侧上中切牙和侧切牙之间，或者侧切牙和尖牙之间，行开放式牵引；在下颌前牙，微种植钉可以植入在双侧下中切牙之间根方正中联合处，通常行闭合式牵引。

（三）正畸 - 正颌联合治疗

对于严重的骨性前牙深覆𬌗患者，尤其是短面综合征患者，单纯移动牙齿根本无法改变其骨面及牙𬌗畸形，可考虑正颌外科介入。通过正畸 - 正颌联合治疗方法，升高后部齿槽，增加下面高和（或）通过上下前部齿槽骨的根尖下截骨术，减小前牙的覆𬌗。

第三节　前牙开𬌗畸形

一、前牙开𬌗的分度

正常覆𬌗上切牙覆盖下切牙牙冠 1/3 以内。当上切牙不能覆盖下切牙牙冠时，称为前牙开𬌗。开𬌗也可以分为以下三度：

Ⅰ度开𬌗，上下切牙切缘间的垂直距离为 0 ~ 3 mm。

Ⅱ度开𬌗，上下切牙切缘间的垂直距离为 3 ~ 5 mm。

Ⅲ度开𬌗，上下切牙切缘间的垂直距离为 5 mm 以上。

二、前牙开𬌗的形成机制

1. 前牙萌出不足或者后牙萌出过度，或者二者兼有　当患者前牙萌出不足时，上下颌前牙没有咬合接触，引起前牙的开𬌗畸形，此为牙性开𬌗。如吐舌等不良习惯可以导致前牙开𬌗。而如果牙齿萌出不足发生在前磨牙或者后牙局部位置，则可能导致前磨牙区或者磨牙区局部开𬌗畸形，如咬硬物不良习惯也会导致局部开𬌗畸形。前牙萌出正常、双侧后牙萌出过度，也会导致上下前牙没有咬合接触，从而导致前牙开𬌗畸形。

2. 前部齿槽骨生长不足，或者后部齿槽骨生长过度，或者二者兼有　当患者上下颌前部齿槽骨发育不足时，上下前牙没有咬合接触，出现前牙开𬌗畸形，而当后部齿槽骨发育过度时，上下前牙也没有咬合接触，亦可形成前牙开𬌗畸形。

3. **下颌后旋转生长型**　导致下升支发育不足，前面高增加，后面高减小，而上下颌前后牙对颌骨类型代偿不足，前牙没有咬合接触而出现开𬌗畸形，此为骨性开𬌗畸形。长面综合征畸形即表现为此类开𬌗畸形。

4. **𬌗发育过程的障碍可以形成前牙开𬌗**　下颌第三磨牙前倾或水平阻生，第二或第一磨牙向𬌗方过度萌长，这是牙弓后段的拥挤在垂直方向的一种表现，形成前牙开𬌗畸形。后牙的固连牙、阻生牙等因素，影响建𬌗，会形成局部后牙开𬌗。

5. **舌因素**　过大舌体、舌系带过短、舌体位置靠下等，也会形成前牙开𬌗畸形。

6. **颞下颌关节因素**　骨关节病引起的下颌髁突骨吸收，导致下升支变短，下颌后下旋转，进而导致前面高增加，后面高减小，使上下颌前牙没有咬合接触，前牙出现开𬌗畸形。

三、前牙开𬌗的临床表现

1. **牙齿表现**　前部牙齿或前部及部分后部牙齿咬合部位在垂直向没有咬合接触，磨牙可呈中性关系、远中关系或者近中关系。

2. **𬌗曲线表现**　上颌矢状曲线曲度增大，下颌矢状曲线曲度变平或呈反曲线，上下曲线不一致，呈现双曲线。

3. **颌骨**　常伴随高角的垂直骨面型，此时，上颌形态可能正常或宽度发育不足，并向前、上旋转，腭盖可能高拱。下颌骨可以为下颌发育不足，下颌升支短，下颌角大，角前切迹深，下颌骨向下、后旋转，并伴有矢状向骨性Ⅱ类畸形；下颌骨也可以为下颌发育过度，前伸，并伴有矢状向骨性Ⅲ类畸形。前牙开𬌗也可见于垂直骨面型均角，甚至是低角的患者，此时，上、下颌骨前部可能出现局部的垂直向发育不足。

4. **软组织**　上下唇闭合不全，颏后缩或前突，面下1/3过长，面前高增加，颏部紧张，颏唇沟不显，微笑时牙龈暴露过多。

5. **口颌功能表现**　咀嚼功能及语音功能受影响，前牙咬切功能丧失，咀嚼肌张力不足。

四、前牙开𬌗的矫治方法

（一）生长改良治疗

处于生长发育快速期的儿童患者出现前牙开𬌗，多数是由于不良习惯如伸舌吞咽或吮拇指所引起的。其可以通过舌刺矫治器等破除不良习惯进行治疗。不良习惯破除后，随着患者生长发育的持续进行，齿槽骨生长，牙齿萌长，开𬌗畸形会自动消除。

舌刺矫治器分为固定舌刺矫治器和活动舌刺矫治器。固定舌刺矫治器通常在上颌第一恒磨牙上安置带环，双侧通过横杆连接在一起，前部焊舌刺，以矫治吐舌的不良习惯。固定舌刺矫治器患者不能自行摘戴，所以疗效能够保证，一般6个月左右即可完成开𬌗畸形的矫治。活动舌刺矫治器则是在活动矫治器上增加舌刺，患者能自由摘戴。该矫治器固位效果较差，患者常常以舌头来摆弄矫治器，甚至会因感觉难受而不戴用，因此其效果有时难以保证。

有些患者虽然只是由不良习惯引起的开𬌗，但由于长时间的作用，上颌牙弓狭窄，腭盖高拱，需要扩大牙弓后再施以不良习惯破除矫治器，矫治前牙开𬌗。而有些患者则在牙弓扩大后，开𬌗畸形就得以消除。

如果是后牙萌出过多或者后部齿槽骨过度发育的高角病例，也可以考虑一些矫形治疗的方法，例如采用口外力高位头帽牵引，以压低后部齿槽骨，或者后牙𬌗垫结合高位垂直牵引，可以压低后牙，减小下颌平面角和前下面高。

（二）综合性正畸治疗

根据错𬌗畸形的诊断分析，从面、唇、唇齿关系、牙、齿槽骨、颌骨甚至关节方面，对前牙开𬌗的病因机制和临床表现进行全面了解，之后制订相应的综合性正畸治疗方案。矫治开𬌗的基本原则是压低磨牙和伸长或直立前牙。

1. 伸长或直立前牙 用于矫治前牙萌出不足或前部齿槽骨发育不足的开殆畸形。

上下颌前牙萌出高度不足,唇齿关系不良,上下切牙在自然放松情况下暴露过少,前牙轻度开殆,开殆距离 2 ~ 3 mm。可以通过伸长上下前牙,使上下前牙建立正常的咬合关系。

一般通过固定矫治器来进行矫治。如果牙列拥挤度较轻,上下前牙无唇向倾斜,通常情况下,在粘接矫治器时,上下前牙的托槽可以靠近龈向 0.5 ~ 1.0 mm,这样在弓丝排齐和整平牙列时,前牙即可自动伸长,或者同时于前牙部位以轻力进行垂直牵引,使前牙适当伸长,以达到矫治前牙轻度开殆的目的。

如果上前牙唇倾,且牙列中存在拥挤,上下唇前突,则可以通过拔除双尖牙来进行矫治。拔除双尖牙后,内收上下前牙的同时,前牙舌向倾斜并直立,开殆畸形可在一定程度上得以矫治,必要时可进行垂直牵引。

上下前牙萌出正常或前部齿槽骨发育良好的轻度开殆患者,如唇齿关系良好,也可通过前牙的垂直牵引,代偿性伸长前牙,以达到治疗开殆的目的。

2. 磨牙的垂直向压低 用于矫治上下颌后牙萌出过度或后部齿槽骨发育过度的开殆畸形。

可以上颌辅助横腭杆控制磨牙的垂直向位置。双侧磨牙带环,舌侧焊接横腭杆,或者放置横腭杆插栓。横腭杆距离腭黏膜大约 5 mm,利用舌肌的力量控制或压低上颌磨牙。

可以辅助口外弓高位头帽牵引,对上颌磨牙进行垂直向控制。高位牵引头帽利用颅部作为支抗,通过口外牵引力,使口外力通过上颌第一恒磨牙的阻力中心上部,以压低磨牙,调整殆平面,矫治前牙开殆。高位牵引头帽每天戴用 10 ~ 14 h,力度为每侧 300 ~ 450 g。

可以应用后牙殆垫进行后牙的垂直向控制,后牙殆垫覆盖过度萌出的后牙,咬合时仅后牙区的殆垫接触,通过咀嚼压力,使上下颌后牙都得以压低,这种方法对生长发育期的患者会更加有效。有些患者可以采用后牙殆垫配合高位垂直牵引头帽,压低磨牙效果会更明显。

比较严重的骨性开殆,如高角开殆患者,通常伴有下颌骨的后旋,殆平面倾斜度较大,下颌平面角较陡,前下面高增加,后面高减小,矢状方向上多表现为骨性Ⅱ类,也有少数骨性Ⅲ类或Ⅰ类患者。治疗该类高角开殆畸形,应设法降低后段牙列的垂直向高度,改变倾斜的殆平面,尽量减小下颌平面角,矫治前牙开殆。

对于这类患者,在减数设计中,除了必要的前牙减数之外,为解除牙弓后段的拥挤和降低后牙垂直向高度,需要选择适当磨牙减数。通常需要拔除第三磨牙,为第二、第一恒磨牙的直立并远中移动提供足够的间隙,并在一定程度上降低后牙段垂直向高度。拔除第三磨牙后,还可消除第三磨牙的阻生,排除开殆进一步加重的因素。有时,根据后牙直立并远中移动的量和牙弓后段的拥挤程度,可能需要拔除第二恒磨牙,以直立第一恒磨牙,并将第三恒磨牙近中移动,但要预防第三磨牙前移时产生近中倾斜。一般而言,只对第二磨牙位置不好、后牙区拥挤明显或者除了垂直向问题还需要同时解决较严重矢状向问题的患者,才考虑拔除第二恒磨牙。单纯设计拔除第一恒磨牙矫治开殆的情况比较少见,一般见于第一恒磨牙为龋患牙,或者先天性发育不良,或者第一恒磨牙为开殆首要原因的患者,同时第二和第三恒磨牙发育良好或预计可以正常萌出。

多种固定矫治技术,如标准方丝弓矫治技术、直丝弓矫治技术、Begg 矫治技术、多曲方丝弓矫治技术等,结合正确的诊断分析、适当的拔牙选择、合适的辅助手段以及正确的矫治力的应用,都能对开殆畸形进行有效治疗。无托槽隐形矫治技术由于矫治器覆盖牙殆面,直接通过日常的咬合力量产生对后牙的压低作用,对矫正开殆畸形有优势。

对于高角骨性开殆畸形,实现后部齿槽骨的压低是治疗的核心。各种辅助手段当中,微种植钉支抗是最为有效的实现磨牙压低的方法之一。支抗钉的植入位置通常设计在上颌第一、第二恒磨牙间根方颊侧和腭侧各 1 颗，以及下颌第一、第二恒磨牙间根方颊侧；在配合使用上颌横腭杆和下舌弓的情况下，支抗钉可以设计单独放在上颌磨牙区的颊侧或腭中缝区域，以及下颌磨牙区的颊侧。支抗钉的植入高度应尽量偏向口腔前庭沟底游离龈边缘位置，以获得有效的压低作用距离。

（三）正畸 - 正颌联合治疗

严重的骨性高角开𬌗畸形多表现为长面综合征，𬌗平面严重倾斜，下颌平面角增大，下颌平面陡峭，面下 1/3 高度明显增加，牙列中仅有少数牙齿咬合接触，磨牙可为Ⅱ类或者Ⅲ类咬合关系，矢状向上可以是骨性Ⅱ类或骨性Ⅲ类，上下颌前牙有代偿性伸长。此类开𬌗畸形可以是手术治疗适应证，单纯的正畸治疗难以达到治疗目的或者治疗效果有限，通过正畸 - 正颌联合治疗，能够达到矫治前牙开𬌗、改善面型的目的。术前通过正畸治疗去除代偿，排齐上下牙列；正颌外科手术移动骨块，矫治前后向、垂直向以及横向上下颌骨的不调；术后正畸再进行精细的调整，以取得满意的矫治效果。

第四节　垂直向不调的常用辅助正畸治疗方法

根据垂直向不调的性质、治疗难度、发生的部位以及矫治的要求，正畸治疗中常需要配合使用一些辅助治疗方法或手段，常见的有 J 钩、口外弓、TPA、Nance 弓、多用途弓、平面导板、摇椅弓、微钛板以及微种植钉等。其中微钛板和微种植钉需要手术植入。

有学者通过对比微种植钉、口外弓、Nance 弓对上颌第一恒磨牙的压入作用发现，微种植钉支抗的压入效果最好，口外弓其次，Nance 弓再次。也有学者认为，Nance 弓比口外弓对磨牙垂直向控制更好。还有学者应用微种植钉支抗，经过 7.5 个月，对上颌第一恒磨牙平均压低 3 ~ 8 mm。对于上颌切牙的压低作用，多数学者认为微种植钉辅助支持对于上前牙的压低作用要强于 J 钩或者多用途弓。但多用途弓由于能够产生较轻的压力，因而常用于牙周病患者需要压低前牙时。另外，微种植钉方法是有创操作，且会增加患者的经济负担，对患者有更高的要求，所以应恰当选择适应证。

上颌平面导板主要可以用于矫治后部牙槽骨或颌骨发育不足所致的前牙深覆𬌗，以升高后牙、适当压低前牙。类似上颌平面导板的装置，如固定矫治中直接在上颌个别前牙舌侧粘接咬合垫、无托槽隐形矫治中上颌矫治器上前牙舌侧设计咬合导板等，其作用原理类似平面导板。摇椅弓能够产生从牙列前端到后端的模糊的垂直向作用，但其精确度不足。有学者指出，摇椅弓在不同的弯曲深度时，会在相同的牙位表现出不同方向的垂直向作用力，因此在临床应用中还需恰当选择。

第五节　常用矫治器及矫治技术与垂直向不调

一、Begg 矫治技术

Begg 矫治技术利用超弹性澳丝结合轻力，不使用口外力，应用差动力的原理来移动牙齿（图 14-2）。磨牙前的后倾曲和颌间的 Z 形牵引都会在一定程度上对上下颌磨牙垂直方向产生一定的影响。有学者指出，Begg 矫治器治疗后，垂直方向上，下颌平面角增加，前面高增加。还有学者指出，无论拔牙与否，Begg 矫治器治疗后前面高均有增加。这些对前牙深覆𬌗患者有利，但要注意，如果后倾曲力量不足，对上下前牙的压低作用有限，或者患者本来深覆𬌗严重，同时，由于内收前牙时无法对前牙转矩进行控制以及滚筒效应，前牙覆𬌗可能会进一步加重。

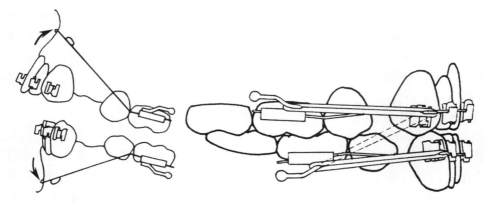

图 14-2　Begg 矫治技术

二、多曲方丝弓矫治技术

多曲方丝弓矫治技术需要在不锈钢方丝上弯制多个靴形曲（图 14-3），唇弓每侧由 5 个水平垂直曲组成，从第二磨牙至侧切牙区，高度约为 2.5 mm，水平长度 5 ～ 8 mm 不等。该弓丝可以在三维方向控制每个牙齿的移动。在唇弓置入牙列后，同时需要配合前牙区的垂直牵引，并结合颌间短的Ⅱ类或Ⅲ类牵引，不使用口外力，后倾磨牙，能够纠正一些相对严重的开𬌗。单纯应用这种技术矫治开𬌗，需设计磨牙减数，而且需要患者较高的配合程度才能完成垂直牵引及短的颌间牵引，可以观察到前牙的伸长，下颌平面角的增大，下面高的增加。

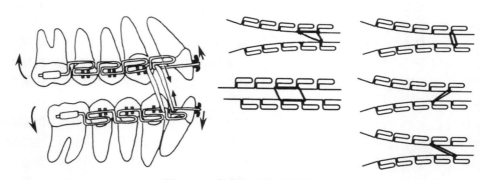

图 14-3　多曲方丝弓矫治技术

三、直丝弓矫治技术

传统的直丝弓矫治技术，将个别正常𬌗牙齿的三维数据，直接整合在托槽槽沟和底板内，并希望以尽可能简单的弓丝应用顺序来完成矫治。由于不同的临床专家对理想数据的认识不同，因而出现了多种不同数据体系的直丝弓矫治器。就矫治技术本身而言，其对垂直方向上治疗的考虑相对较少，因此，在矫治过程中常常需要辅助应用口外弓、TPA、Nance 弓、多用途弓、微种植钉、平面导板等各种垂直向控制的辅助手段和方法。

四、Tweed-Merrifield 标准方丝弓矫治技术

Tweed-Merrifield 标准方丝弓矫治技术，就矫治技术本身而言，其对垂直方向上治疗的考虑较多。例如：智齿从一开始就被纳入治疗计划，考虑其是否需要早期拔除；高位牵引的 J 钩头帽的持续应用；下颌第二恒磨牙、第一恒磨牙在矫治过程中的直立、后倾以及垂直向伸长的预

防；矫治结束时前牙的过矫治、后牙的 Tweed 殆（图 14-4）等。标准方丝弓矫治技术在垂直方向上的技术应用，不仅仅是为了解决垂直向不调的前牙深覆殆及前牙开殆，还更进一步通过垂直方向上的控制方法在一定程度上调整殆平面的倾斜度以及下颌平面的倾斜度，以改善面型及咬合功能。

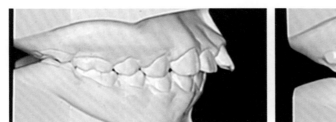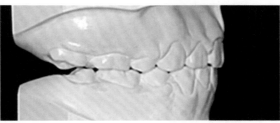

图 14-4　矫治结束时前牙的过矫治和后牙的 Tweed 殆

五、无托槽隐形矫治技术

无托槽隐形矫治是将当今三维数字化技术、新材料、人工智能以及新的生物力学概念相结合，在口腔正畸领域的应用，因其美观、舒适、矫治过程可视化等特点赢得了人们的青睐。它利用粘固于牙齿上的附件替代托槽，以高分子膜片制作的透明矫治器取代各型弓丝。

由于透明矫治器膜片直接覆盖在整个上下牙列殆面上，可产生一定程度的殆垫效应，因此可以产生牙齿的压低效应。对于前牙开殆或有开殆倾向的高角病例，无托槽隐形矫治有其天然优势。而当使用透明矫治器远中移动磨牙时，除了发生磨牙远中移动外，还伴随磨牙压低。

由于透明矫治器膜片材料整体刚度不够，减数病例关闭拔牙间隙时容易出现"过山车"现象，再加上膜片的殆垫效应，对于前牙深覆殆病例会造成覆殆进一步加深的风险。目前常采用牙齿分步移动和将矫治目标设计为过矫治的前牙浅覆殆来弥补。还可以采用一些辅助手段，如微种植钉辅助对切牙的压低，上前牙舌侧的透明导板。尽管如此，对前牙深覆殆病例应用无托槽隐形矫治器时仍需特别注意。

六、颌间牵引技术

颌间Ⅱ类或Ⅲ类牵引技术是在解决矢状向位置关系不调中经常用到的方法，然而其在垂直方向上产生的影响不容忽视。如果应用，既要考虑其产生的有利作用，同时也要尽可能减小其不利影响。例如，Ⅱ类颌间牵引会造成垂直向的下后牙升高和上前牙伸长。对于前牙深覆殆Ⅱ类患者，如果垂直骨面型为低角，下后牙升高还有好处，但上前牙伸长就要想办法预防；如果垂直骨面型为高角，此时就应考虑尽可能少用Ⅱ类牵引。对于前牙开殆Ⅱ类患者，如果垂直骨面型为低角，这种下后牙升高及上前牙伸长都是有利的；如果垂直骨面型是高角，则要尽可能避免因下后牙的升高造成前牙开殆进一步加重。Ⅲ类牵引在垂直方向能造成下前牙的伸长和上后牙的伸长，在治疗中也同样需要加以分析考虑。

第六节　常见垂直向不调病例解析

一、前牙开殆治疗一例（图 14-5 至图 14-7）

【一般情况】　患者，女，21 岁。

【主诉】　开殆、咬合差、面突。不愿手术。

【临床表现及检查】

1. 口外检查：凸面型，下颌后缩，面下 1/3 过长、唇下 2/3 过长，左右基本对称。

2. 口内检查：恒牙列，前牙Ⅲ度开𬌗，约 5.5 mm，Ⅲ度深覆盖，约 5 mm，上中线与面中线一致，下中线左偏 2 mm，双侧磨牙近中尖对尖关系，上颌牙列约 3 mm 拥挤，下颌牙列约 6 mm 拥挤。

3. 无关节弹响、不适。

4. X 线头影测量分析见表 14-1（选用北医分析方法，列出治疗前后测量值）。

【曲面断层】 18 萌出，38、48 近中阻生，28 未见，下颌前牙齿槽骨轻度吸收可见，余未见明显异常。

【病史及家族史】 过敏性鼻炎病史。

【不良习惯】 无相关。

表 14-1 治疗前后 X 线头影测量分析

测量项目	治疗前	治疗后	均值	标准差
SNA	79.9°	79.4°	82.8°	4.0°
SNB	74.2°	74.7°	80.1°	3.9°
ANB	5.7°	4.7°	2.7°	2.0°
FH-NP	85°	84.3°	85.4°	3.7°
NA/PA	11.2°	8.2°	6.0°	4.4°
U1-NA	10.4 mm	4.5 mm	5.1 mm	2.4 mm
U1/NA	36.1°	19.7°	22.8°	5.7°
L1-NB	12.4 mm	7.2 mm	6.7 mm	2.1 mm
L1/NB	40.1°	21.4°	30.3°	5.8°
U1/L1	98.1°	144.2°	125.4°	7.9°
U1/SN	116°	99.1°	105.7°	6.3°
MP/SN	48°	45.1°	32.5°	5.2°
MP/FH	36.7°	33.9°	31.1°	5.6°
L1/MP	97.9°	81.5°	92.6°	7.0°
Y 轴角	65.3°	63.1°	66.3°	7.1°
Pg-NB	−0.8 mm	0.6 mm	1.0 mm	1.5 mm

【问题列表】

1. 面部：凸面型，开唇露齿，面下 1/3 过长，下颌后缩明显。

2. 牙齿：前牙开𬌗 5.5 mm，5 mm 深覆盖，拥挤度：上牙列 3 mm、下牙列 6 mm，双侧磨牙近中关系。

3. 骨骼

（1）矢状向：Ⅱ类骨面型。上颌骨基本正常，下颌骨明显后缩，上下切牙唇倾。

（2）垂直向：高角，骨性开𬌗，上下颌后牙及后部齿槽骨发育过度。

4. 功能：无特殊。

【诊断】 凸面型；骨性Ⅱ类高角；安氏Ⅲ类；毛氏Ⅳ² + Ⅰ¹。

【治疗过程】 单纯正畸配合微种植钉辅助。

1. 拔除上、下颌双侧第一双尖牙及 18、38、48，上下固定矫治器，标准方丝弓矫治技术。

2. 利用拔牙间隙直立并内收上、下前牙，尽力做好上下后牙的垂直向控制，预防垂直向的升高。

3. 利用微种植钉辅助对上前牙、上后牙及下后牙进行垂直向压低。

4. 精细调整，完成治疗。

5. 拆除矫治器，进入保持阶段。

【病例解析】

1. 该患者是一个牙性Ⅲ类、骨性Ⅱ类、骨性开𬌗的疑难病例，从各方面来看，都应该是一个正畸 - 正颌手术联合治疗病例。由于患者坚决反对手术治疗，而仅仅寻求单纯正畸治疗，因此给矫治设计和治疗提出了巨大的挑战。从治疗结果来看，患者的面型、骨骼关系以及咬合关系均得到了较大的改善，基本达到甚至超过了患者最初对单纯正畸治疗的最大期望。

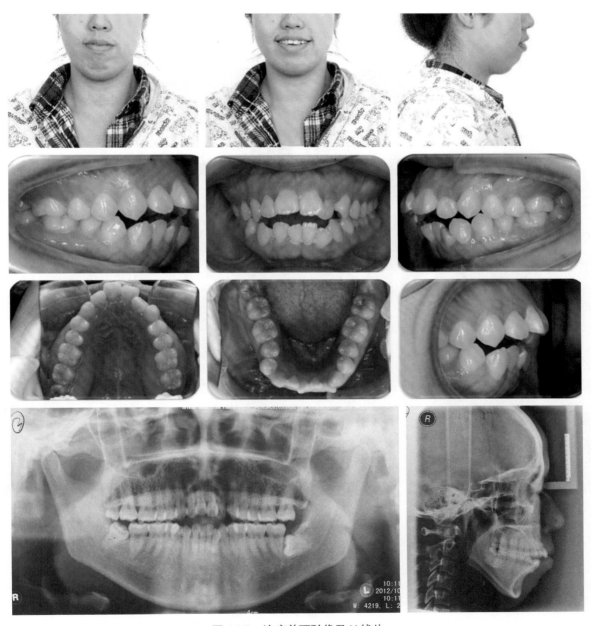

图 14-5 治疗前面𬌗像及 X 线片

2. 对该患者来说，贯穿在整个治疗过程中的垂直向考虑和控制非常关键。不仅仅是微种植钉，单纯地利用拔除全部智齿和 4 颗第一前磨牙，在整个治疗过程中，对上下后牙的垂直向位置关系的维持，甚至压低，对上前牙的内收，甚至压低，都需要尽最大努力去实现。

3. 该病例骨性开𬌗的根本原因在于上下颌后牙及后部齿槽骨的过度发育。而排除正颌手术方案之后，对齿槽骨有较好的垂直向压入的辅助手段，应考虑微种植钉辅助。在该病例的治疗过程中，上颌后牙双侧并颊舌侧共植入 4 颗微种植钉，下颌双侧颊侧植入 2 颗微种植钉，上前牙双侧侧切牙和尖牙之间根间位置也因为需要进一步压低上切牙而植入了 2 颗微种植钉辅助。通过适当的牵引力，一定程度上实现了对上颌骨𬌗平面的整体上抬和下后牙的垂直向高度的维持甚至压低，从而促使了该患者下颌骨生理性的前上旋转，而最终改善了面下 1/3 高度、颏部位置和骨性开𬌗。该病例治疗后的牙𬌗关系、骨骼关系均得到了较大改善，面部形态也变得美观而且协调，但是面下 1/3 中的唇下 2/3 部分明显过长，如果能够再做一些局部手术修整将会更加完美。

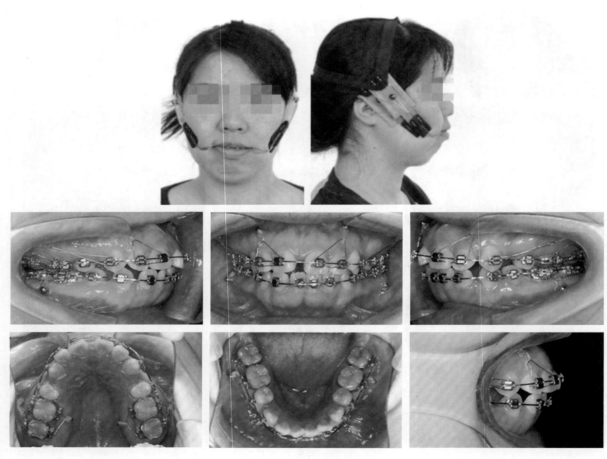

图 14-6　治疗中面𬌗像

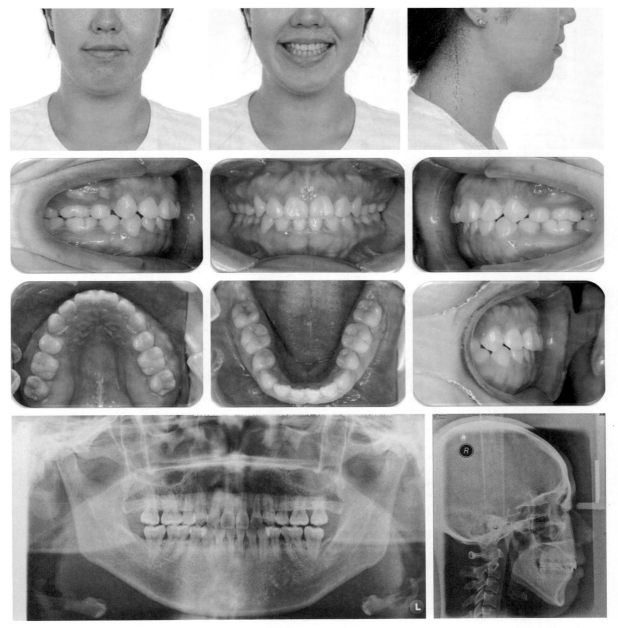

图 14-7　治疗后面𬌗像及 X 线片

二、前牙深覆𬌗治疗一例（图 14-8，图 14-9）

【一般情况】　患者，女，26 岁。

【主诉】　咬合深，牙突，牙不齐。

【临床表现及检查】

1. 口外检查：凸面型，下颌后缩，颏部肌肉紧张，开唇露齿，面部基本对称。

2. 口内检查：恒牙列，前牙Ⅲ度深覆𬌗，Ⅲ度深覆盖，覆盖约 11 mm，上中线居中，右侧磨牙完全远中关系，左侧磨牙远中尖对尖关系，双侧尖牙远中关系，上颌前牙散在约 6 mm 间隙，下颌牙列拥挤约 6 mm，25 桩核冠修复，口腔卫生差。

3. 无关节弹响、不适。

4. X线头影测量分析见表14-2（选用北医分析方法，列出治疗前后测量值）。

【病史及家族史】 母亲有类似畸形。

【不良习惯】 无相关。

【曲面断层】 18、38、48智齿正常萌出，25桩核冠修复，下颌2-2齿槽骨轻度吸收可见，余未见明显异常。

表14-2 治疗前后头影测量分析

测量项目	治疗前	治疗后	均值	标准差
SNA	85.7°	79.5°	82.8°	4.0°
SNB	78.1°	77.9°	80.1°	3.9°
ANB	7.6°	1.6°	2.7°	2.0°
FH-NP	85.7°	88.0°	85.4°	3.7°
NA/PA	16.7°	−0.9°	6.0°	4.4°
U1-NA	7.1 mm	7.6 mm	5.1 mm	2.4 mm
U1/NA	20.8°	25.4°	22.8°	5.7°
L1-NB	9.8 mm	6.8 mm	6.7 mm	2.1 mm
L1/NB	31.7°	39.2°	30.3°	5.8°
U1/L1	119.8°	114.7°	125.4°	7.9°
U1/SN	106.6°	104.9°	105.7°	6.3°
MP/SN	38.0°	35.7°	32.5°	5.2°
MP/FH	30.0°	27.6°	31.1°	5.6°
L1/MP	95.7°	105.7°	92.6°	7.0°
Y轴角	64.1°	61.7°	66.3°	7.1°
Pg-NB	-0.7 mm	3.8 mm	1.0 mm	1.5 mm

【问题列表】

1. 面部：凸面型，下颌后缩明显，颏肌紧张，面下1/3稍短。

2. 牙齿：前牙Ⅲ度深覆𬌗、Ⅲ度深覆盖，上牙列存在6 mm间隙，下牙列6 mm拥挤，双侧磨牙远中关系。

3. 骨骼

（1）矢状向：Ⅱ类骨面型。上颌骨基本正常，下颌骨明显后缩，下切牙唇倾。

（2）垂直向：高角，上下颌前牙及前部齿槽骨垂直向发育过度，后牙及后部齿槽骨发育不足。

4. 功能：无特殊。

【诊断】 凸面型；骨性Ⅱ类高角；安氏Ⅱ类；毛氏Ⅱ² + Ⅳ¹ + Ⅰ¹（下颌）Ⅰ²（上颌）。

【治疗过程】 采用正畸 - 正颌联合治疗。

1. 术前正畸，拔除下颌双侧第一双尖牙，上下固定矫治器，直立并内收下前牙，尽力增大前牙覆盖；关闭上前牙间隙，并轻度舌倾上前牙；匹配上下牙弓弓形。

2. 正颌手术，上颌 Lefort Ⅰ型截骨并前上旋转，下颌升支矢状劈开前徙配合颏成形。

3. 术后正畸，精细调整。

4. 拆除矫治器，进入保持阶段。

【病例解析】

1. 此病例不仅是一个矢状向的骨性Ⅱ类病例，还存在着垂直向的问题。分析该患者前牙深覆𬌗的原因，可以发现，其与上下颌前牙和前部齿槽骨的发育过度，以及上下颌后牙和后部齿槽骨发育不足有关。单纯通过升高后牙、压低前牙的方式来改善深覆𬌗治疗效果有限、临床难度较大。同时又存在较严重的下颌骨后缩的Ⅱ类骨性问题，因此正颌手术的介入是一个非常好的解决方案。

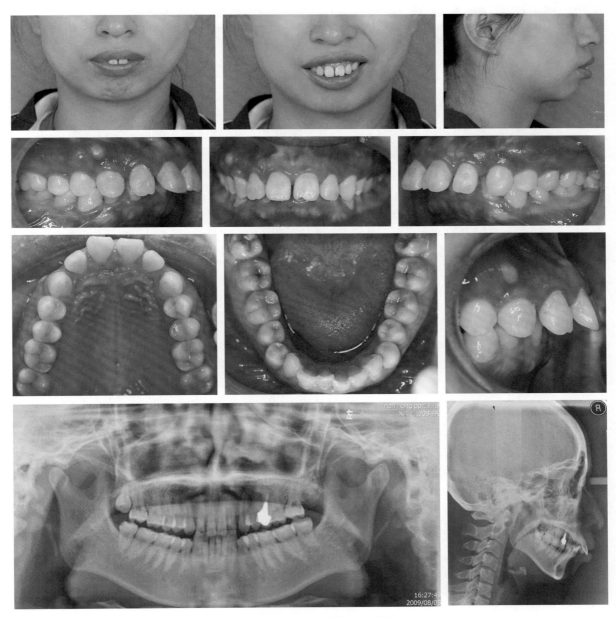

图 14-8　治疗前面𬌗像及 X 线片

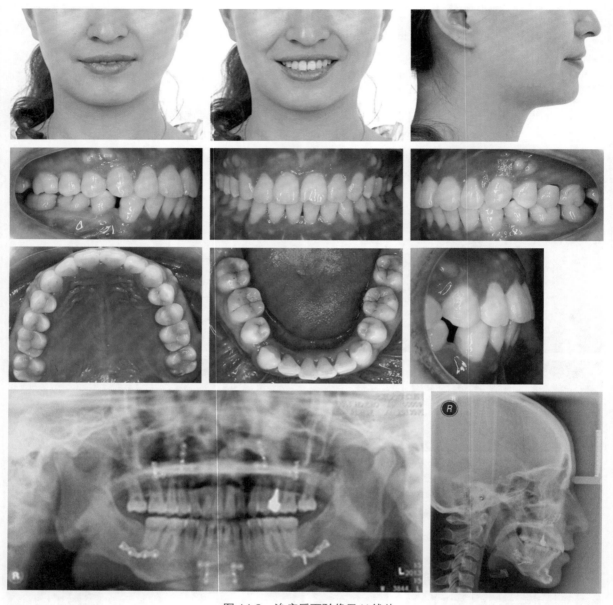

图 14-9　治疗后面𬌗像及 X 线片

2. 即使是在正颌手术过程中，本病例仍然需要较好地完成垂直向的控制。例如，本病例上颌骨截骨后，前部需要在垂直向多去除一些骨质，而后部则需要增加一些骨量，从而造成上颌骨适当的前旋，𬌗平面适当的前旋，术前正畸过程中也需要上前牙有适当的舌倾；对于下颌骨来说，在矢状向前徙过程中，随着上颌骨的前旋，下颌骨也适当前旋，只有对其进行精确的控制，才能使患者在术后获得较为完美的侧面形态。

3. 由于患者对术后的改变非常满意，进而急于结束矫治，致使下颌中线调整未到位，部分间隙未完全关闭，有些遗憾。临床医生治疗的不仅仅是疾病，而且也是"患者"，从伦理角度满足患者的需求是一名优秀的医生需要考虑的。

综合思考题

请思考由于正畸治疗不当而出现的垂直向不调的常见表现及纠正方法有哪些。

（江久汇）

拓展小故事及综合思考题参考答案见数字资源

参考文献

1. Proffit W R，Fields H W，Sarver D M. Contemporary Orthodontics. 5th ed. St. Louis：Mosby Elsevier，2014.

2. 林久祥，李巍然. 现代口腔正畸学. 5 版. 北京：北京大学医学出版社，2021.

第十五章

颌间宽度不调的矫治

◎ **学习目标**

基本目标

1. 运用正确的检查分析手段，对颌间宽度不调做出诊断。

2. 针对颌间宽度不调畸形制订合理的治疗方案。

发展目标

1. 正确选择解决颌间宽度不调的辅助矫治措施。

2. 分析宽度不调矫治对矢状向、垂直向不调的影响。

3. 预防颌间宽度不调矫治过程中出现的并发症。

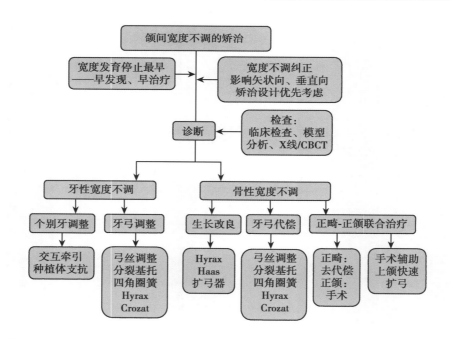

颌骨的三维生长发育中，宽度的生长停止最早。除后牙的反𬌗、锁𬌗外，宽度不调还常常以牙弓不调和基骨不调为表现，临床检查中容易被忽视。在治疗上，颌间宽度不调的矫治可能会引起颌位改变，进而引起矢状向和垂直向的改变。因此对于宽度不调的矫治关键在于对宽度不调的正确诊断，以及在矫治设计中优先考虑宽度不调的解除。

模型、X 线片及 CBCT 等方法可以对宽度不调进行诊断，并分析其具体形成机制，如牙性、骨性或者混合性宽度不调。其中对于上、下颌骨骨性宽度是否协调的判断较为重要。可以使用牙槽嵴中心（center of alveolar crest，CAC）测量法在牙列模型上分析上、下颌骨基骨的宽度是否协调。具体确定牙槽嵴中心的方法有 2 种（图 15-1）：一是将卡尺置于釉牙骨质界略根方，颊舌向上在第一磨牙牙冠做二等分点，连接后牙中央窝，得到中心线；二是不用卡尺并忽略牙齿的位置，沿着上颌骨的骨嵴观察，连接颊舌向最突出的牙槽骨的中点，画出一条曲线，使其与弯曲的牙槽嵴的中心一致。牙槽嵴中心连线所形成的上颌后牙段基骨弓宽度应宽于下颌后段基骨弓宽度约 5 mm。

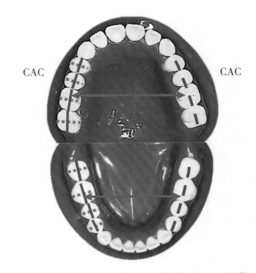

图 15-1　模型上确定 CAC 并分析上下颌骨基骨宽度

颌间宽度不调的另一种检查方法为，头颅定位正位（后前位）片。1999 年，Vanarsdall 提出使用上颌下颌横向差异作为诊断横向骨骼问题的诊断工具。这种方法是基于 Ricketts 等的上颌和下颌生长的规范。测量患者的上颌骨宽和下颌骨宽，并与 Ricketts 等制定的标准数值进行比较，计算并比较患者的上颌下颌骨宽差和同年龄 Ricketts 标准数值的差异。通常个体测量与 Ricketts 标准的差异应在 5 mm 以内。如果超过 5 mm，则存在横向骨骼问题。如图 15-2 所示，在头颅正位片上，上颌标志点（J 点）取上颌结节与颧弓下缘的交点，上颌宽度记为右侧 J 点到左侧 J 点的距离；下颌标志点（Ag 点）取下颌角前切迹，下颌宽度记为右侧 Ag 点到左侧 Ag 点的距离。上下颌横向差异指数：预期的上下颌骨差异（不同年龄的既定标准）减去实际的上下颌骨差异；预期的上下颌骨差异，即左右 Ag 点间距离减去左右 J 点间距离的差值（可从正常值表中查到）；实际的上下颌骨差异，即

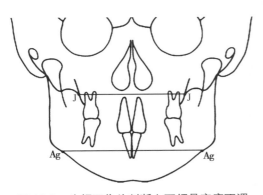

图 15-2　头颅正位片判断上下颌骨宽度不调

实际的左右 Ag 点间距离减去实际左右 J 点间距离。Ricketts 法标准主要针对白种人，目前尚缺乏我国人群的参考值。一项针对不同人种头颅定位正位片测量值的研究纳入了 157 例我国青少年，结果显示，相关指标测量值几乎均大于美国白种人，因此该方法可用于治疗前后疗效的评价以及不同年龄段患者间的横向比较，而不宜直接作为颌间宽度不调的诊断指标。

近年来，广泛使用的 CBCT 也可以用于上下颌骨骨性宽度不调的诊断（图 15-3）。基于 CBCT 的宽度向分析方法可以确定不同牙位的上下颌骨宽度及其关系、每颗牙的颊舌向倾斜度及其牙根在牙槽骨中的位置，对骨性宽度进行诊断的同时，还可对牙轴倾斜程度及牙代偿限度做出判断。牙根应位于牙槽骨的中央，上颌磨牙应略向颊侧倾斜，下颌磨牙应略向舌侧倾斜。

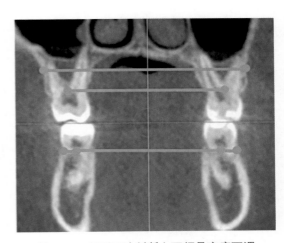

图 15-3　CBCT 法判断上下颌骨宽度不调

Pont 分析由法国学者 Pont 提出，他认为上切牙近远中径之和（sum of incisors，SI）与理想无拥挤状态下的牙弓宽度有一定关系：在理想的牙弓中，SI 与前磨牙区牙弓宽度（上颌双侧第一前磨牙中央窝点间距离）比值为 0.8，与磨牙区牙弓宽度（双侧上颌第一磨牙中央窝点间距离）比值为 0.64。这两个比值统称为 Pont 指数。正畸临床可测量 SI 通过 Pont 指数预测理想牙弓宽度，比较实际后牙区的宽度，评价牙弓横向宽度不足的量。

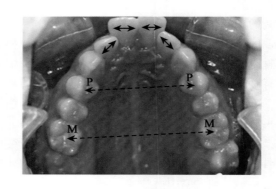

图 15-4　使用 Pont 法判断患者颌骨宽度是否正常
"↔"表示切牙宽度　"PP"间"↔"表示第一前磨牙间宽度　"MM"间"↔"表示第一磨牙间宽度

如图 15-4 所示，患者上颌切牙总宽度为：7.8+9.5+9.5+7.8=34.6（mm），因此预测上磨牙间宽度 34.6/0.64= 54.06 mm，预测上前磨牙间宽度 34.6/0.8= 43.25 mm。而该患者实际上磨牙间宽度为 47 mm；实际上前磨牙间宽度为 34 mm，均小于上颌前磨牙间宽度和上颌磨牙间宽度的预测值，因此提示该患者需要扩弓治疗。

1952 年，Howes 提出横向发育不足的诊断需考虑牙与牙槽骨、牙弓以及与面部其他结构的关系。Howes 分析法需要测量以下指标：①牙量（tooth material，TM）：包括第一恒磨牙的 12 个牙冠的近远中宽度之和；②前磨牙弓宽径（premolar diametre，PMD）：两侧第一前磨牙颊尖之间的水平距离；③前磨牙根尖基骨弓宽径（premolar basal arch width，PMBAW）：两侧第一前磨牙根尖部基骨间宽度（图 15-5A）；④基骨弓长度（basal arch length，BAL）：牙弓中线最前点下方根尖基骨与两侧第一磨牙远中面连线的距离（图 15-5B）。正常情况下 PMBAW 约等于 TM 的 44%，若此值小于 37%，说明基骨宽度不足以容纳 12 颗牙齿；当 PMBAW ＞ PMD 时，说明患者进行扩弓是安全有效的。Howes 分析法对于治疗设计中确定是否进行拔牙矫治或者进行扩弓具有一定的价值。

此外，还可以通过 Korkhaus 的腭盖高度指数分析上颌骨牙量 - 骨量协调性、牙弓和基骨宽度的协调性等，以判断上颌骨性扩宽的必要性。

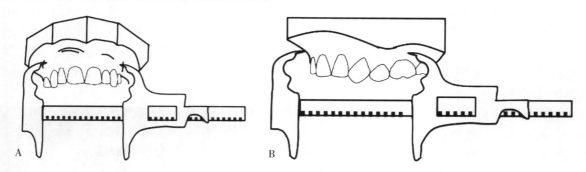

图 15-5　Howes 分析法示意图
A. Howes 法测量前磨牙根尖基骨弓宽径　　B. Howes 法测量基骨弓长度

第一节　后牙反𬌗的矫治

一、错𬌗机制分析

从机制上讲，后牙反𬌗可能为牙性、功能性、骨性或者由上述因素共同引起。牙性因素主要是替牙障碍、恒牙牙胚位置异常，导致上颌后牙腭向萌出或下颌后牙颊向萌出。牙性因素多是后牙段拥挤的一种表现，常常只涉及个别牙的反殆。功能性因素一般指因咬合干扰出现的下颌前伸或位置偏斜，从而导致一侧或双侧后牙反殆。骨性因素主要是上下颌骨宽度在发育上不协调，如唇腭裂患者上颌发育不足，或下颌发育过度造成下颌过宽等。另外，髁突良性肥大也可能造成下颌偏斜而引起后牙反殆。此外，因长期不良习惯如吮指等出现的上颌牙弓狭窄、后牙反殆也属于骨性因素。在毛氏错殆分类中，后牙反殆属于毛氏Ⅲ类第 2 分类，其主要机制是上颌或上牙弓宽度较小，或下颌或下牙弓宽度较大，或两者兼有。主要的症状是上牙弓窄于下牙弓，后牙对殆、反殆或反锁殆。

对于特定的某一患者的临床治疗，一般需首先明确诊断，确定错殆类型及范围。因宽度不调多指牙弓颊侧段，每侧包括第一、第二前磨牙及第一、第二磨牙 4 颗牙，因尖牙位于牙弓的转弯处，有时上下尖牙间也会存在宽度不调。如果同侧有 2 颗以上后牙出现反殆，则可认为存在上下牙弓间宽度的不协调。还需通过模型分析初步判断是否有骨性的宽度不调，后牙是否因骨性宽度不调而出现比较明显的倾斜代偿，必要时可以参考 CBCT 进行判别。

二、矫治方法与措施

（一）一般原则

针对毛氏错殆分类法中Ⅲ类第 2 分类的患者，其治疗原则为扩大上颌牙弓或缩小下颌牙弓，或两者并用。从上、下颌骨的解剖生理上分析，后牙的反殆通过上颌骨性扩弓或牙性扩弓进行矫治的可能性较大，而受下颌骨解剖形态的限制，下颌牙弓宽度缩小的余地较小，以上这些特点是进行正畸治疗的重要基础。

对于牙性因素造成的后牙反殆，可以根据患者具体的错殆情况，通过对上下颌牙齿倾斜移动实现矫治，如通过颊向移动上后牙或舌向移动下后牙而纠正后牙反殆。对于存在骨性宽度不足的患者，应综合考虑其宽度不调的严重程度以及患者的生长发育阶段进行治疗。对于存在生长潜力的患者，当判断有骨性宽度不调时，应进行矫形力矫治，以扩大上颌骨宽度为主要治疗机制，尽量避免骨性扩弓过程中牙弓过度扩展。对于生长潜力不足、但上颌骨骨缝尚未完全融合的患者，可以采用种植体辅助的上颌扩弓装置，直接以种植体为支抗进行宽度扩展，以增加扩弓治疗的骨效应。对于无生长潜力、而骨性宽度不足的患者，则应视其宽度不调的程度制订矫治方案。骨性宽度轻度不调时，可以采用扩大上颌牙弓、缩小下颌牙弓等掩饰性治疗手段。当缩小下牙弓时，需考虑缩小牙弓需要占据间隙，因此后牙段的减数指征应适当放宽。当骨性宽度严重不调时，则需要进行正畸 - 正颌联合治疗。在宽度面，手术通过松解腭中缝及上颌骨颊侧皮质骨，为正畸腭开展创造条件。此外，严重的宽度不足，可能还伴有咬合平面偏斜、下颌偏斜及颜面不对称以及矢状关系和垂直关系的不调等问题，需要综合考虑。临床中还会存在轻度骨性宽度不调、后牙覆盖较浅的患者，需要在矫治前进行判断，治疗中不要破坏已经建立的代偿（图 15-6）。

值得注意的是，宽度不调的问题在其他方向为主的错殆畸形患者中也常存在，治疗设计时需要综合将三维关系均考虑其中，尤其需要动态考虑颌间宽度关系的变化，并根据情况做出调整。对于下颌发育过度为主的骨性Ⅲ类患者，常存在下颌后牙的舌倾代偿，以使与发育不足的上颌宽度协调。正畸掩饰治疗中应注意尽量保持下颌后牙的舌倾，避免在排齐整平过程中因下颌后牙的直立而造成后牙反殆的出现。同时Ⅲ类颌间牵引对上后牙产生腭向的水平分力易造成上牙弓后段宽度的减小，破坏已经形成的代偿，造成治疗中的后牙反殆。应用Ⅲ类牵引时需注意上颌弓丝应适当加宽，以对抗牵引引起的副作用。对于部分骨性Ⅱ类错殆畸形，有时存在上颌宽度"相对"不足的情况，即在远中关系的情况下，上下颌间的宽度关系基本正常，但是在Ⅱ类关系的矫治中，随着下颌及下牙弓的前移，下颌后部牙弓将会在上颌牙弓靠前的位置建殆，而使原本可能宽度协调的上下牙弓发生上颌宽度不足。因此对骨性Ⅱ类进行生长改良设计时，经常要对上、下颌的相对牙弓宽度进行判别，而在治疗中对上颌牙弓进行矫形力扩展。

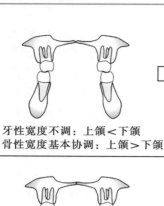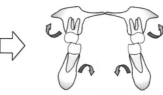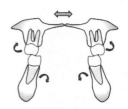

牙性宽度不调：上颌＜下颌
骨性宽度基本协调：上颌＞下颌

以牙性扩弓为主

有骨性扩弓可能：
可少量骨性扩弓

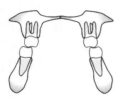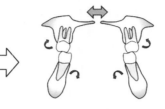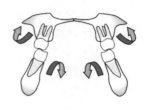

骨性宽度不调：上颌＜下颌
牙性宽度不调：上颌＜下颌

有骨性扩弓可能：骨性扩弓为
主，牙性扩弓为辅

无骨性扩弓可能：牙性扩弓
或正颌手术治疗

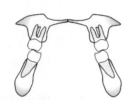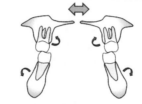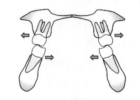

骨性宽度不调：上颌＜下颌
牙性宽度协调：上颌＞下颌

有骨性扩弓可能：骨性扩弓为
主，减少牙性代偿

无骨性扩弓可能：维持代偿，
避免直立后牙

图 15-6　后牙反𬌗的矫治机制示意图

（二）矫治手段

后牙反𬌗的矫治一般优先于矢状向及垂直向的不调矫治。因为水平向的调整经常伴随垂直向和矢状向咬合位置的改变，可能影响治疗设计。特别是宽度矫治不需要间隙时，可先不进行减数设计，待反𬌗解除后再进行二次设计。

1. **牙性后牙反𬌗**　对于个别后牙轻度反𬌗，可以通过在弓丝上弯制第一序列弯曲颊向移动上后牙、舌向移动下后牙解除反𬌗，或在上颌后牙腭侧及下颌后牙颊侧粘接舌侧扣 / 托槽，通过交互牵引解除反𬌗。使用交互牵引来解除反𬌗过程中可能会有后牙的伸长，如需避免伸长，应在0.016 英寸 ×0.022 英寸以上的方形弓丝上进行牵引。特别对于前牙咬合浅、有开𬌗趋势的后牙反𬌗病例，应该避免后牙伸长而导致前牙开𬌗，此时可在反𬌗处的上颌后牙颊侧，使用种植体支抗压低上后牙。利用上后牙的颊倾增加后牙覆盖，同时维持后牙的垂直高度。

对于双侧多颗后牙反𬌗，可以在常规固定矫治器安装前首先使用四角圈簧、"W" 形弓等（图 15-7），扩大上颌牙弓解除后牙反𬌗，然后通过固定矫治器进一步协调牙弓间宽度不调。应注意这种方法仅适用于上后牙直立或舌倾的情况，若上后牙颊倾明显，不宜用该种矫治方法。在固定矫治中还可以使用扩弓辅弓进行牙性扩弓。需要注意的是，牙性扩弓会使上颌后牙颊侧倾斜而使腭尖伸长。因此正畸治疗中应注意观察，并对腭尖进行适当的控制，如在方丝上加适当的根颊向转矩。对于有开𬌗趋势的患者，可以使用扩弓装置配合双侧后牙段的颊侧种植体支抗，在扩弓的同时对垂直向进行控制。

对于单侧后牙反𬌗，也可以使用上述扩弓装置。扩弓过程中虽会对健侧牙弓有少量扩展，但可以在后续的治疗中通过弓丝调整，故扩弓的主要作用仍为扩展患侧的牙弓宽度不足。如果特别

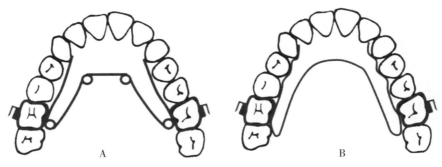

图 15-7　牙性后牙反𬌗常用扩弓装置示意图

A．四角圈簧　B．"W"形弓

需要对某一侧的牙列进行扩弓，而不希望扩展对侧牙弓，可以借用硬腭处的软组织作为支抗，利用双曲舌簧辅助扩弓。

2. 骨性后牙反𬌗　对于骨性宽度不足的患者，应该视患者的年龄、骨性宽度不足的程度进行分类设计。对于骨性上颌宽度不足、后牙反𬌗患者，如果腭中缝未闭合，应该及时进行骨性上颌扩弓（腭开展治疗）。对于乳牙列患者，可以使用分裂基托、螺旋扩大器等活动扩弓器进行扩弓，或使用固定的腭开展装置进行慢速扩弓。相比活动矫治器，这种方法不需要患儿配合，往往扩弓效果更优。对于替牙列及恒牙列早期患者，常用 Hyrax 扩弓器和 Haas 扩弓器进行腭开展治疗（palatal expansion）的骨性扩弓（图 15-8）。

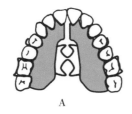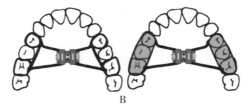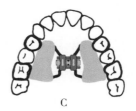

图 15-8　骨性后牙反𬌗常用扩弓装置示意图

A. 分裂基托活动扩弓器　B. Hyrax 扩弓器　C. Haas 扩弓器

对于恒牙晚期及年轻成年患者，牙支持式或组织支持式的快速扩弓很难获得，可以使用微螺钉种植体辅助的上颌扩弓（miniscrew assisted rapid palatal expansion，MARPE），尽可能发挥扩弓的骨骼效应（图 15-9A）。骨性扩弓的目的是尽可能获得上、下颌骨宽度的协调，扩弓完成时应使双侧后牙建立深覆盖，从而达到一定程度的过矫治。对于恒牙晚期患者，粘接型扩弓器（Hyrax 或 Haas 矫治器）基骨扩宽的比例为 20% ～ 40%，种植钉型扩弓器基骨扩宽的比例为 65%，这两种扩弓器在扩弓的有效性上存在明显的差异。对于成年患者，则需要慎重评估骨性宽度不调的程度进行设计。可以进行适当的牙齿倾斜、扩大上颌牙弓而进行代偿，此时也可使用"W"形弓、四角圈簧等扩弓装置，但需注意扩弓的量。因为过度颊倾上颌后牙，可能使颊侧的牙槽骨及牙龈退缩。对于骨性宽度不调严重的患者，临床中还可采用手术辅助的上颌快速扩弓（surgically assisted rapid palatal expansion，SARPE）（图 15-9B）。术前制作 Hyrax 快速扩弓器，术中进行腭中缝的劈开及上颌骨 Le Fort Ⅰ型截骨的松解，并粘接 Hyrax 扩弓器。术后则可按快速扩弓的速度，每天扩弓 0.5 mm，直到进行一定的过矫治。

另外，对于骨性宽度不足、而后牙通过自身代偿未出现反𬌗者，在临床治疗中应加以识别。正畸治疗可维持宽度，特别注意下颌后牙已经有舌倾代偿者，应该在治疗中维持代偿，防止过度整平直立后牙而在治疗中出现后牙反𬌗。临床中常会维持或适当扩大上颌牙弓、缩小下颌牙弓的

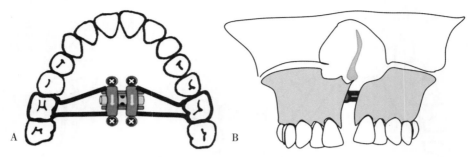

图 15-9　种植体辅助和手术辅助的骨性扩弓方法
A. MARPE 扩弓矫治器　B. SARPE 示意图

宽度维持代偿，下颌如果在方形弓丝上使用摇椅弓进行整平，需要注意消除摇椅弓后牙段的正转矩。若为拔牙病例，在关闭间隙过程中，上颌牙弓有缩窄的趋势，需要加以关注或在必要时使用横腭杆（TPA）进行维持。临床中若使用Ⅲ类牵引，应避免Ⅲ类牵引对于上颌后牙舌倾的分力。此时，应使用不锈钢方丝等可以维持上颌弓形稳定的弓丝，还可以将上颌磨牙处的Ⅲ类牵引转移到上颌磨牙的腭侧，去除其水平腭向的分力。

临床中还需要考虑骨性扩弓对牙周组织的影响。有研究表明，对正畸治疗后 8 ~ 10 年的患者进行回访，发现虽然扩弓疗效比较稳定，但有 20% 的患者出现了一颗或者多颗牙齿的牙龈退缩，而非扩弓患者中只有 6% 出现了牙龈退缩，因此扩弓的限度和患者的牙周状态值得关注。随着患者的年龄增加，扩弓时骨改建减少，牙齿倾斜移动增加，这将加大牙龈退缩的危险。但如果过度扩弓，牙性扩弓和牙槽骨扩弓则容易复发，牙列不稳定。建议在生长发育活跃期和骨性扩弓有效时进行早期正畸治疗，一般在儿童中，有 50% 表现为牙性扩弓，50% 为骨性扩弓；而在青少年中，则有 35% 为骨性扩弓，65% 为牙性扩弓。

三、病例解析（图 15-10 至图 15-15）

【一般情况】　男，12 岁，因"牙不齐，地包天"就诊。

【口腔检查】　直面型，双侧磨牙关系近中尖对尖，覆𬌗正常，上颌 3 mm 拥挤，下颌 1 mm 拥挤。14、44，12、43，22、33、32，24、34、35，26、36 反𬌗。上颌牙弓"V"形。

【X 线检查】　骨性Ⅲ类，均角。双侧髁突基本对称，未见明显异常。18、28、38、48 牙胚在。X 线头影测量分析见表 15-1。

【牙弓分析】　牙槽嵴中心线牙弓——上颌双尖牙牙弓宽度 35 mm，下颌双尖牙牙弓宽度 39 mm。上颌牙弓宽度应扩宽：39+5–35=9 mm

【矫治设计】

1. 上颌快速扩弓。

2. 唇侧固定矫治，不拔牙矫治。

3. 治疗中视情况减数 38、48 牙胚。

4. 建立磨牙中性关系，及前牙正常覆𬌗覆盖。

【治疗过程】

1. 上颌快速扩弓。

2. 保持扩弓效果，同时排齐上颌牙列。

3. 观察下颌生长。

4. 拔除 38、48 牙胚，Ⅲ类牵引。

5. 磨牙关系改善，建立前牙正常覆𬌗覆盖。

表 15-1　治疗前后 X 线头影测量分析

测量项目	正常值		治疗前	治疗后
	均值	标准差		
SNA	82.8°	4.0°	72°	81°
SNB	80.1°	3.9°	73°	80.2°
ANB	2.7°	2.0°	–1°	0°
U1/SN	105.7°	6.3°	105.5°	110°
U1/L1	124.2°	8.2°	124°	134°
L1/MP	93.9°	6.2°	92°	87.5°
MP/SN	32.5°	5.2°	37.5°	33°
MP/FH	31.1°	5.6°	30°	30°

【设计考虑】　患者就诊时年龄为 12 岁，男性，ANB 为 –1°，诊断为Ⅲ类骨性错𬌗，伴上下牙列拥挤，磨牙为近中关系。患者上下牙弓大小不匹配，表现为上牙弓"V"形，上颌宽度发育不足。通过 CAC 法分析，上牙弓基骨宽度 - 下牙弓基骨宽度约为 –1 mm，因此上颌宽度需要扩展。结合患者颈椎骨龄发育情况，为 CVS 3 期稍晚，但患者仍具有一定的生长发育潜力，可以使用骨性的上颌扩弓。另外，此时患者虽然没有表现出明显的下颌前突，但是有下颌向前生长的可能。通过上颌骨性扩弓，从矢状向上有促进上颌向前、向下发育的作用，从垂直向上有通过扩弓使下

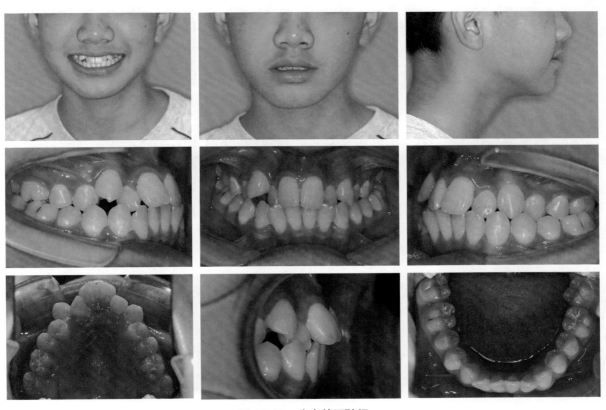

图 15-10　治疗前面𬌗相

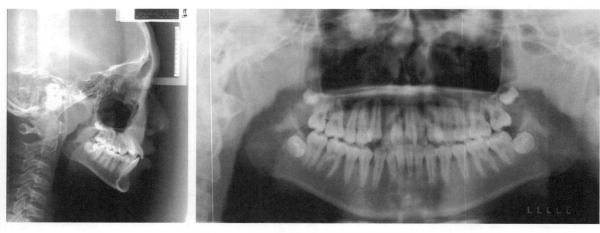

图 15-11　治疗前头颅侧位片及曲面体层片

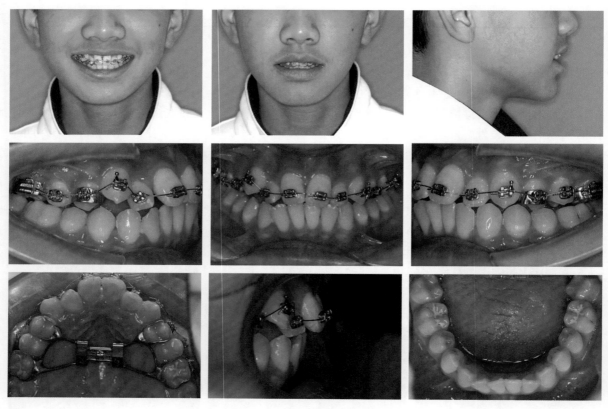

图 15-12　扩弓后排齐上颌牙列

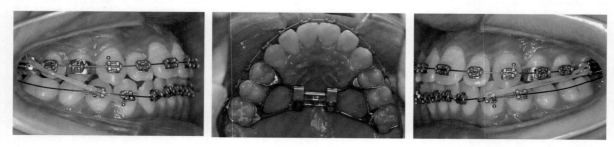

图 15-13　扩弓器保持上颌宽度，进行 Ⅲ 类牵引

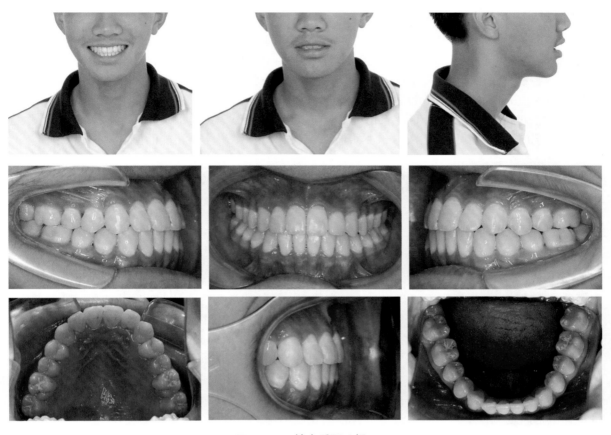

图 15-14　结束后面𬌗相

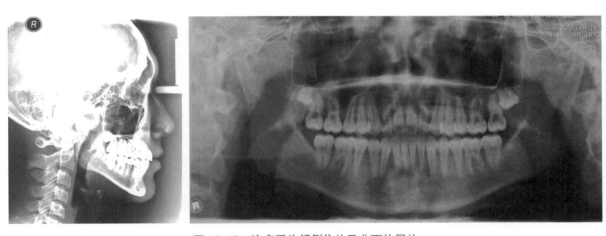

图 15-15　治疗后头颅侧位片及曲面体层片

颌平面角顺时针旋转的作用，这两方面都可从一定程度上缓解下颌前突造成的骨性Ⅲ类错𬌗畸形的严重程度。因此对该患者考虑进行双期矫治。首先Ⅰ期进行快速扩弓，然后观察下颌颌位及生长情况，择期进行Ⅱ期设计。

　　Ⅰ期采用上颌快速扩弓，增大上颌骨宽度，矫治上下颌骨横向不调，同时为牙齿排列提供间隙；Ⅱ期采用唇侧不拔牙固定矫治技术，通过Ⅲ类牵引，使下后牙远中直立，并内收下切牙。治疗中减数 38、48 牙胚，防止其阻碍下 7 远中移动。

【治疗难点及控制策略】

1. 应首先解决后牙反殆，从而保证之后的矫治中上下牙弓的宽度匹配，因此在排齐、整平之前，采用上颌快速扩弓的方法扩大上牙弓宽度。具体表现为：后牙反殆解除，上中切牙之间出现间隙。

2. 有控制地后移下牙弓、内收下切牙，在排齐整平后，上下颌配合Ⅲ类牵引，其中下颌弓丝弯制后倾弯，从而远中直立下颌后牙，为下前牙内收提供间隙。

3. 矫治过程中持续观察下颌生长情况，应向患儿家长交代若患儿下颌发育严重过度，不排除之后需要进行正颌手术的可能。治疗中，尽可能采取不拔牙矫治，为今后可能的正颌手术提供条件。

第二节　后牙深覆盖及锁殆的矫治

一、错殆机制分析

后牙深覆盖及锁殆在毛氏错殆畸形分类法中为Ⅲ类1分类。其主要机制为：上颌或上牙弓宽度较大，或下颌或下牙弓宽度较小，或两者兼有。主要症状：上牙弓宽于下牙弓，后牙深覆盖或正锁殆。正锁殆时，后牙因无咬合接触，经常伴有后牙的伸长，特别是上颌磨牙或前磨牙的伸长。后牙深覆盖及锁殆的主要原因也包括牙性因素、功能因素和骨骼因素。其中牙性因素包括因个别乳磨牙早失或滞留或恒牙胚位置异常，导致恒牙错位萌出，而形成后牙的深覆盖和锁殆，常发生于前磨牙区的个别牙。另外，后牙段的拥挤也可能导致后牙锁殆的发生，多发生于上下第二恒磨牙。由功能性因素造成的锁殆，多因一侧多数乳磨牙重度龋损或早失，而使用健侧后牙单侧咀嚼，使患侧废用后牙逐渐形成深覆盖，进一步发展而成为多数后牙正锁殆。骨性因素常由于上牙弓基骨水平向过宽或下牙弓基骨过窄。骨性的宽度不调，一般情况下下颌骨宽度正常，而上颌骨宽度过宽的病例较为少见，经常为上颌骨宽度正常，而下颌骨宽度较窄的病例。下颌骨宽度不足可能由发育、创伤、下颌前磨牙、磨牙舌向萌出而形成的锁殆等因素引起。

后牙锁殆是一种非常严重的对口腔功能的干扰，在上、下牙列咬合时，可能引起下颌的功能性移位或功能受限，易由此导致颞下颌关节症状。当有后牙锁殆时，需要对颞下颌关节进行细致检查。较严重的单侧后牙锁殆还通常伴有明显的颜面不对称，严重时需要进行正畸 - 正颌联合治疗。

二、矫治方法及措施

（一）一般原则

在毛氏错殆分类法中，针对Ⅲ类第1分类提出的治疗原则为缩小上牙弓宽度，或扩大下牙弓宽度，或两者并用。个别牙锁殆的治疗原则一般为在解除后牙段拥挤的基础上进行交互牵引等，使锁殆的上下磨牙相对移动，建立咬合。由于没有建立咬合，锁殆牙经常磨耗不足并伴有伸长，在锁殆解除过程中需要关注垂直向变化。

下颌骨性宽度不足的患者，若处于生长发育期，考虑扩弓装置如 Crozat、Shwartz 下颌扩弓矫治器；对于生长发育期之后的患者，一般考虑舌倾上颌磨牙同时直立下颌磨牙进行代偿治疗，严重的骨性关系不调通常伴有其他方向上关系的不协调，需要综合考虑，必要时需要手术治疗。

（二）矫治手段

对于后牙深覆盖患者，需要判断是否同时存在矢状关系不调，下颌后缩的患者可以通过下颌前移以协调颌间宽度关系；不存在矢状关系不调的后牙深覆盖，一般可以通过缩窄上牙弓和扩宽下牙弓进行矫治，可以采用弓丝调整弓形而矫治。必要时配合颌间交互牵引。

个别牙锁殆通常使用后牙交互牵引进行治疗。在上颌后牙颊侧与下颌后牙舌侧粘接矫治器，使用交互牵引舌倾上颌后牙及颊倾下颌后牙（图 15-16A）。当锁殆牙齿咬合深时，可配合使用健侧的后牙殆垫，打开咬合。对于后牙已经明显伸长的锁殆，一般考虑同时使用位于上颌腭侧及下颌颊侧的种植体支抗，在压低的同时倾斜后牙，以解除锁殆（图15-16B）。对于位于双侧的个别后牙锁殆，如果不伴有上颌后牙的伸长，可以使用横腭杆（TPA）增加牵引钩的方法，将两侧锁殆的牙齿连为一体，进行交互支抗，解除锁殆（图15-16C）。

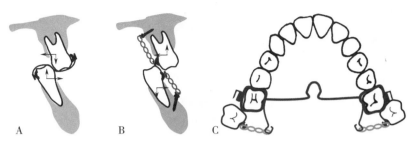

图 15-16　常用错殆矫治方法示意图

A. 交互牵引解除锁殆　　B. 种植体支抗牵引解除锁殆　　C. 横腭杆牵引钩腭向

牵引锁殆磨牙

对于多数后牙锁殆的患者，治疗中如果使用连续弓丝，可能会因为锁殆牙齿而影响牙弓的对称性，特别是对于下颌牙弓，可以配合片段弓以及种植体支抗进行，将种植体支抗种植于下颌牙弓后段颊侧，颊倾及压低下颌后牙段，解除锁殆（图15-17）。

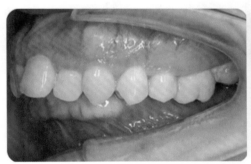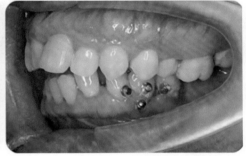

图 15-17　于下颌后牙颊侧植入种植体支抗压低并颊倾下后牙，解除锁殆

对于下颌牙弓狭窄造成的后牙覆盖大和后牙锁殆，除使用弓丝扩弓、后牙段的交互牵引外，还可以使用下颌扩弓矫治器，如 Shwartz 扩弓器和 Crozat 扩弓器等（图15-18）。由于下颌骨无法进行骨性扩弓，仅能使用牙弓扩展矫治器，在扩大牙弓时需要注意扩弓限度，避免下牙过度唇倾而造成牙龈退缩。

锁殆治疗的特殊考虑：锁殆是后牙段拥挤的一种体现，故治疗前需要对后牙段的拥挤进行分析和判断。如矫治第一磨牙或第二磨牙锁殆之前，应先减数第三磨牙或者牙弓中段的双尖牙，获得间隙后再开始进行锁殆的矫治。如患者前磨牙锁殆，而设计方案为减数4颗前磨牙时，在支抗设计允许下，可以优先减数锁殆的双尖牙。另外，成人个别后牙锁殆，由于功能废用、不良的咬合力作用，可能导致其牙周组织有较严重的损害，即便进行直立后建立咬合，预后仍较差。此时可以根据患者情况，减数锁殆牙中牙周情况较差的患牙，可以近中移动第三磨牙代替减数磨牙，或进行Ⅱ期修复。若为末端磨牙也可择期修复。在使用无托槽隐形矫治器时，对于较严重的后牙锁殆，由于矫治器本身的厚度，患者佩戴后有可能加重已有的锁殆，一般需要使用后牙局部固定矫治解除后牙锁殆后，再进行无托槽隐形矫治的设计。而对于后牙覆盖大、锁殆处牙齿咬合不深

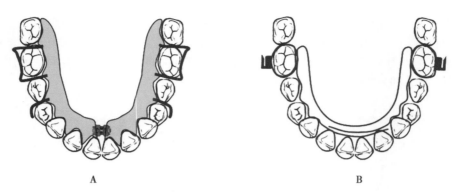

图 15-18　下颌扩弓矫治器

A. Shwartz 扩弓器　B. Crozat 扩弓器

的轻度病例，也可以利用隐形矫治器的殆垫效应，通过交互牵引解除锁殆。另外，与后牙反殆一样，一旦发现有后牙锁殆，应该进行早期干预，可以同样利用分裂基托唇弓矫治器。临床使用矫治器时可以缩小分裂簧，以达到矫治后牙锁殆和减小后牙覆盖的目的（图 15-19）。

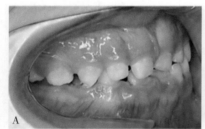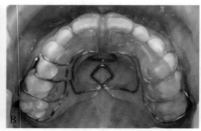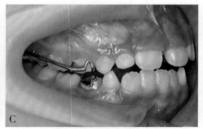

图 15-19　替牙列后牙锁殆的活动矫治

A. 替牙列右侧后牙锁殆　B. 分裂基托活动矫治器　C. 右侧后牙锁殆解除

三、病例解析（图 15-20 至图 15-23）

【一般情况】　女，28 岁，因"嘴突、牙不齐"就诊。

【口腔检查】

1. 口外检查：凸面型，下颌前突，颏部右偏 2 mm。

2. 口内检查：恒牙列；右侧磨牙中性，左侧磨牙近中尖对尖，前牙对刃；上中线右偏 2 mm；15 腭向，17、47 正锁殆。

【X 线检查】　骨性Ⅲ类，均角。X 线头影测量分析见表 15-2。

【牙弓分析】　牙槽嵴中心线牙弓——上颌双尖牙牙弓宽度 46 mm，下颌双尖牙牙弓宽度 41 mm。上颌牙弓宽度无需扩宽。

【矫治设计】

1. 唇侧固定矫治，减数 15、25、35、45、18、28、38、48。

2. 排齐整平牙列，改善磨牙关系，改善前牙覆盖及中线，关闭拔牙间隙。

3. 改善侧貌。

表 15-2 治疗前后 X 线头影测量分析

测量项目	正常值		治疗前	治疗后
	均值	标准差		
SNA	82.8°	4.0°	84.1°	84.0°
SNB	80.1°	3.9°	84.1°	83.2°
ANB	2.7°	2.0°	0.0°	0.8°
FH-NP	85.4°	3.7°	94.6°	94.0°
NA-PA	6.0°	4.4°	−0.5°	0.0°
U1/L1	125.4°	7.9°	131.1°	144.3°
U1/SN	105.7°	6.3°	105.7°	98.0°
L1/MP	92.6°	7.0°	85.5°	80.6°
MP/FH	31.1°	5.6°	27.4°	27.2°
MP/SN	32.5°	5.2°	37.7°	37.2°

【治疗过程】

1. 使用（0.014 ~ 0.019）英寸 × 0.025 英寸 NiTi 丝排齐整平。

2. 0.018 英寸 × 0.025 英寸不锈钢方丝滑动法关闭间隙。

3. 精细调整咬合关系。

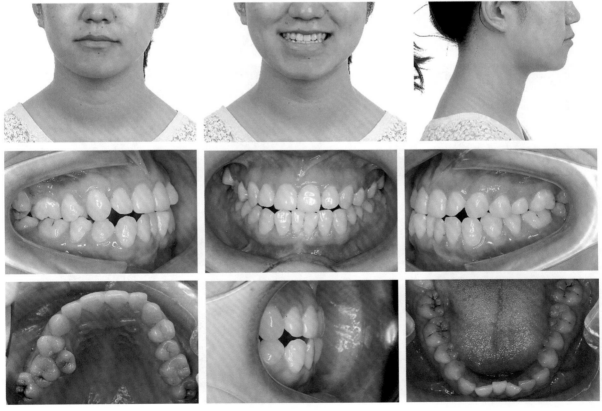

图 15-20 治疗前面𬌗相

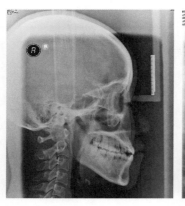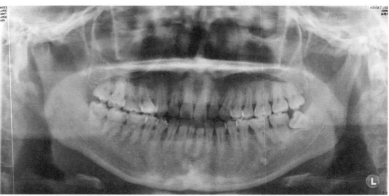

图 15-21　治疗前头颅侧位片及曲面体层片

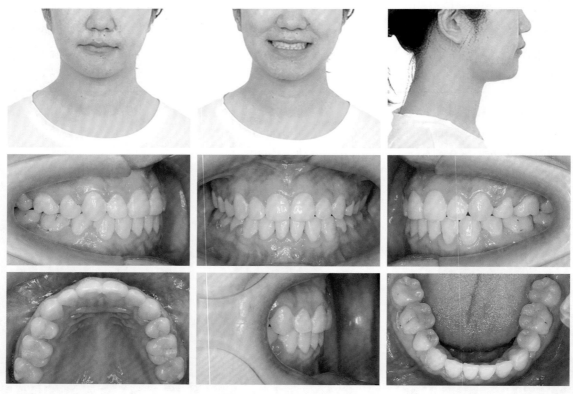

图 15-22　治疗后面𬌗相

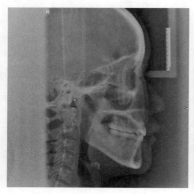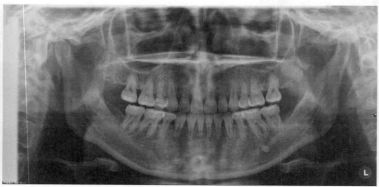

图 15-23　治疗后头颅侧位片及曲面体层片

【设计考虑】 患者为 28 岁女性，上牙弓牙列拥挤，牙弓中段覆盖小，伴有个别牙锁𬌗。通过 CAC 法分析，上下牙弓基骨宽度基本协调，因此利用交互牵引逐步解除个别后牙的锁𬌗；在减数的基础上，消除后牙段的拥挤，调整牙弓中段宽度，同时应进行一定程度的垂直向控制，防止交互牵引带来的磨牙伸长的副作用。正畸治疗中，配合唇侧固定矫治器，建立前牙正常覆𬌗覆盖。

【治疗难点及策略】 解除 17、47 反𬌗：右侧后牙段的拥挤，17 颊向移位，因患者上下牙弓基骨宽度基本协调，因此采用 17、47 交互牵引纠正后牙反𬌗。

综合思考题

1. 乳牙列、替牙列、恒牙列早期及恒牙列晚期发现单侧后牙反𬌗的治疗有何不同？

2. 成年骨性Ⅲ类错𬌗畸形，上颌骨性宽度不足但后牙覆盖正常，前牙约有 2 mm 反覆盖，如采取掩饰性治疗，后牙宽度应如何考虑、如何控制？

（柳大为　周彦恒）

拓展小故事及综合思考题参考答案见数字资源

参考文献

1. 林久祥，李巍然 . 现代口腔正畸学——健康、科学、艺术的统一 . 5 版 . 北京：北京大学医学出版社，2021.

2. Proffit W R. Contemporary Orthodontics. 6th ed. Philadelplia：Elsevier Inc.，2019.

3. Graber L W. Orthodontics：Current Principle and Techniques. 6th ed. Philadelplia：Elsevier Inc.，2017.

4. Thomas E S，Steven D M，Veerasath purush A，et al. Adult transverse diagnosis and treatment：A case-based review. Seminars in Orthodontics，2019，25（1）：69-108.

5. Chun-Hsi C. Diagnosis of transverse problems. Seminars in Orthodontics，2019，25（1）：16-23.

6. Liu S Y，Shen L H，Jiang R P，et al. Posteroanterior cephalometric analysis of White-American and Chinese adolescents：a cross-sectional study. Cranio，2020，38（6）：402-411.

7. Timothy R G，Timothy T，Chris A M，et al. A CBCT evaluation of root position in bone，long axis inclination and relationship to the WALA Ridge. Seminars in Orthodontics，2019，25（1）：24-35.

8. Chang J Y，McNamara J A，Herberger T A. A longitudinal study of skeletal side effects induced by rapid maxillary expansion. Am J Orthod Dentofac Orthop，1997，112：330-337.

9. Jeffrey L B，Valmy P K，Thomas B，et al. Stability of orthopedic and surgically assisted rapid palatal expansion over time. Am J Orthod Dentofacial Orthop，1998，114（6）：638-645.

第五篇　口腔正畸相关交叉学科篇

第十六章

严重骨性牙颌畸形的正畸 - 正颌联合矫治

◎ **学习目标**

基本目标

1. 掌握正畸 - 正颌联合治疗的适应证。
2. 掌握正畸 - 正颌联合治疗的步骤。
3. 了解术前正畸与正颌手术的关系。

发展目标

1. 掌握正畸 - 正颌联合治疗的诊断设计。
2. 掌握术前及术后正畸治疗。
3. 掌握模型外科的操作方法。
4. 了解常用正颌手术的术式。

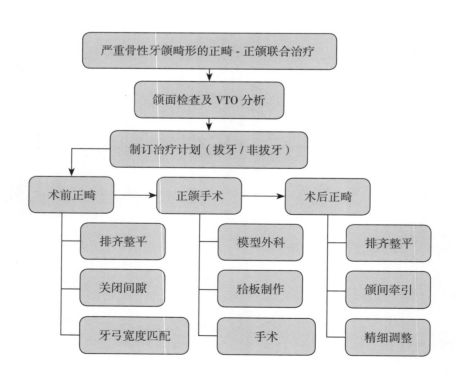

第一节　概　述

严重骨性牙颌畸形是一种伴有重度颌骨发育异常的错𬌗畸形，这类患者由于颌骨畸形的存在，无法依靠单纯正畸治疗完成，需要采用正畸 - 正颌联合治疗。由于颌骨畸形涵盖长、宽、高3个方向，排列组合后形式多种多样，临床上，以Ⅲ类骨性错𬌗畸形最为常见。正畸 - 正颌联合治疗包括术前正畸、正颌手术和术后正畸治疗。

一、正畸治疗与正颌外科矫治的限度

正畸治疗与正颌外科治疗的确切限度实际在正畸临床中很难界定，受牙齿移动的方向与方式、患者牙槽突基骨厚度、年龄与生长潜力等诸多因素的影响。例如：同样是Ⅲ度深覆盖，对于一个具有生长潜力的生长发育期的儿童，通过生长改良，使用单纯正畸的方法便可以获得良好的疗效；而对于一个没有生长潜力的成年患者，其上下牙齿代偿明显，牙槽骨又比较薄，要得到理想的疗效就需要借助手术治疗。

错𬌗畸形的矫治方法主要有 3 种：单纯正畸治疗、生长改良以及正颌手术。每种方法各有其特点，牙齿的移动限度也各不相同。①单纯正畸治疗：通过正畸移动牙齿或改变牙齿的倾斜度矫治错𬌗畸形，主要用于治疗牙源性错𬌗畸形，对于轻、中度骨骼畸形患者，也可以通过单纯正畸治疗达到掩饰上下颌骨间关系不调的目的。②生长改良：通过矫形的方法刺激或抑制颌骨的生长发育，以改善或矫治上下颌骨间位置关系不调，此种方法仅适用于生长发育期的儿童。③正颌手术：通过外科手术改变上下颌骨不良的位置关系，主要适用于重度成年骨性错𬌗畸形患者。近年来，对于严重骨骼畸形患者，骨牵引成骨治疗方法应用越来越广泛，骨牵引成骨既可用于成人，也可用于骨性错𬌗畸形的青少年患者。上述 3 种矫治错𬌗畸形的方法对于牙齿移动的界限不同（图 16-1）。

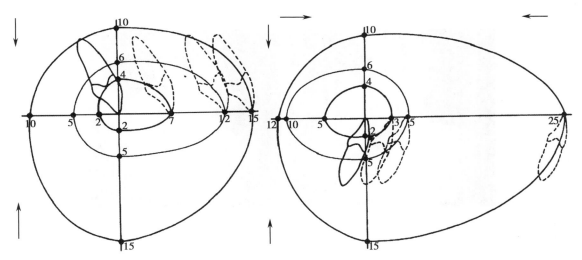

图 16-1　3 种方法所能达到的上下切牙最大位置变化：牙齿变化的范围由内向外依次为：单纯正畸治疗、生长改良以及正颌手术

骨骼畸形严重的成年错𬌗畸形患者正畸治疗困难，其原因是正畸治疗主要通过改变牙齿的位置来实现错𬌗畸形的矫治，而改变牙齿的位置对于骨骼畸形的影响有限。因此，对于轻、中度骨性错𬌗畸形患者，可以通过掩饰性正畸治疗达到矫治目的。而对于严重骨性错𬌗畸形患者，需要

牙齿较大范围的移动才能起到掩饰骨骼关系异常的作用，而正畸牙齿移动的范围受到基骨位置及其解剖条件的限制，过度移动牙齿常会造成牙齿健康风险，如牙根吸收、骨开裂。另外也无法显著地改善面型，因此需要结合正颌手术进行治疗。正颌手术的作用不同于正畸治疗，手术主要是改变异常的颌骨位置而不是矫正错位的牙齿，因此要达到纠正骨性错𬌗畸形的目的，单纯进行正颌手术或正畸治疗均不能完成，需要正畸 - 正颌联合治疗。

二、正畸 - 正颌联合治疗的适应证和治疗时机

对于骨性错𬌗畸形非常严重（通常包括长、宽、高 3 个方向的颌骨关系异常）的错𬌗患者，无法通过生长改良或者掩饰性正畸完成治疗，这时通过正颌手术重置颌骨或牙槽骨的位置成为唯一可能的治疗方法。此类患者适用于正畸 - 正颌联合治疗。必须指出：手术并不能代替正畸治疗，而应该与正畸及其他牙齿治疗密切配合，以最终获得满意的疗效。

正畸 - 正颌联合治疗一般需要在患者生长发育完成后进行，对于有些上下颌骨间不调极其严重、颜面部畸形明显的青春期患者，考虑颜面部严重畸形对患者心理发育的不良影响，或者引起呼吸问题的严重小下颌畸形患者，也可以考虑在青春期进行颌骨牵引成骨治疗。传统的正畸 - 正颌联合治疗一般需要经过完善的术前正畸治疗，通常需要 1 ~ 2 年时间。因此，如果希望 18 岁进行正颌手术，术前正畸治疗开始时间可以选在青春发育的后期，如 15 ~ 16 岁。

三、正颌外科的发展以及与正畸治疗的关系

（一）正颌外科的发展简介

现代外科采用截骨手术矫正严重牙颌畸形的历史可以追溯到 19 世纪 40 年代。Hullilen 于 1849 年报道采用下颌牙槽骨截骨的方法治疗下颌前突；20 世纪初，正畸之父 Edward Angle 也曾经提出，下颌前突患者如果采用这一治疗方法，结合正畸矫正器并使用𬌗板，其疗效可以得到改善。随后手术治疗下颌前突的技术不断进步。而 Trauner 与 Obwegeser 于 1957 年提出下颌升支矢状劈开截骨术后，才真正标志着正颌外科时代的开始。该技术采用口内入路，巧妙地避免了口外切口，升支矢状劈开术可以有效延长或缩短下颌骨，进而矫治下颌前突或后缩（图 16-2）。

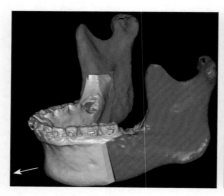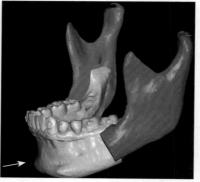

图 16-2 升支矢状劈开截骨术可以前移、后退下颌骨

20 世纪 60 年代，美国外科医师 Bell 等在欧洲发明的上颌手术的基础上，提出 Le Fort Ⅰ 型上颌折断下降术，能够三维移动上颌骨（图 16-3）。从 20 世纪 80 年代开始，口腔颌面外科手术逐渐走向成熟，可以进行双颌手术、牙槽骨分块术和颏成型术。20 世纪 90 年代，坚固内固定技术逐步开始广泛应用，避免了颌间结扎固定，减少了患者的痛苦。如今正颌手术已经日臻完善，越来越多的严重骨性错𬌗患者接受正颌手术，正畸 - 正颌联合治疗已经成为目前矫治严重牙颌面畸形的有效手段。

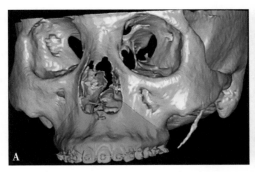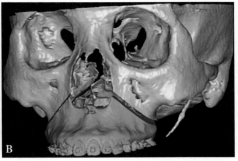

图 16-3　Le Fort Ⅰ型折断下降截骨术，可以三维移动上颌骨
A. 截骨范围　B. 截骨线位置

　　另一种矫治下颌或上颌发育不足的方法是骨牵引成骨（distraction osteogenesis）。骨牵引的概念其实不是一个全新的概念。利用牵引的方法帮助骨愈合能够追溯到希波克拉底时代，那时采用外部装置治疗骨折后缩短的腿。20 世纪 50 年代，俄国外科医师 Gavril Ilizarov 建立了现代骨牵引成骨矫正骨骼不足缺陷的概念，此后并未得到广泛应用，直到 20 世纪 70 年代末和 80 年代初，骨牵引成骨才用于各种骨科矫正领域，包括颌面外科。

　　随着计算机、CT 三维成像和数字技术的进步，其在正畸 - 正颌联合治疗中的应用越来越广泛，市场上出现了多种软件包，可视治疗目标（visual treatment objective，VTO）分析可以通过软件完成，从而简化了操作，并使模拟手术和预测更加形象直观，CT 三维成像模拟手术设计系统可以显示骨块移动情况，简化了模型外科操作过程。𬌗板的制作可以通过 3D 打印完成。随着人工智能的不断进步，以及学科融合的发展，或许有一天，正颌手术可以由机器人完成。

（二）正颌手术与正畸治疗的关系

　　早期的正颌手术与正畸治疗的关系并不紧密，20 世纪 60 年代，现代意义上的正颌手术开展初期，正颌医生很少在手术前依赖正畸治疗排齐、整平牙列，他们均采用手术优先的方式进行正颌手术。但是不久以后他们发现，正颌手术后退下颌受到错位牙齿的限制，为了解除牙齿对于颌骨移动的限制，自 20 世纪 70 年代开始，正颌医生在正畸医生的协助下，逐渐建立了正畸优先的治疗模式，并将其广泛普及，使之成为一种被正畸及正颌界广泛接受的治疗方式，并由此发展成为传统的正畸 - 正颌联合治疗。

　　正畸治疗在正畸 - 正颌联合治疗中扮演着非常重要的角色，由于严重骨性错𬌗患者通常存在严重的牙列拥挤、牙弓形态异常，错位的牙齿和形态异常的牙弓常常会妨碍正颌手术中上下颌骨位置的移动，因此需要术前正畸解除正颌手术中影响颌骨移动的错𬌗畸形造成的咬合干扰。充分的正颌外科术前正畸是正畸 - 正颌联合治疗成功的关键因素。

　　1. **术前正畸可以消除𬌗干扰，保证正颌手术中骨段的顺利移动**　正颌手术主要是通过将上颌骨和（或）下颌骨截断，重置上下颌骨的位置来矫正颌骨畸形。而正颌手术在获得正常面形的同时，也应该保证患者得到良好的咬合关系。牙齿错位、牙列拥挤、前牙的过度代偿性唇倾或舌倾，都会妨碍正颌手术中上下颌骨的重新定位。另外，术前正畸治疗中通常还会遇到上下牙弓宽度不调的问题，例如骨性Ⅲ类的患者，下颌后牙多表现为舌倾，需要颊倾下颌后牙，匹配上下牙弓宽度不调，否则正颌手术无法进行。通过术前正畸治疗，排齐牙齿，去除牙齿代偿，将牙齿在错位的颌骨上排列到正确的位置，然后通过移动上下颌骨的位置，才能达到矫治颌骨及错𬌗畸形的目的。如果 Spee 氏曲线过深，通常会影响正颌手术，特别是影响上下颌骨前后向的相互移动，因此术前正畸中应该整平 Spee 氏曲线，压低下前牙，以保证正颌手术的顺利进行。

　　2. **术前正畸可以简化正颌手术过程，减少或避免颌骨分块**　正颌手术改变上下颌骨的相对位置时，会受到错位牙齿的干扰与阻挡，因而无法达到预计的位置或者术后无法使患者获得可以接受的咬合关系。对于术前正畸不够完善的患者，可以通过颌骨分块，减少错𬌗牙齿对于颌骨移动的干扰，而上颌骨分块手术会加重对患者的创伤，与现在微创手术的理念背道而驰，同时，分块手术还可能增加因供血不足产生组织坏死的风险。对于正颌手术的患者，目前提倡尽量采用颌骨整体移动，避免分块的手术方式，因此，为了获得良好的治疗结果，完善的术前正畸治疗非常重要，术前正畸能够消除几乎所有影响正颌手术的𬌗干扰，为正颌手术创造良好的条件，这样才能保证正颌手术中将颌骨矫正到理想的位置。

近年来，为了满足患者尽快通过手术改变侧貌的愿望，避免传统正畸 - 正颌联合治疗过程中术前正畸时间过长、使患者面型恶化的缺点，有学者重新提出手术优先（surgery first）的概念，使术前正畸被完全绕过，正畸 - 正颌联合治疗的顺序重新回到以正颌手术为先，即手术优先模式。需要指出的是，绝大多数的正颌患者（特别是骨性Ⅱ类错𬌗患者）不宜选择手术优先的方式，没有完善的正颌外科术前正畸，就难以在正颌外科手术后建立稳定的咬合关系，甚至会出现术后咬合关系较术前进一步恶化，导致正颌手术失败。

纵观正颌手术的发展历史不难发现，手术优先模式在手术重置上下颌骨位置时受到牙齿错𬌗畸形的影响，术中颌骨分块的需求增加，加重了手术的创伤，增大了术后并发症的发生概率，使得术后结果的不确定性上升。手术优先模式通常不能在长、宽、高 3 个方向完全纠正患者的颌骨畸形，这种模式下，虽然术前正畸时间为零，但是会使术后正畸较正畸优先的模式复杂许多，导致术后正畸时间大大延长。如果正颌手术后遗留的骨骼畸形不能由术后正畸完全代偿，术后的咬合关系就会受到影响。有关手术优先的系统综述和 Meta 分析的结论并不一致。既往的文献也并未就手术优先模式的适应证达成共识。因此手术优先的病例选择必须非常谨慎。同样为了解决术前正畸时间长、面型恶化的问题，有学者提出早期手术模式（surgery early），即尽量缩短术前正畸时间，在解决了主要影响颌骨移动的错位牙齿后，及早进行正颌手术，将部分术前正畸的工作放到术后正畸进行，这种模式的可操作性要高于手术优先模式。

四、正畸 - 正颌联合矫治的基本程序

正畸 - 正颌联合矫治的基本程序包括 3 个部分：即术前正畸治疗、正颌手术和术后正畸治疗。可以看出，正畸 - 正颌联合治疗的基本程序中，有两个是由正畸医生完成的。术前正畸的目的是确保正颌手术能够顺利进行，而正颌术后正畸治疗对于患者最终能否获得理想的咬合关系至关重要。由此可见，正畸医生在正畸 - 正颌联合治疗中起着非常重要的作用。而正颌医生的作用也很关键，在正颌医生通过手术纠正患者的颌骨畸形后，术后正畸治疗才能够进行。因此，正畸 - 正颌联合治疗过程需要正畸医生与颌面外科医生通力合作，密切配合，这样才能使严重骨性错𬌗畸形的患者得到理想的治疗结果。

第二节 正颌手术的治疗计划

颌面骨骼畸形严重的错𬌗畸形患者的口腔功能和美观均会受到不同程度的影响。骨骼畸形可能局限在上颌骨或下颌骨，也可能涉及诸多骨骼结构。骨骼畸形也可以表现为左右两侧不对称，出现长度、宽度和高度三维方向的不调。正颌手术是科学与艺术的统一，理想的治疗效果取决于明确的诊断、合理的治疗计划和治疗措施的完美施行。而治疗的实施过程需要正畸医生与口腔颌面外科医生合作完成。为了获得患者满意的治疗结果，正颌手术治疗计划的制订需要正畸医生与正颌医生共同参与。因此正畸医生必须熟悉正颌手术术式、截骨的位置及操作过程。而正颌医生同样需要了解术前正畸治疗的过程，牙齿与牙槽骨间的相互关系，牙齿移动的限度以及牙齿去代偿的程度等。只有正畸医生与正颌医生充分理解对方的工作，才能使正颌手术顺利进行并获得理想疗效。否则就会适得其反，甚至引起医患矛盾与纠纷。

一、患者的评价

对患者进行全面的评价与诊断是治疗中至关重要的一环。忽视患者主要的功能和美观问题将会导致患者对于治疗结果不满意，甚至出现医患矛盾与纠纷。患者的评价包括患者主诉、病史、临床检查、影像学分析和模型分析等诸多方面。

（一）患者主诉

患者主诉对最终的治疗结果非常重要。虽然对于医生而言，根据头影测量标准，患者外貌得到了改善，但是这种改善可能并不是患者想要的。因此，详细了解患者的主诉、治疗动机和治疗预期非常重要。

根据患者主诉，可以建立一个患者关心的问题列表，要优先解决患者最关心的问题。另外，也必须让患者在开始正畸 - 正颌联合治疗前了解治疗的局限性，打消患者不现实的预期。对于坚持不现实预期的患者，医生最好不要轻易开始治疗，应使患者在治疗前充分了解治疗方案的选择、预期的疗效、潜在的风险以及并发症。

（二）患者术前检查

1. 全身检查　通常正颌患者都是健康的成人，即便如此，术前必须了解患者的全身健康状况，包括全身病史、口腔病史、身体检查以及必要的实验室检查，以排除气道问题、结缔组织病或自身免疫病以及出血性疾病等。

2. 颌面检查

（1）面部检查：患者应该在牙椅上坐直，两侧瞳孔连线及眶耳平面与地面平行，嘴唇应该放松，医生观察患者正面与侧位面部情况及比例关系（图 16-4）、上唇的长度、唇齿关系、面部中线与牙齿中线及颏部是否一致。

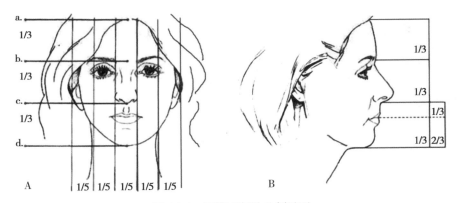

图 16-4　正常面部的比例关系

A. 正位观（瞳孔连线与地面平行），面部比例关系　B. 侧位观（眶耳平面与地面平行），面部比例关系

（2）口内检查：包括牙体和牙周健康状况、磨牙关系、牙齿排列、覆𬌗覆盖、牙齿大小、Spee 氏曲线、正中𬌗与正中关系𬌗是否一致等。

（3）模型分析：研究模型对于正畸 - 正颌联合治疗非常重要，除了进行常规的牙弓拥挤度、Spee 氏曲线、下切牙倾斜度、Bolton 指数等的测量分析外，还应该仔细分析后牙的倾斜度、牙弓宽度、上下牙弓的形态与对称性。例如，严重骨性Ⅲ类错𬌗的患者通常也会出现后牙反𬌗，牙齿的代偿除下前牙舌倾外，下后牙也会表现为代偿性舌倾。模型分析对于正畸 - 正颌联合治疗患者术前正畸治疗，特别是去除后牙代偿，使得上下牙弓宽度在正颌手术后能够相互协调非常重要。

3. X 线检查　常用的 X 线检查有头颅侧位片、曲面断层片、牙片等，对于下颌偏斜的患者可以拍摄头颅后前位片。目前临床上 CBCT 技术的普及程度越来越高，CBCT 技术的优势是可以提供 1 : 1 比例的三维影像，对于关节病患者关节部位的检查，目前临床上普遍采用 CBCT 和 MRI 分析患者关节部位的软硬组织情况。

二、术前诊断与手术方案的制订

（一）术前诊断与畸形形成机制分析

首先应该仔细分析骨骼畸形的形成机制，这对确定正畸 - 正颌治疗的矫治方案十分重要，不同机制所致的错𬌗畸形其手术的部位和方法不同。患者在治疗前应该拍摄 X 线头颅侧位片，进行 X 线头影测量分析，以了解患者骨骼畸形情况，确定上下颌在前后向及垂直向偏离正常的程度。例如，Ⅲ类患者上颌后缩 5 mm、下颌前突 3 mm，正颌手术就应该根据患者畸形的情况制订相应的治疗方案，手术中前移上颌 5 mm，后退下颌 3 mm，恢复上下颌骨的正常关系。对于下颌偏斜明显的骨性畸形患者，必要时应该拍摄 CBCT，了解下颌两侧升支的对称性，为制订治疗计划做好准备。

（二）可视治疗目标分析

可视治疗目标（visual treatment objective，VTO）分析是一种矫治设计与预测治疗结果的方法，常常用于正颌患者的诊断设计，其目的是确定正颌手术治疗后上下颌骨的预计位置，以及术前正畸治疗目标。

正颌手术有别于其他外科手术，它需要在术前对于截骨部位上下颌牙 - 骨块的移动方向和距离进行精确的设计，可视治疗目标分析通过对头影图进行剪裁、移动和拼对来模拟手术过程，并预测侧貌的变化，以获得理想的治疗方案。

1. 正颌外科手术中颌骨的移动模拟设计 利用 VTO 分析，确定颌骨移动的方向与距离，以骨性Ⅲ类下颌前突、需要后退下颌骨患者为例，具体步骤如下。

（1）用 2 张透明的硫酸纸，一张用黑色笔常规在头颅侧位片上描绘出患者的头影图作为模板（图 16-5A），然后用红色的笔在另外一张硫酸纸上再描绘一张头影图，用于预计正颌手术中将要移动的上下颌颌骨（或骨块）及牙齿。其中第二张头影图使用红笔描绘是为了便于区分（图 16-5B）。

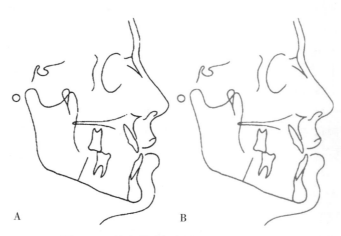

图 16-5 治疗前头颅侧位片的头影图绘制
A. 用黑笔描绘常规原始头影测量模板图 B. 用红笔描绘的同样的一张头影图，用于预测手术中颌骨的移动

（2）将第二张头影图需要在正颌手术中移动带牙齿的部分（下颌部分）剪开，形成单独的下颌头影图，便于模拟手术时下颌骨及牙齿的移动（图 16-6）。

（3）参考头影测量正常值，将已经剪下的下颌头影图，后退移动到理想位置（图 16-7A）。对于需要上下颌骨整体移动的患者，只需要将上下颌头影图剪裁后并进行前后向及垂直向移动，达到理想的位置即可。如果需要分块截骨，应该根据手术要求将上颌或下颌的头影图剪裁后，再做相应的牙 - 骨段移动拼对，然后用透明胶带固定移动后的上下颌头影图。

（4）根据第一张头影模板图（黑色）及移动后的下颌骨部分（红色）的新旧位置变化，测量并标记出牙 - 骨段的移动距离与方向（图 16-7B）。

（5）再用 1 张硫酸纸，用红色笔将第一张原始头影图没有移动的部分，及移动至新位置的下颌部分的头影图透描在一起，显示下颌后退后，预测的颌骨、第一磨牙及切牙的位置（图 16-7C）。

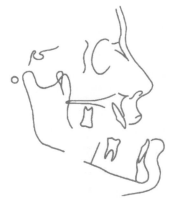

图 16-6　将头影图的下颌部分剪裁开

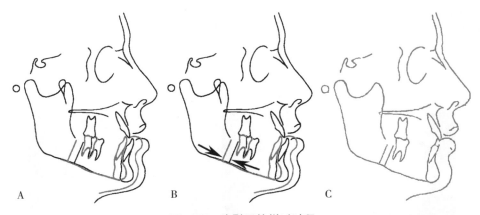

图 16-7　头影图的拼对过程

A. 移动下颌骨至理想位置，使得上下颌骨位置协调　B. 根据下颌骨的新旧位置，测量并标记出骨段的移动距离与方向，如箭头所示　C. 预测理想的颌骨、前后牙齿位置的头影图

2. 术前正畸方案的初步确定和模拟　以上述颌骨改变的头影图为基础，根据上下颌骨相对移动距离，在研究模型上确定上下颌预定位置，然后参考头影测量正常值，确定上下牙齿预期移动的位置。制订术前正畸治疗方案的其余流程与单纯正畸患者的设计流程类似，首先进行模型测量，确定上下牙弓的拥挤度、Spee 氏曲线，根据上下前牙移动的量制订术前正畸的治疗方案，包括是否拔牙、拔牙的位置确定以及上下前牙去代偿的程度等。

随着技术的进步，计算机技术广泛应用于口腔领域，现在市场上已经出现了头影测量软件包，可以进行头影测量、VTO 分析等工作。但是必须指出，目前的计算机模拟设计系统都存在局限性，人的面部软组织面型与颅面结构是一个复杂的硬软组织结合的三维复杂结构，侧貌的改善受到诸多因素的交互影响与制约，目前还没有哪个系统可以准确预测和模拟正颌术后侧貌的美学效果，只能作为参考，这一点应该使患者充分了解，以避免不必要的误解与纠纷。

（三）制订治疗计划

正颌手术患者的治疗计划需要由正畸医生与正颌外科医生共同参与制订，正畸医生在此过程中起着非常重要的作用。正畸医生需要考虑牙列排齐、牙轴调整、中线问题、牙弓形态以及上下牙弓匹配等问题。外科医生需要兼顾患者面部畸形的情况、颌间关系的改善等问题。正畸 - 正颌联合治疗的患者有相当的比例最先是在正畸科就诊，正畸医生应该根据头影测量分析得出骨骼畸形的机制，确定上下颌骨的相对位置关系。进行可视治疗目标（VTO）分析和模型外科分析，制定牙齿去代偿的程度，确定拔牙的数量与位置，然后与口腔颌面外科医生会诊。术前正畸去代偿的程度直接影响上下颌骨相对移动的距离，并且需要兼顾牙轴、覆盖、牙根与牙槽骨的关系等。治疗计划中最重要的是上下颌骨相对移动的距离，特别是前后向的相对移动距离，这决定着患者治疗后面型的改善程度。另外，还应该确定手术的方法、截骨的位置及截骨量。

（四）模型外科分析

术前正畸结束后，制取患者的上下颌模型，用面弓𬌗叉将正中𬌗蜡记录转移至颌架上，根据𬌗蜡记录将患者的模型用石膏固定在颌架上。模型外科分析是对固定于颌架上的牙颌模型进行分割、移动、拼对，模拟手术中截骨的位置和骨块移动方向及距离，保证术后患者咬合关系与功能的模型分析技术，并在此基础上制作𬌗板。模型外科是正颌外科治疗计划中必不可少的组成部分，由于模型外科是在术前正畸结束后、正颌手术前进行，因此其与正颌手术密切相关，这部分内容详见本章第四节正颌手术相关内容。

（五）三维计算机外科设计

随着三维图形技术的进步，计算机辅助治疗计划得以应用，使三维设计成为可能。可以利用计算机辅助设计和计算机辅助制造（CAD-CAM）技术，通过 3D 打印制作𬌗板。使用三维技术预测面型变化也已出现，通过 CT 数据三维重建，形成虚拟模型，使颌骨骨块移动引起的三维改变可视化（图 16-8）。虽然计算机预测的精确性还有待进一步研究，但这一技术必将得到不断改进，并为医生与患者提供帮助。

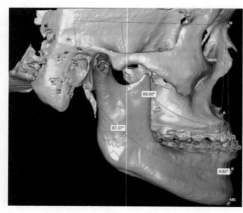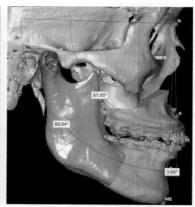

图 16-8　软件进行 CT 三维重建，形成虚拟模型，使颌骨骨块移动引起的三维改变可视化

第三节　术前正畸

正颌术前正畸治疗与其他正畸治疗一样，应该在牙体、牙周组织健康的前提下进行，如果患者患有龋齿及牙周病，术前正畸需要在治疗牙体、牙周疾病后再进行。另外，术前正畸治疗前，对于没有利用价值的阻生第三磨牙应该予以拔除，这样有利于正颌手术操作。

一、术前正畸的目的

正颌术前正畸的目的与单纯正畸治疗有所不同。正颌术前正畸不是用正畸方法矫治骨性错𬌗畸形，而是通过排齐牙列，去除牙齿代偿，改变牙齿的轴倾度，特别是前牙的轴倾度，消除𬌗干扰，以便于正颌手术中将上下颌骨在三维方向移动到预定的位置。良好的术前正畸还可以减少或避免颌骨分块，简化手术过程，为取得理想的手术治疗结果创造条件。

二、术前正畸的步骤

（一）排齐及整平牙列

正颌手术前正畸治疗，首先需要排齐牙列，进而进行牙列整平。术前正畸过程中一定要注意前牙与牙槽骨之间的位置关系以及牙弓的形态与宽度。对于拥挤度较大的患者，需要在术前正畸中采用拔牙矫治，避免前牙过度去代偿。排齐的初始弓丝最好使用 0.012 英寸的镍钛丝，进行轻力矫治，之后逐渐增加弓丝的尺寸，将牙列排齐。对于拥挤度明显的拔牙治疗患者，可以首先进行尖牙结扎，为拥挤的牙齿创造间隙，然后排齐拥挤的牙齿，避免牙齿的往复运动，减少牙根吸收的可能性。

术前正畸的患者牙列整平多见于下颌牙弓，主要是整平 Spee 氏曲线，学者们为减小 Spee 氏曲线发明出许多方法，如多用途弓、片段弓、平面导板、反 Spee 氏曲线的方丝以及近年来发展起来的种植支抗。正畸临床中最常使用的是反 Spee 氏曲线的方丝，由于患者需要正颌手术，因此整平阶段的重点是压低前牙，打开咬合，其他骨性垂直向问题可以通过手术截骨解决。

（二）关闭间隙

对于骨性Ⅲ类的正颌患者，切牙的轴倾度与牙齿的位置非常重要，由于Ⅲ类患者下前牙通常舌倾而上前牙唇倾明显，术前正畸的一个重要目的是去除上下前牙代偿，加大前牙的反覆盖，以利于正颌手术矫正Ⅲ类骨骼畸形，建立正常的咬合关系。上颌通常需要拔牙，下颌要根据下前牙去代偿的程度决定是否拔牙。关闭拔牙间隙可以使用关闭曲法或滑动法，目前更常用的是滑动法关闭间隙。临床上最常用的是 0.022 英寸的托槽，主弓丝使用 0.019 英寸 × 0.025 英寸的不锈钢方丝，采用全牙弓弹力链状橡皮圈或在方丝侧切牙与尖牙之间夹牵引钩，从磨牙牵引钩到弓丝牵引钩使用弹力橡皮圈或螺旋弹簧进行弹力牵引，关闭间隙。在关闭间隙的过程中，注意前牙的转矩控制，根据前牙需要控根与否，适当增加或减少弓丝前部的转矩，以避免下前牙过度去代偿。另外，采用滑动法关闭间隙时，一定要在牙列完全排齐的前提下进行，这样可以减小弓丝后段滑动关闭间隙时的摩擦力，减少关闭间隙所需的时间。在关闭拔牙间隙时，要特别注意下前牙与下颌基骨的关系，恢复牙齿正常的轴倾度，多余的间隙往往需要后牙前移，有时可以配合Ⅱ类牵引，促进下后牙前移。保证下前牙在间隙关闭后牙根位于牙槽骨中。而对于骨性Ⅱ类患者，术前正畸前牙去代偿的方向与骨性Ⅲ类患者相反，通常需要拔除下颌第一双尖牙，内收直立唇倾的下前牙，增加覆盖，整平 Spee 氏曲线。

（三）上下牙弓形态与宽度的协调

Ⅲ类骨性错殆患者术前正畸中，需要特别注意上下颌牙弓的协调性。由于骨性Ⅲ类患者可能存在前牙及后牙反殆，术前正畸的目的并不是解决后牙反殆，而是恢复牙弓的形态，并使上下牙弓的宽度在正颌手术后相互匹配。理想的术前正畸治疗结束后，制取上下颌研究模型，依据可视治疗目标分析得出的上下颌骨相对移动量进行模型拼对后，上下牙弓应该在手术预定的位置上咬合良好（见图 16-16F）。

（四）正颌手术颌间弹力牵引时使用的弓丝

正颌外科手术中颌骨的固定一般均采用钛板式的坚固内固定，同时采用颌间弹力牵引增加稳定与引导，以增加移位后颌骨的稳定性。患者术前正畸结束时，应用 0.022 英寸系统矫治器的患者进行颌间牵引时，固定弓丝最常采用 19 英寸 × 25 英寸的不锈钢方丝，可在托槽之间的主弓丝上夹装成品牵引钩，进行颌间牵引。成品牵引钩目前在正畸临床应用非常广泛，而且使用非常方便，夹装牵引钩时不必取下固定弓丝，牵引钩可以夹装在所需要的任何位置。注意夹装牵引钩时不要用力过大，谨防弓丝变形，进而可能影响牙齿位置。牵引钩既可以用于颌间弹力牵引，也可以将殆板结扎固定在牙弓上。

术前正畸完成后，应该制作研究模型，检查上下颌模型咬合关系。术前正畸的治疗目标首先应该保证上下颌骨在三维方向的移动距离符合治疗计划要求，而理想的术前正畸结果应该在达到术前正畸治疗目标的前提下，使得上下牙弓具有良好的磨牙关系，覆𬌗覆盖正常、牙齿尖窝关系良好。在此模型的基础上，进行模型外科，制作𬌗板，作为正颌手术中固定颌骨位置的依据。理想的术前正畸结果不但有利于正颌术后的稳定，也可以大大简化术后正畸治疗。

术前正畸不同于掩饰性正畸治疗，由于治疗的目的是使正颌手术中能够按照矫治设计要求移动上下颌骨至理想的位置，避免𬌗干扰，因此精细调整应该在术后正畸治疗中进行。

第四节　正颌手术

绝大多数严重骨性畸形患者需要正畸 - 正颌联合治疗。当术前正畸结束后，将患者从正畸科转到正颌外科进行手术，手术前需要进行模型外科分析。

一、模型外科

（一）模型外科的作用

模型外科是指对于转移到颌架上的牙颌模型进行切割、分块，按照 VTO 分析得到的数据进行移动和拼对，模拟术后咬合关系和功能的模型分析方法。模型外科是正颌手术方案制订过程中的一个重要步骤，它能够提供牙弓三维空间的信息，特别是牙弓宽度的信息，另外还能够分析和观察正颌术后上下颌牙齿的咬合关系，并在此基础上制作定位𬌗板，作为术中引导上下颌骨就位的模板。

（二）模型外科的操作步骤

1. **取印模制作石膏模型**　使用弹性印模材料制取上下牙颌模型，要求模型清晰、准确、完整。

2. **颌架的选择**　目前多使用解剖式可调节颌架。

3. **面弓转移咬合关系**　以正中𬌗关系为基础，采用面弓将患者的咬合关系转移到颌架上，使患者的眶耳平面与上下颌模型底面平行（图 16-9）。

4. **模型上颌架**　用面弓𬌗叉将正中𬌗蜡记录转移至颌架上，根据𬌗蜡记录安装上颌模型，用石膏固定，然后倒置颌架，按照正中𬌗蜡记录，在正中𬌗位用石膏固定下颌模型。

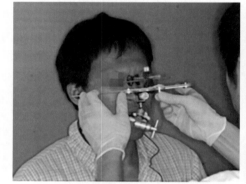

图 16-9　以正中𬌗关系为基础，采用面弓将患者的咬合关系转移到颌架上

5. **标记参考线**　在上下颌模型的基底部分别绘制与 FH 平面平行的水平参考线和通过上颌中切牙、尖牙和磨牙牙尖与水平参考线垂直的线，参考线用于显示牙 - 骨块移动拼对后其相对位置的变化（图 16-10）。

6. **切割与模型拼对**　根据 VTO 分析的数据，使用钢丝锯切割模型，移动和拼对上下颌牙 - 骨块，将拼对好的模型用蜡固定在颌架上（图 16-11）。

7. **测量并记录各牙 - 骨段与相关牙齿支架的距离变化**　记录上下颌牙齿与颌骨在三维方向的移动距离，并在预期的咬合关系位置制作𬌗板。

二、颌间固定与𬌗板

𬌗板是正颌手术中必不可少的一种辅助装置，能够辅助上下颌骨固定在术前设计好的理想咬合状态，增加术后咬合的稳定性。𬌗板是在模型外科的基础上制作的，模型外科是正颌医生按照术后的咬合关系配合头影测量预测的数据，在模拟颌架上进行的精确的模拟手术。而在正颌外科手术时，手术医生完全依照模型外科提供的参数进行手术，因此根据模型外科制作的𬌗板，是术

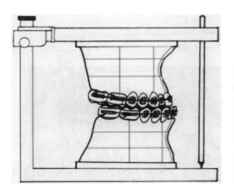

图 16-10 模型外科参考线

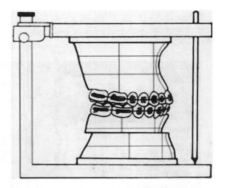

图 16-11 模型外科的模型拼对，参考线可以用于分析测量下颌牙骨块位移量

后理想咬合关系的基础。

　　殆板分为中间殆板和终末殆板两种，单颌手术只需要终末殆板，而双颌手术除需要终末殆板外，还需要一个中间殆板。对于双颌手术，一般先进行上颌截骨术，并利用中间殆板以下颌位置为依托来确定上颌骨手术后的位置，并借助颌间结扎，用坚固内固定的方式固定上颌骨，然后解除颌间结扎，进行下颌截骨，最终以终末殆板确定下颌骨的位置（图 16-12），并在戴入终末殆板时进行颌间弹力结扎。如果术前正畸治疗质量高，术后咬合关系良好，当上下颌骨坚固内固定完成后，也可以拆除终末殆板，进行颌间弹力牵引，这样能够避免殆板对于咬合关系的影响。

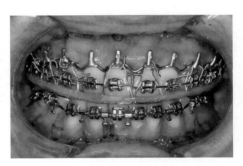

图 16-12 正颌手术后，戴入终末殆板

三、常用正颌手术简介

　　要获得良好的正畸 - 正颌联合治疗结果，正畸医生需要熟悉手术的术式，而颌面外科医生也需要了解正畸治疗牙齿移动的方式与限度，只有正畸医生与颌面外科医生通力合作，才能达到理想的治疗目标。

（一）Le Fort Ⅰ型截骨术

　　Le Fort Ⅰ型截骨术在鼻底梨状孔边缘下方向两侧上颌牙齿根尖上方至上颌结节进行水平截骨，并截断鼻中隔梨骨、上颌窦内侧壁，最后分离翼上颌连接（见图 16-3）。

　　Le Fort Ⅰ型截骨术应用广泛，可以用于前徙上颌、上移上颌、下降上颌、后退上颌、旋转移动上颌、改善颜面不对称、扩宽上颌等。

（二）上颌前部根尖下截骨术

　　通过上颌骨前部的骨切开，形成包括前鼻棘和前部骨性鼻底在内的上颌尖牙至尖牙的牙 - 骨段，上颌前部根尖下截骨术多需要在术中拔除上颌第一双尖牙，在拔牙处将上颌前部截开，利于拔牙间隙后退上颌前部骨段，减小上颌的突度（图 16-13）。主要用于矫治上颌前突的骨性Ⅱ类错殆畸形，对于双颌前突的患者可以配合下颌前部根尖下截骨术进行矫治。

（三）下颌升支矢状劈开术

　　下颌升支矢状劈开术根据下颌支解剖特点设计，包括下颌升支舌侧骨切开、矢状骨切开、颊侧骨切开及下颌升支劈开等步骤，在矢状方向将下颌支劈开成两个骨段，即带髁突的近心骨段和带牙列的远心骨段（见图 16-2）。主要用于前徙下颌、后退下颌、旋转下颌，可以矫正下颌后缩、前突、开𬌗，配合其他正颌外科术式可以纠正颜面不对称等诸多骨性错𬌗，成为矫治各种下颌骨畸形应用最为广泛的手术方式。

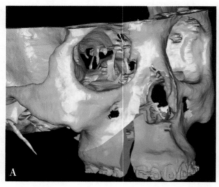
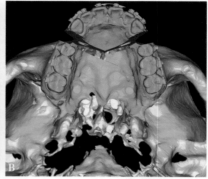

图 16-13　上颌前部根尖下截骨术

（四）下颌前部根尖下截骨术

下颌前部根尖下截骨术是在下颌前部根尖下进行水平截骨，辅以下颌前磨牙区的垂直骨切开或部分骨质截除后移动下颌前部骨块至预定位置（图 16-14）。用于矫治下颌前部牙槽骨发育过度导致的下颌前突，配合上颌手术矫正双颌前突，下降下颌前部牙槽骨段，整平 Spee 氏曲线，解决深覆𬌗。

（五）颏成型术

颏成型术是在下颌骨前部下缘截骨，将正中联合部位游离出一个楔形骨块，可以三维移动骨块改变颏部形态（图 16-15）。颏成型术可以矫正颏后缩、颏前突，增加或减少颏部垂直高度，旋转颏部，矫正颜面不对称畸形等。颏成型术应用非常广泛，最常见的骨性 Ⅱ 类及 Ⅲ 类手术多需要配合颏成型术。

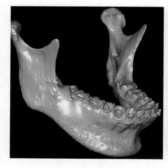
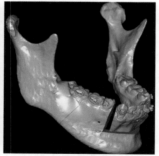
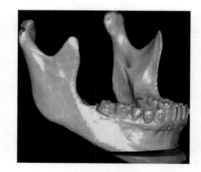

图 16-14　下颌前部根尖下截骨术　　　　　图 16-15　颏成型术

第五节　术后正畸

一、术后正畸的目的和时机

虽然目前正颌截骨后的固定普遍采用坚固内固定，但是当终末𬌗板拆除后，仍然很难确保上下颌骨及咬合关系与模型外科预定的位置完全一致。正颌手术治疗后，造成颌骨相对位置与预计颌骨位置有出入的原因颇多，包括肌肉韧带的牵拉、术中颌骨摆放的位置偏离预定位置、𬌗板与牙齿是否贴合紧密以及颞下颌关节位置等。另外，在正颌手术固定𬌗板等操作过程中，常常会造成个别托槽的脱落，继而会导致个别牙齿的错位。因此，正颌外科术后，为了获得良好的咬合关系，需要进行术后正畸治疗。术后正畸开始的时间应在殆板拆除后，患者开口度基本恢复正常后开始，由于殆板一般在术后 2 ~ 3 周后拆除，而患者开口度的恢复程度因人而异，因此术后正畸可以在术后 4 ~ 8 周开始。对于有些术前正畸质量较高、术后咬合关系稳定的不分块患者，可以不使用终末殆板，这类患者的术后正畸时间可能会提前。

二、术后正畸的主要步骤

（一）正颌术后的颌间牵引

正颌术后的颌间弹力牵引由正颌医生开始，正颌手术结束到殆板的拆除，均在正颌外科进行，殆板拆除前，要进行颌间弹力固定。当殆板去除后，患者一般会转回正畸科继续进行术后正畸治疗。正畸医生首先应该检查殆关系，如果术后殆关系与术前正畸结束时的预期殆关系一致，则术后正畸便非常简单，只需要进行殆关系的精细调整即可，一般术后半年以内可以完成治疗，不需要或很少需要进行颌间牵引。而另有一些患者在正颌手术后由于种种原因，如瘢痕组织或肌肉的牵拉或其他原因，造成术后殆关系与术前正畸结束时的预期殆关系不一致，即相当于正颌手术后遗留了轻度骨性错殆畸形，术后正畸只能通过移动牙齿代偿手术后存在的轻度骨骼畸形，建立良好的咬合关系，因此，术后正畸时间将会大大延长。对于此类患者，正畸医生应该首先根据患者的具体情况，进行相应的颌间牵引，例如骨性Ⅲ类的患者有复发的趋势，正畸医生就会进行Ⅲ类牵引。而对于有开殆趋势的患者，则应该进行垂直牵引等，恢复模型外科预定的上下颌咬合关系。

（二）术后正畸的排齐与整平

正颌手术后，常常会造成个别托槽松动或脱落，托槽松动的牙齿常常会出现错位。术后正畸应该重新粘着松动或脱落的托槽，换用镍钛圆丝重新排齐牙齿，待牙齿排齐后，换用镍钛方丝继续排齐。正颌术后多数患者覆殆正常，但是有些患者术后会出现前牙深覆殆或后牙轻度开殆的现象，此时则应该重新整平牙弓，并配合使用相应的颌间牵引。常用的牵引方式有垂直牵引、匣形牵引、短Ⅱ类或Ⅲ类牵引等。

（三）殆关系的精确调整与牙齿定位

术后正畸的精确调整与单纯正畸患者类似，利用弓丝调整及颌间牵引，恢复正常的覆殆覆盖关系，并使牙齿精确定位。术后正畸结束时，患者应该获得良好的尖窝锁结关系。此后，患者进入保持阶段。

三、术后正畸病例

病例一　（图 16-16）
【一般情况】　女，17 岁，骨性Ⅲ类错殆。
【主诉】　"地包天"。
【临床检查】
1. 面部检查：面部基本对称，颏部居中，下颌前突。面下部高度增加。
2. 口内检查：恒牙列，双侧磨牙完全近中关系，前牙反殆，后牙覆盖浅。上颌尖牙阻生，上颌左侧乳尖牙滞留，下牙弓轻度拥挤。
【X 线检查】　颌间关系为Ⅲ类骨型，下前牙较直立，上前牙略唇倾，下颌平面角高角，面下 1/3 高度增加，13、23 埋伏阻生位于 11、12、21、22 根方，11、12、21 牙根少量吸收。
【治疗设计】
1. 正畸正颌联合治疗。
2. 拔除 13、23，6C。
3. 排齐上下牙弓，少量内收上前牙，下前牙去代偿，协调上下牙弓形态与宽度。
4. 下颌 SSRO 后退下颌。

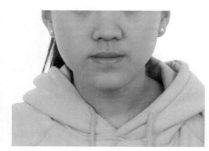
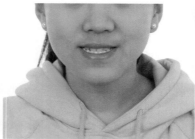
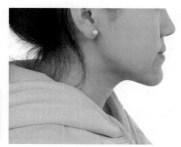

A. 治疗前面像

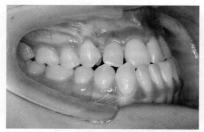
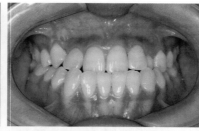
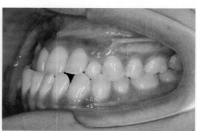

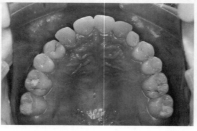
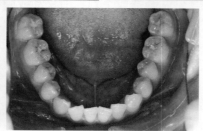

B. 治疗前殆像

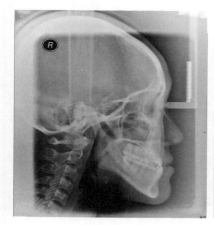
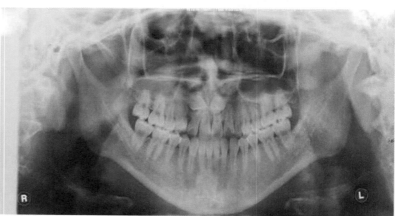

C. 治疗前头颅侧位片及曲面断层片

图 16-16 病例一

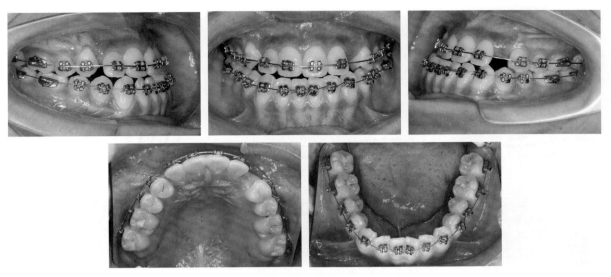

D. 术前正畸治疗中殆像

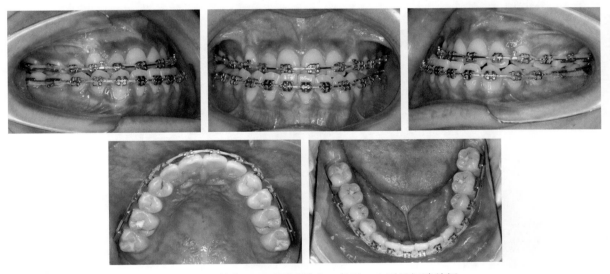

E. 术前正畸结束，上下牙弓排齐，整平，上牙弓间隙关闭

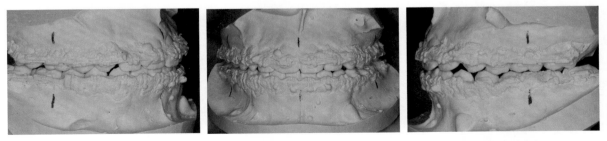

F. 正畸治疗结束后研究模型显示：上下颌骨正颌手术后，上下牙弓宽度协调，尖窝关系良好

图 16-16（续）

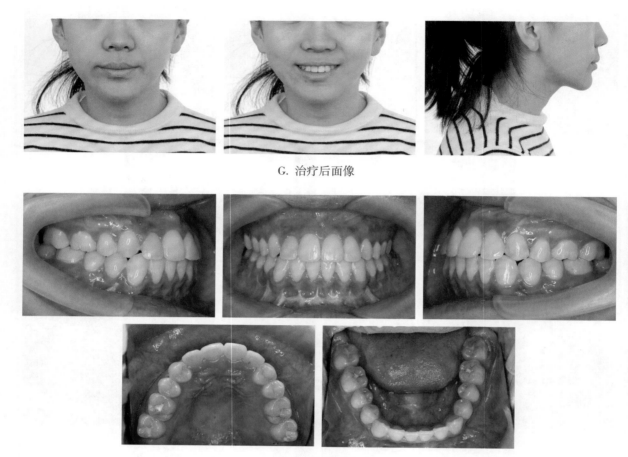

G. 治疗后面像

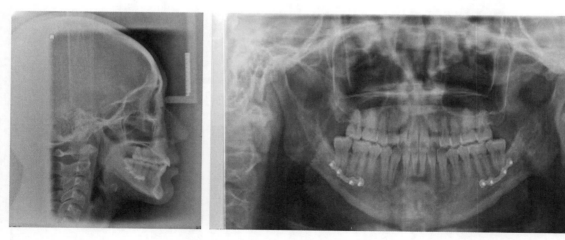

H. 治疗后殆像

I. 治疗后头颅侧位及曲面断层片

图 16-16（续）

【病例解析】

患者为骨性Ⅲ类患者，13、23 埋伏阻生位于 11、12、21、22 根方，导致 11、12、21 牙根少量吸收（图 16-17C），因此考虑拔除 13、23、6C，内收上颌前牙。下牙弓非拔牙。正畸 - 正颌联合治疗过程：术前正畸治疗、正颌手术及术后正畸治疗。①术前正畸治疗：采用直丝弓矫治器，排齐上下牙弓，内收上前牙，内收上前牙关闭间隙。适当唇倾下前牙，去代偿。对于骨性Ⅲ类患者，正颌手术最好采用不分块的方法，以减少创伤。因此，术前正畸治疗中应特别注意协调上下牙弓的宽度，理想的术前正畸结束时，制取上下颌研究模型，按照正颌手术后上下颌骨重置后的位置拼对，上下牙弓应该在手术预定的位置上咬合良好（图 16-16F）。正颌手术后如果能够达到预定的𬌗关系，正颌术后正畸治疗会非常简单。②正颌手术：由于患者上颌骨的位置基本正常，单纯进行下颌 SSRO 后退，正颌手术后，咬合关系会由于种种原因，例如肌肉的牵拉，不一定能够达到术前正畸结束时的咬合关系，需要通过术后正畸调整牙齿的咬合关系。③术后正畸治疗：术后正畸首先应该重新粘着手术中脱落的托槽，重新进行必要的排齐，进行颌间牵引，达到良好的尖窝接触关系，最后进行精细调整，获得理想的治疗结果（图 16-16G、H）。

病例二　（图 16-17）

【一般情况】　女，24 岁，骨性Ⅱ类错𬌗。

【主诉】　下颌后缩，希望改善面型。

【临床检查】

1. 面部检查：面部基本对称，颏部居中，下颌后缩。面下部略显不足。

2. 口内检查：恒牙列，双侧磨牙远中关系，前牙深覆盖，有开𬌗趋势。

【X 线检查】

颌间关系为Ⅱ类骨型，下前牙唇倾，上前牙倾斜度接近正常，下颌平面角大。

【治疗设计】

1. 正畸 - 正颌联合治疗。

2. 术前正畸：拔除 34、44。排齐上下牙弓，内收下前牙，去代偿。调整牙弓形态。

3. 正颌手术：上颌 Le Fort Ⅰ 型截骨，术中拔除 14、24，上颌前部分块截骨，内收上颌骨，下颌 SSRO 前移下颌骨。

4. 术后正畸：重新整平排齐上下牙弓，关闭间隙，精细调整。

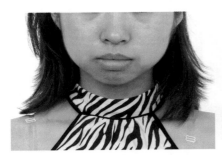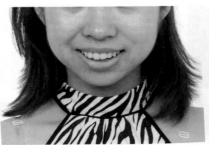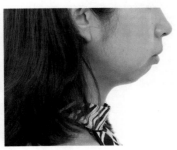

A. 治疗前面像

图 16-17　病例二

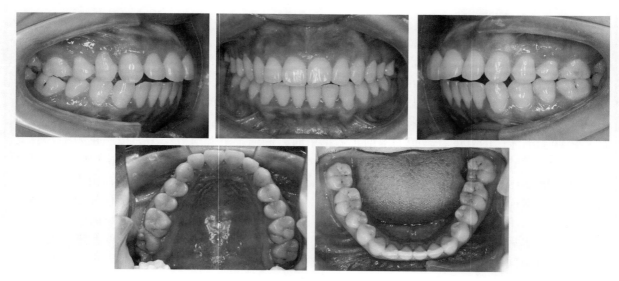

B. 治疗前殆像

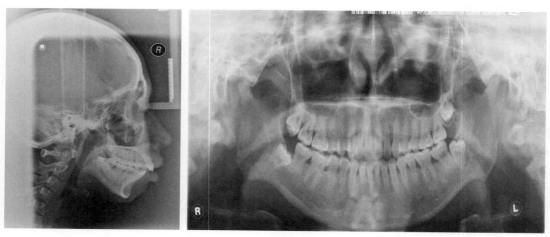

C. 治疗前头颅侧位片及曲面断层片

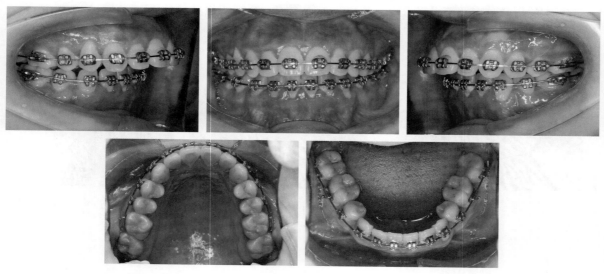

D. 术前正畸结束，上下牙弓排齐、整平，下前牙内收间隙关闭，覆盖加大

图 16-17（续）

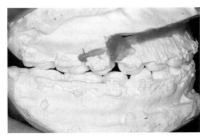
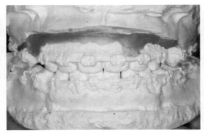
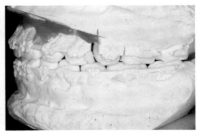

E. 正畸治疗结束后研究模型显示：上下颌骨正颌手术后，上下牙弓宽度协调，尖窝关系良好

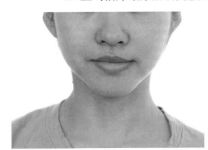
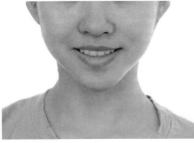
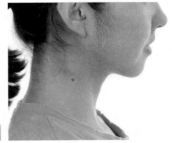

F. 治疗后面像

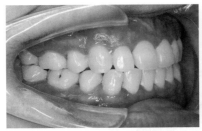
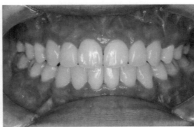
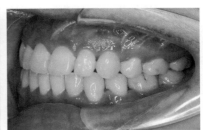

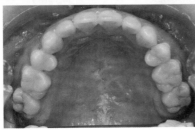
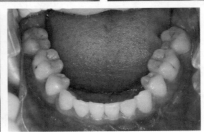

G. 治疗后𬌗像

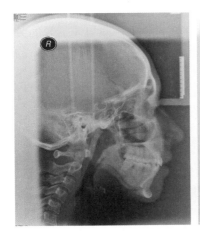
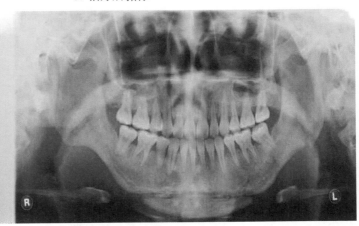

H. 治疗后头颅侧位片及曲面断层片

图 16-17（续）

【病例解析】

患者为骨性 II 类患者，左侧磨牙远中尖对尖关系，右侧磨牙解决完全远中关系，上颌前突，下颌后缩，有开𬌗的趋势，下前牙唇倾，上前牙倾斜度接近正常，下颌平面角大。侧貌以下颌后缩为主，上颌少量前突。正面观，下颌轻度右偏，需要正畸 - 正颌联合治疗。诊断设计：拔除 34、44，排齐整平上下牙弓，内收下前牙去除代偿。正颌手术：术中拔除 14、24，上颌 Le Fort I 型截骨术 + 上颌前部根尖下截骨 + 下颌 SSRO+ 颏成型术，上下颌骨相对移动右侧 10 mm，左侧 8 mm。①术前正畸治疗：34、44 拔除后，采用直丝弓矫治器排齐整平上下牙弓，与单纯正畸治疗不同，骨性 II 类患者需要去除下牙代偿，内收下前牙，关闭拔牙间隙，使得前牙覆盖进一步加大，以保证正颌手术中能够前移下颌骨和后退上颌骨。由于上颌骨的整体后退距离受解剖结构的限制不能过大，因而绝大多数患者需要拔除 14、24 进行上颌分块的术式以后退上颌骨。因此，理想的骨性 II 类患者术前正畸结束时，制取上下颌研究模型，按照正颌手术拔除 14、24 进行上颌分块，按照上下颌骨重置后的位置进行拼对后，上下牙弓应该在手术预定的位置上咬合良好（图 16-17E）。②正颌手术：骨性 II 类患者上颌进行 Le Fort I 型手术，并在术中拔除 14、24 进行上颌分块，重新拼对。下颌进行 SSRO 前移下颌骨，骨性 II 类患者正颌手术后，咬合关系常常与预定咬合关系会有偏差，上颌拔牙位置会遗留少量间隙，需要通过术后正畸调整牙齿的咬合关系。③术后正畸治疗：术后正畸首先应该重新粘着手术中脱落的托槽，重新进行必要的排齐、整平，并采用适当的颌间牵引精细调整牙齿的咬合关系，最终达到理想的矫治结果（图 16-17F、G）。

第六节　正颌术后稳定性的研究

正颌术后的稳定无论对于患者还是医生都是非常重要的。Bell 等指出口腔功能的恢复、面部美观以及长期稳定性的获得是正颌手术成功的标志。正颌手术将颌骨截断后，重置颌骨位置的稳定性受到诸多因素的影响，包括正畸牙齿移动后的稳定性、正颌手术类型及固定种类、颌骨移动的方式与距离，以及肌肉的牵拉等。

一、正畸治疗的影响

正畸 - 正颌联合治疗中，正畸治疗占据重要地位。由于严重骨性畸形患者存在不同程度的牙齿代偿，而牙齿代偿会影响正颌手术中上下颌骨重置时相对移动的距离，从而影响手术的疗效，因此绝大多数患者在手术前需要正畸治疗，去除牙齿代偿。多数学者研究表明：术前正畸与术后复发没有必然联系。但是术前正畸治疗应该避免过度的牙齿去代偿，例如，III 类患者通常术前正畸需要内收上前牙、唇倾下前牙，在去代偿的过程中，一定要特别注意下前牙牙轴与牙槽骨的关系，下前牙不能过度唇倾，否则会引起下前牙的骨开窗、骨开裂、牙根吸收等现象，影响牙齿的健康，同时也影响牙齿的长期稳定性。正颌手术对于颌骨的位置进行了重置，正颌手术后拆除𬌗板时，上下牙列常常无法得到很好的尖窝咬合关系，应该通过术后正畸治疗，恢复正常的牙齿排列、𬌗曲线以及良好的尖窝咬合关系。良好的咬合关系有利于口颌系统的健康与稳定。

二、颌骨移动距离的影响

正颌手术是将颌骨截断，改变颌骨的位置并将其重新固定到预定的位置来矫治颌骨畸形的。颌骨移动的距离越大，术后的稳定性越差。有学者研究表明，骨性 III 类患者上颌骨前移距离过大，术后出现了明显的复发。Jakobsone 等对于骨性 III 类患者为期 3 年的研究发现，术后 3 年间，B 点复发前移约 1/4，他认为下颌的复发与下颌后退的距离有较大关系。因此正颌手术颌骨移动的距离过大对于术后的稳定性影响很大，对于上颌骨后缩严重的 III 类患者，可以考虑进行上颌骨牵引的手术方式，以减少术后复发的可能。

三、手术类型的影响

正颌术后的稳定性与手术方式有关，Proffit 对于骨性 III 类患者采用不同术式后的稳定性研究发现，上移上颌骨稳定性较好。另外，单纯前移上颌骨的患者中有 80% 术后 1 年可保持良好的稳定性。少数患者上颌前移后出现中度复发。采用双侧下颌升支纵劈的患者，术后下颌可保持稳定或有少量复发。而采用下颌升支垂直截骨术的患者，其术后稳定性逊于下颌升支纵劈者。双颌手术后的稳定性要优于单颌手术。有研究认为，双颌手术上下颌骨移动的距离相对较单颌手术少，因而可减少术后的复发。下颌后退后复发主要发生在术后前 6 个月，可能是由于术中颌骨位置改变较大，软组织、肌肉及髁突尚未建立新的平衡所致。Schatz 的研究表明，稳定性较差的手术方式还包括下移上颌骨和前移下颌骨。而在各种术式中，扩大上颌骨宽度的稳定性最差，为了增加其稳定性，可以采用骨牵引成骨的方式开展上颌骨的宽度。对于严重下颌后缩的患者，也可以采用骨牵引成骨的方式，有利于术后的稳定。

四、神经肌肉适应性的影响

正颌手术改变颌骨的位置用时只有短短的几个小时，而肌肉组织的功能模式需要适应骨骼位置的变化。正颌手术后肌肉的张力减小还是增加对于手术的稳定性影响很大。例如，上颌骨上移会松弛软组织，而下颌前移会增加软组织张力。由此可见，上颌骨上移比下颌骨前移稳定，从肌肉张力变化的角度也可以解释正颌手术开展上颌是最不稳定的，因为上颚黏膜的张力增加。

五、颞下颌关节的改建

正颌手术由于改变了颌骨的位置，特别是下颌位置的改变会或多或少导致髁突移位，这是正颌手术后复发的一个重要因素。正颌手术中应该尽可能保持原髁突与关节窝的位置不变，而 II 类患者需要下颌前移，维持髁突与关节窝的位置较 III 类患者困难，这可能是影响 II 类患者术后稳定性的原因之一。曾经在北卡罗来纳大学开展的一项为期 5 年的大样本回访研究发现，有 5% 接受下颌前徙手术的患者出现了下颌髁突变短。

综合思考题

1. 为什么重度骨性错𬌗畸形的成年患者需要正畸 - 正颌联合治疗？
2. 为什么正畸治疗，特别是术前正畸治疗对于正颌手术非常重要？

（贾绮林）

拓展小故事及综合思考题参考答案见数字资源

参考文献

1. Trauner R，Obwegeser H. The surgical correction of mandibular prognathism and retrognathia with consideration of genioplasty. II. Operating methods for microgenia and distoclusion. Oral Surg Oral Med Oral Pathol，1957，10（9）：899-909.

2. Bell W H. Le Forte Ⅰ osteotomy for correction of maxillary deformities. J Oral Surg，1975，33（6）：412-426.

3. Leelasinjaroen P，Godfrey K，Manosudprasit M，et al. Surgery first orthognathic approach for skeletal Class Ⅲ malocclusion corrections—a literature review. J Med Assoc Thai，2012，95 Suppl 11：S172-80.

4. Huang C S，Chen Y R. Orthodontic principles and guidelines for the surgery-first approach to orthognathic surgery. Int J Oral Maxillofac Surg.，2015，44（12）：1457-1462.

5. Wilmot J J，Barber H D，Chou D G，et al. Associations between severity of dentofacial deformity and motivation for orthodontic-orthognathic surgery treatment. Angle Orthod，1993，63（4）：283-288.

6. Kiyak H A，Vitaliano P P，Crinean J. Patients' expectations as predictors of orthognathic surgery outcomes. Health Psychol，1988，7（3）：251-268.

7. Finlay P M，Atkinson J M，Moos K F. Orthognathic surgery：patient expectations；psychological profile and satisfaction with outcome. Br J Oral Maxillofac Surg，1995，33（1）：9-14.

8. Bell W H，Jacobs J D，Quejada J G. Simultaneous repositioning of the maxilla，mandible，and chin. Treatment planning and analysis of soft tissues. Am J Orthod，1986，89（1）：28-50.

9. Cha K S. Skeletal changes of maxillary protraction in patients exhibiting skeletal class Ⅲ malocclusion：a comparison of three skeletal maturation groups. Angle Orthod，2003，73（1）：26-35.

10. Proffit W R，Phillips C，Turvey T A. Stability following superior repositioning of the maxilla by Le Fort I osteotomy. Am J Orthod Dentofacial Orthop，1987，92（2）：151-161.

11. Arpornmaeklong P，Shand J M，Heggie A A. Stability of combined Le Fort Ⅰ maxillary advancement and mandibular reduction. Aust Orthod J，2003，19（2）：57-66.

12. Jakobsone G，Stenvik A，Sandvik L，et al. Three-year follow-up of bimaxillary surgery to correct skeletal Class Ⅲ malocclusion：stability and risk factors for relapse. Am J Orthod Dentofacial Orthop，2011，139（1）：80-89.

13. Proffit W R，Phillips C，Dann C，et al. Stability after surgical-orthodontic correction of skeletal Class Ⅲ malocclusion. I. Mandibular setback. Int J Adult Orthodon Orthognath Surg，1991，6（1）：7-18.

14. Schatz J P，Tsimas P. Cephalometric evaluation of surgical-orthodontic treatment of skeletal Class Ⅲ malocclusion. Int J Adult Orthodon Orthognath Surg，1995，10（3）：173-180.

第十七章

唇腭裂畸形序列治疗与正畸

◎ 学习目标 ──────────────────────────────▶

基本目标

1. 掌握唇腭裂序列治疗的原则。
2. 掌握唇腭裂序列治疗的内容。
3. 针对唇腭裂患者做出相关正畸治疗计划。

发展目标

1. 掌握复杂病例的问题梳理及治疗计划的制订。
2. 运用序列治疗理念，结合多学科知识，针对各牙龄期错𬌗制订详细治疗方案。

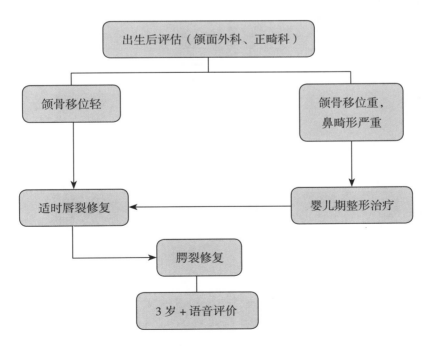

唇腭裂序列治疗中的正畸相关治疗

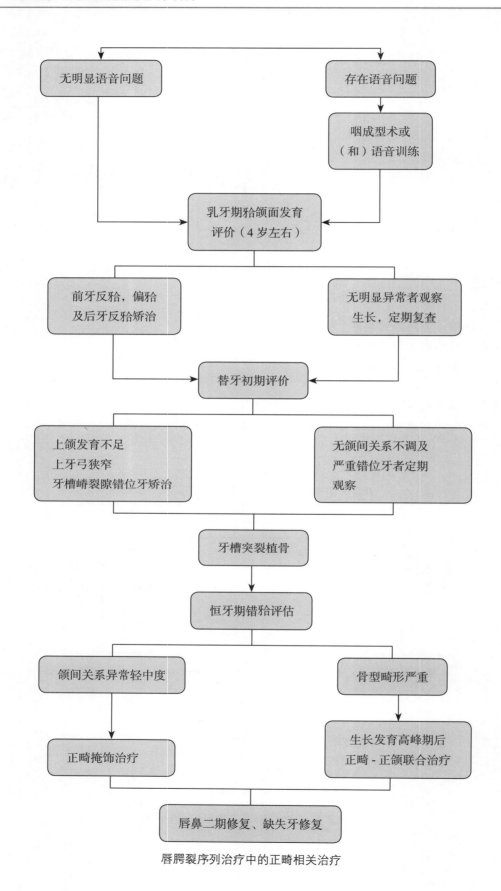

唇腭裂序列治疗中的正畸相关治疗

第一节　唇腭裂的序列治疗概述

一、唇腭裂序列治疗的产生与发展

唇腭裂是颌面部位列第一的出生缺陷，在我国新生儿中的患病率约为1.8‰。唇腭裂是多基因遗传疾病，病因复杂。多为胚胎发育早期面突发育及融合异常所致。唇腭裂中约30%的患者伴有其他症状的综合征，如范德伍德综合征、Pier Robin综合征等。但是大部分唇腭裂患者属于非综合征型。

唇腭裂畸形涉及鼻、唇、牙、牙槽、软硬腭等部位，这些部位都是牙颌面发育的重要部位，对患者牙颌面的发育、口颌系统的功能、颜面的美观等都有显著的影响。唇腭裂的治疗是一个长期的过程，其中手术治疗最重要，发展史也较长。最先有文字记录的唇腭裂修复手术出现在我国《晋书》上，但是，唇裂修复长期停留在"割而补之"的水平，术式的探讨及进展缓慢。西方最早关于唇腭裂手术的记载是在16世纪，但真正出现较快发展是在20世纪以后，各种唇腭裂修复技术不断涌现。在唇腭裂治疗史上的大部分时间里，医生对于治疗的探索及尝试基本集中在对手术方法的发明和术式的改良上，唇裂的修复术主要集中在恢复鼻唇美观及功能上，腭裂修复术主要集中在对语音的发育、语言能力的提高及颌骨发育的影响上，手术技术的不断改进和提高，为唇腭裂治疗疗效的提高做出了重要贡献。

但是，唇腭裂存在的问题是复杂的，其治疗也是复杂和长期的。唇腭裂治疗涉及牙颌面外观整复、口颌系统生理功能恢复、心理健康辅导等诸多方面，治疗需要多专业、多学科参与。唇腭裂序列治疗是最佳的治疗模式早已成为国际共识。从20世纪20年代至今，唇腭裂序列治疗发展已经历了近百年历史。

最先提出唇腭裂综合治疗概念的是被誉为美国口腔颌面外科学之父的Hullihen医生，他在1844年出版的专著《唇裂及其治疗》中提出了对唇腭裂的治疗需要多学科参与的综合治疗概念。但是，现代唇腭裂序列治疗理念的建立及推广实施者是美国正畸医生Herbert K. Cooper和口腔颌面外科医生Robert Ivy。Cooper医生由于看到大量手术修复后的唇腭裂患者存在严重的错𬌗畸形问题，且很难单纯由正畸医生实现完善的治疗。于是他联合口腔颌面外科医生及语音治疗师、耳鼻喉科医生、心理咨询师等，于1938年在兰卡斯特成立了世界上第一家唇腭裂治疗中心，并发表文章介绍了唇腭裂中心的工作模式，其核心理念有两点：首先，唇腭裂的治疗需要不同学科的专家共同参与；其次，每个患者的治疗计划需要由团队共同商量制订。这一理念直至现在仍是唇腭裂序列治疗的基本要素。

20世纪60年代后，我国关于唇腭裂治疗手术方法的改进有了快速的发展，而唇腭裂序列治疗的概念应用始于20世纪80年代末期。1990年，王光和教授在第三届全国口腔颌面外科会议上首次系统介绍了北京大学口腔医院唇腭裂外科整复、正畸治疗、腭裂语音评估和治疗、牙槽突裂植骨修复、正颌外科、口腔矫形修复等学科的开展情况。随后，国内唇腭裂中心相继成立，使我国的唇腭裂治疗正式步入序列治疗新阶段。为了不断规范唇腭裂序列治疗，中华口腔医学会唇腭裂专业委员会于2021年完成了唇腭裂序列治疗指南。

近半个世纪以来，唇腭裂序列治疗快速发展，总体治疗水平有了长足的进步。随着医疗技术与检查手段的不断创新，唇腭裂的诊治内容从诊断、治疗到护理、康复等更加丰富且不断完善。随着医学模式的变化与进步，加入唇腭裂治疗的学科越来越多，唇腭裂治疗队伍日益完善。目前参与唇腭裂治疗的学科除了传统的整形外科、颌面外科、正畸科、语音语言学科外，还包括口腔修复科、儿童牙科、耳鼻喉科、护理、心理学、儿童医学、麻醉学、听力学、医学诊断影像学、生理解剖学、精神科、遗传学及社会工作等。

二、唇腭裂序列治疗的内容

（一）唇腭裂序列治疗的概念

唇腭裂序列治疗是由多学科专家参与的从唇腭裂患儿出生到生长发育完成期间，循序渐进地实施动态、连续性的观察与治疗，最终使患者在形态、功能和心理上，均能达到与正常人一致或接近一致的治疗目的。

唇腭裂序列治疗是在唇腭裂生长发育过程中进行长期观察与适时的评价及治疗，唇腭裂治疗是长期的，但不是持续不断的治疗。

唇腭裂序列治疗的本质是跨学科治疗模式（interdisciplinary treatment）。序列治疗的团队需要集体讨论诊断、制订治疗计划。它强调在多学科之间开展工作，克服各专业局限性，集中各专业的优势，实现真正意义的全面治疗，获得最佳治疗效果。

（二）唇腭裂治疗团队组成及分工

现代唇腭裂的序列治疗更加体现对患者及家庭的关怀，并关注患者远期的治疗效果。终极目标是恢复唇腭裂的解剖与功能，使患者复原。自第一家唇腭裂治疗中心成立以来，国际上成立的唇腭裂中心已数以千计，唇腭裂中心的专业及人员构成在不同的地区和国家存在差别。唇腭裂序列治疗中参与的专业及专家涉及较多，但是，一般唇腭裂中心并不一定能具有全部所有相关的专业。完善的治疗中心一般包括产科医生、儿科医生、颌面外科医生、整形外科医生、正畸医生、耳鼻喉科医生、语音治疗师、牙科医生、修复科医生、精神与心理科医生、社会工作者及遗传学家等。唇腭裂治疗组中颌面外科及整形外科医生无疑起着重要的作用，但是随着序列治疗的开展，长期以来由外科绝对主导唇腭裂治疗的模式已经改变，语音病理专家和正畸医生对于唇腭裂患者获得理想的形态及功能恢复起着越来越重要的作用，精神与心理学家的参与为唇腭裂患者获得真正的健康提供了支持。

1. **颌面外科／整形外科医生**　唇腭裂治疗团队中最重要的成员，完成唇裂和腭裂修复手术、牙槽突裂植骨手术、咽成形手术或正颌外科手术、鼻唇继发畸形手术等外科治疗。手术医生的手术术式和手术技术等都对唇腭裂治疗的总体效果起着非常关键的作用。

2. **正畸医生**　参与唇腭裂各时期的生长发育评价及整体治疗计划的制订和正畸治疗，是唇腭裂序列治疗团队中重要的成员。唇腭裂先天及继发畸形造成错𬌗畸形的发生率较高。错𬌗畸形具有一定的特点，其相关的正畸治疗难度较大，与普通错𬌗畸形的正畸有所区别。从事唇腭裂正畸的医生，必须经过一定的专业培训并掌握一些特殊矫治技术才能完成相关治疗。正畸医生需要能够完成新生儿的鼻 - 牙槽整形技术、乳牙列和替牙列的正畸技术以及正颌手术的辅助正畸治疗等。

3. **语音治疗师**　唇腭裂对患者最重要的功能影响是语音问题，由此带来的其他问题如心理问题也非常显著，因此，语音治疗师在唇腭裂序列治疗中的作用不可或缺。对于语音治疗师的教育和培训目前国际上并没有统一规定。但是，进行唇腭裂序列治疗的语音治疗师不仅要对唇腭裂患儿的语音发育进行准确评价、对腭裂手术效果进行评估、对未来的手术治疗给出建议，还应对患者的家庭成员进行训练，以更好地帮助唇腭裂患者获得最佳的语言环境。这需要语音治疗师掌握语音病理学、语言学、教育学、儿童心理学等方面的专业知识。

4. **耳鼻喉科医生**　耳鼻喉科医生一般在唇腭裂序列治疗的早期就应参与其中，主要负责对唇腭裂患者的听力、中耳疾患以及通气功能进行检查、诊断和治疗，同时还应肩负患者教育责任，告知患者的家属警惕中耳疾患的发生，识别中耳疾患的早期症状，以避免患者听力受损。

5. **牙科医生**　唇腭裂患者存在一些牙齿矿化不足的问题，加之拥挤错位的存在，给口腔卫生的维护增加了困难。在整个治疗过程中容易出现牙齿的龋坏及早失，因此需要牙科医生尤其是儿童牙科医生进行相应治疗。保存唇腭裂患者的牙齿对于患者牙颌面的继续发育及恢复患者的牙𬌗功能及整体的美观效果都有很大作用。

6. 精神与心理科医生 现代医学模式已经从生物-医学模式转变成社会-心理-生物-医学模式。世界卫生组织对健康的定义也是人的身体、精神和社会等方面都处于良好状态。对患者及家属心理健康的关注在唇腭裂序列治疗中也得到了高度的重视。专业的精神与心理科医生在唇腭裂的整个治疗过程中参与治疗，调整患者家庭成员对待患者的态度，调整患者自身在面临治疗以及各种社会问题时的心理压力状态，改善其行为模式，解惑生活中遇到的各种问题，使患者恢复健康、更好地适应社会。

7. 儿科医生 儿科医生是唇腭裂序列治疗程序中最早接触到患者的医生之一。需要第一时间做好患儿父母的安慰工作，并指导其对患儿的喂养，增强对患儿接受治疗的信心。儿科医生还需评价患儿的发育情况，及时发现伴发的其他先天性疾病并给予治疗建议。应与治疗团队的其他成员进行沟通，共同制订完善的治疗计划。

8. 遗传学家 唇腭裂畸形是一种多基因遗传性疾病，遗传学家参与唇腭裂的序列治疗，主要是从大量患者资料的分析中进行病因、病理和遗传规律的研究，为有效控制此类畸形的发生率做出贡献。同时，遗传学家还需要进行遗传咨询工作，对唇腭裂患者及家庭做出指导。

9. 社会工作者 社会工作者在许多成熟的唇腭裂中心内是实现现代唇腭裂序列治疗理念的重要成员。唇腭裂序列治疗需要他们的积极参与，了解患者家庭的经济、文化背景，整合各种政府机构、医疗保险、社会慈善团体的资源，可以为患者家庭提供重要的信息和帮助。

虽然唇腭裂序列治疗团队中不同专业人员的专业特点明显，但是在序列治疗中，每个专业的人员都不应是孤立工作的，各专业人员需要密切合作，在各自专业治疗的同时，需要将唇腭裂患者序列治疗的其他治疗考虑其中并互相配合，选择恰当的治疗时机、治疗顺序，互相为其他治疗创造条件，以使患者获得最佳治疗。

（三）序列治疗内容

对于唇腭裂患者序列治疗的具体程序和手术方法，每个治疗中心可能都具有自己的特点，但是对于患者序列治疗的内容基本一致。

1. 婴儿期矫形治疗 1954年，英国的McNeil医生提出了针对完全性唇腭裂婴儿进行矫形治疗以矫正唇腭裂患儿颌骨移位的治疗方法，希望以此减轻患儿错𬌗畸形的发生。治疗需要患儿在出生后1个月内戴入活动的上颌腭托矫治器，并在唇部佩戴弹力带，在腭托及弹力带的作用下，使患者移位的上颌骨段达到改形作用，减小腭裂裂隙，同时使上颌骨各段靠拢并形成光滑的弧线。该矫治器在唇裂修复术前、术中、术后均需戴用，直至颌骨改形完成。此项治疗在各唇腭裂中心实施几十年后，经欧洲多个中心的研究逐渐发现，其远期的治疗效果并不理想，婴儿期的整形治疗并不能降低日后患者对正畸治疗的需要，却增加了患者的正畸治疗时间和治疗费用，故不少学者认为这一期的矫治并不是所有完全性唇腭裂患者都需要进行的。

2. 唇裂修复 婴儿期手术对患儿的身体情况有一定要求，需要患儿能够耐受麻醉及手术过程，以降低手术风险。大部分唇腭裂中心对唇裂修复的时间选择，仍然遵循1912年Thompson提出的"3个十"原则，即"10周、体重约10磅、血红蛋白10 mg/ml"等。也有不少学者提倡及早进行唇裂手术，以减轻患儿父母的心理创伤。新生儿出生时，体内胶原蛋白、血红素及皮质醇水平均较高，耳部及呼吸道感染尚未发生，此时进行手术能够减少手术瘢痕，利于术后恢复。同时，极早修复唇裂也有利于喂养。但是，过早手术的远期效果并不确定，且手术操作困难、麻醉风险也比较大。医生需要在综合评估患者身体条件、颌骨移位状况及麻醉和手术风险后尽早进行唇裂修复。

3. 腭裂修复 腭裂修复是唇腭裂患者治疗的关键，影响牙颌面的继续发育及语音等口颌系统的功能状况。对于腭裂修复的时间，曾存在较长时间的争论。及早关闭腭裂裂隙，可以为唇腭裂患儿创造有利的发音条件，有利于患儿语音及语言的发育。但是，过早的手术又会因为其创伤及瘢痕等因素，对唇腭裂患儿的颅面发育造成不良影响。所以，也有学者提倡推迟硬腭的修复（至

2～3 岁），先行唇及软腭修复，以减小对语音及上颌发育的不良影响。对于腭裂手术对上颌发育的影响，目前普遍认为腭部瘢痕与上颌发育受限关系紧密，而手术翻瓣所致的暂时供血障碍对上颌发育造成的影响并不大。对于腭裂修复，外科医生一边不断改良手术方法，一边通过提升医生手术修复技术来减小对颌骨发育及语音的不利影响，尽量在患儿开始学习说话前进行腭裂修复，兼顾患儿的上颌生长发育与语音发育，使其在这两方面都得到较好的恢复。目前，腭裂修复的时间在 1 岁左右进行得较多。

4. 耳鼻喉疾病的治疗　唇腭裂患儿由于畸形的存在及腭帆张肌功能不良，会影响咽鼓管内的正常压力。咽鼓管功能不良是唇腭裂患儿患中耳疾病的主要原因。咽鼓管的主要功能是通气、保持压力平衡、引流和保护作用。对唇腭裂患者来说，咽鼓管的通气功能尤为重要（对于听神经细胞的发育）。唇腭裂患者由于功能不良，多种机制可以导致中耳渗液、咽鼓管阻塞或开放。鼻咽部的分泌物可以直接进入中耳。几乎所有的腭裂患儿均有渗出性中耳炎。由于儿童易发生细菌感染，许多患儿还会出现化脓性中耳炎和反复的上呼吸道感染。患儿会有鼓膜穿孔，有时需要放置鼓室通气管或进行鼓膜切开术。有些患儿虽然已放置了鼓室通气管，且听力发育良好，但也会不断出现中耳疾患，甚至出现不可逆变化，如珠光瘤。在唇腭裂患者幼年期，耳鼻喉医生对其的定期检查和治疗是不可缺少的，以避免患儿听力的丧失。

5. 语音训练　腭裂修复术为唇腭裂患儿的正常发音创造了条件。研究表明，非综合征且听力正常的唇腭裂患儿，如果在 2 岁前完成腭裂的修复，很少产生显著的代偿性发音。但是，有部分患儿由于软腭肌群功能欠佳、咽腔过大及存在不良的发音习惯，可能会存在异常的腭裂语音，如"鼻音过重""鼻息声流失"及构音异常等。所以，对于存在腭裂的患儿，腭裂修复术后应在 3 岁左右进行语音评价，语言病理学家和语音训练师应及早介入，对于存在功能异常及不良发音习惯的患儿做出语音训练计划，并为患儿未来的手术治疗提供指导。

6. 牙槽嵴植骨术　牙槽嵴植骨术是 20 世纪 50 年代兴起的唇腭裂最重要的治疗之一。最初是应用自体肋骨与唇裂或腭裂修复同时进行的一期植骨。后来学者们逐渐发现，一期植骨后患儿颌面部发育受到严重影响。20 世纪 70 年代后期，为了减小植骨手术的创伤，多数学者将牙槽突植骨延迟到了替牙期。目前认为，二期植骨的最佳年龄是 9～12 岁，此时处于尖牙萌出前，且尖牙牙根发育在 1/2～3/4 之间。许多研究表明，在恒尖牙萌出之前进行牙槽突植骨，植骨的成功率较高，随着尖牙的萌出，植骨成功率显著下降。

7. 正畸治疗　唇腭裂各种修复手术对颌骨的创伤以及手术后瘢痕组织的挛缩会对患儿的上颌骨发育产生不利的影响。加之先天畸形及牙齿缺失较高发，患儿牙颌面的畸形在生长发育中逐渐表现出来并加重，常表现为前后牙的反𬌗、严重拥挤等，多数患儿需要进行正畸治疗。从出生至生长发育完成，患儿在生长发育的不同阶段可能都会经历正畸治疗，这是序列治疗中的关键治疗。正畸治疗对唇腭裂患者而言，除了直接解决错𬌗畸形问题之外，还有为相关的其他治疗创造条件的作用。随着医学的发展和序列治疗的不断完善，正畸治疗在唇腭裂序列治疗中所起的作用日益重要。

8. 正畸 - 正颌联合治疗　虽然唇腭裂患儿在生长发育过程中经历了一系列治疗，但是，手术造成的创伤及异常的生长发育型可能会使部分患儿颌骨畸形非常严重，因此需要通过手术的方法协调颌间关系、获得良好的咬合关系和面部平衡。不同的唇腭裂中心正颌外科治疗患儿的比例不同，一般在 7%～47%，正颌外科患儿的比例可反映唇腭裂中心前期治疗的水平。

9. 二期修复手术　唇腭裂修复后，由于鼻软骨生长的先天缺陷及唇部肌肉组织的发育不良等因素，随着生长发育继续，修复后患者鼻、唇畸形常逐渐明显，多数需要进行唇及鼻的二次修整。腭裂修复完成后，部分患者存在腭咽闭合不全问题而产生过高鼻音，影响患者正常的语音。经过鼻咽纤维镜的检查诊断后，一些患者需要进行咽后壁瓣修复手术缩小咽腔，以利于腭咽闭合的完成。

10. 心理治疗 心理健康和对社会的适应是健康人所必需的。现代唇腭裂治疗更加强调人文关怀，唇腭裂患儿的出生会给家庭带来很大压力，有些家庭很难在短时期内适应。父母的紧张和焦虑也会给唇腭裂患儿造成压力，同时患儿常会很早就开始进行各种复杂的治疗，加之明显的颌面畸形和语音问题，使患者更易产生心理与社会问题。社会心理学家的工作就是指导家长及唇腭裂患儿应对患儿产生的相关问题，学会应对来自他人的嘲笑和恐吓等社会学技巧，获得更好的调节适应能力及社会认可。

11. 修复治疗 唇腭裂患儿先天缺牙的患病率显著高于非裂人群，同时，患儿常存在牙齿的矿化不良，加之患儿口腔的特殊环境等，使唇腭裂患儿龋病较高发，也易出现牙齿的早失。当患儿进入恒牙期后，需要进行综合的设计，对于有些缺失牙需要进行修复治疗。随着牙槽突植骨技术的不断成熟及修复新技术的出现，通过正畸与修复的联合设计和治疗，可以为唇腭裂患儿提供更加满意的治疗。

目前，世界各地唇腭裂治疗中心的工作模式及治疗程序存在较大差异，近些年有许多多中心研究对不同中心的治疗程序及远期疗效、患者满意度等进行了评价。多中心的研究结果对不断改进治疗的程序有重要的指导作用。

1993年，美国唇腭裂颅面协会制定了第一个唇腭裂序列治疗的指南，建立了一个有利于唇腭裂患者复原的体系。此后这个指南不断更新，最后一次更新是在2018年。欧洲在经过著名的六中心研究评价后也成立了"Euro-cleft"，并于2000年制定了欧洲的唇腭裂治疗指南，使得唇腭裂的序列治疗不断规范，朝着更健康的方向发展。唇腭裂治疗的多学科模式是肯定的，治疗指南及规范的不断修订旨在提高患者满意度及改善患者的生活质量，建立更为体现人文关怀的治疗程序和时间安排，强调序列治疗应最大程度地保证患者的长远利益和生长发育。

唇腭裂序列治疗过程中会涉及多个专业的治疗，在不同阶段中，许多不同专业又会相互配合共同完成治疗。为了避免患者治疗中的困惑及因错过重要的治疗而影响序列治疗的效果，唇腭裂中心应该对每个唇腭裂患者进行有效的治疗指导和协调，以增强整体治疗效果。

第二节　唇腭裂的牙颌面发育

唇腭裂是由于胚胎发育早期面突融合障碍造成的，各种原因引起的前颌突、侧颌突的融合不全或不融合都会导致各种类型的唇腭裂畸形发生。唇腭裂患者的牙颌面发育具有一定特点，与非裂者存在明显的差异，先天畸形本身也会造成一些形态上的差异，各种修复手术对牙颌面生长发育的影响也非常明显，导致唇腭裂患者牙颌面发育异常。

一、唇腭裂修复术前的颅颌面发育

（一）唇腭裂儿童早期牙颌面的生长发育情况

唇腭裂患儿由于面突融合障碍，出现唇裂、牙槽嵴裂、软硬腭裂等表现，口腔内外的肌肉平衡及环境发生重要改变，对患儿牙颌面的形态及继续发育会产生重要影响。对于唇腭裂患儿手术修复前颌骨发育的研究有很多，最著名的是丹麦关于唇腭裂患者儿童期的颌面形态系列研究。

1. 唇裂 根据唇裂（图17-1A）畸形的程度，患者牙颌面受到的影响也不同，不完全唇裂一般无明显牙颌面的影响。对于伴随牙槽嵴裂的完全性唇裂，未手术修复的唇裂患儿，其颅面形态基本正常，可能仅伴随前颌骨区域的小畸形。在颅颌面的发育上，前颅底长度、上颌长度与位置、下颌长度等均正常。双侧完全唇裂由于唇肌向后的力量显著减小，前颌骨前突显著；单侧完全唇裂者前颌骨前突不显著，但是存在颌弓的不对称及前颌突向健侧的旋转；不完全性唇裂者前颌骨的前突可以忽略。

2. 腭裂 腭裂（图17-1B）是胚胎发育中继发的腭融合问题所致。未经手术的腭裂患儿其主要的颅颌形态异常是上颌骨长度减小、上颌后部高度减小、上颌位置靠后、上颌及鼻腔宽度增大和下颌长度减小、位置靠后，但是上下颌间关系正常。

3. **唇腭裂**　单侧完全性唇腭裂（图 17-1C）患者表现出上颌骨后部长度及高度减小、上颌基骨位置靠后但是前颌骨前突、上颌及鼻腔宽度增加、前颌骨向裂侧突、下颌骨短而后缩。双侧完全性唇腭裂（图 17-1D）患者表现出前颌骨相对于上颌骨基部及前颅底前突、上颌骨基骨长度减小且后部高度减小、上颌及鼻腔宽度显著增宽、下颌骨短且后缩。

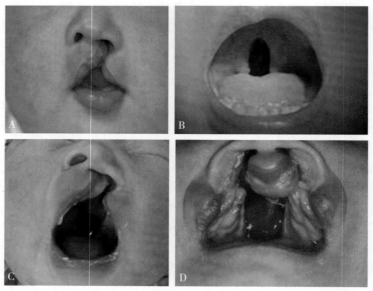

图 17-1　出生后唇腭裂牙颌面发育

A. 唇裂　B. 单纯腭裂　C. 单侧完全性唇腭裂　D. 双侧完全性唇腭裂

唇裂修复手术前，唇腭裂患者前颌骨的前突可能是由于患者局部结构缺乏整体性，唇肌力量减弱而舌肌力量相对活跃而造成鼻 - 犁骨区过度的生长及前颌突受到不平衡肌力作用引起的移位所致。而存在腭裂的患者均表现出下颌骨的短小和后缩，可能与原发畸形有关，或者与继发的功能性适应有关。

（二）未手术成年患者的颌骨发育

随着经济的发展和医学的进步，未进行任何唇腭裂修复治疗的成年患者在人群中已很少见。关于未经手术修复的唇腭裂患者的颅面生长及形态的著名研究是英国学者 Mars 等在斯里兰卡进行的，他们的研究结果使人们更好地了解了唇腭裂畸形本身的牙颌面发育以及修复手术的影响。

1. **单侧完全性唇腭裂**　未经手术治疗的成年单侧完全性唇腭裂患者表现出上颌骨健侧的前突、前牙覆盖增大、上前牙唇倾、上颌骨患侧轻度向内塌陷，后牙的反𬌗较少见。X 线头影测量分析发现，患者前颅底长度正常、上颌相对下颌前突，一般没有上颌后缩的病例。患者的上颌牙弓形态更像"V"形，越靠前，缩窄越明显。

2. **双侧完全性唇腭裂**　双侧完全性唇腭裂患者，前颌突和侧颌突均未融合，上唇及上颌骨均是三段。未经手术修复的双侧完全性唇腭裂患者，由于唇部肌肉对上颌骨缺乏向内的压力，颌骨及上颌牙弓内外肌力平衡被破坏，一般表现出前颌骨显著的前突和上切牙严重的唇倾。上颌骨的垂直向发育不足，前部及后部高度减小；下颌升支短；患者鼻中隔短、鼻底宽大。

3. **单纯腭裂**　未经手术修复的单纯腭裂患者一般表现出相对正常的颅面形态，上下颌牙弓关系也基本正常。但是，单纯腭裂的患者颅面生长较唇腭裂患者表现出更多的内在生长异常，其上下颌均较后缩。患者的上颌牙弓宽度一般小于非裂者，也可能是对相对较小下颌的适应。

由此可以看出，未经任何手术修复的唇腭裂患者其上颌更易出现唇前突或前牙唇倾等唇肌肌力较弱的表现，当然也有唇腭裂畸形本身所致的颌骨垂直向发育不足的问题，牙弓的塌陷与腭部缺乏骨组织支撑有关。而在这一群体中较少见上颌发育不足则表明，造成唇腭裂患者上颌发育不足的原因多来自手术。

二、修复手术对唇腭裂颌骨发育的影响

唇腭裂患者在治疗的过程中需要经历多次手术修复，唇及腭裂手术的创伤及术后瘢痕组织，对颌骨尤其是上颌骨的发育会造成不利影响。

1. **唇裂手术影响**　单纯唇裂的患者经过唇裂修复后，上颌颌骨受到唇肌内收力量的影响，与舌肌逐渐形成力量的平衡，有利于颌骨的正常发育。但是，对于唇修复过紧的患者，唇肌向内的力量可能大于舌肌力量，也会对上颌骨的发育产生抑制。伴牙槽嵴裂的唇腭裂患者，随着唇裂的修复，在唇肌的作用下，前颌骨发生改形及舌向移动，突度降低甚至可以基本恢复正常。唇腭裂患者的前颌骨及鼻中隔向裂隙的偏斜也减轻，单侧唇腭裂的患侧颌骨或双侧唇腭裂的两个侧段均可能向裂隙塌陷，致使上颌宽度减小。

2. **腭裂手术影响**　腭裂手术需要进行上颌腭部黏骨膜的切开、剥离及瓣的形成及缝合，因此手术对患者颌骨发育会产生较明显的影响。但是，一般认为腭裂手术时造成的血供问题对颌骨发育影响不大，且主要来自腭部瘢痕的影响。腭裂手术产生的影响主要是上颌骨长度及宽度的减小、上颌相对于颅底后缩、上牙弓塌陷等，易造成患者前后牙的反𬌗。腭裂修复的手术方法、手术时间及手术医生的技术都会对上颌发育产生影响。

3. **牙槽突植骨**　早期牙槽突植骨是 20 世纪 50 年代开始于欧洲的，其治疗的目的是将上颌骨连成一体、稳定上颌骨、支撑鼻底并为牙槽嵴裂隙区的牙齿萌出提供骨的支持。20 世纪 70 年代后发现，早期牙槽突植骨会使患者上颌骨的垂直向及水平向生长受到更大的不良影响。植骨患者较未经植骨者会更多出现前、后牙的反𬌗，由此表明，早期植骨对上颌的稳定作用有限，植骨手术在上颌前部进行黏骨膜的剥离、缝合以及之后形成的瘢痕反而会对上颌骨的发育造成不良影响。因此，多数学者建议将牙槽突植骨手术时间推迟至上颌长宽度的发育基本完成、而尖牙尚未萌出的 9～11 岁，以在保证植骨效果的前提下，尽量减小对上颌骨产生的不良影响。

4. **唇腭裂修复后患者颅面形态**　许多研究表明，唇腭裂修复完成的患者会出现一些颅面形态的异常，其中一些与先天畸形本身有关，另一些则来自手术的影响。手术多会造成上颌骨的矢状向、横向及垂直向发育不足，还会出现一些牙颌面结构的代偿及适应性改变。一般完成了唇腭裂修复的患者常见：①颅部形态异常：双侧完全性唇腭裂（BCLP）的后颅底平面更平且短；② BCLP 者面部及鼻部宽度大；③唇腭裂患者术后上颌位置靠后，上颌呈现进行性后缩。BCLP 患者虽然前颌骨前突，但是上颌骨后部位置更加靠后，使 BCLP 与单侧完全性唇腭裂（UCLP）者面部突度相似；④多数唇腭裂患者表现出下颌后缩、下颌平面高角、下颌角钝、后前面高比减小，但是，也有研究表明，唇腭裂修复后患者的面部高度个体间差异较大，虽然完全性唇腭裂者表现出面高均值大于非裂者，但是 2/3 患者的面部高度是正常的；⑤唇腭裂患者的面部生长型不同于正常 Bolton 标准。⑥唇腭裂患者腭平面顺时针旋转。

三、牙齿发育异常

唇腭裂患者中出现的牙齿异常情况较多，如牙齿形态异常、牙齿钙化异常及牙齿数目异常等。

（一）牙齿的先天缺失

唇腭裂患者牙齿缺失较非裂者常见，恒牙的缺失较乳牙更常见。有研究发现，唇腭裂患者恒牙缺失的患病率约为 25.7%，乳牙缺失的患病率为 8.3%。其中最易缺失的是裂隙附近的牙齿，以恒侧切牙缺失最多见。但是，远离裂隙的前磨牙的缺失也较非裂者常见（图 17-2）。对于唇腭裂患者牙齿缺失患病率较高的原因究竟是局部牙板断裂、组织缺损的局部因素，还是有基因控制的

遗传因素，尚无确凿的证据。但是，有研究发现，一些导致唇腭裂的基因突变与牙齿缺失相关，其中可能存在着更复杂的遗传机制。另外，唇腭裂患者还经常出现第二前磨牙的钙化和发育时间的延迟现象。一些患者第二前磨牙的钙化时间甚至在该牙正常钙化时间开始后的 3～5 年以后，常使医生误认为该牙缺失。所以，对唇腭裂患者应进行长期的观察、随诊，不断修改治疗计划，按照唇腭裂的严重程度和乳、恒牙的发育情况决定治疗方案。

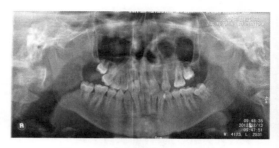

图 17-2　上颌牙齿的先天缺失

（二）多生牙

与非裂儿童相比，唇腭裂患者多生牙的发生率较高，多生牙经常出现在腭裂隙的附近。其中一些萌出于口腔中，另一些埋伏于上颌骨内，它们的形态、大小及位置各异。对于唇腭裂患者多生牙的处理，除了考虑对邻牙萌出间隙及位置的影响而及早拔除之外，还应考虑牙齿的存在对牙槽骨的保存作用，过早拔除阻生的多生牙可能造成上颌骨额外的创伤；而对萌出的多生牙，如果可能，也可以在早期尽量保留，以便于牙槽骨保存、矫治器固位及日后对缺失牙的替代。

（三）牙齿发育异常

唇腭裂患者也常出现牙齿其他方面的发育异常，如融合牙、牙齿大小异常、形态异常及牙齿钙化异常等。牙齿大小及形态的异常常见于上颌前牙，邻近裂隙的中切牙、侧切牙出现小牙或锥形、柱形等异常。唇腭裂患者牙齿的钙化不良常会在中切牙及第一恒磨牙出现，表现为牙釉质的缺损（图 17-3）。上颌前牙牙根发育不佳，弯根及短根常见（图 17-4）。牙齿的钙化及发育不良多发生在裂隙邻近的区域，以中切牙、侧切牙多见，双侧唇腭裂患者由于前颌骨组织异常减小，其上颌中切牙钙化不良及牙根发育不良常更严重。唇腭裂患者牙齿发育异常常会给正畸治疗带来麻烦，但是，不管怎样，这些牙齿都应尽可能地保留并被矫治到正常位置上。

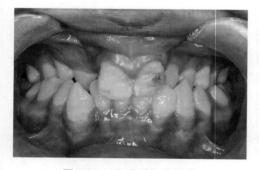

图 17-3　牙釉质钙化异常

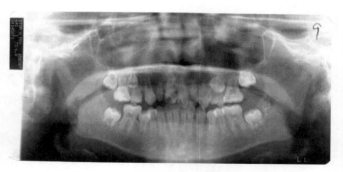

图 17-4　牙齿形态异常（弯根、短根）

（四）萌出异常

唇腭裂患者较易出现牙齿萌出的异常，Bjerklin 的研究发现，唇腭裂患者第一恒磨牙的异位萌出率约为 21.8%，远高于人群中 4.3% 的发生率。牙齿的异位萌出有遗传背景，第一恒磨牙的异位萌出主要是由于其萌出方向较近中倾斜所致。异位萌出常造成第二乳磨牙的早失，早发现并且及时治疗第一恒磨牙的异位萌出，可以避免因乳磨牙的早失而加重恒牙期错𬌗的严重性。由于牙槽骨缺损、连续性受损等原因，唇腭裂患者的尖牙较非裂儿童更易发生阻生，邻近侧切牙的情况和牙槽突植骨的时间对患者尖牙阻生也有影响。

（五）龋齿

首先，唇腭裂患者牙釉质发育不良的比例显著高于非裂儿童。另外，严重错位及牙列拥挤等错𬌗情况在唇腭裂患者中较高发，影响口腔卫生的维护；加之一些唇腭裂患者对自己面容及牙𬌗状况的不满意，导致其对口腔卫生的忽视，使其更容易产生较严重的龋坏。所以，在唇腭裂的治疗中，对口腔健康的维护是至关重要的环节，对患者的健康教育和定期检查与指导，以及及时治疗龋坏牙齿，对于保障唇腭裂患者获得良好的治疗效果以及恢复健康是必不可少的。

第三节　序列治疗中的正畸治疗

在唇腭裂的序列治疗中，正畸是关键的治疗，从患者出生一直到生长发育完成，正畸治疗串起了整个序列治疗的全程，对患者最终的复原起着重要的作用。正畸医生在序列治疗团队中的作用也是非常关键的，不仅需要对唇腭裂患者的生长发育进行评估、选择恰当的治疗时间进行错𬌗畸形的干预，同时还要承担患者牙颌面生长发育护卫者的角色，指导整个序列治疗的计划制订，避免或降低治疗对生长发育造成的不良影响。

序列治疗中的正畸治疗包括：①婴儿期整形治疗；②乳、替牙期错𬌗畸形的矫治；③牙槽突植骨前正畸；④恒牙期错𬌗畸形的矫治；⑤正畸 - 正颌外科治疗。

一、唇腭裂常见错𬌗畸形

由于手术治疗对颌骨发育产生的不利影响，唇腭裂患者上颌的发育常不足，因此造成很多错𬌗问题，如牙列拥挤、前牙反𬌗、后牙反𬌗、前牙开𬌗或深覆𬌗等；由于牙槽嵴裂的存在，前牙区的牙齿萌出异常、扭转及斜轴等错𬌗表现也常见。

（一）牙量 - 骨量不调

由于腭裂手术后上颌瘢痕挛缩所致的上颌严重的狭窄、各种修复手术创伤造成的上颌长宽高发育受限，使得牙量 - 骨量不调增加。唇腭裂患者的牙量 - 骨量不调在乳牙期一般较轻，拥挤一般在替牙期开始表现，到恒牙期时牙量 - 骨量不调逐渐加重。多数唇腭裂患者存在显著的上颌牙列拥挤，而且拥挤程度较重。但是由于唇腭裂患者上颌整体的发育不足，上下颌的协调性较差，对于非正畸 - 正颌联合治疗的患者，上颌的拔牙需慎重，避免拔牙造成上颌牙弓的进一步缩小而与下颌的协调性更差。

另外，在唇腭裂患者中由于缺失牙较常见，有的患者甚至出现多颗牙齿缺失，所以患者中也可能存在上颌牙列的间隙，一般需要结合修复治疗。

（二）牙弓形态异常

正常的上下颌牙弓形态为对称的马蹄形，且上下颌匹配。唇腭裂患者由于颌骨骨段的移位、塌陷、致密腭部瘢痕的挛缩，常使得患者上颌牙弓形态异常。乳牙期时，患者上颌牙弓的发育受到的影响不明显，一般到替牙期后，上颌牙弓形态的异常逐渐加重。单侧唇腭裂者上颌牙弓患侧塌陷一般比健侧严重；而双侧唇腭裂患者，由于前颌骨的前突及两个侧颌段向内塌陷，其牙弓形态常常呈现三角形改变。无论单侧还是双侧唇腭裂，患者上颌的牙弓狭窄与塌陷均表现出前部尖牙与前磨牙区更加严重，后牙段受到的影响较小，牙弓后段表现为开张，一些患者甚至在第二磨牙处表现为牙弓宽度较大（图 17-5 至图 17-7）。

单、双侧完全性唇腭裂患者，在出生时均会存在腭裂隙及上颌骨骨段的移位。唇、腭裂手术后，上颌颌骨段改形、靠拢。在乳牙萌出后，

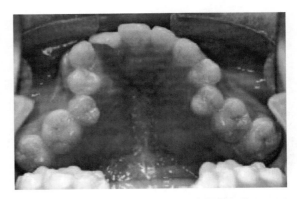

图 17-5　单侧完全性唇腭裂上颌牙弓前部缩窄，后部宽大

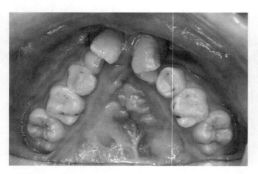

图 17-6　双侧完全性唇腭裂上颌牙弓呈三角形

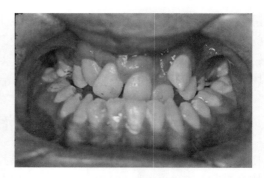

图 17-7　上颌挛缩的患者下颌牙弓严重舌倾代偿

50% 的单、双侧完全性唇腭裂患者会出现不同程度的上颌牙弓的不对称，这是上颌骨骨段向近中移位和向内塌陷的结果。研究还发现，单侧完全性唇腭裂患者下颌牙弓的对称率也下降。

值得注意的是，唇腭裂患者由于上颌的异常，其下颌的牙齿 - 牙槽复合体对上颌起到了一定的补偿作用。一些上颌牙弓严重缩窄的患者，可以出现下颌后牙的严重舌倾（图 17-7）。

（三）颌间关系不调

1. 横向关系的不调及后牙反𬌗　唇腭裂患者由于腭部裂隙的存在，患儿在出生时上颌颌弓宽度较大，各种类型腭裂的上颌宽度依次为：双侧完全性唇腭裂＞单侧完全性唇腭裂＞单纯性腭裂＞正常人。在唇腭裂修复术后，尤其是乳牙全部萌出后，随着上颌骨患侧骨段向近中的旋转，唇腭裂患者的上颌宽度逐渐缩小，表现出双侧完全性唇腭裂＜单侧完全性唇腭裂＜单纯性腭裂 = 正常人。乳牙期时，单、双侧完全性唇腭裂患者常出现轻微的后牙反𬌗，极少部分患者有严重的横向不调的问题。但是，由于上颌的生长受到限制，在宽度上增加很少，而下颌的生长基本未受影响而继续向前、向下发育，随着生长发育的进行，上下颌间的宽度关系变得更加不协调。这种宽度不调有随着唇腭裂患者年龄的增加而加重的趋势。另外，唇腭裂术后患者上后牙常腭向萌出或舌倾，更加重了后牙的反𬌗。一般情况下，单纯腭裂的后牙宽度不调，一般为牙性；而单、双侧完全性唇腭裂患者的后牙宽度不调，均有牙性及骨性成分。

2. 前后向关系不调及前牙反𬌗　不同类型的唇腭裂患者出生时上颌的长度关系如下：双侧完全性唇腭裂＞单侧完全性唇腭裂＞单纯性腭裂 = 正常人。唇腭裂修复术后，创伤及瘢痕使患者上颌的生长受限逐渐显现。乳牙期时各类唇腭裂患者的上颌长度关系为：双侧完全性唇腭裂＞正常人≥单侧完全性唇腭裂≥单纯性腭裂。单纯性腭裂由于不累及上牙槽，牙齿 - 牙槽的代偿作用可以补偿先天的上颌位置靠后产生的不良影响。双侧完全性唇腭裂由于前颌骨的显著前突，即使有牙槽受累，在一定程度上也可减弱先天上颌后缩的影响，所以在单纯腭裂和双侧完全性唇腭裂患者中，乳牙期前牙反𬌗率较低。随着生长发育，双侧唇腭裂患者前突的前颌骨逐渐回位且上颌发育不足逐渐显现，其面部突度也逐渐与单侧唇腭裂接近。单侧完全性唇腭裂患者由于同时存在先天的上颌后缩、腭部瘢痕及前部牙齿 - 牙槽受影响等因素，患者更易出现前牙的反𬌗。

值得注意的是，在对唇腭裂患者的前后向不调进行评价时，应该首先明确，有些在头影测量中代表前后向的标志点在唇腭裂患者中会发生移位及形变。尤其是单、双侧完全性唇腭裂患者的 A 点、ANS 点及 PNS 点。完全性唇腭裂患者，在上颌实际长度发育不足时，有可能在 X 线头影测量中测到上颌前突的指征。所以，在考虑患者的前后向关系不调时，应该将前颌骨的前突和颌间的Ⅲ类关系分开考虑。

唇腭裂患者颌间矢状关系的不调随着年龄增加而加重，有些患者上颌骨的矢状生长甚至几乎没有向前的成分，而下颌的生长基本正常。唇腭裂患者上颌位置较偏远中且发育不足，同时，恒切牙的舌向萌出也加重了替牙期及恒牙期前后向关系的不调及前牙反𬌗的程度。

3. 高度不调　头颅侧位片上 A 点、ANS 点及 PNS 点的畸变以及周围骨组织关系的变化也会影响唇腭裂患者面部高度测量分析，应注意区分面高的增加是由于颌骨的生长还是活动的前颌骨移位所致。在唇腭裂患者存在的所有关系不调的问题中，垂直向关系的不调是在青春期开始才逐渐表现并加重的。患者出生后的最初几年，上颌的垂直高度较大，这是本身发育过度的结果，而与前颌骨的旋转无关。乳牙期时患者的垂直高度基本正常，由于上颌垂直生长速度显著减慢，垂直向关系的不调在替牙期开始表现出来，此时患者开始表现出面高的发育不足。由于单、双侧完全性唇腭裂均累及牙槽骨，加重了前颌骨向后下的旋转，使 A 点及 ANS 点偏离正常位置，腭平面由于后部垂直向发育不足而向前下倾斜。唇腭裂患者虽然上颌的垂直高度发育不足，但由于上牙弓狭窄、舌的低位，易造成下颌后下旋转而使下颌平面角增大、颏前点后缩，同时也增加了患者的面部高度。这个现象的产生掩盖了部分唇腭裂本身造成的前后向不调的问题，可以看成是对正畸治疗的有利因素。另外，由于裂隙的存在及各种手术治疗会对裂隙局部牙槽骨发育造成不利影响，一般情况下牙齿 - 牙槽对面部高度不调可以起到一定的补偿作用，而唇腭裂由于累及牙槽骨（单纯腭裂除外），则减弱了这种补偿作用，加重了患者上颌高度发育的不足，部分患者甚至表现出前牙的开𬌗。

对于另外一部分唇腭裂患者，上颌的垂直向发育不足可能会导致患者在正中𬌗时过度闭合以便获得多而稳定的咬合接触，下颌的过度闭合常造成前牙的深覆𬌗，过度闭合也加重了患者上下颌间矢状关系及横向关系的不协调，造成前后牙反𬌗的加重。唇腭裂患者面中部的高度不调问题应由正畸医生进行正确的分析。另外，在正畸治疗设计中，不要遗忘多数唇腭裂患者均存在的下颌的问题。

二、婴儿期矫形治疗

完全性唇腭裂患儿在出生时一般均存在上颌骨骨段的移位及腭部较大的裂隙。婴儿期矫形治疗即是针对完全性唇腭裂的新生儿颌骨畸形进行的治疗。现代唇腭裂婴儿早期上颌骨的整形治疗是 1954 年由英国的 McNeil 医生提出的，在唇腭裂修复术前，当患儿牙齿尚未萌出时，使用矫形力，使移位的上颌骨段重新排列并改形，减小腭裂裂隙，使上颌骨骨段形成光滑的弧线，以利于修复手术的进行。

（一）婴儿期矫形治疗的方法

婴儿期的矫形治疗自 McNeil 医生提出并推广实施后逐渐完善和改进，形成了应用较广泛的 Hotz 治疗法（又称被动颌骨整形）和 Latham 法（又称主动颌骨矫形治疗法），以及之后关注于鼻畸形矫治的 Matous 及 Grayson 鼻 - 牙槽矫形治疗。从较多的对颌骨移位变形矫治及改进的关注，到更多地关注治疗的远期结果及总体效果、医疗费用等，治疗体系在不断进步。

1. Hotz 治疗法　从 McNeil 医生的治疗发展而来。Hotz 认为唇腭裂患者上颌骨的生长潜力正常，可通过戴用腭托，利用患儿自身的生长实现颌骨畸形的矫治。Hotz 腭托包裹整个上颌骨的唇腭侧。腭托作为支撑与引导颌骨骨段改形、移位的装置，配合应用弹力带或唇侧的胶布，或在唇肌的作用下实现颌骨矫形作用。戴入腭托后，可将口腔与鼻腔有效分开，同时，舌不再舔入上腭的裂隙，使得鼻腔形成封闭状态，去除了舌肌对裂隙及上颌骨的异常肌力，利于唇腭裂患者口颌系统形态及功能的恢复。Hotz 法矫治器可以是一块式，靠黏膜的吸附作用和舌肌的力量实现固位，也可以将腭托在中部分开加上扩弓簧，可以对上颌骨塌陷严重的患儿进行上颌宽度的矫治。一般情况下，婴儿对腭托矫治器比较容易适应。

2. Latham 法　利用上颌骨的侧段作为支抗，矫治基托用骨内的栓钉固定在上颌骨上，在上颌裂隙处放置弹簧。通过弹簧可以进行上颌骨宽度的调整，矫治器加力可以强迫前颌骨后退。此种矫治器又称主动矫形的矫治器。由于需要将金属栓钉植入颌骨内，故存在一定的创伤。而且这种矫治器对前颌骨的内收作用过强，易造成后期上颌骨的发育不足。所以，Latham 法的应用受到一定的限制。

3. 鼻膜或鼻托　唇腭裂患者由于先天的发育缺陷，常出现鼻部的畸形，表现在单侧完全性唇腭裂患者鼻中隔向健侧偏斜、中隔及鼻翼软骨生长发育异常所致的鼻尖的偏斜、鼻孔形态的异常及鼻孔的不对称；双侧唇腭裂患者的鼻尖扁平、鼻孔的扁平宽大等。研究发现，婴儿出生时体内雌激素水平较高，在婴儿 6 周大小内可以通过治疗永久性改变耳状软骨。Matsuo 在 1984 年受到耳软骨矫形的启发，提出了鼻软骨的矫形治疗。但治疗应尽早开始，婴儿出生后 6 周体内雌激素水平降低，软骨的塑性也降低。该治疗利用在患侧鼻孔中放置硅胶管使鼻腔形态重塑，但只能用于鼻底完整的唇腭裂患者，同时硅胶管的方向不能控制。

4. 鼻 - 牙槽矫治器　1993 年纽约大学的 Grayson 医生提出了鼻 - 牙槽整形矫治器的治疗。该矫治方法借鉴了 Matsuo 鼻撑对鼻畸形的矫治概念，在 Hotz 整形的腭托上加上可调整的、伸入患侧鼻孔的鼻撑，在对移位的上唇、上颌骨段进行整形的同时进行鼻软骨的整形。加在腭托上的鼻撑可以不断调整方向及高度，克服了 Matsuo 鼻托要求有完整的鼻底和不能调整方向的缺点。整形的目的就是减轻唇腭裂的畸形程度，使唇断端放松时靠拢、上颌骨断端的黏膜接近、鼻下部的软骨对称、直立和延长鼻小柱并调整鼻黏膜，便于手术后对鼻尖的保持。进行鼻软骨整形的患者一般需要在出生后即取模制作上颌腭托矫治器。患者戴用腭托的同时唇部用弹力胶布固定，至腭部裂隙减小至 5 mm 以下且鼻翼稍松弛时，在腭托的前部加装鼻整形托。鼻托由钢丝加树脂形成，有两个突起，上端整形鼻穹隆、下端整形鼻尖。Grayson 整形器的不同之处，除了加装鼻托之外，还有与水平面呈 40° 的固位杆，通过弹力皮圈及胶布固位在患者面颊部，通过弹力胶布及鼻托的施力，使鼻小柱软骨及前唇伸长（图 17-8 至图 17-10）。

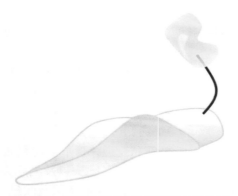

图 17-8　用于单侧完全性唇腭裂的矫治器

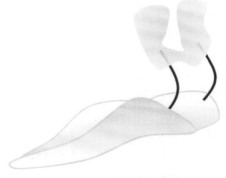

图 17-9　用于双侧完全性唇腭裂的矫治器

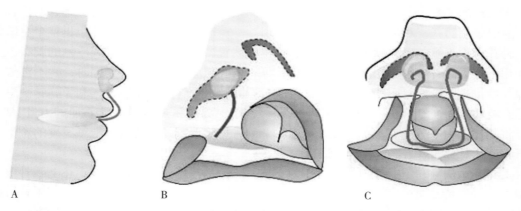

A　　　　　　　　　B　　　　　　　　　C

图 17-10　鼻 - 牙槽整形治疗矫治器戴入示意图

A. 鼻 - 牙槽整形器戴入　B. 单侧完全性唇腭裂鼻 - 牙槽骨整形器戴入　C. 双侧完全性唇腭裂鼻 - 牙槽整形器戴入

（二）婴儿期整形治疗的过程与效果

唇腭裂患儿出生后，需要经过系统的检查，由外科医生和正畸医生共同评价其口颌面状态，决定是否进行该期治疗。对于腭部裂隙较大、上颌骨段移位明显者，可以考虑进行整形治疗。完全性唇腭裂患儿早期整形治疗的具体程序如下。

1. 取印模　一般用特殊的托盘制取印模并灌制石膏模型，但印模要求精确性高。可以用二次印模法先取初印模制作个别托盘后，再取终印模。由于接受治疗的患儿仅出生后几周，印模制取时有一定难度，需要保证患儿安全，防止误吸发生。在取印模时应使患儿保持直立稍前倾的姿势，以保持患儿呼吸道通畅。终印模取好后，灌制模型，在石膏模型上制作矫治器。

2. 腭托的制作　对于模型上的腭裂裂隙，一般需用蜡先做倒凹的铺垫、缓冲后，再制作基托。单侧完全性唇腭裂者基托伸展至小段前缘，大段侧可略向前延伸一些。对于双侧完全性唇腭裂患者，腭托的前段只能到达两个侧段的前缘，而不能超过前缘。鼻腔面的腭托上可以轻磨一道小沟，以利于患者鼻腔通气。鼻撑一般用 1 mm 左右的不锈钢丝弯制成"S"形后，在其进入鼻部的部分加树脂形成光滑的球状支撑。鼻撑的钢丝部分包埋于腭托的前部，为鼻撑提供稳定的支持力，鼻撑出口腔部分应离开上唇 3～4 mm，不干扰患者进食及唇部组织在整形中相互靠拢。鼻撑应在患侧鼻孔的近中 1/2 处进入鼻孔，在鼻穹隆内 3～4 mm 处形成支撑。

3. 戴入腭托及唇裂修复　需要进行婴儿期整形治疗的患儿应尽早开始，尤其是需要进行鼻部矫正的患者。否则患儿对矫治器的接受程度及鼻部的整形效果都会受到不利影响。戴入矫治器前应向患儿家属讲明喂养及清洁的注意事项，并且需要家属注意弹力带及鼻撑是否存在对局部组织的明显压迫，避免组织出现破溃现象，一旦出现，应及时就诊调整。矫治器戴入一段时间后，上颌骨改形、颌骨前突减小，鼻部软骨形态改善后即可以手术修复唇裂。目前，婴儿期矫形治疗的时间一般均较短，为 2～3 个月。对于单侧完全性唇腭裂患儿，对上颌骨段的整形作用是较大一段的上颌发生改形并与短段靠拢，并形成较光滑的弧线（图 17-11）。对于双侧完全性唇腭裂患者，腭托矫治器使两侧方的上颌骨段保持原位，直至前颌骨复位与两侧方的上颌骨段接近。由于矫治器的特殊结构，其可以允许上颌骨段向各个方向继续生长（图 17-12）。腭托矫治器本身一般不施加任何力，仅是使上颌骨在特定的环境下，在肌肉、软组织的作用下发生改形，防止上颌颌弓的塌陷。双侧完全性唇腭裂患儿出生时常有前颌骨的前突及唇组织缺乏，导致第一次手术修复唇裂较困难（图 17-13）。

对于已经存在牙弓塌陷的患儿，可以在腭托矫治器的中线部位放置螺旋弹簧（图 17-14）。对于这类患儿的唇裂修复应推迟进行。唇裂修复手术应在上颌颌弓开展治疗后再进行，但也不必在完成扩弓以后再手术。唇腭裂患儿此期的上颌开展治疗，一般不用快速开展。

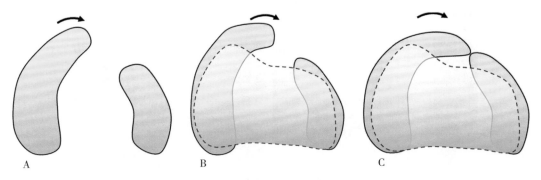

图 17-11　单侧完全性唇腭裂术前整形治疗示意图

A. 单侧完全性唇腭裂两上颌骨段移位、存在裂隙　B. 戴腭托后唇裂修复上颌骨长段向近中旋转、改形　C. 上颌骨改形后上颌弓形成光滑弧线、腭裂隙关闭

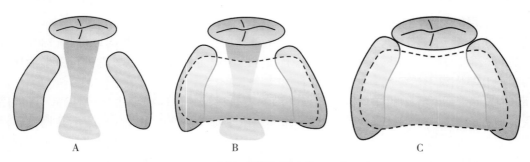

图 17-12　双侧完全性唇腭裂整形治疗示意图

A. 双侧完全性唇腭裂前颌骨前突，侧腭段塌陷　B. 腭托支撑引导移位颌骨复位，上颌骨位置不变至前颌骨复位　C. 整形治疗完成，移位的颌骨复位

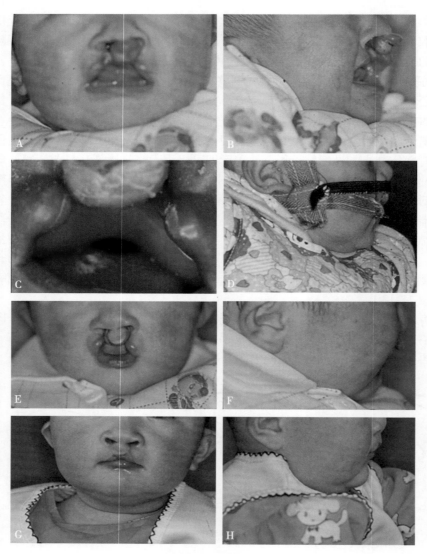

图 17-13　双侧完全性唇腭裂婴儿期整形治疗

A～B. 治疗前前唇及前颌骨前突显著　C～D. 治疗前腭托及弹力带戴用
E～F. 整形治疗结束后前颌骨及前唇后移　G～H. 唇裂修复后，唇间关系正常

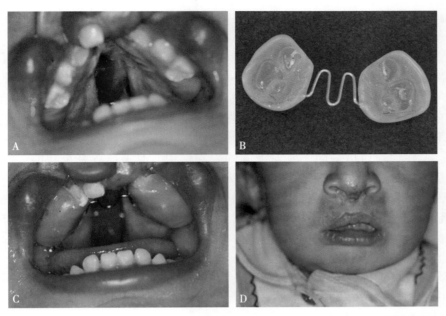

图 17-14 双侧完全性唇腭裂，唇腭裂修复前上颌牙弓塌陷，矫形治疗后进行手术

A. 术前，上颌牙弓塌陷 B. 带扩弓簧的腭托矫治器 C. 扩弓治疗后牙弓塌陷改善

D. 唇腭裂修复后

　　腭托矫治器不仅可用于保持颌弓的形态，防止塌陷，而且有利于患儿的喂养及发育。Lindquist 的研究认为，唇腭裂患儿由于腭部裂隙的存在及牙弓的塌陷所产生的不良吞咽，可以改变控制语音及吞咽的肌肉的神经冲动。由此而产生的不良肌肉运动在一些唇腭裂儿童典型的不良语音中起着重要的作用。尽管之后开展了一系列的手术进行治疗，使患者消除不良语音仍比较困难。在婴儿早期配戴腭托矫治器，可对患儿形成正确的语音起到较重要的作用。

　　近年来对唇腭裂术后患者颅面生长发育的研究发现，出生时，双侧完全性唇腭裂患儿的前颌骨前突，面型较凸。经唇腭裂手术修复后，患儿前颌骨的生长速度减慢。到替牙期及恒牙期时，患儿的前颌骨发育明显比正常人差，面中部凹陷。应用口外牵引后移前颌骨，易加重这种发育受限的程度。所以在婴儿期整形治疗中，对前颌突的后移应稍谨慎。

　　对于进行婴儿期鼻 - 牙槽整形的患儿，在整形治疗结束后唇裂修复时，一般均同期进行鼻的修整手术。鼻部形态的短期疗效大部分研究均获得满意的结果，但有关鼻部矫治的长期疗效尚缺乏统一的认识。尽管鼻 - 牙槽整形器可提高患者鼻部的对称性，但术后也存在一定的复发可能。这可能与局部瘢痕、鼻翼软骨的弹性、健患侧不同的生长方式等有关。关于这一治疗仍需较好的临床研究提供证据。

　　4. 牙槽嵴一期植骨　传统的婴儿期整形治疗，在颌骨段靠拢后经唇腭裂修复同时进行牙槽突一期植骨以稳定牙弓。由于一期牙槽突植骨对颌骨发育会产生较显著的不良影响，自 20 世纪 90 年代起，国际上绝大多数唇腭裂中心已放弃应用。多采用替牙期的二期植骨，以减小对颌骨发育的不利影响。

三、乳替牙期正畸治疗

　　唇腭裂患者乳牙期一般没有严重的错𬌗畸形表现，前后牙的反𬌗一般较轻微。许多学者认为，唇腭裂乳牙期的一般错𬌗可以不予矫治，因为早期治疗并没有减轻正畸治疗的需要，在以后的牙龄期内仍需正畸治疗，并且早期治疗会延长患儿正畸治疗的时间，并且会增加治疗费用。对于患儿存在的轻度前后牙反𬌗、前部多生牙等，一般可以等到替牙期再开始矫治。但是，对于前牙反𬌗伴下颌功能性移位的唇腭裂患者，必须进行治疗，以避免产生永久的生长发育问题，使得日后的正畸治疗更加困难。

替牙期是牙颌面发育的重要时期，牙齿替换、恒牙建𬌗，各种错𬌗畸形在替牙期逐渐出现或者加重。颌骨生长发育的加速期也会在这一阶段出现，需要考虑错𬌗畸形治疗是否在加速期进行。另外，替牙期时唇腭裂患者还有其他序列治疗需要进行。目前国际上已经达成广泛的共识，均认为在此牙龄期需要正畸治疗。必须强调的是，在乳牙期、替牙期进行正畸治疗，并不表示此后不再需要治疗，相反，患者在恒牙期均需综合的正畸治疗。上颌发育不足所致的前后牙反𬌗，早期治疗可以去除下颌对上颌的限制作用，改善口颌系统功能，促进牙颌面的发育；缺失及早失牙常会导致牙弓间隙的丧失，从而加重错𬌗畸形的严重程度；腭裂隙附近的牙齿常出现严重的扭转、斜轴等，影响牙槽骨植骨的进行。因此，替牙期错𬌗的矫正是必要的，这些畸形一旦出现就应该开始矫正。但需要注意的是，唇腭裂患者替牙期的错𬌗畸形常较复杂，正畸治疗的设计及治疗的时机也应全面考虑，避免患者在替牙期长时间或反复进行正畸治疗。

（一）替牙期正畸治疗的适应证

1. 上牙弓狭窄、后牙反𬌗。

2. 上颌发育不足及前牙反𬌗。

3. 牙齿缺失或早失所致的间隙丧失。

4. 牙槽突植骨前正畸。

（二）唇腭裂错𬌗畸形早期正畸治疗的优点

1. 扩弓治疗的效果快　唇腭裂患者上颌牙弓的缩窄在替牙期时经常出现并逐渐加重，需要进行扩弓治疗。替牙期时上颌骨缝的反应好，扩弓的效果较快。扩弓治疗后，便于患者舌位置的向上调整，有利于改善舌的功能，也利于扩弓后效果的维持。存在牙弓狭窄的患者，一般应在牙槽骨植骨前进行扩弓治疗，牙弓在植骨前较易开展，扩弓后植骨也有利于对扩弓效果的维持。

2. 解除前部牙槽区的锁结　替牙期的扩弓治疗，解除了两个颌骨段的锁结，可促进牙槽及颌骨的发育。

3. 使患者及早获得正常的舌姿势和鼻呼吸　唇腭裂患者由于多种原因所致的上颌挛缩，常造成患者舌位置的异常，舌位置过低可影响语音发育，同时上颌骨的发育异常和扁桃体的增生常常导致患者口呼吸的产生。上颌牙弓的开展为患儿获得正常的舌姿势和鼻呼吸创造了条件。

4. 为牙槽突植骨创造条件　裂隙存在造成的裂隙区牙齿的扭转、斜轴等会影响植骨手术的手术入路，从而影响植骨的成功。替牙期正畸治疗可为植骨创造条件。

（三）错𬌗畸形的矫治

1. 上牙弓狭窄及后牙反𬌗　替牙期时对于唇腭裂患者轻微的后牙反𬌗有时并不需要治疗。严重的后牙反𬌗或伴有功能因素时，一般需要及时治疗。替牙期后牙反𬌗常用开展上颌牙弓的方法进行治疗。常用的矫治器（图 17-15）为上颌分裂基托矫治器、"W" 形弓矫治器、四角舌弓矫治器和 Hyrax 矫治器等。对于完全性唇腭裂患者，有时内陷的患侧牙弓锁结于前颌骨或健侧上颌骨段之后，牙弓前部狭窄较明显，这类患者需要在替牙期进行扩弓治疗。但是有两点需注意：一是这类患者在各年龄段均需后部牙弓的开展，一旦牙弓的开展治疗结束，就需要长期保持，这是由于患者腭中缝无骨组织填充以稳定开展后的上颌牙弓，所以非常不稳定，如不戴用保持器，腭部瘢痕的牵拉会使已得到开展的上颌在几天以内就恢复到治疗前的状态；二是必须认识到，在恒牙萌出后，唇腭裂患者仍有再次进行牙弓开展治疗的可能性，即使是使用了保持器的患者。由于患者下颌生长发育的继续和上颌在三个方向上的发育不足，常导致横向关系不协调，产生后牙的反𬌗。

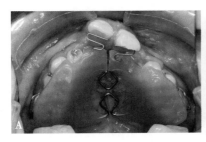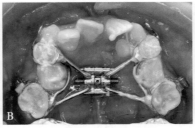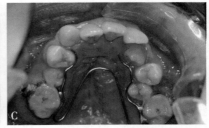

图 17-15　上颌扩弓矫治器
A. 分裂基托矫治器　B. Hyrax 矫治器　C. "W" 形弓矫治器

2. 上颌发育不足与前牙的反𬌗　唇腭裂尤其是完全性唇腭裂术后患者，在替牙期常会表现出前牙的反𬌗和面中部的凹陷。上颌骨不仅向前发育不足，而且向后错位。如果在此阶段不进行治疗的干预，颌骨的畸形会随着生长发育继续加重，至恒牙期单纯用固定或活动矫治器，并不能很好地解决面中部骨骼的畸形。对于由于牙齿异常产生的前牙反𬌗可以采用一些诸如𬌗垫舌簧、2×4 矫治器等进行矫治，此处不做详细介绍。唇腭裂患者在替牙期由于上颌骨发育不足所致的前牙反𬌗可以应用面罩做前方牵引，刺激上颌骨及上牙弓的向前、向下移动，建立前牙的覆𬌗及覆盖关系，以恢复前牙的正常功能，从而有利于上颌的发育及颌间关系的稳定，也有可能降低恒牙期正颌外科手术治疗的可能性。对于存在牙弓缩窄合并上下颌前后向关系不调者，可以在扩弓的同时进行前方牵引，解除上颌的锁结，但对于宽度的调整应着重在上颌前部，应避免牙弓的过度开展。

前方牵引的口内矫治器应用 Hyrax，或者先用特殊矫治器调整牙弓形态后，再粘着 Hyrax 矫治器，牵引钩一般置于尖牙区域，利用面罩或面弓进行前方牵引。多数唇腭裂患者在替牙期治疗时，上颌切牙的扭转和舌倾、斜轴等会对前方牵引治疗产生干扰，部分患者需要在前方牵引治疗的同时进行上前牙的矫治，以避免影响治疗和获得更稳定的前方牵引治疗结果。由于唇腭裂患者上颌发育不足常较显著，传统前方牵引治疗的时间一般较非裂患者长，易引起上前牙唇倾及下前牙舌倾的副作用。研究证明，唇腭裂患者的前方牵引治疗后，单侧唇腭裂患者的上颌前移量与非裂患者基本相同，而双侧唇腭裂患者上颌前移量较小；治疗中唇腭裂患者下颌的向后、向下旋转较非裂者略大。为了加强上颌骨前移的效果，减小对牙齿产生的副作用，替牙期经过评估后也可以考虑应用钛板作为口内的固位进行牵引，但是，由于其是侵入性治疗，需对患者的总体治疗要求及效果进行全面评估。

值得注意的是，唇腭裂患者上颌骨发育不足所致的前牙反𬌗，即便在替牙阶段进行了成功的矫治，但由于下颌骨的生长发育还有较大的潜力，在替牙完成后，前牙反𬌗有可能再次出现，患者仍有可能在综合治疗中需要进行反𬌗的治疗。对于下颌发育过度较严重的患者，甚至可能需要正颌外科手术治疗。对于唇腭裂患者上颌发育不足的早期前方牵引治疗，学者们也存在不同观点。由于替牙期前方牵引治疗后，随着生长发育的进行，前牙反𬌗可能再次出现，所以一些学者认为，替牙期的这一治疗增加了患者的医疗费用，故没有必要进行。对于较严重的上颌发育不足，可以考虑将治疗延迟至恒牙期后再进行正畸 - 正颌外科联合治疗。但是，替牙期面部较严重的畸形会对儿童的心理发育带来不利影响，此时减轻面部畸形、改善牙𬌗关系有助于对患儿身心健康的维护。另外，对于下颌生长基本正常的患儿，替牙期的前方牵引将上颌进行适当的牵引，有助于恒牙期综合治疗，可以使部分患儿避免正颌外科手术治疗。对于每个唇腭裂患者，还应进行个性化评估，综合考虑治疗时机及疗效。

3. 替牙期牙弓间隙的考虑　唇腭裂患儿由于牙齿钙化异常及口腔卫生条件不佳，常出现乳牙的早失，易导致牙弓间隙的丧失；加之上颌发育不足及塌陷，会进一步加重上颌牙弓间隙的不足。对于存在缺失牙或早失牙的患儿，应在替牙期及早进行评价、分析及处理；对于需要进行间隙保持和恢复的患儿，需要在替牙阶段进行必要的治疗；而对准备关闭缺牙间隙的患儿，一般无须在替牙期进行正畸治疗的干预。

（1）上前牙缺失：唇腭裂患者最常见的缺失牙是上颌侧切牙，裂侧缺失率更高。不完全唇腭裂的患儿其上颌发育受到的影响不大，牙列的拥挤一般也不严重，缺失的侧切牙常需在成年后进行种植或修复治疗。对于这种情况的患儿，缺失的侧切牙间隙需要在替牙期进行保持，以免邻牙向缺牙处移动，造成中线偏斜及间隙的减小；而对存在牙列拥挤的患者，缺失侧切牙的患者多以尖牙替代侧切牙，以避免进一步拔除前磨牙后再修复前牙，前牙的缺牙间隙一般无需保持。恒牙期时需要在对侧及下颌继续拔牙矫治。

（2）前磨牙的缺失及后牙间隙：唇腭裂患儿牙齿矿化不佳及龋较高发，易导致乳磨牙早失，加之前磨牙缺失的患病率也较高，如不及时处置，易造成上颌磨牙的近中移动，导致牙弓长度的丧失，而继续加重唇腭裂原有的牙列间隙不足问题。所以，替牙期对于乳磨牙早失问题应及时评估，且多数情况下应对早失牙间隙予以保持。已经发生磨牙近中移动的，需要通过矫治远中移动磨牙后保持间隙。远中移动磨牙可以应用头帽等口外力后推上磨牙，也可以根据患者错𬌗情况应用摆式矫治器远中移动磨牙同时缓解前牙反𬌗。需要注意的是，在远中移动上颌磨牙时，应注意观察，防止第二磨牙阻生及前牙的过度唇倾。对于替牙期时，未能及时处理的磨牙近中移动所致的间隙丧失，严重者可能需要在恒牙期进行拔牙治疗，或同时配合正颌外科手术治疗。

4. 牙槽突植骨前正畸 替牙期期间唇腭裂患儿需要进行牙槽突植骨，植骨的最佳年龄为9~11岁。由于裂隙存在及异常的肌力等，唇腭裂患儿常存在上颌前牙的舌倾、斜轴、扭转及颌骨断端的交叠等，影响植骨手术的进行。裂隙附近的牙齿错位常使得牙槽突的裂隙被错位牙齿遮挡，影响植骨手术入路，手术很难成功翻开黏骨膜瓣并有效地将足够的骨填入裂隙，从而影响植骨的效果。所以，常需要在牙槽突植骨前将错位或斜轴的牙齿移开，使植骨区充分暴露。植骨前的正畸治疗可以根据患者具体错𬌗情况选择矫治器来进行。由于固定矫治器对牙齿的控制较为精确，故而应用较多。但是在治疗中，应注意裂隙邻近牙齿牙根的移动不要过快、过猛，由于裂隙附近的牙齿如中切牙牙根的远中和尖牙牙根的近中存在骨缺损，有时邻近裂隙的牙根表面仅覆盖非常薄的骨质，过大幅度的牙根的近远中移动会造成牙根穿出进入裂隙而导致牙齿的丧失。如果牙齿存在明显的斜轴，需要进行牙根近远中向的移动，需要非常小心，并需在矫治中拍摄牙片进行观察。植骨术前的正畸根据患者需要移动的牙齿，可以选择有利于口腔卫生控制的活动矫治器，或者对牙齿尤其是牙齿轴倾度控制良好的局部固定矫治器，如 2×4 矫治器等。

乳替牙期，唇腭裂患儿会出现颌间关系长、宽、高三向的不调，且会随着生长发育而加重，因此，评价患者的生长发育、预测颌间关系的严重程度及发展非常重要。对于中等程度及以下的关系不调，可以考虑在乳替牙阶段进行治疗，促进颌骨的正常发育，减小颌面部畸形的程度，改善口颌系统功能。对于一些牙齿异常，除了那些会影响植骨手术、形成创伤或咬合干扰的牙齿、牙列的间隙丢失等需要及时治疗外，其他异常一般可待恒牙期再进行综合评价与治疗。替牙阶段尽量不拔牙，即使是发育异常的牙齿也尽量保留，以便更好地保护牙槽骨及颌骨。乳替牙期的正畸治疗并不意味着不再需要恒牙期的正畸治疗，多数患者恒牙期需要进一步治疗，通常需要解决牙齿排列、咬合接触、中线或严重的骨骼畸形等问题。早期矫治的目的是降低恒牙期治疗的难度，减轻畸形，当然，也需要认真评估治疗的时机及效果。

典型病例 单侧完全性唇腭裂伴上颌发育不足、间隙严重丧失（图 17-16 至图 17-18）

【一般情况】 女，10.5岁。

【主诉】 前牙反𬌗。

【临床检查】

1. 面部检查：面部基本对称，左侧口角略高，下唇略外翻，上唇红暴露不足，微笑时上前牙不能露出、鼻尖低平，鼻孔不对称，右侧唇裂修复瘢痕。

2. 口内检查：替牙列，左侧磨牙远中尖对尖，右侧磨牙完全远中关系，全牙弓反𬌗，11 缺失，12、15 完全腭侧萌出，21 缺失，上牙弓右偏 9 mm，25 未替换。

【X 线检查】

1. 曲面断层片：2E 滞留，未见 11、25 牙胚，17、27、37、47 发育中。双侧髁突形态基本一致，未见骨质异常。

2. 头颅侧位片：上颌发育不足，前牙反𬌗，Ⅲ类骨型，上前牙略直立，下颌平面角略高。

表 17-1 治疗前后头影测量结果对比

测量项目	正常值		测量值	
	均值	标准差	治疗前	治疗后
SNA	82.80°	4.00°	70.5°	75.1°
SNB	80.10°	3.90°	71.8°	71.9°
ANB	2.70°	2.00°	−1.3°	3.2°
FH-NP	88.6°	3.0°	83.5°	80.9°
NA/PA	4.9°	3.0°	−5.0°	10.0°
U1/NA	22.80°	5.70°	23.7°	25.5°
U1-NA	3.50 mm	6.50 mm	3.3 mm	3.1 mm
L1/NB	30.50°	5.80°	25.5°	28.0°
L1-NB	6.70 mm	2.10 mm	5.7 mm	6.7 mm
U1/L1	124.20°	8.20°	132.1°	121.7°
U1/SN	105.70°	6.30°	94.2°	102.2°
MP/SN	32.50°	5.20°	47.8°	47.1°
MP/FH	31.10°	5.60°	36.9°	38.8°
L1/MP	93.90°	6.20°	85.9°	89.1°
Y 轴角	60.3°	3.4°	79.1°	80.0°
Pg-NB	1.00 mm	1.50 mm	1.5 mm	1.3 mm

【诊断】 安氏Ⅱ类，毛氏Ⅱ³+ Ⅰ¹+ Ⅳ¹，Ⅲ类骨型，下颌平面角高角。

【治疗设计】

1. 上颌磨牙远中移动（摆式矫治器），恢复部分丧失的牙弓间隙。

2. 上颌前方牵引，改善颌间矢状关系。

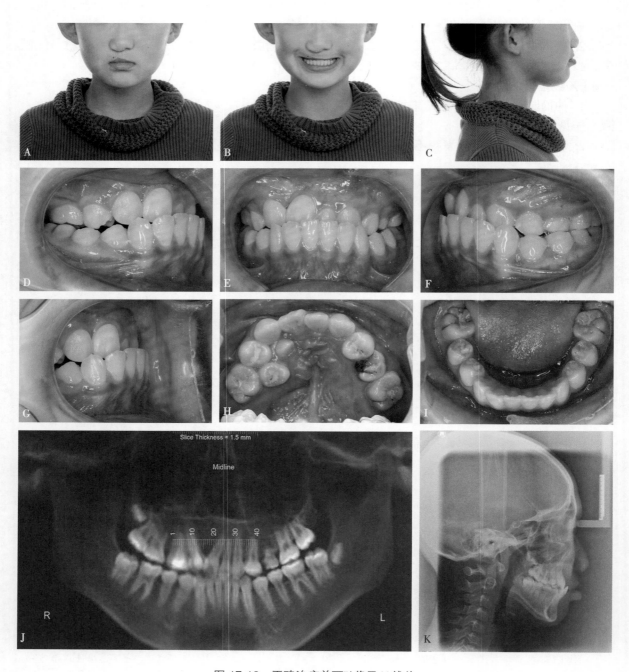

图 17-16　正畸治疗前面𬌗像及 X 线片

A ~ C. 面部基本对称，右侧鼻翼塌陷，鼻部对称性不佳，低笑线，下唇外翻，鼻旁区凹陷　D ~ I. 替牙晚期，磨牙远中关系，全牙列反𬌗。上颌拥挤 20 mm，11 缺失，上中线右偏 9 mm　J. 治疗前曲面断层片　K. 治疗前头颅侧位片，前牙反𬌗，Ⅲ类骨型，下颌平面角高角

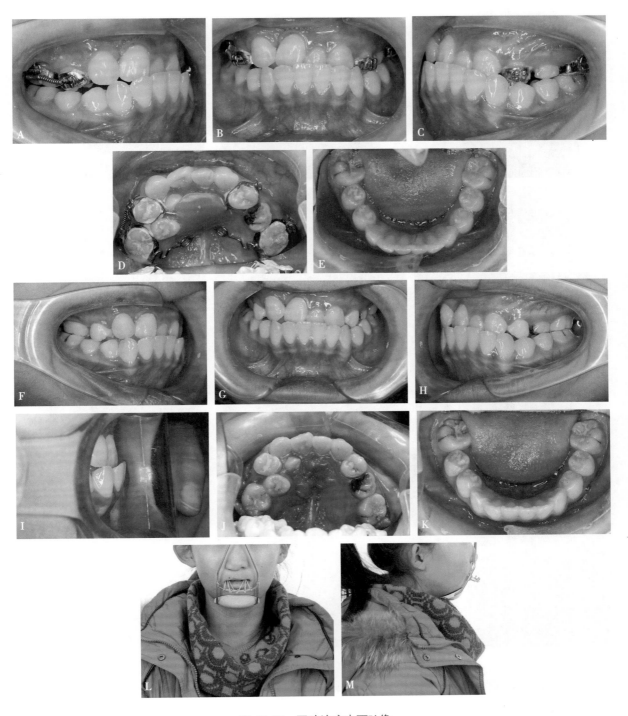

图 17-17　正畸治疗中面𬌗像

A～E. 摆式矫治器推上颌磨牙远中移动　F～K. 摆式矫治器推磨牙治疗后，16、26 远中移动磨牙关系为远中尖对尖，上颌牙弓间隙增加　L～M. 前方牵引治疗中

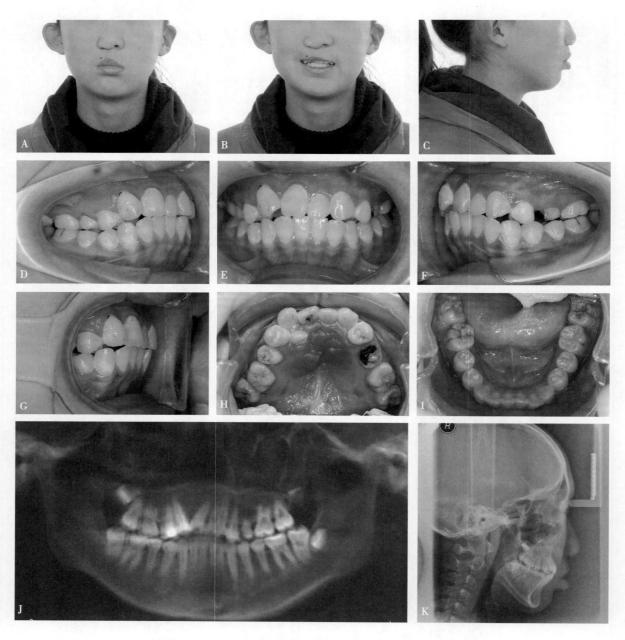

图 17-18　正畸治疗后面𬌗像及 X 线片

A ~ C. 前方牵引治疗后面像，唇齿关系改善，下唇外翻，侧貌直　D ~ I. 前方牵引治疗后，片段弓排齐右侧后牙段。前牙覆𬌗覆盖正常，磨牙远中尖对尖，25 未替换，12 腭向无间隙，上牙弓中线右偏 7 mm　J. 治疗后 2E 滞留，25 缺失，18、28、38 发育中　K. 治疗后头颅侧位片，前牙覆𬌗覆盖正常，上前牙略唇倾，下颌平面角较高

【病例解析】

1. 患者处于替牙晚期，生长发育高峰期前，目前存在的主要问题是上颌发育不足及磨牙前移造成的严重拥挤，以及 11 缺失造成的中线右偏。由于本阶段属于早期矫治阶段，不能解决所有问题，尤其是暂时先不进行拔牙矫治，所以，中线问题在本治疗阶段不能得到彻底解决。

2. 对于患者存在的上颌矢状发育不足，需要进行上颌的前方牵引治疗；而对于乳磨牙早失造成的上颌磨牙的近中移动所致的磨牙远中关系，却需要远中移动上颌磨牙，这两个移动不能同时进行，需要合理设计，从而实现上颌前移而上颌磨牙远中移动的效果。由于担心第二恒磨牙的萌出，以及萌出后远中移动上颌磨牙的难度增加问题，该病例设计了先远中移动上颌第一恒磨牙，创造间隙排齐牙列，减小中线的偏斜。待磨牙远中移动完成后，再进行前方牵引治疗。同时在前方牵引治疗中还要注意避免磨牙的再次近中移动。

3. 在唇腭裂患者前方牵引治疗的口内矫治器设计时，应该考虑到患者上颌拥挤的问题及间隙的维持，避免前方牵引后磨牙近中移动而加重本就严重的牙列拥挤问题。

4. 对于该患者，由于上颌牙列拥挤极其严重，在 11 缺失的情况下，12、15 均无排列的间隙，应及早利用磨牙远中移动获得的间隙将 15 纳入牙弓，避免间隙的进一步丧失。所以在前方牵引治疗中用局部的片段弓丝将 15 排入牙弓中。

5. 患者磨牙关系的远中尖对尖及上颌中线的偏斜，需待生长发育高峰期结束后再进行拔牙矫治，最可能的治疗方案是拔除 2E、35、45。用固定矫治器排齐牙列，内收下前牙，调整上颌牙弓中线，下磨牙适当前移调整磨牙关系到基本中性。将 12 排入牙弓后，需要进行修复治疗，通过瓷贴面或冠将其改成中切牙。由于右上中切牙的缺失，即使经过修复治疗后，13 与修复后的 12 相邻，美观度略差，与对侧的对称性也稍差，应提前向患者交代。

四、恒牙期正畸治疗

唇腭裂患者恒牙期的正畸治疗原则与非裂患者没有差别，需要对患者存在的全部错𬌗问题进行全面的考虑与设计。

（一）唇腭裂患者恒牙期存在的特殊问题

尽管唇腭裂患者到恒牙期时已经经过一系列治疗，错𬌗畸形的发生率仍很高，同时还会存在一些不同于非裂者的特殊情况，由此为正畸治疗带来一定的困难，此时正畸医生需要特别注意与其他专业医生的密切配合。

1. 上下颌矢状关系协调性较差，上颌发育相对下颌更后缩。治疗方式上需要考虑进行正畸掩饰治疗或是正畸 - 正颌外科联合治疗。

2. 上颌牙弓塌陷、颌间宽度关系不调，唇腭裂患者牙弓宽度不协调的发生率约为 40%。恒牙期的正畸治疗一般均需要首先考虑颌间的宽度关系。

3. 牙槽裂区缺乏足够的牙槽骨以完成牙齿移动，尽管一些唇腭裂患者在替牙期进行过牙槽突的植骨，但是，多种原因（包括缺乏牙齿的功能刺激，以及手术因素、感染等问题）会导致部分患者恒牙期时牙槽骨的高度与厚度仍不够完成牙齿向裂隙的移动，因此可能需要进行再次牙槽骨植骨，或在治疗设计时考虑正畸后对牙槽裂区缺牙的修复治疗。

4. 早失及缺失牙 对于唇腭裂患者由各种原因导致的缺牙，需要在正畸治疗前考虑关闭还是修复治疗缺牙间隙。这就需要与修复科医生合作进行治疗设计。

5. 活动的前颌骨会影响正畸力的施加，通常需要考虑牙槽突植骨后再进行正畸治疗。

6. 裂区邻近的上颌骨垂直高度不足、局部开𬌗、双侧𬌗平面高度不同，单侧正畸很难彻底解决不调问题，通过手术辅助调整较好。

7. 双侧唇腭裂的前颌骨向后下旋转，前牙深覆𬌗严重，单纯以压低前牙解决深覆𬌗问题较困难，需要手术根尖下截骨辅助。

（二）唇腭裂患者恒牙期正畸治疗设计及治疗的特殊性

唇腭裂患者由于先天畸形及多次手术的影响，其恒牙期的错𬌗问题较为复杂，故治疗中需要全面评估患者存在的问题，权衡治疗方案的利弊，兼顾患者的功能、美观、健康及稳定，同时还要进行效益与风险、治疗费用与效果等的评估，治疗方案的制订应以使患者最大获益为目标。同时，正畸医生应该对唇腭裂正畸治疗的限度有所认识，由于先天缺牙、早失牙高发和多次手术对颌骨发育造成的损伤，唇腭裂患者上颌骨在三个方向上均不足，牙量 - 骨量不调问题严重，上颌骨量的缺乏使得牙齿排列的难度增加、颌间关系协调困难。而过度的扩弓治疗常会导致牙齿的过度代偿而影响治疗结果的美观、稳定及功能。正畸医生应该认识到这种情况下患者正畸治疗的限度和对修复治疗及外科正畸的需要。有学者提出，对这类患者应尽可能少地移动牙齿，如果移动也是将其移到正常位置即可，以为修复治疗创造条件。对于唇腭裂患者，特别复杂的错𬌗畸形有时在开始正畸治疗时，正畸医生很难立刻做出远期的详细治疗计划，常常是在治疗中不断加以调整。

唇腭裂患者较高的侧切牙缺失也常给治疗设计带来挑战。对于无显著拥挤的患者，其侧切牙常需要进行修复治疗，需要在正畸设计时与修复科或种植科医生会诊，以形成精确的治疗方案；而对于存在牙列拥挤、中线问题的患者，常需要在对侧及对颌进行拔牙治疗，侧切牙的缺牙间隙常被用来解决上述问题，治疗后用尖牙替代侧切牙，这样虽会带来一些美学上的不完美，但是，相比再拔除一颗前磨牙后修复侧切牙，前者会使患者获益更多。另外，唇腭裂患者上颌前牙常见牙齿钙化或发育不足，故也常需要在正畸治疗后进行必要的瓷贴面等修复，以增加牙齿的美观性。

上颌牙弓的狭窄与塌陷在唇腭裂患者中也较多发生，正畸治疗中常需要进行宽度关系的调整。加上上颌腭侧的瘢痕对治疗后牙弓宽度维持的不利影响，唇腭裂患者上下颌宽度的协调性较差。上颌牙弓宽度的过度扩展会造成治疗结果的不稳定，扩弓治疗的稳定性需要在治疗前就予以考虑，尽量避免过度扩弓，必要时可以通过矢状方向上的调整以协调宽度关系。

部分唇腭裂患者，尤其是双侧唇腭裂者上颌前牙常表现出直立或严重的舌倾，有的中切牙甚至唇倾度在 $70° \sim 80°$，因此正畸治疗常需要进行较大范围的牙齿转矩的调整。对于上前牙牙轴调整需要逐渐完成，矫治弓丝从细到粗，从软到硬，直至方钢丝。加在钢丝上转矩的调整也应该分次进行，以避免前牙受力过大造成牙根吸收，或牙根从发育不良的前颌骨上穿出等风险。对于双侧唇腭裂患者的前颌骨位置不佳（如后缩）或前下旋转的患者，单纯调整前牙唇倾度较难使前牙恢复正常的关系，有时需要配合外科手术调整前颌突位置。

在对唇腭裂患者进行正畸治疗前，应详细检查腭部瘢痕的位置及其严重程度，这对于估计上颌牙弓开展程度及矫治后的保持是重要的，同时，可以估计牙齿的移动及改变舌姿势的可能性。应认真检查是否存在腭瘘，因为腭开展后会使治疗前不明显的腭鼻瘘看起来更明显。如果存在腭瘘，应在正畸前向患儿家长说明。

另外，应对于影响唇腭裂患者的下颌姿势与位置的软组织情况进行检查，如扁桃体及腺样体增大情况、上呼吸道感染的易患情况等。唇腭裂患者多数存在不良的呼吸型，这是因鼻畸形、上颌发育不足及增殖体、扁桃体肥大等原因造成的鼻呼吸不通畅，使舌体位置偏前下位，使得患者采用口呼吸方式，导致其面部高度增加，头前伸。呼吸型直接影响患者的生长型。所以，对唇腭裂患者应注意及早消除病因，建立正常的呼吸型，这是非常重要的。同时需要检查患者软腭、牙周情况，并与其他专家进行研究，形成最终的治疗方案。由此可见，唇腭裂患者恒牙期时正畸治疗的特点是需要多学科合作。

（三）恒牙期的正畸治疗

1. **上颌牙弓狭窄及后牙反𬌗**　在唇腭裂患者中，尽管患者在替牙阶段已经进行过牙弓狭窄的矫治，但是，随着颌骨尤其是下颌骨生长发育的进行，一些患者在恒牙期还会出现上颌牙弓的相对狭窄和后牙的反𬌗，因此仍需要矫治。另外，也有些患者因在替牙期未进行及时治疗而需扩弓治疗。在此期的扩弓一般可用前两期的四角舌弓、Hyrax 等矫治器，也可以在固定矫治器上加用扩弓辅弓。对于上颌牙弓狭窄不严重的患者，可以不必在使用常规固定矫治器前先期用扩弓装置，而是直接在使用固定矫治器的同时应用扩弓辅弓即可。由于唇腭裂的特征是常导致患者上颌内陷、牙弓狭窄，其中上颌前部的塌陷及狭窄比后部严重。所以在扩弓矫治中上颌前部常需要较大的开展，可以通过适当改进扩弓的矫治器，针对唇腭裂的特征进行治疗。在扩弓治疗中应注意的是，唇腭裂患者的上颌常需要不对称扩弓，可根据患者的牙弓情况对扩弓矫治器进行适当改进。由于腭部瘢痕组织牵引及腭中缝骨组织缺损，扩弓治疗后也需保持较长的时间。当然，替牙期牙槽区植骨对治疗效果的稳定起着一定的作用。在扩弓治疗后，容易出现口鼻瘘，产生过高鼻音，这常会使患者及家属感到不安。但其实这个裂并不是开展牙弓造成的，而是在治疗前即存在，只是被腭部瘢痕组织皱褶掩盖了，故在扩弓治疗前应仔细检查，同时应向患者及家属提前声明。另外，对于存在上颌严重狭窄的成年患者，也可以根据腭部骨组织缺损的情况考虑进行手术辅助的腭开展治疗，以增加上颌骨的宽度。对于腭部骨组织缺损严重的患者，因腭部开展后保持存在较大的难度，一般不做过度的扩弓治疗，彻底解决后牙的反𬌗常需要同时通过矢状关系的调整改善，甚至接受后牙的反𬌗。

2. 牙列拥挤　由于组织缺损、手术创伤及瘢痕的影响，唇腭裂患者的上颌骨生长常发育不足，上颌牙弓在长度及宽度上均发育不足，造成手术修复后的唇腭裂患者牙列拥挤的程度较重。由于上颌牙弓挛缩严重，上颌的拔牙常使上下颌间的宽度和长度关系更难协调，所以，恒牙期正畸治疗中对于上颌牙弓的拔牙常较慎重，中度以上的拥挤一般需要先进行扩弓治疗后再评价拥挤情况，以决定进一步的治疗方案。一些患者由于牙弓长度过小，牙列拥挤程度很难通过常规的扩弓治疗改善，而过多地拔除上颌牙齿，会造成对咀嚼功能的不利影响，可以考虑结合上颌前部的牵张成骨方法，增加上牙弓的有效长度，缓解牙列的严重拥挤。

3. 前牙反𬌗　由于下颌骨生长迟于上颌，进入恒牙期时一些即使在替牙期经过正畸治疗的患者也可能再次出现前牙的反𬌗甚至下颌的前突。正畸医生应该在治疗设计之初就考虑是否需要对患者的畸形进行正颌外科的治疗。对于存在明显上下颌间矢状向不调及前牙反𬌗的唇腭裂患者，恒牙期正畸治疗的时间不应开始太早，最好在患者生长发育高峰期后开始，以避免综合治疗开始太早而存在治疗中修改治疗设计或使治疗时间延长的风险。如果仅需单纯的正畸治疗完成，那么就要在治疗设计及治疗过程中努力使上颌前牙唇向移动，保持下颌前牙的直立或舌倾，通过下颌适当的后下旋转以减轻下颌的前突，改善颌间矢状关系的不调。一些前牙反𬌗的患者需要拔除下颌的牙齿，根据情况可能是下颌切牙、前磨牙或最后的磨牙。但是，对于前牙反𬌗严重、颌骨间关系严重不调的患者，很难通过单纯的正畸治疗获得满意的矫治效果，常需要正颌外科配合。

4. 垂直向发育不足　唇腭裂患者均存在上颌骨垂直向的发育不足，上颌高度发育不足常使下颌发生过度的闭合，从而加重颌间矢状关系的不调。正畸治疗应考虑促进上颌垂直向生长或通过牙齿的代偿弥补颌骨垂直向关系的不调。恒牙期时在唇腭裂患者使用固定矫治器正畸治疗中常配合使用颈牵引或低位牵引头帽增加支抗，通过促进上磨牙萌出，改善垂直关系的异常。一些患者还存在显著的裂隙区域颌骨的局部垂直发育受累，表现为局部的开𬌗。为了改善这一状况，可以考虑治疗中进行局部牙齿的代偿萌出。对于较严重的垂直向发育异常，则需要配合进行正颌外科手术治疗。

典型病例　单侧完全性唇腭裂术后前牙反𬌗、开𬌗（图 17-19 至图 17-22，表 17-2）

【一般情况】　女性患者，19 岁，左侧完全性唇腭裂。

【主诉】　牙列不齐，"地包天"。

【临床检查】

1. 面部检查：面部比例基本正常，鼻唇角较小，唇部略突。面部基本对称。鼻孔对称性略

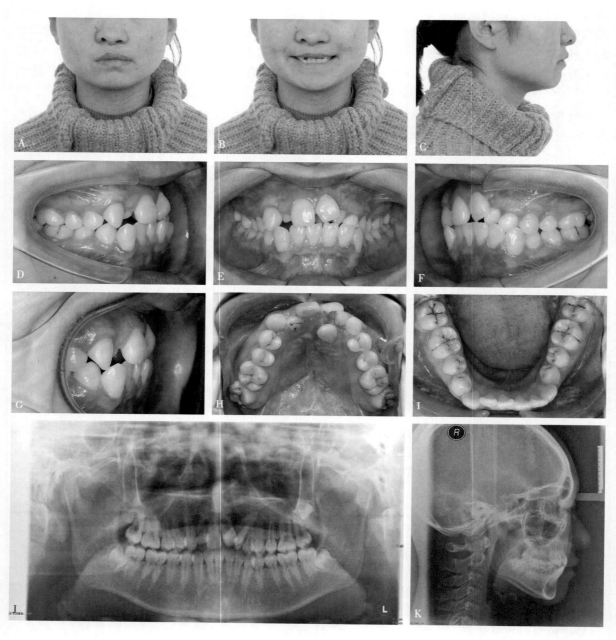

图 17-19 治疗前面𬌗像及 X 线片

A ~ C. 治疗前面相，唇齿关系略差，笑线较低，唇部略突，颏部略左偏　D ~ I. 治疗前牙𬌗关系，上颌牙弓前部缩窄，牙列拥挤，23 腭侧萌出，12、22 小牙畸形，63 滞留　J. 牙槽裂处骨质略差，12、22 牙根较细，第三磨牙正在发育中　K. Ⅰ类骨型，前牙对刃，下前牙略唇倾，下颌平面角均角

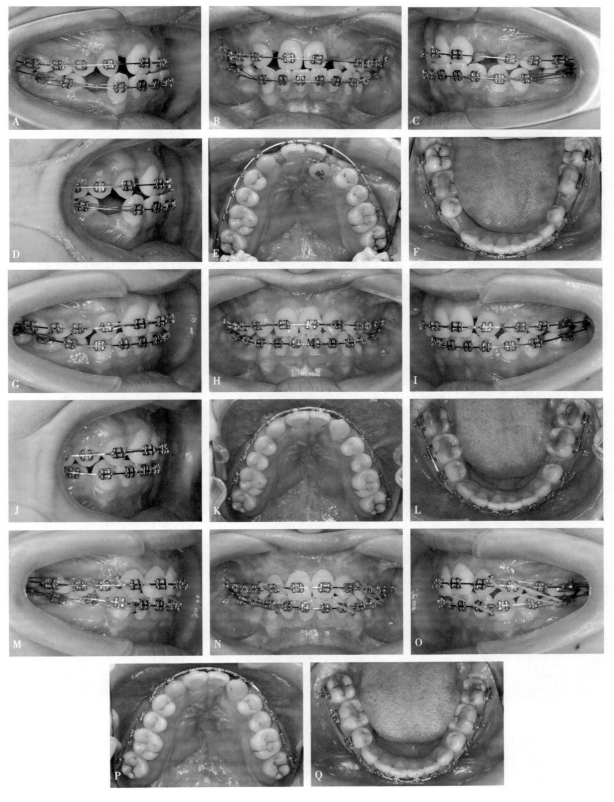

图 17-20　治疗中𬌗像
关闭拔牙间隙，颌间牵引调整咬合关系

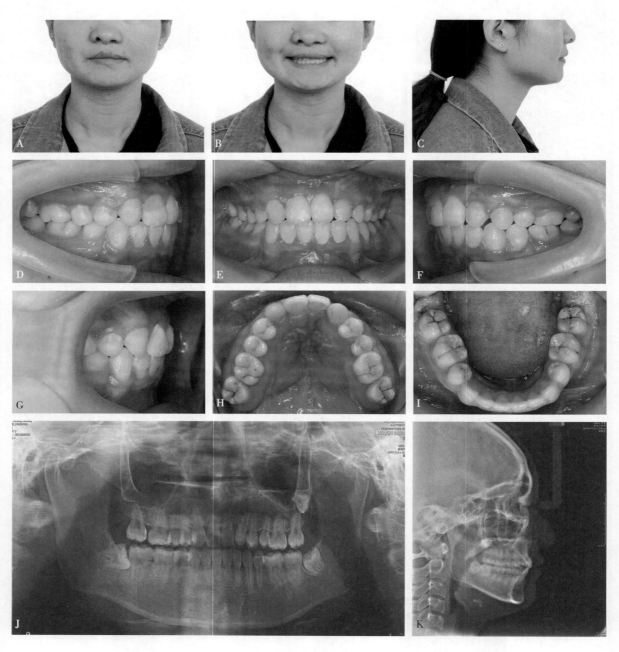

图 17-21　治疗后面𬌗像及 X 线片

A～C. 治疗后面相，唇间关系改善，侧貌突度正常　D～I. 治疗后𬌗像，牙齿排列整齐，覆𬌗覆盖正常，咬合关系良好　J. 治疗后牙齿排齐，牙根平行，建议拔除智齿　K. Ⅰ类骨型，前牙覆𬌗覆盖正常，牙轴唇倾度正常，侧貌突度正常

差，下唇略增厚。唇间关系基本正常。笑线低，上前牙微笑时暴露较少，以下前牙的暴露为主。

2. 口内检查：左侧磨牙远中，右侧磨牙近中关系，12、22 小牙畸形，牙齿发育不良，63 滞留。上牙弓中线基本居中，下牙弓中线左偏 2 mm，23 腭向萌出。上牙弓拥挤 4 mm，下牙弓拥挤 3 mm。前牙对刃，左侧前磨牙区反𬌗。

3. X 线检查：左侧牙槽突植骨区骨质略差，12、22 牙根细小。第三磨牙发育中，右侧髁突较左侧略细长。未见骨质异常。头颅侧位片显示为Ⅰ类骨型，前牙对刃，下颌平面角均角型。

表 17-2　治疗前后头影测量结果对比

测量项目	正常值		测量值	
	均值	标准差	治疗前	治疗后
SNA	82.80°	4.00°	81.7°	80.5°
SNB	80.10°	3.90°	80.8°	79.7°
ANB	2.70°	2.00°	0.9°	0.8°
FH-NP	88.6°	3.0°	88.9°	86.8°
NA/PA	4.9°	3.0°	0.8°	0.4°
U1/NA	22.80°	5.70°	23.2°	24.0°
U1-NA	3.50 mm	6.50 mm	5.2 mm	5.0 mm
L1/NB	30.50°	5.80°	26.1°	25.0°
L1-NB	6.70 mm	2.10 mm	5.3 mm	4.5 mm
U1/L1	124.20°	8.20°	122.9°	129.7°
U1/SN	105.70°	6.30°	104.9°	103.0°
MP/SN	32.50°	5.20°	30.4°	31.0°
MP/FH	31.10°	5.60°	22.8°	23.0°
L1/MP	93.90°	6.20°	94.8°	94.0°
Y 轴角	60.3°	3.4°	68.9°	69.0°
Pg-NB	1.00 mm	1.50 mm	0.8 mm	0.7 mm

【诊断】　安氏Ⅲ，毛氏Ⅱ[1]＋Ⅰ[1]＋Ⅲ[2]。

【治疗方案】

1. 拔除 12、22、63、35、44。

2. 直丝弓矫治排齐牙列，内收下前牙，调整前牙覆盖关系及磨牙关系。

3. 唇向调整上颌尖牙，建立良好咬合关系。14、24需要适当调磨舌尖，13、23 可以做适当调磨或瓷贴面修复。

【病例解析】

1. **关于治疗设计**　该患者已经完成了牙颌面的生长发育，治疗中无生长变化带来的治疗风险及获益。牙列拥挤及颌间轻度的矢状及宽度不调，加上牙槽裂隙区的局部垂直向发育不足。骨骼畸形较轻。单纯正畸治疗可以实现颌间关系不调的改善。患者牙列拥挤及唇部略突，

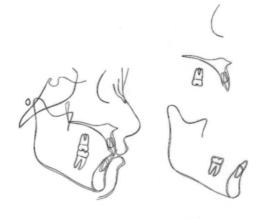

图 17-22　治疗前后头影测量重叠图

应该考虑进行拔牙的矫治，加之上颌侧切牙均较小，而且牙根发育不良，所以上颌拔除侧切牙应该是治疗的首选。如果侧切牙牙根发育良好，拔除 4 颗前磨牙的治疗能够使患者获得更好的前牙美观，但是 2 颗侧切牙均应在正畸治疗结束后进行瓷贴面或冠修复治疗。由于左侧磨牙为远中关系，所以下颌的拔牙设计是左侧拔除第二前磨牙、右侧拔除第一前磨牙，以有利于磨牙关系的调整。

2. 关于拔除 12、22 带来的治疗难度及处理　由于侧切牙发育不良，上颌设计考虑拔除 2 颗侧切牙，由此会给治疗带来一定的难度。首先，唇腭裂患者上颌发育相对不足，正畸治疗中上颌前牙无需较多内收，拔牙目的主要是解除前牙区的拥挤及牙弓中线的调整，过于靠前拔牙易导致前牙过多的内收；为了保证前牙不做过多内收，治疗中需较多地对前牙进行控制，在解决中线及前牙区拥挤后，需适当加强前牙区的支抗。其次，侧切牙拔除病例需要尖牙替代侧切牙，需要调整尖牙的转矩，将转矩变为正转矩。同时尖牙牙根通常较中切牙大，如果利用中切牙与尖牙之间的交互力关闭侧切牙的拔牙间隙，中切牙的内收会较多，所以在间隙关闭过程中，还需要通过增加切牙正转矩等方式增加支抗，使尖牙向近中移动。

3. 前牙反𬌗的改善　此患者由于鼻唇角略小，上前牙可以在排齐后略做内收，但是内收不宜过多，因为上前牙的内收不利于前牙反𬌗的改善，所以前牙反𬌗的改善主要以下颌前牙的较多内收来实现。下前牙内收的间隙主要来自右下尖牙的远中移动 3 ~ 4 mm，下中线调整后牙弓左侧的间隙可以用作下颌内收的间隙。下颌以倾斜移动为主，以便更好地解决前牙的反𬌗。下颌的支抗设计时左侧弱支抗、右侧中支抗，上支抗设计为中度支抗。在治疗中将弓丝更换至上颌不锈钢方丝后，可以在下颌通过滑动内收时配合使用颌间Ⅲ类牵引，减小上颌后牙支抗而使上磨牙更多前移。

4. 磨牙关系的调整　唇腭裂患者由于存在颌骨的近中旋转，常使部分患者即便在上颌发育不足的情况下患侧磨牙仍表现出远中关系，这也给治疗增加了一定的难度。该患者左侧上颌磨牙的旋转所致的近中移动，对于消耗上颌支抗、避免前牙过多内收有一定的帮助，但是在Ⅲ类机制的利用上增加了矛盾之处，患者一边需要解决前牙的反覆盖关系，一边需要加强下后牙的近中移动以改善磨牙的远中关系。治疗中需要不断调整力的大小及方向，不断调整合力的方向，以便于在保证下前牙内收解决反𬌗的情况下，实现下颌磨牙的有效前移，改善左侧磨牙的远中关系。在前牙反𬌗解除后，可以应用颌间的不对称牵引改善两侧后牙不同的磨牙关系。

5. 腭侧尖牙的矫治　完全位于腭侧的左侧上颌尖牙在矫治中也有一定的难度。需要将尖牙的近中倾斜、腭向错位及矫治后易出现的牙齿唇倾问题作为治疗的重点。在牙齿矫治的初期，先行解决间隙问题，待矫治弓丝换成不锈钢方丝后，可以施加轻力远中移动尖牙。为了避免远中移动时牙齿的旋转，颊舌侧均粘接附件，应用轻力向远中及颊侧移动。将尖牙移动至中切牙远中后，更换细丝或加细丝辅弓，缓慢将尖牙移动至牙弓中。避免过快移动尖牙，以免造成唇向倾斜过度。

五、正畸与正颌外科联合治疗

由于遗传、生长及手术创伤的影响，虽然经历了一系列治疗，到恒牙期时仍然有一部分唇腭裂患者会出现较严重的颜面畸形、颌骨关系的异常，需要配合正颌外科手术治疗。这是由于严重的面中部发育不足仅靠正畸治疗的单纯牙齿移动很难解决骨骼异常对牙颌面的影响，单纯正畸治疗可能产生过度的牙齿代偿如唇倾、颊倾、扩弓等，易造成治疗结果的不稳定和美观性差、功能受影响等。

颌骨畸形显著的唇腭裂患者如果进行正畸 - 正颌外科联合治疗，则正畸治疗设计会截然不同。上下颌骨之间的异常关系通过正颌外科手术解决，正畸治疗的目的就是排齐牙列、整平𬌗曲线及去除牙齿的代偿作用，以及协调颌间宽度关系。由于手术可以解决部分上下颌间宽度的不协调问题，正畸治疗中颌间宽度协调性的调整压力也就减轻了。唇腭裂患者的正畸 - 正颌联合治疗包括传统的正颌外科方法和近年来逐渐增多的牵张成骨手术方法。对于上颌发育极差的患者，牵张成骨手术效果更佳。

传统的正颌外科联合治疗的唇腭裂患者，一般均需要进行术前和术后的正畸治疗。

（一）术前正畸

唇腭裂患者正颌外科术前正畸的目的主要是矫正牙齿排列、整平殆曲线、协调上下牙弓宽度及形态、矫治牙弓中线、去除牙齿代偿作用、准备缺失牙修复的间隙以及使术后新的颌间关系下长、宽、高关系协调。唇腭裂患者不同于非裂反殆患者之处在于前者由于上颌牙弓挛缩更加明显，术前正畸时常需进行上颌牙弓的开展，而非裂者后牙的反殆和宽度关系的不调常随着颌间近远中关系的改善而得到解决。另外，由于唇腭裂上颌牙弓的特殊性，上颌牙弓前部缩窄而后部宽大，上下颌相对矢向移动后，第二磨牙常呈锁殆状态，术前正畸常需腭向移动第二磨牙。再者，唇腭裂患者的上颌牙量-骨量不调较严重，缺失牙常见，需要在术前调整牙弓中线，解决拥挤问题。正颌外科术前正畸要求尽可能完善，以使正颌外科手术结果稳定。由于错殆情况复杂，唇腭裂患者正颌外科术前正畸治疗常需 18 个月或更长的时间。

（二）术后正畸

经过完善的术前正畸后，术后的正畸治疗一般相对简单，需要的时间也较短，一般在 6 个月左右结束。唇腭裂患者正畸-正颌联合治疗中的正畸治疗难点一般均在术前，术后正畸主要是使颌间牙齿尖窝咬合关系进一步完善。但是，经手术治疗的唇腭裂患者需要考虑上颌手术前移后的复发问题，这是导致正颌外科术后正畸时间延长的主要因素。

正颌外科手术可使颌骨关系明显异常的患者得到较理想的治疗。但是由于唇腭裂患者腭部组织缺损和瘢痕的存在，腭部软组织较缺乏，血液供应较差，正颌外科手术时，上颌很少分块，以避免血供不足造成组织坏死。同时，由于腭部瘢痕的大量存在，会影响手术重调位置的稳定性。

（三）上颌骨牵张成骨

一些唇腭裂患者上颌发育极差，颌骨长度不足，拥挤严重，上下颌间关系差异较大。如果采用正颌外科常规手术治疗，则术中需要较多地前移上颌，易带来术后稳定性风险及腭咽闭合不良造成的语音恶化问题。上颌牵张成骨可以在上颌截骨后通过上颌牵引器较缓慢地前移上颌骨并逐渐形成新骨，从而改善颌间关系不调，对腭咽闭合的不利影响减小。另外，对于上颌骨极短的患者，还可以在 Le Fort Ⅰ 截骨的同时加上颌前部的截骨，以牵引上颌骨前段为主，在改善颌间关系的同时，增加上颌牙弓的长度，有利于缓解严重的牙量-骨量不调问题。

但是，牵张成骨一般不能同时进行下颌骨的矢状劈开+后退的手术，一般以上颌发育不足为主的患者可以采用该手术。如果患者同时伴有下颌的发育过度，则通常需要第二次正颌手术。另外，牵张成骨术相当于手术优先治疗的病例，一般情况下，手术优先病例的牙列拥挤程度及颌间宽度不调都不宜过大，否则术后正畸难度大，且手术稳定性差。但是，对于唇腭裂患者而言，颌间关系不调常是长、宽、高同时存在，并伴有严重的牙列拥挤。牵张成骨后，治疗的难度较大，正畸医生面临的挑战也较大。

典型病例　单侧完全性唇腭裂术后上颌发育不足（图 17-23 至图 17-26，表 17-3）

【一般情况】　男性，28 岁，左侧完全性唇腭裂术后。

【主诉】　前牙反殆，牙列不齐。

【临床检查】

1. 面部检查：颏部左偏，左侧鼻翼略塌陷，鼻旁区略凹陷，上唇红暴露不足，下唇前突且外翻。

2. 口内检查：前牙反殆，反覆盖 4 mm。左侧磨牙近中，右侧磨牙中性关系。上中线左偏 5 mm，下牙弓左偏 2 mm。22 缺失，下颌不能后退。

3. X 线检查：颌间关系为Ⅲ类，下颌平面角均角。上下前牙唇倾度基本正常。

【诊断】　安氏Ⅲ类亚类，毛氏 Ⅰ^1+Ⅱ^1。

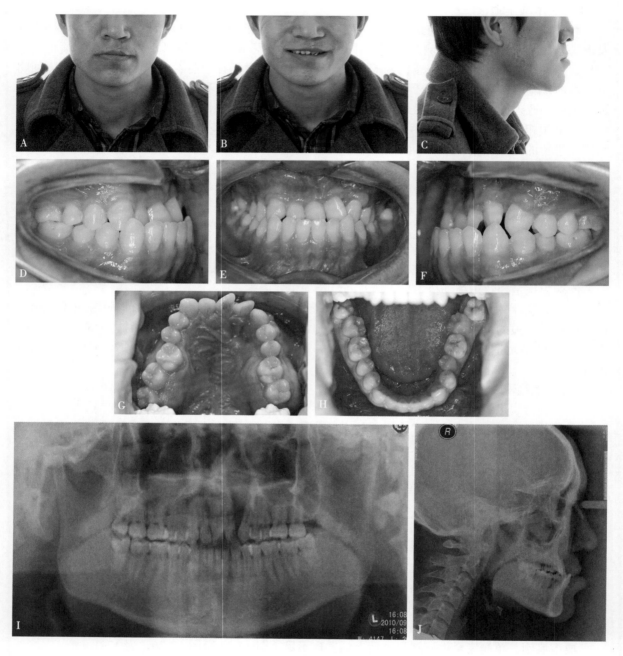

图 17-23　治疗前面𬌗像及 X 线片

A ~ C. 治疗前面像，面部略不对称，上唇暴露不足，面中部及鼻旁区凹陷，下颌略前突，下唇外翻　D ~ H. 左侧磨牙近中关系，右侧磨牙基本中性关系，前牙反𬌗。22 缺失，上颌牙弓中线左偏 5 mm，下牙弓右偏 2 mm。上牙列拥挤中度。上牙弓中部狭窄，左侧牙弓略塌陷　I. 治疗前曲面断层片显示 22、28 缺失，余牙均萌出，右侧髁突较细长，未见骨质异常　J. Ⅲ类骨型，前牙反𬌗，唇间关系异常，下唇外翻，下颌平面角均角

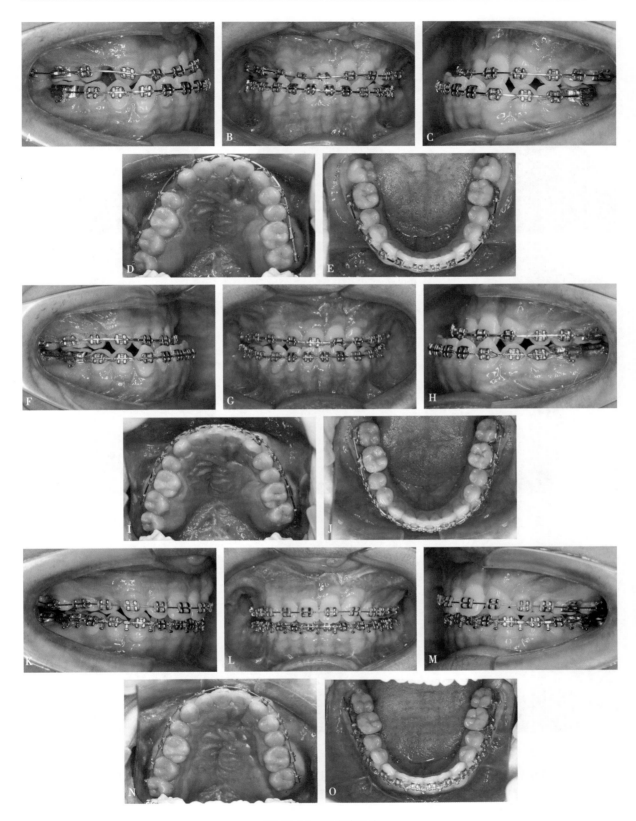

图 17-24　治疗中𬌗像

A ~ E. 拔除 14，提供间隙排齐牙列，矫正上颌中线，调整上前牙的牙轴唇倾度　F ~ J. 术前正畸调整牙弓形态，
协调上下牙弓大小，关闭拔牙间隙　K ~ O. 正颌外科术后正畸，精细调整牙齿的排列及位置，调整咬合关系

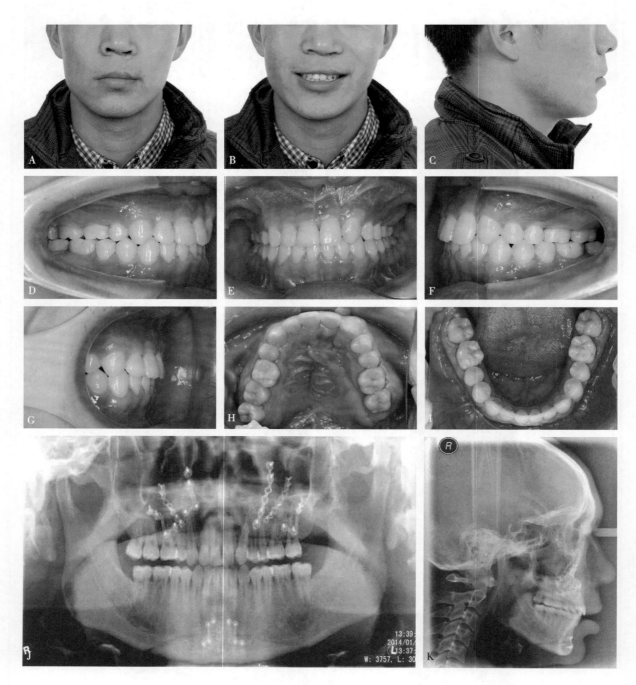

图 17-25　治疗后面殆像及 X 线片

A ~ C. 正畸治疗后面像，面部基本对称，面部比例正常。唇间关系及唇齿关系正常，侧貌鼻唇颏关系协调　D ~ I. 正畸治疗后殆像，牙齿排列整齐，覆殆覆盖正常，咬合关系良好，上下牙弓中线一致，上下牙弓卵圆形，牙弓匹配　J. 曲面断层片显示牙齿排列整齐，牙根平行度良好，牙槽骨高度基本维持治疗前水平　K. 治疗后头颅侧位片显示，Ⅰ类骨型，颌间关系正常，下颌平面角均角

【治疗设计】

1. 正畸 - 正颌联合治疗。

2. 拔除 14，调整上颌中线，排齐牙列，去除代偿。

表 17-3 患者治疗前后头影测量结果对比

测量项目	正常值		测量值	
	均值	标准差	治疗前	治疗后
SNA	82.80°	4.00°	75.1°	79.5°
SNB	80.10°	3.90°	80.2°	78.8°
ANB	2.70°	2.00°	−5.1°	0.7°
FH-NP	88.6°	3.0°	84°	81.3°
NA/PA	4.9°	3.0°	−14.8°	−1.8°
U1/NA	22.80°	5.70°	26.5°	23.3°
U1-NA	3.50 mm	6.50 mm	7.7 mm	7.2 mm
L1/NB	30.50°	5.80°	23.7°	22.1°
L1-NB	6.70 mm	2.10 mm	4.7 mm	3.9 mm
U1/L1	124.20°	8.20°	127.9°	134.5°
U1/SN	105.70°	6.30°	108.6°	101.2°
MP/SN	32.50°	5.20°	33.7°	34.6°
MP/FH	31.10°	5.60°	30.3°	32°
L1/MP	93.90°	6.20°	89.8°	89.7°
Y 轴角	60.3°	3.4°	70°	72.1°
Pg-NB	1.00 mm	1.50 mm	0.9 mm	1.9 mm

【治疗解析】

1. **术前正畸治疗的目的** 由于 22 缺失，上颌中线左偏严重，拔除 14 后上颌中支抗设计调整上颌中线，关闭拔牙间隙，以 23 代替 22。术前正畸主要工作是调整上下牙弓形态，匹配牙弓宽度；排齐牙列，调整上牙弓中线。关闭拔牙间隙。

2. **手术设计** 患者上颌发育不足，鼻旁区凹陷，下颌左偏。手术设计双颌手术，上颌 Le Fort Ⅰ型截骨后上颌前下移动，下颌双侧矢状劈开术后下颌略后移，颏部截骨调整颏部的偏斜。

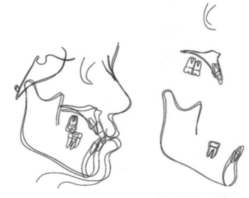

图 17-26 治疗前后 X 线头影测量重叠图

3. **术后正畸** 唇腭裂患者的正畸 - 正颌外科治疗，强调完善的术前正畸治疗，需要将患者的大部分问题在术前解决，如牙列排齐、前牙牙轴调整（上前牙内收，下前牙唇向移动去除代偿）、协调上下颌宽度关系、调整牙弓中线等。手术后一般正畸治疗仅需要较短的时间，主要是完成后牙尖窝关系的进一步调整。

六、关于治疗结果的保持

因为唇腭裂患者腭部骨组织缺损、牙弓内外肌肉力量的不平衡、瘢痕组织的挛缩等情况，加之各种原因造成的治疗结果的折中，常对治疗结果的稳定性造成威胁，故对于唇腭裂患者正畸治疗后的保持应该高度关注。从治疗设计开始就应对治疗结果的稳定性及保持有所考虑，避免过度牙弓开展、建立良好稳定的咬合关系等。一般来讲，唇腭裂患者正畸治疗后保持时间较长，有的患者为了保持矫治效果，甚至需要终生保持。

由于唇腭裂患者中缺失牙较常见，正畸治疗后的保持常由正畸医生及修复科医生共同完成。保持器结合修复体共同完成保持，但是，对于进行永久修复的时间，因患者治疗前错𬌗情况而有所不同。前牙区缺失牙的修复方式还要根据患者牙槽突植骨的效果以及邻牙的健康状况而定。正畸保持器上对于缺失牙处一般需进行临时牙的放置，以增进保持时的牙齿美观。待患者生长发育稳定后进行永久修复，如还需进行正畸保持，可以在修复完成后重新制作保持器以进一步保持。缺牙的修复以种植修复最佳，当然根据唇腭裂患者的牙槽骨及牙齿情况，也有固定桥及活动义齿修复的可能性。

对于唇修复过紧的唇裂患者，常需再次手术松解，才能保证正畸治疗后上颌前牙的位置和前部的颌间关系。对于由于上颌严重狭窄致使舌体位置过低的患者，正畸治疗中应注意对患者抬舌的训练，使舌与唇能够建立良好的动力平衡，以利于正畸治疗结果的保持。对于唇腭裂患者，更应关注患者肌肉组织的功能恢复。

第四节　唇腭裂治疗的展望

唇腭裂的序列治疗是在各学科医生的紧密配合下进行的，治疗不再是单科的、盲目的、无计划的，使得唇腭裂患者存在的各种问题能够及早被发现，并有计划地在理想的时期得以解决，不再被忽视或遗漏。经过综合治疗的唇腭裂患者，无论在颅面形态还是口颌功能上，都能获得较理想的结果。

虽然唇腭裂治疗的方法和程序在不断改进，但是迄今为止，学者与临床医生并未停止对于唇腭裂序列治疗的改进和对理想的治疗程序的探索。近年的研究更注重循证医学的理念，注重多中心间及国际间的合作，许多世界范围内的研究工作正在有序进行，多中心的研究以及患者资料收集的标准都已制定，为进一步完善唇腭裂的治疗，为患者提供更满意的治疗结果创造了条件。

一、序列治疗中患者治疗的协调——人文关怀

唇腭裂患者从出生到成年，经历众多的治疗，涉及外科、正畸、耳鼻喉、儿科、心理、修复、语音等，治疗复杂且持续时间较长。唇腭裂的序列治疗绝不仅仅是单纯意义上的各种不同的治疗。唇腭裂患者及家长在漫长的治疗过程中会存在较多困惑，需要得到及时的解决。从患儿出生后家庭成员因对未来各种治疗的不了解而产生的焦虑，到各个阶段患者应该采取的治疗、评价、训练等，需要参与序列治疗的各专业医生给予时时的指导。从单纯的强调各种治疗技术，到对患者满意度及心理社会良好状态的建立，唇腭裂序列治疗更应强调对患者及家庭的人文关怀。

唇腭裂序列治疗中的很多治疗需要在特定的时间内完成，以提高疗效。对于治疗时间、治疗顺序、治疗专业之间的协调等，需要医生给予确实的指导与协调。如各专业医生仅关注各自的专业内容，而缺乏对其他学科的深入了解和必要及时的合作，就会降低患者综合治疗的效果，不利于治疗费用的节省，且会增加患者不必要的痛苦。在唇腭裂的序列治疗中，还应加强学科间的合作与协调。在唇腭裂治疗的中心，应配备专职的为患者治疗提供指导的协调人员，以为患者提供切实的指导与帮助，避免患者在不同的治疗中心之间穿梭，导致无法进行规范系统的序列治疗，

因而错过重要的治疗时机而影响最终、最佳疗效的获得。未来，在唇腭裂序列治疗中还有更多可提高的方面，比如给予患者及家长更多的人文关怀。

二、关于唇腭裂治疗中的循证医学

（一）关于婴儿期的整形治疗

婴儿期整形治疗自 McNeil 提出后就一直存在反对意见，许多学者认为整形治疗是没有必要和没有意义的治疗。Huddart 在用 McNeil 方法进行婴儿期整形治疗多年以后，总结出戴用整形腭托者与未戴者在骀关系上无差别的结论。荷兰 3 个中心对单侧完全性唇腭裂婴儿期整形治疗的远期效果进行了较为详尽的随机对照研究，内容包括喂养、正畸、语音及费用 - 效果等方面。研究表明，戴腭托与不戴腭托相比，前者并未有效防止患者上颌骨的塌陷；与对照组相比，戴腭托的患者也并未显现出有利于喂养的优势或语音的发育优于不戴腭托组的患者；但戴腭托组的治疗费用却相对较高。

2011 年，Uzel 等的系统性综述研究选择了进行过至少 6 年追踪研究的 RCT 及 CCT 文献分析，发现婴儿期整形治疗没有远期疗效（喂养、语音、面部、牙弓和咬合发育等）。Grayson 等的关于鼻 - 颌骨整形的研究发现，该治疗方式较单纯的腭托整形更有利于鼻的对称性，但是其研究中关于鼻部其他发育情况及远期的疗效并未涉及。其他关于鼻 - 牙槽整形治疗的研究发现治疗后的复发明显。所以，对于婴儿期鼻 - 牙槽整形治疗，还需要 RCT 远期疗效评价的研究以提供足够的证据。

目前，国内外许多学者的研究发现，婴儿期颌骨整形治疗并不能刺激患儿颌骨的生长。因此，婴儿期的整形治疗不再是许多唇腭裂中心序列治疗中的常规治疗，仅对存在严重颌骨移位的患者开展，其治疗的主要目的也从希望刺激颌骨生长转变为为唇裂手术创造条件。

婴儿期的治疗主要是对唇裂修复的帮助，通过弹力带或弹力胶布，使过度前突的前颌骨后移，减小唇裂修复时组织的张力，从而减轻唇鼻部的瘢痕。较多的证据表明，婴儿期正畸治疗的主要效果在于减小唇鼻部的移位及唇裂手术时的难度，对于患者远期的颌骨生长发育及鼻部的生长及对二期手术的需求情况未见肯定的效果。

（二）关于唇腭裂牵张成骨治疗

对于上颌发育严重不足或伴有较明显语音问题的上颌发育不足的患者，上颌牵张成骨是一个治疗的选择。但是，牵张成骨治疗仅能在手术中解决上颌矢状发育不足问题。而上颌发育不足严重者常伴有宽度及高度的发育不足，患者颌间的宽度不调无法在该手术中得以解决，因此严重不调可能需要再次手术。另外，患者同时伴有下颌发育过度，通常需要再次进行手术，由此增加了手术的次数和患者对治疗的接受程度。所以，对于牵张成骨手术尚需进行改良设计，对治疗的程序是否由手术优先（surgery first）改成尽早手术（surgery early），以尽可能在牵张成骨术前解决一些影响稳定的错骀以提高手术疗效，尚需进行优化。

唇腭裂的治疗是贯穿患者生长发育整个过程的治疗，患者情况的复杂性决定了治疗的多变性，涉及的各种治疗技术的提高及整个序列治疗理念的不断进步为唇腭裂患者康复提供了保障。

综合思考题

1. 唇腭裂序列治疗的主要内容是什么？
2. 唇腭裂恒牙期的常见错骀及原因有哪些？

（李巍然）

拓展小故事及综合思考题参考答案见数字资源

参考文献

1. 李巍然 . 唇腭裂畸形与正畸 . 北京：北京大学医学出版社，2021.

第十八章

牙周与口腔正畸治疗

◎ 学习目标

基本目标

1. 掌握牙周炎患者正畸牙周联合治疗的基本原则和方法。
2. 对正畸牙齿移动中牙槽骨缺损的认识预判及治疗设计。

发展目标

为中重度牙周炎复杂病例提出综合性治疗方案。

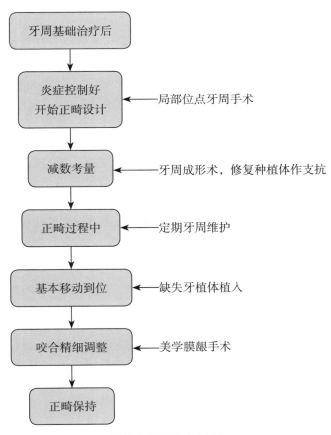

牙周患者正畸治疗流程

在口腔医学的所有学科中，正畸与牙周的关系最为紧密。正畸牙齿移动的基础是牙周组织的改建，牙周组织良好的反应是正畸治疗的关键因素。由于一些错𬌗畸形，如拥挤错位、咬合创伤等的存在会对牙周健康造成威胁，而恰当的正畸治疗能为牙周组织健康的恢复创造条件。牙周与正畸的密切协作是为广大患者提供高质量口腔医疗服务的基础。

第一节　正畸治疗前的牙周准备

一、正畸治疗前牙周评价

正畸力引起的牙周组织改建对健康的牙周组织一般不会造成破坏，但是在牙周存在炎症的情况下，加力则可能导致牙周组织的损伤。对存在牙周炎症及牙周组织缺陷的牙齿，在正畸前进行充分的评估及炎症控制是必需的。

正畸治疗的患者中牙周完全健康者较少，青少年患者中存在单纯的牙龈炎症者较为多见。需要通过口腔卫生宣教改善口腔卫生维护水平，通过牙周洁治控制牙龈炎。理想的炎症控制状态为患者口腔卫生维护良好，菌斑指数小于 25%；牙龈探诊不出血，BI（牙龈出血指数）为 0 或 1。

近半数的成人患者存在着不同程度的附着丧失，牙槽骨存在的吸收破坏需要在正畸治疗前经过系统的牙周治疗以消除炎症。牙周基础治疗包括口腔卫生宣教、龈上洁治、龈下刮治和根面平整。规范的牙周基础治疗后患者牙龈探诊应不出血，BI（牙龈出血指数）为 0 或 1；PD（探诊深度）小于 4 mm。由于亚洲人群牙龈的特点，BI 全部控制在 2 以下是相对困难的，尤其是牙周治疗前炎症破坏严重的情况。有研究证实，经过完善的牙周基础治疗，尚存在 BI 为 2 的位点正畸加力是可以维持良好炎症控制的；但是 BI 为 3 或以上的位点是不可以进行正畸加力的。

正畸治疗应在牙周治疗后多长时间开始尚存争议。一些学者认为，对于有牙周炎的成人病例，在开始正畸治疗之前，最好先经过牙周治疗 3 ~ 6 个月（取决于牙周炎的严重程度）。这段治疗时间是给牙周组织留出的恢复期，以保证牙齿可在健康的牙周组织中移动，同时提供一段患者口腔卫生维护效果和治疗动机的考察期。经过这段时间之后，可以从 X 线检查中观察到牙槽骨骨硬板的形成。牙槽骨骨硬板的形成可以进一步证明炎症消除和牙周支持组织的恢复，在此基础上才能进行正畸移动。一些学者则认为牙槽骨骨硬板的形成不能一概而论，特别是有咬合创伤存在的情况下，患牙即使炎症得到了控制也不易形成骨硬板。作为正畸医师必须要了解，对于存在咬合创伤的牙周炎患者，牙周治疗后要密切观察炎症控制的状况，通过临床牙周检查探诊记录表以及咬合检查，包括进行 X 线检查。如果一味地等待牙槽骨骨硬板的出现，往往会延误正畸治疗的时机。

在正畸治疗开始之前，正畸医师必须确定牙周组织是否健康。如果健康，则患者可以进入菌斑、炎症控制下的正畸治疗过程；如果不健康，则必须将患者转至牙周科进行牙周治疗和维护，若经牙周基础治疗后仍存在炎症控制不佳的位点，则需要与牙周医师会诊后再选择进行牙周手术。

二、必要的牙周基础治疗

牙龈炎的儿童青少年患者需要通过口腔卫生宣教改善口腔卫生维护水平，通过牙周洁治控制牙龈炎。牙周炎患者在正畸治疗前一定要经过系统的牙周治疗以消除炎症。牙周基础治疗包括口腔卫生宣教，龈上洁治、龈下刮治和根面平整。对于牙周科建议拔除的患牙可暂予以保留，可以纳入到正畸系统中帮助保留其他患牙。在加力早期不进行调𬌗。

是否进行牙周手术不能一概而论，有多壁骨袋的患牙可考虑在正畸前进行植骨手术，仅是改善支持骨外形的手术则可以放到正畸治疗结束以后再选择性进行。关于手术的时机一定要与牙周医师会诊决定。在牙周基础治疗完成后，针对仍存在深牙周袋的炎症控制不佳位点，进行牙槽骨手术的选择和时机，一定要充分考虑正畸牙齿移动方向及咬合改建对炎症控制的权重逐个位点进行分析。如果该位点咬合创伤明显，或正畸治疗牙齿移动后咬合关系将会得到明显改善，则优先考虑进行正畸牙齿移动；反之，如果该位点无明显咬合创伤，咬合较好，那么咬合改建对于该位点牙周状况改善的权重就相对低，局部炎症控制的权重相对高，则优先考虑牙周手术。此外，还要考虑正畸设计患牙的移动方向，如果正畸移动对牙槽骨改建有利，如向远中直立有近中角形骨吸收的磨牙，可以先行正畸移动；如果需要将患牙移动至骨缺损的区域，则需要先进行牙周植骨手术。对于骨形态不良牙周袋较深、需要进行补偿性的骨形态修整去骨的位点，出于对牙槽骨量的保护，在密切的牙周维护下先进行牙齿移动，牙周手术最好推迟到正畸完成、新的咬合关系建立之后再行评估和进行。

三、口腔卫生宣教与全程口腔卫生维护

（一）口腔卫生宣教

牙菌斑是牙周破坏最主要的病因，而菌斑性龈炎是病变进展过程的第一步。正畸矫治装置不可避免地会使口腔卫生维护的难度增加。牙齿最难清洁到的部分是托槽之间的牙面和牙龈缘。尤其是青少年临床冠萌出不足时，托槽与牙龈缘间距较短，是口腔卫生宣教需要强调的关键点。由于成人牙周炎患牙的临床冠比较长，托槽和牙龈缘的距离比青少年患者大，这些位置相对更容易清洁到。除牙刷外，清理牙齿邻接位置的辅助卫生工具还包括橡胶牙签和邻间隙刷，以及带引导的牙线也需要经常配合使用。

正畸医生应有针对性地进行口腔卫生宣教。缺乏针对性的宣教是目前正畸医生较为普遍的弱项。只是口头提醒患者口腔卫生维护不佳是不够的，还应该做到清晰明确地指出维护不佳的位点，同时要给出相应改进维护的具体方法和措施，并在当次病历中准确记录，以便下次复诊时对维护效果进行检查和进一步督促。

（二）全程口腔卫生维护

1. 牙龈炎患者　作为正畸医生，无论矫治方案的设计还是矫治装置的选取，都应尽量做到不增加患者口腔卫生的难度，以帮助患者在正畸矫治的全程维持良好的口腔卫生水平。每次正畸复诊除关注本专业的牙齿移动之外，还要检查是否出现了局部菌斑软垢的堆积，以及是否有牙龈缘红肿、探诊出血的表现。并对相应位点的局部刺激因素进行及时有效的去除，观察牙龈恢复正常后再施以正畸力。此类患者多为儿童和青少年，除了对患者本人进行耐心细致的宣教及进行口腔卫生维护之外，还需要对患者家长进行必要的沟通和讲解，以便在相对较长的正畸疗程中，在易被忽视的日常维护环节得到患者家长的正确督促和监管。

2. 轻中度牙周损害的患者　轻中度牙周损害的患者是成人正畸临床工作需要面对的主要对象。虽然在进行正畸治疗之前患者已经控制了牙周炎症，但是仍需要患者在整个正畸治疗过程中继续很好地维持牙周组织健康，只有这样，正畸治疗才是有益处的，否则就是潜在的危害因素。在初步的牙周治疗结束以后、正畸治疗开始之前，要留有一段时间的观察期，以确保患者能够充分有效地对牙周组织进行维护，同时也可使牙周组织在治疗后得以恢复。在任何正畸移动开始之前，一定要彻底清除袋内所有的牙石以及其他刺激物。如果能够使用翻瓣术暴露炎症部分以确保最佳效果的刮治，则是比较理想的。

由于带环的边缘会使牙周维护的难度增加，对于有牙周问题的成人患者，通常采取直接粘接矫治装置。同样对于这类患者在固定正畸矫治弓丝时，多选择结扎丝或者使用自锁托槽，而不选择橡胶结扎圈，因为相比较而言，使用橡胶结扎圈的患者牙龈菌斑的微生物水平相对更高。

在正畸综合治疗过程中，轻中等程度牙周问题的患者必须有一套维护时间表，根据牙周破坏的严重程度安排好定期的洁治和刮治。通常的方案是每隔 3 ~ 6 个月进行一次牙周维护治疗。良好的牙周维护是此类患者获得良好正畸效果的基础。

3. 重度牙周损害的患者　治疗有严重牙周问题的患者时要注意以下问题：缩短牙周维护治疗的间隔时间，可以使牙周维护的频率与正畸复诊加力调整的频率保持一致（例如每4~6周一次）；正畸治疗目标的设定和生物力学的控制，需以口内余牙相对位移减至最短、正畸力减至最小为主要目的进行调整，以达到改善牙周支持组织健康和改进口颌系统功能为主的矫治目标。针对这类患者的正畸设计要兼顾美学，但绝不可把美观放到健康和功能之前。牙周病导致显著牙槽骨丧失部位的牙周膜面积明显减小，任何偏大的力量对于这样的牙周膜都会造成过负荷，设计远距离正畸移动的可实现度低。重度牙周损害的患者有些牙周破坏严重，认为远期没有希望、仅仅是暂时保留的牙齿对正畸治疗也是有帮助的，可以利用它来帮助支持正畸矫治装置，以挽救其他牙齿。对于重度牙周损害患者的正畸治疗，需要有经验的牙周医生和正畸医生合作，不建议初学者和非专科医生进行盲目尝试。

第二节　正畸治疗的牙周辅助与支持

随着口腔医学的发展与进步，许多新的治疗方法不断出现并被广泛应用。对于在正畸治疗前或治疗中存在的一些牙周组织的缺陷及问题，也有了新的治疗手段，从而为获得良好的正畸治疗效果创造了更好的条件。

一、软组织条件改善——膜龈手术

在正畸患者中，附着龈较薄、较窄的患者在正畸治疗中易发生牙龈的进一步退缩，尤其是发生在前牙区的牙龈退缩产生的"黑三角"会严重影响美观，这也是成人正畸治疗中较常见的并发症。牙周的膜龈手术可以增加附着龈的厚度和宽度。

膜龈手术是于1957年首先被提出的，最初的膜龈手术仅限于纠正相对特定的软组织问题，如附着龈宽度不足、前庭过浅、系带及肌肉附丽异常。随着技术的发展与进步，膜龈手术的应用范围不断扩大，膜龈手术可以解决的问题也超越了传统的手术范畴，加入了软组织美学的内容。作为正畸治疗的辅助与支持，着眼于软组织条件改善的膜龈手术主要包括：针对角化龈进行牙龈增量手术，可以增加附着龈的宽度或增加软组织的厚度；针对系带附丽异常进行系带成形术或者切除术；针对牙龈退缩所导致的牙根面暴露进行根面覆盖术；针对前牙美学，为形成协调的龈缘龈乳头位置关系、改善美观而进行的牙冠延长术。

角化龈宽度及其受力移动后的变化对于正畸患者牙周健康和美学的影响是很重要的，也是牙周医生和正畸医生都非常关注的。经过近40年的实践与研究，学者们逐渐认识到，决定牙周健康的角化龈条件不仅是角化龈宽度，角化龈厚度也是非常重要的因素。因此临床上单纯的角化龈宽度不足并不能构成手术干预的理由。

在正畸治疗的过程中，在没有附着丧失及牙周炎症的前提下，如果牙齿移动量过大，超出了牙槽骨的界限，发生了骨开裂或者骨开窗，此时受压侧牙龈的厚度是牙龈发生退缩与否的重要风险因素。薄龈型比厚龈型出现牙龈退缩的风险明显增高。当然，在已经存在附着丧失和牙周炎症控制不佳的情况下，将牙齿移出牙槽骨会造成更加严重的不可逆的牙周软硬组织破坏。所以，正畸治疗强调治疗前对牙龈及牙槽骨进行评估，控制牙齿移动在牙槽骨的范围内进行，避免过度牙齿移动超越牙槽骨界限。正畸过程中在进行良好菌斑控制的前提下，牙齿在牙槽骨内移动时不会引发牙龈退缩。过度的扩弓和唇向移动牙齿时，若角化龈宽度及厚度均不佳，则可能会引起牙龈退缩。所以进行正畸方案设计时，对牙龈状况薄弱的患者应有牙周治疗的预案。

在口腔卫生维护良好、菌斑控制得当的前提下，维持牙周健康并不需要所谓最小的角化龈宽度。对天然牙实施牙龈增量手术，通常是为了配合正畸移动设计的需要。如果在正畸前进行手术干预，增宽角化龈或增加牙龈厚度以预防可能发生的牙龈退缩，需要基于以下不利考虑：患者牙菌斑控制不良；不足 2 mm 的角化龈（即 1 mm 的附着龈）；需要唇向移动牙齿时角化龈宽度不足 2 mm；薄龈型。不利因素多则应在正畸治疗前干预。

虽然膜龈手术对牙龈软组织及美学有很多帮助，作为正畸医生也要认识到，膜龈手术不是万能的。缺乏良好的菌斑控制，将牙齿移出牙槽骨导致牙龈退缩后，再要求牙周医生进行膜龈手术，往往已缺乏良好的手术条件，即使勉强进行手术，效果也不会很理想。虽然随着牙齿移动，局部牙槽骨会发生相应的改建，但是在正畸矫治设计时，要尽量使牙齿在牙槽基骨范围内移动，尤其是对于已经存在附着丧失或菌斑控制水平较差的情况。

如果将正畸设计牙齿移动在牙槽骨范围内，在正畸治疗前是不需要进行膜龈手术的，甚至是正畸前已经存在牙龈退缩的患者，可以在正畸治疗完成牙齿移动到位后，在咬合关系改善和美观排列的基础上再进行膜龈手术，以达到更完美的效果。反之，如果正畸治疗需要扩弓唇倾或配合正颌手术去代偿时将牙齿向牙槽嵴外移动，则需要在正畸治疗前评估炎症控制状况以及角化龈的宽度和厚度，选择进行膜龈手术以减少可能产生的牙龈退缩（图 18-1）。

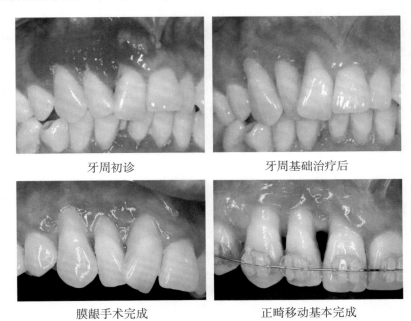

牙周初诊	牙周基础治疗后
膜龈手术完成	正畸移动基本完成

图 18-1　患者菌斑控制欠佳，附着龈宽度不足 1 mm，正畸设计非减数治疗少量扩弓配合 IPR 排齐。这些因素决定正畸前需要进行局部膜龈手术，以避免和减轻排齐过程进一步的牙龈退缩。正畸完成后，在良好排列及咬合的基础上，可考虑再次进行膜龈手术，以实现功能稳定基础上更美观的追求。

二、加速牙齿移动——PAOO

1959 年加速牙齿移动的技术由 Köle 首先提出：通过垂直向颊舌侧骨皮质切开和根方水平向的截骨连接切口而形成骨块。既往认为这些包含牙齿的骨块可以被快速移动，但由于创伤较大，该技术未被广泛接受。Frost 等在 1983 年提出了局部加速现象，该理论认为骨皮质切开术引起的创伤增强了成骨细胞和破骨细胞的活性，可直接加速创口周围局部组织及骨质的改建过程。骨皮质切开术的理念正是源自这一局部加速理论。2001 年美国学者 Wilcko 等提出了一种将骨皮质切开术和植骨术相结合的方法，即在骨皮质切开术的术式基础上结合植骨，采用高速涡轮球钻切开骨皮质后，将植骨材料放置在骨皮质切开处和骨开裂、骨开窗处，增厚唇侧牙槽骨并覆盖骨缺损的区域，从而降低正畸治疗后牙龈退缩和骨缺损加重的风险。该术式被称为牙周辅助加速成骨正畸治疗（periodontally-accelerated osteogenic orthodontics，PAOO）。为了减少手术的创伤，2007 年，学者们依据正畸牙齿移动方向，选择仅在移动向单侧唇侧或舌侧进行翻瓣，并使用超声骨刀替代传统高速涡轮球钻进行骨皮质切开。

有研究显示，与传统正畸相比，结合 PAOO 的减数正畸矫治，在关闭拔牙间隙的治疗阶段可缩短近 1/3 的疗程，约为 3 个月。对于较为复杂的病例，正畸治疗加速效果尚不显著，所以适应证和手术选择应结合病例复杂程度、矫治设计、移动距离，以及牙周支持组织形态及炎症控制状况进行多因素考量。

三、牙槽骨条件改善——牙槽骨增量手术

随着牙周手术技术的发展与进步，牙周相关膜龈手术的应用范围不断扩大，所能解决的问题不仅囊括了软组织美学，还包括纠正牙槽嵴形态的内容。在 1996 年召开的世界牙周病学讨论会上，膜龈手术被更名为牙周成形手术，即纠正因解剖、发育、创伤及疾病引起的牙龈牙槽黏膜或牙槽骨缺损的相关手术。

1. **牙槽嵴厚度加强的骨增量手术**　2011 年韩国学者在骨皮质切开和植骨术的基础上，又结合使用了引导性组织再生术。在骨皮质切开处平铺植骨材料，并覆盖胶原膜，在保障治疗安全的同时实现了术后疗效的稳定。这一手术方式对于正畸治疗前存在牙槽骨形态缺陷、正畸设计需要将牙齿向牙槽骨相对薄弱侧移动来说是非常有利的。

随着 CBCT 在正畸领域的广泛应用，患者天然牙列前牙区存在的骨开窗骨开裂作为正畸检查的"意外"结果被越来越多地发现。有研究表明，骨性Ⅲ类患者前牙区近 20% 的牙位存在不同程度的牙槽骨开裂开窗的情况。这些骨开窗和骨开裂在不受正畸力和非炎症的状态下对牙周组织健康并没有明显影响，仅是牙槽骨形态学缺陷的表现；但是在炎症状态下和正畸加力使牙齿向这些骨缺陷方向移动时，则成为牙周组织进一步吸收的协同破坏因素。对于正畸设计唇向扩弓和正畸 - 正颌联合治疗术前去代偿（图 18-2）需要将牙齿向牙槽骨薄弱侧移动时，正畸前的牙周增加牙槽嵴厚度是非常必要的。

2. **牙齿缺失或拔牙位点保存的牙槽骨增量术**　正畸治疗常会遇到因牙齿早失而导致的缺牙区牙槽骨萎缩，牙槽骨高度及厚度显著降低，影响正畸治疗将邻牙向缺牙区移动的情况。正畸设计牙齿向长期缺牙致牙槽嵴吸收成刃状区域移动时，如果不做牙周辅助准备而直接加力，会使牙齿移动困难，盲目加大矫治力即便使牙齿产生了预期方向上的移动，也往往会导致被移动牙齿的附着水平下降和牙根外吸收。针对此类情况，有学者在正畸加力前对移动方向上的刃状牙槽骨进行纵向劈开加中间植骨，为正畸移动创造牙槽嵴宽度条件。

牙周成形术使用骨皮质切开结合植骨加引导性组织再生，应用于存在牙周软硬组织缺陷以及正畸治疗中面临牙周组织破坏风险的患者当中，可以预防及修复牙槽骨骨缺损，维持软组织的稳定，减少因牙齿向骨薄弱侧移动产生的牙周支持组织破坏和牙龈退缩等美学问题的发生（图 18-3）。

病例解析　（图 18-2）

【**一般情况**】　患者女，21 岁。

【**主诉**】　儿时正畸减数下牙代偿治疗反𬌗，现不满意面型和咬合，要求进行正颌手术。

【**临床检查**】　磨牙完全近中，全牙弓反𬌗。

【**X 线检查**】　上颌后缩，下颌前突，下颌平面角高。下前牙唇侧骨板菲薄，多处开裂至根中。

【**诊断**】　安氏Ⅲ，骨性Ⅲ。

【**治疗设计**】　正畸 - 正颌联合治疗，要求术前正畸减数 14、24，上下前牙去代偿。

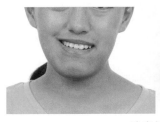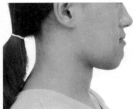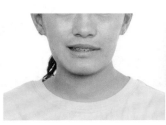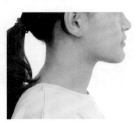

A. 治疗前面像　　　　　　　　　　　　　　B. 正颌术后面像

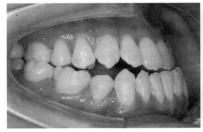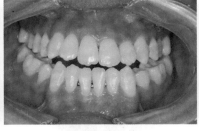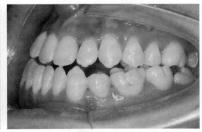

C. 治疗前𬌗像

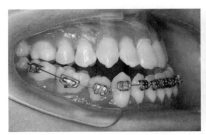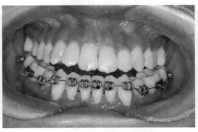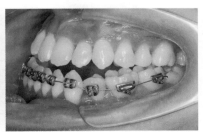

D. PAOO 术后 1 周开始加力

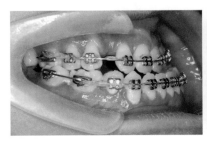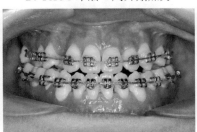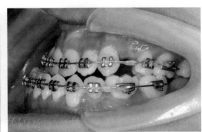

E. 上下前牙术前去代偿中

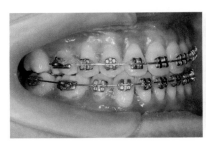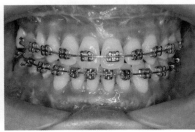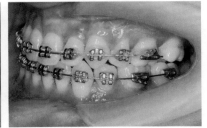

F. 正颌术后

图 18-2　正畸 - 正颌联合治疗

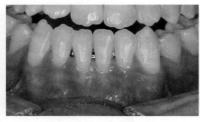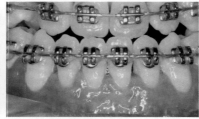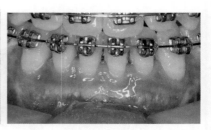

G. 下前牙牙周局部改建过程

图 18-2（续）

【病例解析】 牙根唇侧牙槽骨纸样骨板，多处开窗开裂。下前牙进行骨皮质切开结合植骨加引导性组织再生术，术后 1 周开始加力。良好的菌斑控制及去代偿之前进行的牙周成形手术增厚牙槽嵴是治疗成功的重要因素。

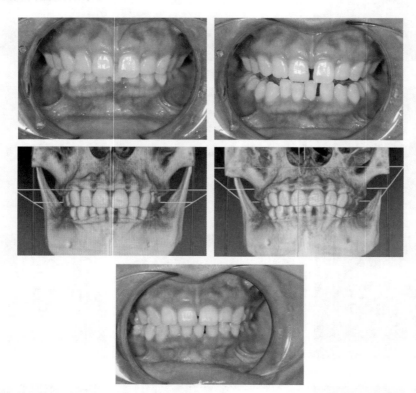

图 18-3 正畸治疗设计压低前牙以解除深覆𬌗造成的咬合创伤，下前牙需要向牙槽骨缺损方向移动。正畸治疗前通过牙周成形术改善正畸牙齿移动方向上的牙槽骨缺损

第三节 牙周炎患者的正畸 - 牙周联合治疗

一、治疗准入标准与目标设计

（一）正畸治疗的准入标准

牙周炎患者正畸治疗前一定要经过系统的牙周治疗以消除炎症。牙周基础治疗包括口腔卫生宣教、龈上洁治、龈下刮治和根面平整。理想的炎症控制状态为患者口腔卫生维护好，菌斑指数小于 25%；牙龈探诊不出血，BI（牙龈出血指数）为 0 或 1；PD（探诊深度）小于 4 mm。由于

亚洲人群牙龈的特点，BI 全部控制在 2 以下是相对困难的，尤其是牙周治疗前炎症破坏严重的情况。有研究证实，经过完善的牙周基础治疗，尚存 BI 为 2 的位点正畸加力是可以维持良好炎症控制的；但是 BI 为 3 或以上的位点不可以进行正畸加力。

牙周基础治疗后 PD 仍然大于 4 mm 的位点是否需要在正畸加力前完成牙周手术不能一概而论。有多壁骨袋的患牙可在正畸前进行植骨手术，仅是为了改善支持骨外形的修整手术，则可以考虑放到正畸治疗结束以后再选择性进行。关于牙周手术的时机需要由正畸医生与牙周医生会诊决定。在牙周基础治疗完成后，针对仍存在深牙周袋的炎症控制不佳的位点，是否进行牙槽骨手术要充分考虑正畸牙齿移动方向及咬合改建对局部炎症控制的权重，需逐个位点进行分析。如果该位点咬合创伤明显或正畸治疗牙齿移动后咬合关系能得到明显改善，则优先考虑进行正畸牙齿移动；反之，如果该位点无明显咬合创伤，咬合较好，那么咬合改建对于该位点牙周状况改善的权重就相对低，则考虑在正畸前进行牙周手术。此外，还要考虑正畸设计患牙的移动方向，如果正畸移动对牙槽骨改建有利，如向远中直立有近中角形骨吸收的磨牙，可以先行正畸移动；如果需要将患牙移动至骨缺损的区域，则需要先进行牙周植骨手术。对于骨形态不良、牙周袋较深，需要补偿性修整去骨的位点，出于对牙槽骨量的保护，在密切的牙周维护下先进行牙齿移动，牙周手术最好推迟到正畸完成、新的咬合关系建立之后再评估。

（二）矫治目标与设计原则

牙周炎患牙在炎症控制的基础上，通过完善的正畸治疗，移动患牙以解除拥挤，关闭散隙，改善咬合关系，消除咬合创伤，达到长期稳定的效果，是正畸 - 牙周联合治疗追求的目标。矫治设计原则为：尽量减少患牙移动的距离，慎重考量是否需要减数治疗及减数牙齿的位置；简化患牙移动的方式，避免牙齿受到复杂的过大的矫治力，尽量避免复杂的转矩移动；根据患牙牙周组织情况，可折中治疗设计，不过度强化支抗和转矩的控制，尤其是后牙存在根分歧病变和前牙牙槽骨高度不足根长的 1/3 时；避免长期复杂的正畸治疗，设计切实可行的治疗方案和治疗目标。

切实可行的矫治目标是指去除咬合创伤，使咬合力分布均匀合理，牙周患牙之间具有良好的邻接关系。在功能稳定与美学之间的博弈中，不要盲目将美学放在最优先的位置，毕竟如果由于复杂正畸设计或远距离移动导致患牙脱落，那么美学也将不复存在（图 18-4，图 18-5）。缩短疗程是从矫治计划的设计、矫治器的选择和运用这些方面来考虑的，是针对每一个不同牙周破坏的患者，选择最简单的矫治装置、使用最短的治疗时间，达到最有效解决其主要问题的方式，绝不能简单理解为加大正畸力、提前结束、不作保持以缩短疗程。

病例解析 （图 18-4，图 18-5）

【一般情况】 患者男，49 岁。

【主诉】 缺失上前牙，严重影响美观，希望尽快修复。

【临床检查】 11、46 缺失，左侧磨牙中性偏远中，下前牙段拥挤。

【X 线检查】 牙槽骨普遍吸收至根中 1/3，下前牙牙槽骨吸收至根尖 1/3。

【诊断】 安氏 I，骨性 I。

【治疗设计】 46 正畸后种植，减数牙周病损最重的 41、43，解除下牙列拥挤。

【病例解析】 患者因为缺失上前牙，希望尽快种植右上中切牙，以解决前牙美学问题。如果选择种植修复 11，则即使上牙列选择减数，上颌中线仍然无法完全纠正。经与患者充分沟通，在接受上中线偏斜无法完全纠正的前提下，放弃既减数又种植的方案，选择尽可能保留天然牙。下牙弓减数牙周病损最重、骨内根长最少的 41 和 43。治疗后咬合力分布均匀合理，邻接关系良好。

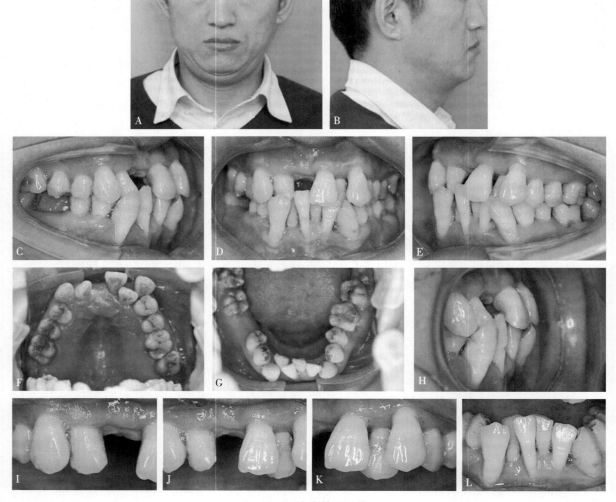

图 18-4　治疗前面貌像

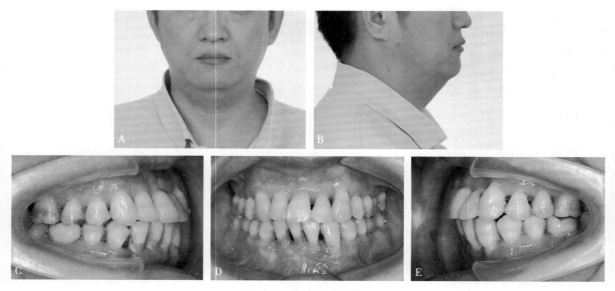

图 18-5　治疗后面貌像

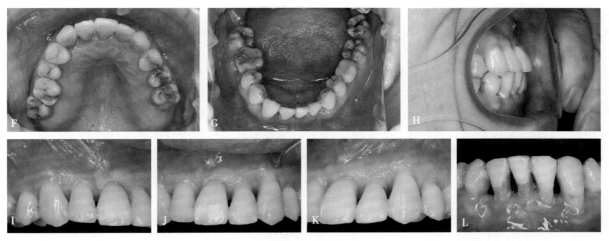

图 18-5（续）

二、基本治疗程序

1. 口腔检查基础治疗，如牙体治疗、拆除不良修复体等。
2. 牙周基础治疗。
3. 正畸方案设计，相关学科会诊。
4. 局部位点的牙周手术，术后牙周评估。
5. 开始正畸加力，其间定期行牙周维护。
6. 咬合调整基本完成，开始种植及修复进程。
7. 精细调整完成，建立稳定咬合。
8. 正畸保持。

三、矫治原则

1. **选用结构相对简单、便于口腔卫生维护的矫治装置** 使用直接粘接的磨牙颊面管可以减少在上皮领圈处的菌斑堆积。分步戴用矫治装置，需移动的牙齿粘接托槽。由于口腔正畸矫治装置不利于口腔卫生的维护，容易导致菌斑的堆积，引发炎症。因此，在正畸治疗过程中的牙周维护不仅要体现在定期的牙周检查和治疗上，也要在矫治装置的选用和戴用顺序上进行有效调整。通过口腔卫生宣教，使患者熟练掌握有矫治器的口腔卫生维护。正畸开始前对患者的口腔卫生维护进行观察和考核，在正畸过程中也需要持续对患者进行监测和宣教。

2. **使用轻力** 对于牙周病患者使用的正畸矫治力要小，要按照患牙的剩余牙槽骨量来计算，临床操作中要使用测力计测量。若牙槽骨吸收根长 1/2，正畸加力应该减小至 1/4。盲目加大矫治力加快移动以缩短疗程，往往会导致矫治力超过牙周病患牙所能承受的范围而造成医源性创伤，甚至导致患牙松动脱落。

3. **利用弓丝材料性质** 使用多用唇弓或澳丝内收压入散开的前牙。多用唇弓和澳丝在控制牙弓形态上较镍钛丝有明显优势，是稳定的硬质弓丝。同时由于澳丝圆形的横截面和多用唇弓与托槽槽沟的余隙，避免或减少了转矩力的加载。这一特点符合牙周炎患者正畸治疗慎用转矩的原则。避免将患牙移出牙槽骨，过度的唇倾前牙会导致患牙唇侧牙槽骨进一步吸收，甚至牙槽骨开裂；避免将患牙向严重骨吸收缺损区域移动，以免患牙附着降低，牙周支持组织下降。在正畸治疗中重视对转矩的控制和调整，牙周炎患牙是否施加转矩力，施加多大的转矩力，都必须根据患牙牙槽骨剩余情况周密考虑，慎重使用。牙槽骨高度剩余不足根长 1/3 的前牙和已存在根分歧病变的后牙不要施加转矩力。

四、矫治器的选用

以往的教科书和文献多强调使用固定矫治器治疗牙周病患者的原则和要点，但这并不是说只能使用固定矫治器来治疗牙周病患者。在牙周基础治疗后菌斑控制良好的情况下，可以根据牙槽骨剩余的情况对患牙施加适宜的正畸力。能够施加这一适宜正畸力的矫治器和矫治装置都可以作为牙周炎患者正畸治疗的工具。正畸医生作为治疗的主导，应根据矫治设计选择相应的工具，而不应被工具所束缚。发挥每种工具的优势，规避其劣势；联合使用多种工具，或在每个矫治阶段应用不同的工具，只要能够实现矫治设计、完成治疗目标，就都是可行的（图18-6）。

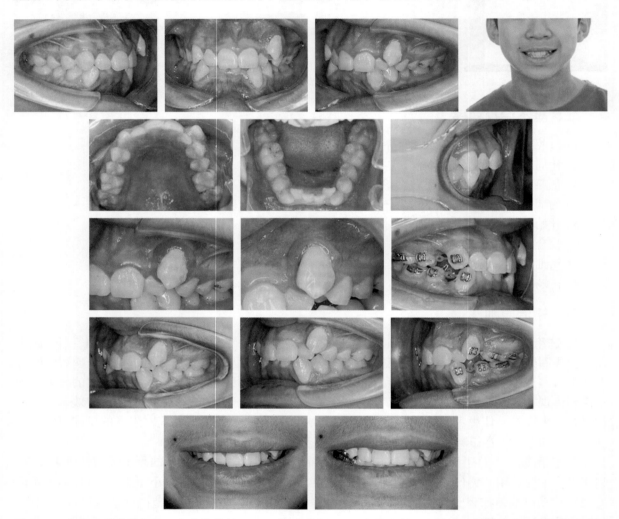

图18-6　患者牙列重度拥挤，上中线偏斜，23牙槽黏膜出龈，局部菌斑控制差。在通过口腔卫生宣教提高菌斑控制水平后，分步减数，分步放置固定矫治装置以维持口腔卫生维护水平。规避复杂固定矫治装置导致口腔卫生维护困难的劣势。23基本入列，上牙列中线自行调整后，再粘接全口其余托槽，继续排齐，打开咬合即可进入精调及保持阶段

隐形矫治器因其美观的特点和相对舒适的矫治过程越来越多地被广大患者所关注，尤其是希望正畸治疗不易被他人发现的成人患者更加趋之若鹜。对于牙周病患者的正畸治疗，隐形矫治具有便于患者清洁及牙周医生定期维护的优点，有矫治进程预判提前规划的优点，有组牙支抗的优点，同时也存在矫治控制的薄弱项、摘戴瞬时力度的控制、矫治器边缘设计、附件设置等的难点。需要正畸医生针对患者进行个性化矫治设计，以发挥矫治器的优势，规避其劣势。

病例解析 （图 18-7，图 18-8 ）

【一般情况】　患者女，20 岁。

【主诉】　关闭前牙间隙，由于工作性质希望使用隐形矫治器。

【临床检查】　磨牙安氏Ⅰ，前牙病理性移位，散在间隙。

【X 线检查】　牙槽骨普遍吸收至根中 1/3，后牙牙槽骨吸收至根尖 1/3。

【诊断】　安氏Ⅰ。

【治疗设计】　牙周基础治疗加 4 象限后牙牙周手术，手术评估后选择隐形矫治器。

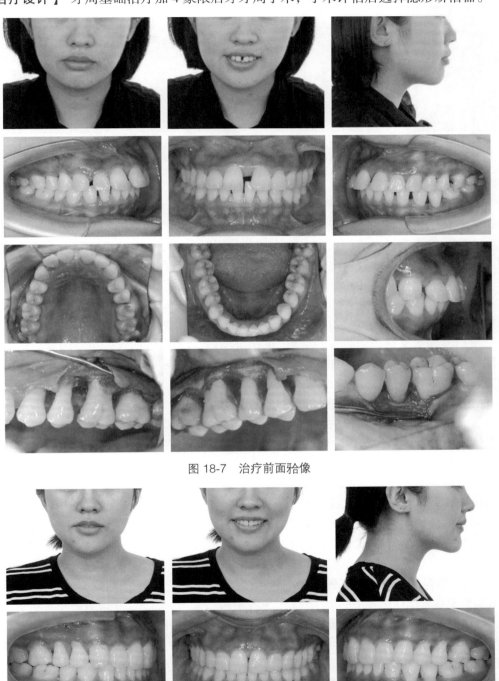

图 18-7　治疗前面𬌗像

图 18-8　治疗后面𬌗像

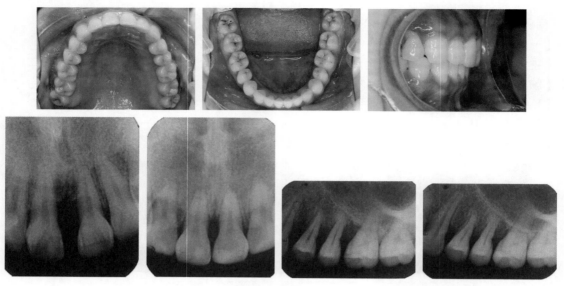

图 18-8　（续）

【病例解析】　在牙周炎症控制良好的条件下，给予牙周炎患牙适宜的矫治力。患者 4 个象限后牙段牙周术，仅右下区段具备植骨条件进行了 GBR，另外 3 个象限仅进行了骨外形修整手术。术后隐形矫治设计术区牙齿在治疗前半程不移动，既帮助了牙周术后的稳定，又突出了组牙支抗的设计优势。在治疗全程，患者的口腔卫生维护和牙周医生定期的复查治疗均可无障碍进行。治疗后面型美观、咬合改善，牙周术中未植骨的区域都表现出了牙槽骨的明显改建。

五、矫治力的方向

正畸医生把握牙齿移动的优势对整体咬合进行综合性设计。之前已强调，对于牙周病患牙正畸力大小应根据其剩余支持组织量进行测算。除了大小，力还有方向这一重要因素。正畸力的方向也就是期望牙齿移动的方向，往往取决于咬合关系的改善。随着种植修复技术和材料的不断发展，正畸力的方向可以有新的考量。

（一）保留患牙的治疗方向，即去除咬合创伤的矫治方向

对于临床常见前牙病理性移位的牙周病患牙，希望通过正畸治疗，既解决唇向散开畸形，又达到增加支持组织的目的。由于生物学宽度的存在，单纯正畸移动牙齿不会产生附着水平的改变。离断了牙槽嵴顶纤维，去除这些纤维对牙槽嵴顶的牵制作用，在正畸压入过程中，随着牙齿向根向移动，而牙槽嵴顶在没有纤维的牵拉限制作用下不随之吸收。牙齿向根方移动，而牙槽嵴顶不吸收、不向根方移动，保持原有高度，相对于被压入的患牙牙槽嵴顶高度就增加了（图 18-9）。

经牙龈环切的牙周病患牙，在正畸结束后支持组织量增加，使这些患牙在唇舌肌力的不平衡中本身支持的对抗力量增加，对牙槽骨改建可起到较好的促进作用，减少复发的概率。需要注意的是，这一结果是建立在良好的口腔卫生维护和炎症控制基础上的。

（二）保留牙槽骨的治疗方向，即垂直向骨增量的方向

随着种植修复在牙周病患者中的广泛开展，对于有种植需求的患牙，更应着眼于有利于牙槽骨外形改建的正畸移动。目前牙槽嵴水平骨增量技术较多，通常采用引导性组织再生和骨移植技术联合应用，临床效果比较理想。但是对于重度牙槽嵴高度不足的重建，尤其是需要垂直向骨增量的情况，仍缺乏有效且确定的手段。从更长远的角度看，保留牙槽骨可能是更可持续发展的思路。通过正畸移动的方式，从增加骨组织量和改善牙周支持组织外形条件的角度出发，创造出更佳的骨和牙龈条件，再以种植的方法修复牙周炎患牙，可以达到更稳定的远期效果。选择有利于改善牙槽骨外形的正畸移动方式，尤其是可以在垂直向给予牙槽嵴骨增量的移动方式，是正畸治疗相对于其他治疗来说独特的优势。

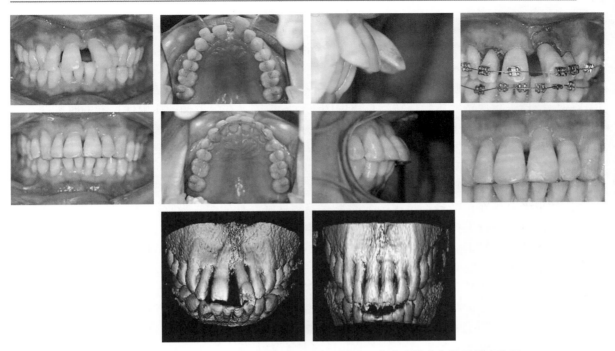

图 18-9　牙龈环切配合正畸压低，保留重度牙槽骨吸收病理性移位的牙周病患牙

对于牙槽骨吸收严重、保留无望、后期选择种植修复牙周病的患牙，正畸伸长的目的是垂直向牙槽骨增量，为种植创造可行的骨条件。所以对于此类患牙的矫治原则为正畸伸长的轻力缓慢进行。伸长力控制在不超过 20 g，加力间隔 4～6 周，伸长量和疗程取决于种植需求和牙周组织反应（图 18-10）。

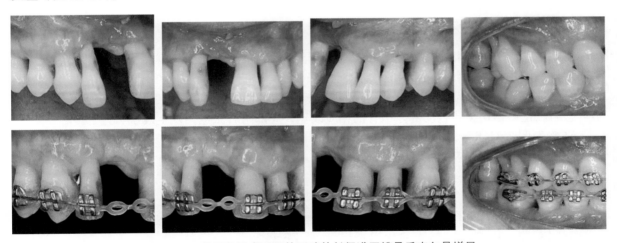

图 18-10　前牙段及磨牙区的正畸伸长促进牙槽骨垂直向骨增量

六、保持要点

在生理状态下，前牙所受唇舌向力是不平衡的，之所以可以达到生理的平衡状态，是依赖于完整健康的牙周支持组织。这也是牙周病患者前牙牙槽骨损失后病理性移位多表现为唇向散开的原因。正畸治疗解除了咬合创伤，恢复了咬合功能，但牙槽骨无法再生至正常状态，尤其是牙槽骨吸收较多的牙周病患牙，剩余少量的牙周支持组织无法抵抗这种不平衡的唇舌肌力。所以，对于重度牙周病患者牙槽骨吸收超过根长一半以上的患牙，需要使用永久性保持。舌侧固定保持器选用从舌侧粘接各个牙齿成为一个片段的弹性麻花丝，在作为不可见的正畸保持器的同时，它还是精巧卫生的牙周夹板，可使各个牙齿在夹板上有生理动度。牙齿越稳定，越有结缔组织再附着

和骨再生的可能。

正畸保持方式的选择可以将牙周 - 正畸联合治疗的患者分为以下 3 类。

类型一：牙周状况好，且病损轻度。

这类患者是指在正畸治疗过程中牙周炎症控制良好，且牙槽骨吸收在根 1/3 以内的。选择使用压膜保持器进行保持。压膜保持器是靠倒凹进行固位的，在患者摘戴压膜保持器的时候会对牙齿产生晃动力。牙周病患者要使用倒凹修整后的压膜保持器，在避免摘戴时对患牙产生过度晃动的同时，还可保证保持器有一定的固位力。医师在临床试戴保持器时，要根据每颗患牙不同的牙周病损程度，适当修剪保持器边缘长度，以进一步减小对患牙的创伤。

类型二：牙周状况好，且病损中度。

这类患者是指在正畸治疗过程中牙周炎症控制良好，且牙槽骨吸收在根中 1/3 的。选择使用舌侧固定保持器进行保持。采取唇侧固定矫治器拆除后粘接舌侧丝的方法。牙周病患牙由于牙周支持组织的破坏，且正畸结束时新咬合处于建立初期，拆托槽使用暴力或用力不当会造成一过性创伤。拆除托槽要通过托槽底板形变粘接树脂崩脱的方式。

类型三：牙周状况不佳或病损重度。

这类患者是指在正畸治疗过程中牙周炎症控制较差，或者牙周炎症控制良好但牙槽骨吸收到根尖 1/3 的。选择使用舌侧固定保持器进行保持。采取唇侧固定矫治器拆除前粘接舌侧丝的方法。牙槽骨吸收严重的患牙，先粘接舌侧丝再拆除托槽会大大减小拆托槽时对其产生的创伤。对于正畸治疗过程中牙周炎症控制较差的病例，先粘接舌侧丝是出于对牙周维护的考量，在确保患者掌握了舌侧保持器周围的口腔卫生维护方法后，再拆除固定矫治器。

第四节　牙周病正畸治疗理论研究与展望

一、正畸移动与牙龈改建

正畸治疗中关注角化龈宽度对一个具有牙周全局观念的正畸医生来说非常重要。由附着龈和游离龈构成的角化龈对牙齿可起到重要的支持保护作用，它坚韧地包围在牙颈部周围，稳定、结实而有弹性。牙龈角化龈宽度的变化对于正畸患者牙周健康反映的重要性以及其产生的美学影响不可忽略。正畸移动会导致局部牙槽骨的相应改建，局部附着龈也会发生改建。

研究表明，对于牙周健康的青少年患者，加大正转矩是附着龈变窄的相关因素（图 18-11）。这与加载正转矩表达颊尖相对压低至唇侧附着龈发生相应改建相关。所以对于已经存在附着丧失、牙龈退缩、附着龈变窄，甚至是已经没有附着龈、仅剩牙槽黏膜的牙周炎患者，正畸加力设计更应该仔细考量。牙周病患者是否加转矩以及加载转矩的大小，需要在矫治开始前结合牙周炎症控制情况、附着龈形态、设计移动方向综合考虑，对于附着龈已经很窄的位点，出于保护附着龈的角度，设计尽量减少颊侧压低和过多加载正转矩。

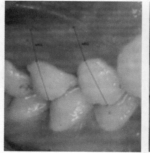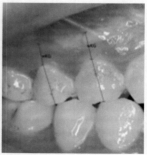

图 18-11　加载正转矩后附着龈的改建

二、正畸咬合改建与牙周炎症控制

正畸治疗去除咬合创伤，纠正牙周炎患牙的病理性移位，解除拥挤，改善口腔卫生维护的条件，是对牙周支持组织维护有利的。

　　牙周病患者炎症的改善和控制与咬合关系改建相关，正畸咬合改建是牙周炎症控制的有利因素。对于重度牙周炎患者，正畸治疗应更关注前牙病理性移位散在间隙的关闭和深覆殆的纠正，以建立良好的邻面接触和咬合力分布，从而促进牙周支持组织的炎症控制和远期稳定（图18-12）。

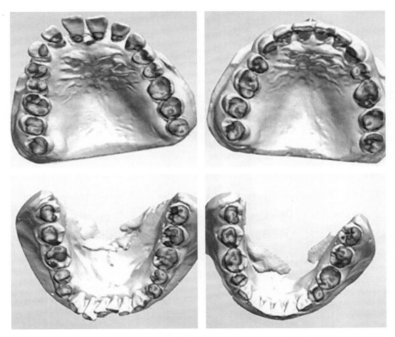

图 18-12　正畸治疗前后咬合力分布的改善

　　关于牙周炎致病微生物及菌群变化，以及宿主免疫反应，国外已有相关报道。对于健康牙齿移动生物力学和骨代谢相关炎症因子及其机制，学者们也进行了广泛的研究。但是对于牙周炎患牙受到正畸力及其后续移动过程中牙周微生物菌群的变化及相应的宿主反应，还需进行深入研究探讨。该方向的研究结果和进展将对正畸牙周科研发展及临床诊疗都起到推进性的作用。漫漫长路其修远兮，期待青年学子们专注并奉献于此。

综合思考题

　　患者女，19岁，牙周科转诊患者。主诉"地包天"，希望改善面型和咬合。患者父亲及祖母有类似面型，父母均有牙周炎导致的牙齿缺失。

　　患者双侧磨牙完全近中，前牙代偿明显，对刃。上牙列中度拥挤7 mm，尖牙唇向位于牙弓外。下牙列无拥挤、无间隙。正颌外科建议行双颌手术，术前上颌减数双尖牙解除拥挤并直立上前牙，去除下前牙舌倾代偿，术前需要8～10 mm反覆盖。牙周已完成系统治疗，炎症控制可，全口牙列牙槽骨普遍吸收根长1/3～1/2。下前牙唇侧骨板菲薄部分缺如。患者口腔卫生维护水平一般。

　　怎样进行正畸设计和矫治移动才能既达到正颌术前要求，又不产生进一步牙周支持组织破坏？也就是说既要满足患者的主诉需求，又能有效维护稳定的牙周组织健康。

（施　捷）

拓展小故事及综合思考题参考答案见数字资源

参考文献

1. Papapanou P N，Sanz M，Buduneli N，et al. Periodontitis：consensus report of workgroup 2 of the 2017 World Workshop on the Classification of Periodontal and Peri-Implant Diseases and Conditions. J Periodontol，2018，89 Suppl 1：S173-173S182.

2. Miyamoto T，Kumagai T，Khan S，et al. Application of 2017 new classification of periodontal diseases and conditions to localized aggressive periodontitis：case series. Clin Adv Periodontics，2019，9（4）：185-191.

3. Jiao J，Xin Y，Shi J，et al. Evaluation of periodontal status after orthodontic treatment：a pilot study on patients with Stage Ⅳ/Grade C periodontitis. Chin J Dent Res，2019，22（4）：229-239.

4. 施捷. 牙周炎患者的正畸减数治疗及其远期疗效观察. 中华口腔正畸学杂志，2010，17（4）：181-187.

5. Verrusio C，Iorio-Siciliano V，Blasi A，et al. The effect of orthodontic treatment on periodontal tissue inflammation：a systematic review. Quintessence Int，2018，49（1）：69-77.

6. Carvalho C V，Saraiva L，Bauer F P F，et al. Orthodontic treatment in patients with aggressive periodontitis. Am J Orthod Dentofacial Orthop，2018，153（4）：550-557.

7. Lindskog-Stokland B，Wennström J L，Nyman S，et al. Orthodontic tooth movement into edentulous areas with reduced bone height. An experimental study in the dog. Eur J Orthod，1993，15（2）：89-96.

8. 杜仁杰，焦剑，周彦恒，等. 侵袭性牙周炎患者正畸前后的咬合变化. 北京大学学报（医学版），2019，51（5）：919-924.

9. Du R J，Jiao J，Zhou Y H，et al. Occlusal changes before and after orthodontic treatment in patients with aggressive periodontitis. J Peking Univ（Health Sci），2019，51（5）：919-924.

第十九章

正畸与颞下颌关节紊乱病

◎ **学习目标**

基本目标

1. 掌握 TMD 的基本诊断原则与方法。
2. 了解错𬌗畸形与 TMD 的关系。
3. 了解广义咬合与狭义咬合的概念。
4. 掌握正畸处理 TMD 的原则。

发展目标

1. 掌握动态咬合的检查与诊断。
2. 了解正畸处理 TMD 的原则。
3. 了解 TMD 病例处理时的心理干预原则。

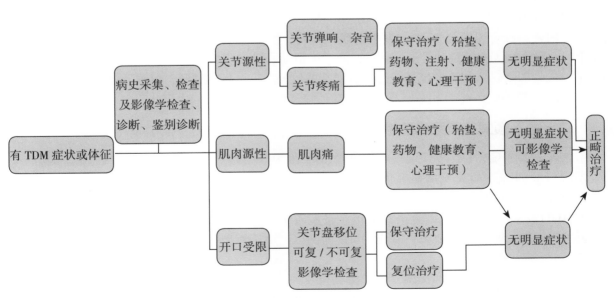

TMD 病例的治疗原则与流程

对正畸与颞下颌关节紊乱病（temporomandibular disorders，TMD）的研究开始于 1934 年，耳鼻喉科医生 James Costen 根据对 11 个病例的观察，认为颞下颌关节疼痛、关节杂音、开口受限与头痛、肌肉疼痛、耳部症状、咬合改变等，是一类疾病的症候群，这类疾病被统称为 Costen 综合征，他认为病因是后牙缺失后垂直高度丢失引起关节的过度负荷所致。与此同时，Allan Brodie 也提出了正畸临床中对关节问题的诊断及鉴别诊断。在此后的 30 年中，一些著名正畸学者，如 Moyers、Thompson、Ricketts、Perry 强调了在正畸治疗中要注重关节、咬合、下颌运动之间的动态平衡。1964 年，Thompson 提出部分错𬌗可能会造成髁突的后移位，从而引起 TMD，对这类错𬌗的治疗可以缓解关节的症状。到 1970 年后，Ronald Roth 将𬌗学与修复的理念应用于正畸，认为正确的关节位置是咬合治疗的前提，借助经典𬌗学的观点，他认为正确的关节位置是正中关系位（centric relation，CR）。但后续的许多研究表明，CR 位与咬合的不协调并不是 TMD 的主要原因，至少不是首要原因。20 世纪 80 年代之后，咬合与 TMD 的关系被建立起来，大量研究探讨两者之间的致病机制，其中一半以上的研究都认为错𬌗畸形与咬合障碍可能是 TMD 的病因。咬合的不协调及咬合障碍可能是 TMD 的危险因素，针对咬合的治疗可能减轻 TMD 的症状。正畸的目标也正是建立正常𬌗（normal occlusion）或功能𬌗（functional occlusion），这与 TMD 的治疗需求不谋而合。

第一节　颞下颌关节紊乱病及其诊断

一、颞下颌关节紊乱病的概况

颞下颌关节紊乱病（temporal-mandibular disorders，TMD）是一组疾病的总称，除了影响颞下颌关节之外，还涉及肌肉、韧带、咬合、心理等多方面。TMD 是口腔科中继龋病、牙周病和错𬌗畸形之后排名第 4 的常见病，在一般人群中的发病率报告从 40% ~ 60%，但需要治疗的 TMD 仅占 10% ~ 15%。在各年龄段，女性均高于男性。成年 TMD 患者比儿童有更多的症状。正畸患者 TMD 的发生率报道不一，从 21.1% 到 73.3% 不等，其中女性与成人患者居多。

TMD 的病因是多因素的，包括外伤、精神因素、咬合功能异常（磨牙症、紧咬牙）、深部疼痛及𬌗因素。咬合因素与 TMD 的发生关联性较弱，但是有一些共性的咬合异常，比如非工作侧𬌗干扰、最大牙尖交错位和后退接触位之间过度滑动、最大牙尖交错位不稳定等可能是促进 TMD 发生的危险因素。错𬌗畸形也可能是咬合异常的原因之一，例如锁𬌗、单侧后牙反𬌗、闭锁性深覆𬌗等，与 TMD 的发生有相关联系，是正畸治疗过程中不可忽视的内容。

二、颞下颌关节紊乱病的诊断

首先需要明确，TMD 并不是一个诊断名称，而是一组疾病的总称。TMD 权威的诊断标准来自国际口颌面痛及相关疾病研究网络（International network for orofacial pain and related disorders methodology，INFORM），分为临床诊断标准（DC-TMD）和研究诊断标准（RDC-TMD）。国内关于 TMD 的定义，是在此基础上由马绪臣、张震康于 2005 年修订完成的。两个标准均认为 TMD 需要进行双轴诊断：生理轴和心理轴。与之前的以生理诊断为主的标准相比，强调了心理因素在 TMD 病例诊断中的重要性。

生理轴的诊断包括肌肉疾患、关节盘移位及关节源性疾病。肌肉源性包括肌疼痛、肌痉挛、肌炎等。关节盘移位包括可复性关节盘移位、不可复性关节盘移位伴开口受限和不可复性关节盘移位无开口受限。关节源性疾病包括骨关节痛、关节炎及骨关节病。

心理轴诊断包括两方面：患者对疼痛的认知及心理，采用各种相关量表进行主观判断，涉及疼痛、压力、焦虑、功能异常及躯体症状等，将主观的评价进行量化分析，为临床诊断提供参考。

对 TMD 的诊断除了生理和心理的角度，也可以从症状的角度来理解。TMD 的病例可以分为有症状和无症状两类，有症状的 TMD 病例以优先考虑解除症状、恢复功能为主，无症状的 TMD 病例一般是在正畸等牙科治疗时常规检查被发现，最常见的是弹响、开口型偏斜及双侧髁突不对称等。无症状 TMD 是正畸临床的常见情形，需要正畸医生仔细检查记录，治疗计划要考虑关节的问题，应对症状的出现或加重的可能性进行评价和采取必要的措施。

TMD 病例的症状有 4 大类：弹响或杂音、疼痛、开口异常 / 受限、头痛。前三项局限于口颌面部，弹响及杂音来源于关节结构内紊乱，疼痛多来源于肌肉与关节韧带，开口异常及受限可能来源于关节盘移位。而头痛泛指不明原因的头面部症状，涉及相关的躯体问题。

无论从病因学角度还是从症状角度出发，正畸临床都需要掌握一定的 TMD 分类及诊断标准，以便及时筛查出 TMD 的性质及程度，判断 TMD 在多学科诊疗过程中不同学科参与的权重与顺序，为患者提供合理的治疗计划或建议。

第二节　错𬌗畸形与颞下颌关节紊乱病

目前关于咬合与错𬌗畸形是否是 TMD 的病因仍有很大的争论，很多观点是完全相反的。造成这种差异的原因是多方面的，包括研究设计不合理、样本量过小，症状的定义不清晰，对照组不理想、样本选择偏倚等，因此仍需要进一步深入探讨。TMD 的病因多重、复杂，许多因素交互作用、叠加才可能最终引起疾病发生。

错𬌗畸形属于咬合异常的分类之一，某些错𬌗畸形更容易罹患 TMD，例如开𬌗、深覆𬌗、大于 7 mm 的深覆盖、长正中过大、单侧后牙反𬌗、大量后牙的长期缺失等。研究表明，这些错𬌗畸形及咬合异常与 TMD 之间有一定相关性，但并没有直接的致病机制。TMD 的诊断需遵循社会 - 心理 - 生物医学模式，除了咬合因素之外，心理压力、性别、遗传、磨牙症等可能占据了更主要的地位。

错𬌗畸形分为骨性错𬌗和牙性错𬌗，骨性空间中的咬合位置与颞下颌关节的关系更为密切，基于头影测量的三维诊断，可以解释咬合因素导致 TMD 的致病机制。

一、矢状向与垂直向的错𬌗畸形与 TMD

没有文献证明矢状向及垂直向错𬌗畸形与 TMD 之间有明确关系，但大量的病例报告表明，高角、开𬌗、反𬌗、严重骨性Ⅱ类及骨性Ⅲ类、前牙闭锁、异常生长发育等畸形与关节盘弹响、髁突退行性变有一定相关性。颞下颌关节也是错𬌗畸形骨性结构诊断的内容之一，严重矢状向骨性畸形及垂直生长型的异常可以导致关节位置改变、髁突形态异常，进一步影响盘突关系的维持。例如闭锁性深覆𬌗垂直距离较小，髁突相对容易处于关节窝偏后的位置，从而引导关节盘前移位、弹响甚至疼痛；反𬌗与深覆𬌗切牙引导异常，从而影响下颌运动及髁突位置的稳定。

借助头影测量的诊断，可以对儿童异常生长型进行早期判断，早期的正畸干预及不良习惯的纠正可以改善颌面骨骼的生长型，对预防 TMD 也是有积极意义的。对于骨性Ⅱ类而言，下颌发育相对不足、下颌位置相对靠后、前移下颌也可能会帮助颞下颌关节的发育。解除闭锁性深覆𬌗，解放相对靠后的下颌骨，也可以改善关节的位置。

二、横向错𬌗畸形与 TMD

单侧的后牙反𬌗或锁𬌗经常伴有 TMD 症状，如弹响或关节疼痛。其原因可能是因为单侧的咬合异常可以引起双侧关节运动与肌肉控制的不同，导致一侧过度负荷。儿童早期出现单侧反𬌗需要及时纠正，可以减少 TMD 的发生，但对于成年后的单侧反𬌗，其咬合与肌肉、关节处于相对的适应状态，正畸治疗并不能明显减少 TMD 的发生与症状。正畸治疗前需要充分评估关节、肌肉与咬合之间的功能补偿，在治疗中预防及减少关节症状的发生。

单侧的侧切牙反𬌗也需要鉴别诊断是否有偏斜的存在，骨性偏斜可能会引起双侧关节发育的不对称。关节的不对称不仅是形态问题，其在功能上也是不一致的，在治疗偏斜畸形时，要充分考虑双侧关节的对称性。

三、TMD 导致的错𬌗畸形

TMD 疾病中的骨性病变可以分为发育性、获得性和炎症性 3 类。颞颌关节的骨性病变作为原发因素也会造成颌间骨性关系及咬合关系的改变，例如由风湿病引起的髁突吸收、特发性髁突吸收可能会导致骨性 Ⅱ 类关系、开𬌗倾向；髁突增生性病变，如单侧的髁突增生、髁突软骨瘤等可能造成下颌升支高度不对称，导致面部的偏斜。

TMD 导致错𬌗畸形的另一个原因是关节、下颌及咬合位置的改变，例如长期的肌源性、关节源性的疼痛，会造成下颌的被迫移位，进一步导致咬合位置与咬合接触的改变（图 19-1）。

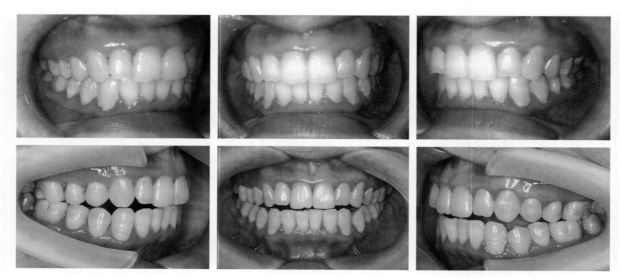

图 19-1　颞下颌关节盘前移位，伴关节疼痛，逐渐出现咬合紊乱

四、咬合异常与 TMD

越来越多的证据表明，咬合异常与 TMD 之间有密切关系，因此咬合治疗也成为 TMD 的治疗手段之一。咬合异常并无准确定义，日本学者蓝稔将其分为牙尖交错异常、牙齿接触异常及牙间关系异常。咬合异常也可以理解为有别于生理咬合的状态。生理咬合有许多定义，可以分为狭义与广义两个概念。

狭义咬合是指经典𬌗学中的动静态咬合。正畸普遍采用 Andrews 六项正常𬌗标准来作为静态咬合指标，但这个𬌗标准并不足够，𬌗学中还有许多静态𬌗标准可以补充参考。例如上颌第一双尖牙功能尖是腭尖，咬合于下颌第一双尖牙远中窝；下颌切牙应咬合于上颌切牙舌隆突上方，等等。静态咬合标准定义了正常𬌗与错𬌗。结合动态运动的检查指标，例如前伸𬌗、侧方𬌗，构成了𬌗因素的机械标准。

随着医学模式向社会 - 心理 - 生物医学模式的转变，社会及心理因素带来的神经调控与传统咬合标准相结合，出现了广义𬌗概念。

广义的𬌗概念认为咬合是中枢神经接受来自牙周膜、牙齿、软组织等处的神经信号后，反馈支配下颌及牙列的运动。中枢神经系统是控制咬合运动的关键，中枢神经的调节能力决定了咬合与咀嚼器官其他结构之间的配合。在整个的反馈控制系统中，都是围绕咬合的适应与补偿进行的。咬合接触敏感度（occlusal tactile acuity，OTA）是重要的参考指标，该指标的定义为在最大牙尖交错位时，对颌牙齿之间感知精细物体的能力。OTA 不仅来源于牙齿、牙周膜，也可以来自肌肉及关节附着。咀嚼运动中，OTA 将信息传递给中枢神经系统，反馈调节咀嚼力与开口度的大小。有报道表明，OTA 的增大会导致关节区疼痛，其原因是后牙区过度的精细运动。反之，对于有关节疼痛的患者来说，后牙的咬合改变也是不容易适应的。对于没有 TMD 的健康人，OTA 的增加也可能会导致肌肉的疼痛。

正畸治疗是一种对于咬合的改变，对于相同的咬合改变，虽然引起的外周改变及神经刺激是相似的，但中枢神经对刺激的反馈建立在理解和认知的基础上，最终神经系统对咬合的反馈控制可能是不同的。这种广义的咬合理解需要临床医生更加仔细地评估咬合敏感度与骨性结构、中枢系统之间的关系，及时发现潜在的危险因素（图 19-2）。从这个意义上说，正畸的咬合改变对非常敏感的病例是一种压力，因此应循序渐进，在治疗中要关注患者的适应性。

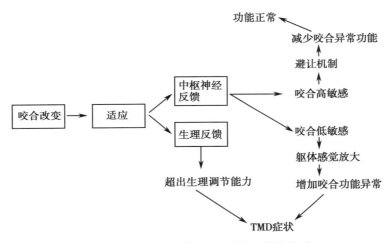

图 19-2 广义咬合概念与 TMD 之间的关系

第三节　正畸治疗与颞下颌关节紊乱病

1987 年，美国发生了一起针对正畸医生的百万美元诉讼案，原告指控正畸医生在给一名 16 岁女孩拔除 2 颗上颌双尖牙治疗开𬌗之后，引起患者颞下颌关节的疼痛及头痛。法院最终裁决正畸医生败诉，并判决正畸医生赔偿原告 85 万美元（加上其他诉讼相关费用，合计赔付达 130 万美元）。败诉的理由是医生为患者拔牙后内收上切牙，引起患者下颌过度后退，造成关节结构紊乱（图 19-3）。这个官司将针对正畸与颞下颌关节紊乱病（temporal-mandibular disorders，TMD）的讨论推上了日程。美国正畸学会联合病理、修复、颞下颌关节等方面的专家，论证正畸与 TMD 之间的关系，最终结论认为，正畸治疗不是 TMD 的主要因素。这一结论对正畸医生来说无疑是个好消息，后来在很多正畸治疗知情同意书中，都将这一条列入其中。这样做可能会减少法律诉讼的风险，但这并不能预防正畸治疗中 TMD 的出现，也不能减少由此引发的医疗纠纷。

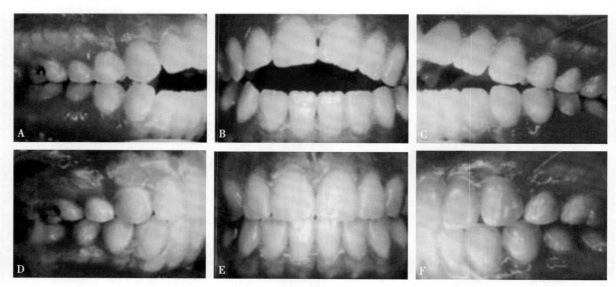

图 19-3　拔除上颌 2 颗双尖牙治疗开始后，出现颞下颌关节疼痛等症状

来源：Orthodontic TMJ litigation in the 1990s：An ounce of prevention is worth a pound of cure. *American Journal of Orthodontics and Dentofacial Orthopedics*，1992，101（1）：97-98.

一、正畸治疗与 TMD 的关系

文献中普遍的观点认为正畸治疗并不是 TMD 的病因，正畸也并不能够治疗 TMD。因此正畸并不会因为预防或治疗 TMD 而治疗错殆畸形。也没有证据表明正畸装置会增加 TMD 的风险。1955 年，MacNamara 列出了 8 个结论否定了正畸与 TMD 的直接关系。

1. 健康人群中也有 TMD 症状及体征。

2. TMD 症状随年龄增加，青少年时期增长最快。这个时期的 TMD 并不一定是由正畸引起的。

3. 青少年的正畸治疗并不增加成年后 TMD 的风险。

4. 正畸拔牙治疗并不增加 TMD 的风险。

5. 正畸矫治器与 TMD 症状之间没有明确的关系。

6. 正畸目标是稳定的咬合，即便没有达到某些殆学的功能指标，也不会导致 TMD 的症状。

7. 没有明确可以预防 TMD 的方法。

8. 对于有严重症状的 TMD 病例，简单的干预手段可以减轻绝大部分病例的症状。

但以上结论并不是全都有证据支持，正畸治疗仍然需要尽可能符合功能标准及要求。

二、错殆畸形治疗中对关节健康的考虑

正畸治疗是以错殆畸形为主要治疗目标，采用一定的矫治装置进行治疗。例如骨性 Ⅱ 类导下颌向前或手术移动下颌向前时，髁突移动方向也是向前、向下，附着生理性的移位，并不会增加 TMD 的风险。如头帽、颏兜、颌间牵引等，但矫治设计与矫治装置对下颌位置及咬合的改变过大或过快时，可能会有 TMD 的风险。

例如为了矫治器的粘接将咬合抬高、使用压膜保持器或隐形矫治器，上下殆面被覆盖后相当于殆垫的效果。两种方式都会改变颌间垂直距离，垂直距离的增加可能会改变颌骨的矢状关系，如果引导下颌后退，有可能出现 TMD 症状。

拔牙矫治的比例在正畸治疗中较高，不同的报告从 20%～60% 不等，拔牙治疗加大了正畸的治疗难度，其中包括对咬合及颌位的控制。拔牙后的前牙内收，缩小了牙弓有效空间，容易引起

下颌位置的后退；拔牙后牙弓宽度的减小，造成尖牙引导的不足；拔牙后磨牙前移时，控制不当容易前倾，难以建立垂直咬合支撑，这些都是 TMD 的危险因素。

颌间牵引是正畸的常规操作，但牙弓关系的最终确定需要上下颌的正确咬合关系，过度的牵引会引起假性下颌前移，造成双重颌。

正畸后的保持期间，仍然需要对关节症状进行监控，咬合与关节在人的一生中都在动态调整，互相适应，矫治的结果需要时间的检验，关节与咬合的适应能力也需要随访观察。

总之，大量文献结论认为正畸治疗不会加重 TMD 症状，但这并不能视为绝对结论。TMD 病因不明确，研究手段差异大，研究所采用的标准也缺少普遍性。例如一项前瞻性 TMD 病因研究表明，缺少儿茶酚 -O- 甲基转移酶（与疼痛应激反应相关）的人群比有正畸史的病例有更高的 TMD 易患性，这为 TMD 的病因学研究拉开了新的帷幕。常规正畸以建立完善的功能𬌗为主要目标，对咬合的理解与实现方法是正畸治疗的重点，功能咬合的建立也会对 TMD 的预防及治疗产生积极的意义。

三、正畸临床中 TMD 相关的临床检查

（一）正畸患者相关关节检查

如前所述，虽然 TMD 在人群中的患病率较高，但是在 TMD 患者中，有症状需要治疗者仅占 10% ~ 15% ，所以对于大部分正畸病例来说，在治疗初并无主观的 TMD 症状及主诉，需要通过综合的颞下颌关节检查，排除可能的危险因素。对 TMD 的认识是多学科范畴，需要正畸医生尽可能掌握相关的检查方法及判断标准。常规需要收集的诊断内容包括以下几方面。

（1）病史：包括有无 TMD 症状及相关治疗史。

（2）阳性体征：记录关节疼痛、弹响、开口受限等体征的性质、程度。

（3）下颌运动及颌位：包括开口型、开口度。前伸运动、侧方运动、大张口时的关节运动。颌位是指下颌位置，牙尖交错位与下颌后退位之间，以下切牙的后退距离为参考（图 19-4）。

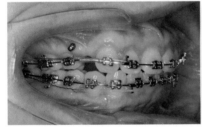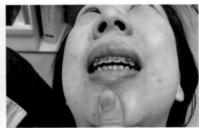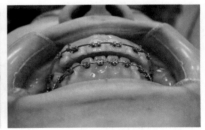

图 19-4　颌位的临床检查

（4）关节触诊：触诊点位于髁突外嵴、关节后区。可感知关节运动，也可以用手指施加一定压力，检查关节症状。

（5）肌肉的相关触诊：咬肌与颞肌位置清晰，临床可以常规进行触诊，咬肌分深头、浅头，颞肌包括前、中、后三支，其中对前支的触诊更重要（图 19-5）。

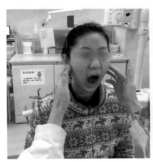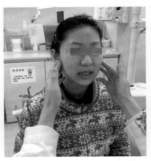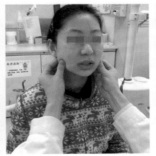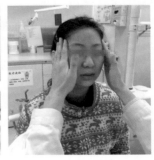

图 19-5　关节、咬肌及颞肌的触诊

（6）咬合检查：检查动、静态咬合，判断有无明显咬合干扰。

（7）影像学检查：对有 TMD 阳性体征的病例，可以进行关节 CBCT 检查。如果正畸检查已经拍摄大视野 CBCT，可以进行关节重建、断层，检查关节骨质情况与关节间隙大小。对于有关节内紊乱、关节盘脱位的病例，可以通过 MRI 明确诊断，但并非常规。

（8）仪器检查：结合 TMD 的临床症状，可利用一些功能检查设备进行定量的检查分析。如下颌运动、髁突运动、咬合力计、肌电等。

（二）正畸 TMD 检查结果的综合分析

TMD 的检查及记录并不是一个静态的过程，许多功能检查都与检查者和被检查者之间的互动有关，检查结果的质量与检查者所掌握的相关关节知识和熟练的操作密切相关。例如对关节弹响的判断、肌肉触诊等，同时也与检查者的手法、经验有密切关系。不断提升临床检查能力，是保证临床检查客观准确的前提。

颞下颌关节及肌肉功能状态也会随着时间及治疗的进程而不断改变，治疗前的检查结果只代表当时的状态，在治疗中也应根据需要进行以上相关的功能检查并记录，尤其对于 TMD 病例或有潜在 TMD 风险的病例，更需要动态监控以关节为中心的口颌功能状态。

功能检查内容较多，需要在众多信息中抽丝剥茧，找到有效信息，并将其组织起来解释病因机制、指导治疗，这是不容易的，这一过程常被称为多学科治疗。TMD 是多因素疾病，需要多学科的介入来指导治疗，其中口腔正畸是多学科中的一部分。多学科并不代表各学科之和，无论哪个学科，当面对 TMD 病例时，都需要有多学科的思路。但随着对咬合认识的深入，正畸咬合治疗越来越成为多学科治疗中的重要组成部分，对于部分 TMD 病例，正畸也可以主导其多学科治疗。

在与 TMD 相关的众多检查结果中，并没有固定的模式来进行分析。信息的权重受不同殆学体系、不同专业及医生的主观判断等因素的影响。但有一些基本的逻辑可以参考，如阳性症状的检查结果优先，如影像上经常可见关节形态不对称，但与关节弹响相比，形态可能是次要因素，髁突位置更有意义，进一步的 MRI 检查更能明确关节盘的移位。功能检查优先于结构检查，双侧关节运动不一致与面型不对称之间，应优先评估关节运动不对称。

（三）TMD 患者心理问题的考虑

TMD 需要从生理、心理两方面进行双轴诊断，心理评估是 TMD 诊疗过程中重要的组成部分。社会 - 心理 - 生物医学模式下，正畸与 TMD 的诊疗过程都要求对心理问题给予足够的重视。心理评估可以借助各种量表，针对心理压力、焦虑、性格等多方面进行定量评价。TMD 临床及研究诊断标准（DC，RDC/TMD）中提供了许多量表可以参考使用。心理精神因素是 TMD 的一个非常重要的可能病因，但是目前我国的现状是许多患者并不予理解，能够积极配合进行心理治疗者并不多，这也造成了 TMD 治疗的困难。

疼痛不仅是一种生理反应，任何一种疼痛都有其心理背景，仔细了解 TMD 的病史是病史收集的重要一环。这一过程不仅是认识疾病的需要，更重要的是在这一沟通过程中，带着同理心去倾听患者的诉说，这样很容易建立起积极、信任的医患关系。

正畸病例的主诉大部分是出于美观，而不是功能。美观是一个有心理背景的指标。对于 TMD 病例，治疗的目标主要是恢复功能，但随着治疗的进展，症状减轻、消失，功能恢复后，有很多病例也会提出美观的要求。例如髁突吸收后的下颌后缩、开殆，当解除了开殆建立咬合后，患者又会提出治疗下颌后缩的要求。因此治疗前要和患者充分沟通，无论对正畸病例还是 TMD 病例，美观的心理需求都是可以理解的，但正畸治疗带来的改变是否能满足患者的主观愿望，需要医患之间的有效沟通，找到治疗的平衡点，兼顾美观与功能。但无论美观的需求有多大，正畸治疗都不能以牺牲功能为代价。

躯体变形症（body dysmorphic disorder，BDD）也是一种心理问题。患该病者会认为自己身体外观的某些小问题是很明显的缺陷，严重影响身体功能，并在临床沟通中不断描述自己的伤害感受，并将之与躯体结构问题或曾经的牙科治疗联系在一起。患 BDD 的错𬌗畸形患者认为自己的牙列不齐、咬合问题会严重影响容貌的美观，甚至因此而产生过度的焦虑。患 BBD 的 TMD 的病例也会因为自己的关节症状、关节结构改变，破坏自己的容貌，带来很多其他的感觉障碍、躯体形变，并由此产生严重的心理压力、焦虑，严重者不能正常工作、生活，对社会及家庭造成极大的负担。对于这类病例，口腔科治疗并不能完全解决其问题，正畸医生更不能将牙列不齐、咬合的问题与患者的主观感受联系在一起，使患者误以为治疗后可以达到自己的主观诉求，结果不但不能满足患者要求，反而加重了患者 BBD 的程度。

在正畸治疗前，尤其是对有 TMD 症状的正畸病例，详细了解病史，评估患者的心理状态，与治疗疾病是同等重要的内容。有 TMD 症状的错𬌗畸形，可以是两个独立的疾病，也可以是因为心理问题而相互关联的疾病。心理评估不一定和生理问题有相关性，但心理问题可能会放大疼痛等不适症状。

心理行为异常表现在口腔中会引起很多功能问题，例如磨牙症、紧咬牙、前伸下颌、咬颊、伸舌等。这些功能异常与心理压力、行为改变有密切关系，例如磨牙症是一种与睡眠相关的疾病，其并不是口腔疾病，紧咬牙、咬唇等是心理问题的外在反映。这些功能异常均会影响错𬌗畸形及 TMD 的治疗。有研究表明，夜间的磨牙症、紧咬牙与关节、肌肉的疼痛密切相关，白天的紧咬牙还可能产生关节盘的移位。所有的异常功能均会产生过度的负荷，增加肌纤维的损伤，影响关节血液的循环，但很多功能异常是长期、间歇、呈较低程度的，因此对口颌结构的损伤并不容易被发现，伴有这些副功能的病例仍然可以进行正畸治疗，治疗中需要针对这些副功能进行心理、行为的干预，以保证治疗的长期稳定性。

第四节　颞下颌关节紊乱病的正畸治疗

对于 TMD 病例的正畸治疗，需要借助多学科治疗的手段与思路。在生理上和心理上，都需要比常规正畸病例有更多的考虑。正畸诊断建立在全颅结构的基础上，对于理解关节与骨性畸形的关系有先天的优势。正畸在 TMD 多学科诊断治疗中可以发挥重要的作用。

TMD 病例的正畸治疗可以从两种路径考虑，一是针对 TMD 具体的疾病类型，对因治疗；二是针对 TMD 病例的症状，以恢复功能为主。两种路径的选择受 TMD 的具体分类、患者症状、治疗目标、治疗能力等多种因素的影响。

一、针对 TMD 病因的正畸治疗

TMD 的对因治疗首先要明确诊断与分类，这对于正畸专业的医生是有挑战的。从治疗手段上来说，在多学科治疗中，正畸针对咬合的治疗并不是首选方式。但面对 TMD 病例，努力做一个懂 TMD 的正畸医生是非常必要的。明确 TMD 的病因，可以更好地规划多学科治疗的顺序，如果需要正畸的介入，也可以更加明确正畸治疗的介入时机及治疗目标。

按生理轴分类，TMD 分为肌肉源性疾病、关节盘疾病及关节疾病 3 大类。肌肉源性疾病多是结构紊乱后的继发问题，在控制肌肉症状的基础上，还可以针对病因进行治疗。关节盘疾病最常见的就是关节盘移位，表现为关节弹响。关节盘可复还是不可复大部分可以通过临床检查判断出来，但也有少部分临床诊断并不可靠，需要借助 MRI 影像来明确关节盘移位情况。关节盘移位是否需要恢复尚存在争议，目前基本的共识是单纯的关节弹响并不是治疗目标，也不是正畸治疗的禁忌证。但对于急性关节盘移位，也有尝试恢复盘突关系的治疗，原理是前移髁突追上脱位的关节盘，在保持盘突关系的情况下，重新建立咬合，需要有正畸治疗的介入。利用关节手术方法也可以恢复盘突关系，但手术方法复杂，并发症较多，存在较多争议。关节类疾病包括关节

痛、关节炎及骨关节病。前两种都不是正畸的适应证，只有稳定期的骨关节病，才可以开始正畸治疗。

二、针对 TMD 症状的正畸治疗

TMD 病例的干预可以从症状处理入手。对于能找到原因的症状，需要对因治疗；对于不能明确原因的 TMD 病例，需要根据患者的症状进行治疗。

TMD 的症状分类可以称为 TMD 的临床分类，一类是以疼痛症状为主的疾病，另一类是无疼痛的关节盘及关节相关结构疾病。

（一）伴 TMD 疼痛病例的正畸治疗

TMD 疼痛来源于肌肉、关节及关节性头痛。无论存在何种疼痛，都不是正畸的适应证，但并不代表正畸医生无所作为。关节健康教育适用于所有 TMD 病例。简单的理疗手段也是缓解某些疼痛的有效手段。殆垫治疗并不是正畸专业的内容，但殆垫治疗与后续的咬合治疗是一个整体，正畸医生了解殆垫的原理与治疗目标有利于治疗的衔接。药物治疗也是对症治疗的方法之一，常用药物包括非甾体抗炎药、止痛药等。

有急性 TMD 症状的病例，不能立即开始正畸治疗，可以先经过关节的积极治疗，待急性症状控制平稳后方能考虑开始正畸治疗。但由于 TMD 的复杂性，症状也在随时发展变化中，正畸治疗疗程较长，在此过程中症状仍可能反复。对于在正畸治疗中出现关节急性症状者，需要先停止正畸，针对症状来源，给予相关的治疗，待症状缓解后，再开始正畸治疗，或重新评估正畸方案并进行相应调整。

（二）无症状 TMD 病例的正畸治疗

无 TMD 症状的 TMD 病例是正畸的适应证，非疼痛类的症状也可以理解为无症状。如单纯弹响、开口偏斜甚至慢性的钝痛等，这些症状并不是正畸的禁忌证。如单纯的由可复性关节盘移位造成的弹响，患者虽有症状但并不影响口颌功能，在详细检查关节状况后可以开始正畸治疗，但需要注意对下颌位置的控制。下颌位置的前移有利于缓解这类弹响，尽可能采用不拔牙矫治，避免上切牙内收后下颌位置的进一步后退，以免加重关节盘脱位的程度，弹响可能会更明显，甚至出现疼痛和开口受限。

大部分 TMD 症状表现为慢性长期的钝性不适，波及关节区及口颌面部，对口颌功能影响有限。临床可以通过关节及肌肉触诊来确定疼痛部位。这类症状如果由咬合因素引起，正畸治疗可以直接介入，进行咬合的调整。但如果症状来源于肌肉，可以采用殆垫来进行诊断性治疗，待症状缓解之后，再开始正畸治疗。诊断性殆垫需要根据现有关节位置、关节结构、下颌运动、垂直高度等因素，在殆架上制作完成。

对于明确诊断的单纯关节盘前移位，如果正畸治疗有可能将下颌前移，可以尝试使髁突与关节盘重新恢复正常的关系，不但可能缓解弹响症状，也可以针对病因改善原发疾病。下颌的前移可以借助功能矫治器或殆垫，前移后的下颌位置需要通过正畸重新建立咬合关系来稳定。对于生长发育完成的成年患者，下颌前移后关节盘的位置及下颌位置的长期稳定性并不确定，这方面尚需进一步研究。关节盘的复位效果可以借助 MRI 来明确。

伴有 TMD 的错殆畸形治疗目标与常规正畸目标并不完全一样。错殆畸形本身并不一定会造成功能障碍，口颌系统功能在很多情况下可以适应并不完美的结构。TMD 病例的主要问题是会导致口颌系统功能异常，因此对待这类病例的正畸治疗不能简单以所谓的结构"正常"作为目标，Ⅰ类的磨牙关系并不一定能给这类患者带来更好的功能，过度补偿的切牙内收反而会使患者失去正常的切导功能。

为没有症状的 TMD 病例进行正畸治疗时，更需要从功能与形态两方面作出详细诊断，尤其是下颌位置、肌肉功能、关节盘位置、髁突形态等方面，结合正畸头影测量诊断，充分考虑咬合治疗中功能的改变，尤其是对下颌位置的影响。好的骨性关系控制或纠正，结合功能咬合的建立，是保证关节功能稳定的必要条件。

病例解析

病例一　髁突吸收后正畸治疗（图 19-6 至图 19-8）

【一般情况】　患者女，26 岁。下颌后牙龋坏缺失多年，6 年前开始双侧关节间歇性疼痛，无明确诱因。后在多家医院关节科治疗，症状有所缓解，但髁突进行性吸收，下颌后缩，自觉面型变差，要求正畸治疗。

【主诉】　关节病治疗后，要求正畸改善面型。

【临床检查】　面型对称，侧貌上颌轻度前突，下颌后缩。恒牙列，36、37、46 缺失，47 大面积龋坏。咬合不稳定，自主咬合时为Ⅱ类关系，下颌可以后退，后退距离 5 mm 左右，前牙开𬌗。双侧关节动度正常，开口度大于两指。开口型基本对称，大张口时关节区有轻度不适。关节区无压痛，双侧咬肌、颞肌较弱，触诊无疼痛。

【X 线检查】　CBCT 检查双侧髁突吸收后，髁突骨皮质无明显活动性吸收表现。骨性Ⅱ类，以下颌后缩为主。47 根尖炎症。

【诊断】　双侧髁突吸收，骨性Ⅱ类，Ⅱ类咬合关系，突面型。

【治疗设计】

1. 改善骨性Ⅱ类关系。

2. 建立功能咬合。

3. 维持现有髁突位置。

【病例解析】

1. 通过颌位检查，结合目前髁突形态及位置，确定治疗颌位，制作𬌗垫检验颌位的稳定性。𬌗垫戴用 1 个月后，无明显不适症状，颌位稳定，开始固定矫治。

2. 全口固定矫治器，排齐上下牙列，前移下颌改善骨性Ⅱ类关系。

3. 减数上颌双侧第一双尖牙，减小上牙列突度，补偿骨性Ⅱ类关系。同时关闭下颌缺失一个磨牙的间隙。

4. 结合肌功能训练，建立功能咬合。

5. 治疗时间：30 个月。

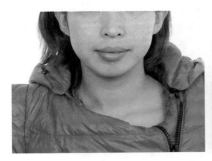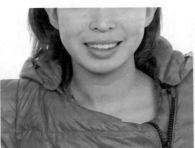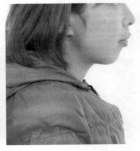

图 19-6　治疗前面𬌗像及 X 线检查

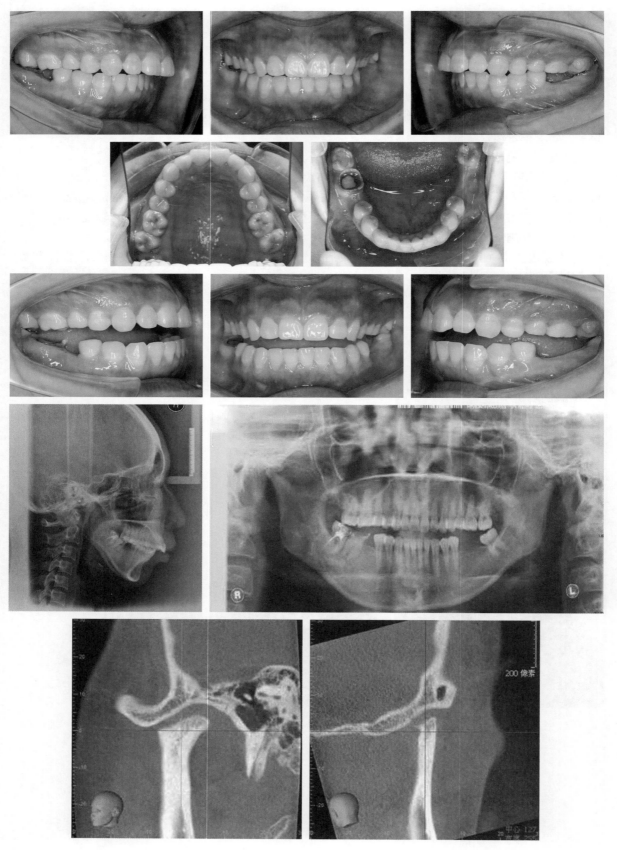

图 19-6（续）

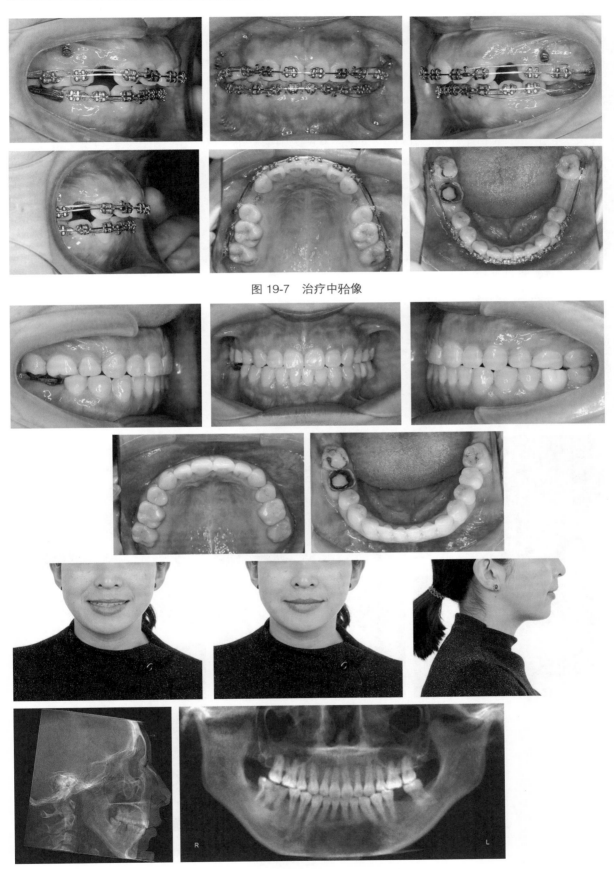

图 19-7　治疗中𬌗像

图 19-8　治疗后面𬌗像及 X 线检查

病例二　单侧髁突发育异常（图 19-9 至图 19-11）

【一般情况】　患者女，28 岁。中学时曾有正畸治疗史，大学期间出现左侧关节不适，偶有疼痛。曾在关节门诊接受保守治疗，症状有所缓解，牙列不齐有加重，双侧咬合功能不一致，咀嚼较多或较硬时左侧关节不适加重。

【主诉】　左侧关节慢性痛，咬合不适，希望正畸调整咬合。

【临床检查】　面型不对称，颏轻度左偏，侧貌轻度前突。右侧磨牙中性偏近中，左侧磨牙中性关系，上下中线相差 3 mm，深覆𬌗Ⅲ度。双侧关节动度不一致，开口左偏，开口度二指，大张口时右侧关节不适。双侧咀嚼肌力较强。

【X 线检查】　CBCT 检查双侧髁突不对称，左侧髁突形态较小，髁突位置靠后。右侧髁突形态位置基本正常。双侧下颌下缘高度不一致，偏低角。右侧较左侧长。骨性Ⅱ类，上下前牙略唇倾。

【诊断】　骨性Ⅱ类，髁突形态不对称。

【治疗设计】

1. 前移左侧髁突，改善关节症状。

2. 改善骨性Ⅱ类关系。

3. 增加垂直高度，改善面型。

【病例解析】

1. 拔除双侧第三磨牙，创造后段空间。

2. 左侧髁突前移，确定治疗𬌗位，制作𬌗垫。稳定下颌位置。

3. 固定矫治器，排齐上下牙列，建立双侧功能咬合。左侧较右侧有更多的高度调整。

4. 主动治疗时间：24 个月。

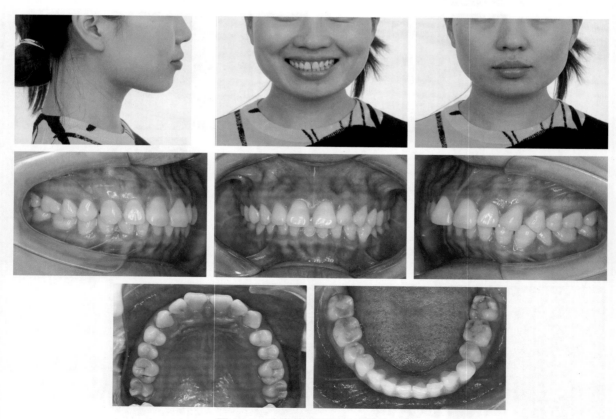

图 19-9　治疗前面𬌗像及 X 线检查

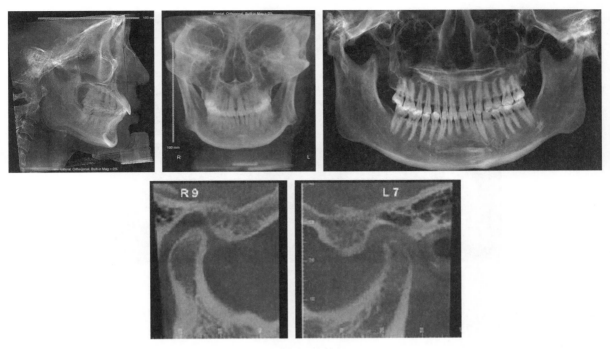

图 19-9（续）

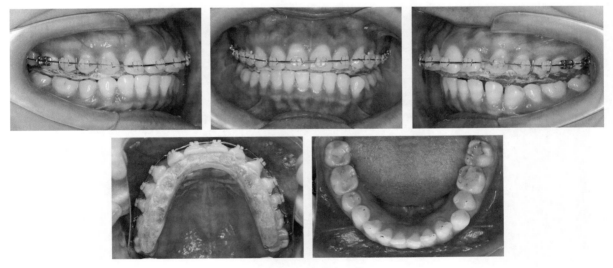

图 19-10 治疗中𬌗像

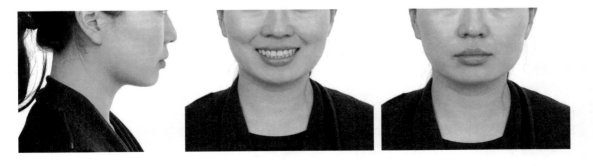

图 19-11 治疗后面𬌗像及 X 线检查

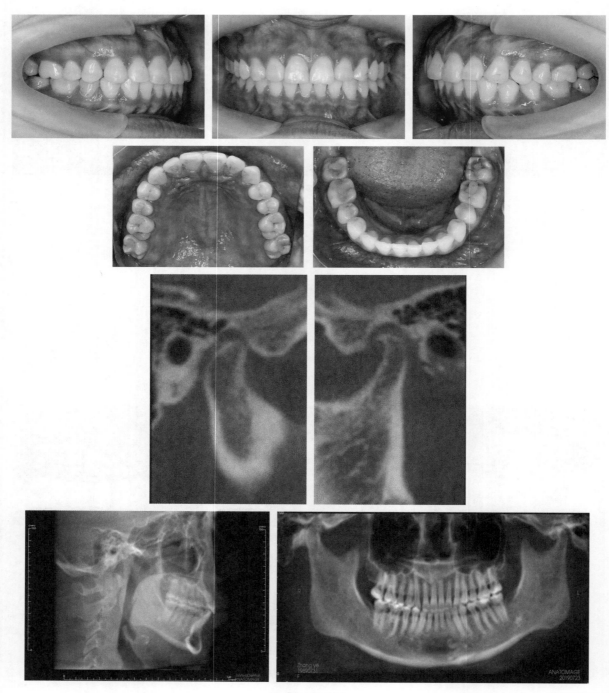

图 19-11（续）

病例三 颌位异常（图 19-12 至图 19-14）

【一般情况】 患者男，28 岁。7 年前外院冠修复左下第一磨牙后，出现咬合不适，先后在修复科、关节科治疗，症状时有反复，但前牙逐渐不能咬合，4 年前开始，前牙开𬌗加重，不能正常咀嚼，关节不适。

【主诉】 左侧后牙冠修复后，咬合变化影响咀嚼功能，要求正畸改善咬合。

【临床检查】 面型基本对称，下颌后缩。第一磨牙之前均不能咬合，但牙列可见大量磨耗面。双侧磨牙远中尖对尖。36 金属冠修复，45 牙体已预备但无修复体。

【X线检查】 CBCT 检查双侧髁突形态正常，髁突位置基本正常。骨性 II 类，高角。上切牙角度正常，轻度前突。

【诊断】 骨性 II 类，开𬌗，高角。

【治疗设计】

1. 纠正开𬌗。

2. 改善骨性 II 类关系，逆时针旋转下颌。

3. 建立功能咬合。

【病例解析】

1. 由于长期开𬌗，咬合不适，患者不能稳定咬合。制作稳定𬌗垫，戴用 2 个月。

2. 固定矫治，全牙列治疗，直立下后磨牙，逆时针旋转下颌，改善骨性 II 类，纠正开𬌗。

3. 精细调整咬合，建立功能咬合。配合肌功能训练。

4. 主动治疗时间：25 个月。

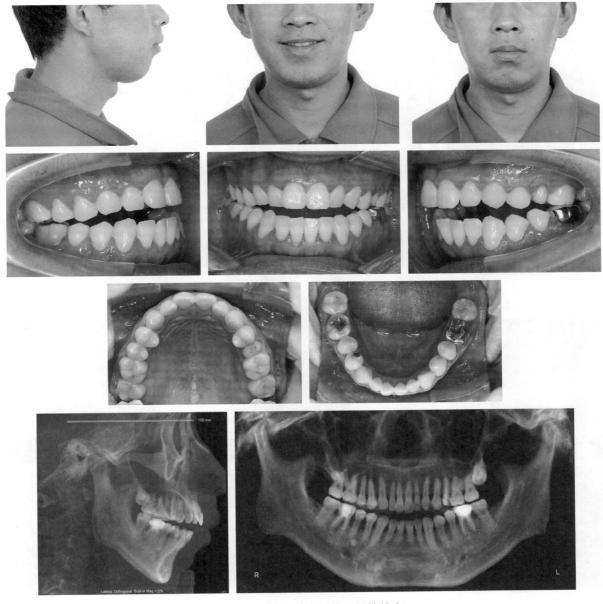

图 19-12 治疗前面𬌗像及 X 线检查

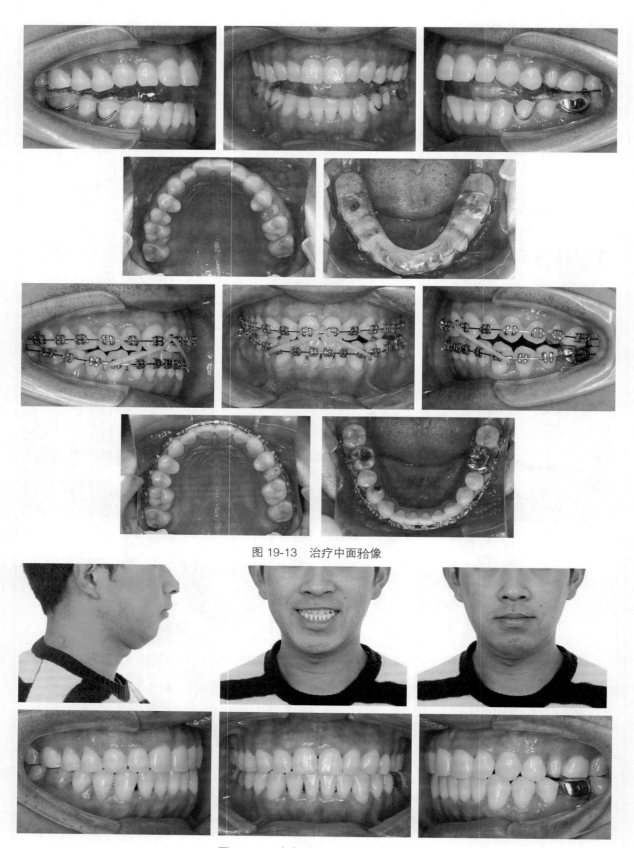

图 19-13　治疗中面𬌗像

图 19-14　治疗后面𬌗像及 X 线检查

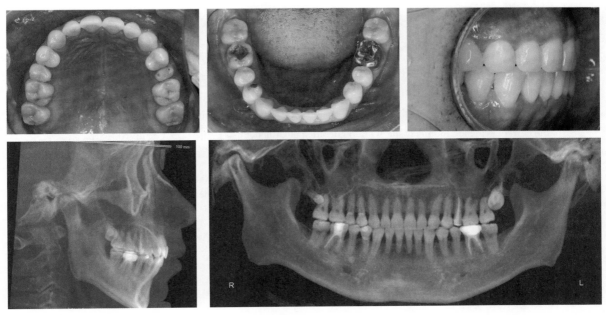

图 19-14（续）

总结

　　颞下颌关节紊乱病 (TMD) 是正畸临床不能回避的问题，TMD 的发生、发展与转归是动态的，无论正畸治疗前是否存在 TMD，正畸治疗中都有出现关节症状的可能。正畸医生需要对 TMD 的诊断有所了解，正畸治疗前需要常规进行颞下颌关节的检查与评估。对有 TMD 症状的患者，需要同时关注生理与心理两方面的问题。生理方面需要记录颞下颌关节及相关结构的阳性症状，分析症状产生的原因，进行多学科诊断，选择合理方式控制症状，在此基础上选择正畸治疗时机、确定治疗方案。正畸治疗目标以建立功能咬合为主，需要考虑动静态咬合与颞下颌关节之间的协同关系。心理上可以参考各类量表的检查结果，更需要理解个体对疼痛的感知差异及心理情绪的状态，医患双方积极的态度是保证治疗顺利的基础。

综合思考题

1. 颞下颌关节紊乱病与正畸诊断的关系是什么？
2. 正畸临床如何预防颞下颌关节症状的发生？

（刘　怡）

拓展小故事及综合思考题参考答案见数字资源

参考文献

1. Sanjivan K，Charles S G，Donald J R，et al. TMD and orthodontics. A clinical guide for the orthodontis.AG Switzerland：Springer International Publishing，2015.

2. Michelotti A，Rongo R，Vincenzo D'Antò，et al. Occlusion，orthodontics，and temporomandibular disorders：Cutting edge of the current evidence.Journal of the World Federation of Orthodontists，2020，9（35）：S15-S18.

3. Bhavna S. Malocclusion as a cause for temporomandibular disorders and orthodontics as a treatment.Oral and maxillofacial surgery clinics of North America，2018，30：s1042369918300323-.

4. Robert L G，Michael J S. Diagnosis and treatment of temporomandibular disorders.Am Fam Physician，2015，91（6）：378-386.

5. 刘怡，傅民魁 . 正畸与颞下颌关节紊乱病 . 口腔正畸学，2006，13（2）：86-88.

第二十章

口腔睡眠医学

◎ **学习目标**

基本目标

1. 掌握口腔医学相关的主要睡眠疾病。
2. 识别和鉴别成人与儿童睡眠呼吸障碍。
3. 根据相关病因提出全面的个性化诊疗方案。

发展目标

1. 了解睡眠及睡眠医学框架，建立交叉学科的意识。
2. 对睡眠独特的检查手段有所认知，树立全身医学观念。

　　人一生有 1/3 的时间是在睡眠中度过的，足见睡眠的重要性。所有睡不着、睡不醒、睡不好的问题，都会导致各种全身心障碍表现。对于这一类超越单一器官、单一系统的疾病群，需要多学科知识以及团队进行研究和应对。口腔医学与睡眠医学的交叉，带来了对睡眠呼吸障碍、睡眠运动障碍等多个分支疾病的新认识、新诊断、新疗法，从而形成了口腔睡眠医学这一新兴前沿领域。

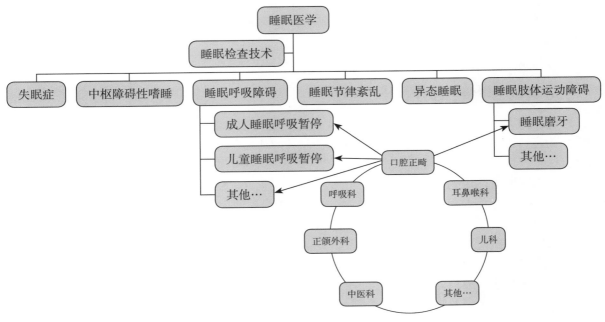

口腔睡眠医学涉及范畴

第一节　睡眠医学概论与多学科交叉理论

一、睡眠疾病分类

睡眠医学产生于 20 世纪 60 年代，迄今只有 60 多年的历史，早期主要集中于神经、精神、心理学科，研究发作性睡病、催眠、睡眠相关癫痫、夜游症和夜惊症。后来，睡眠呼吸障碍吸引了呼吸科和耳鼻喉科等医生的加入，睡眠疾病也被越来越多地认识到。到目前为止，睡眠病种已达 90 多种，睡眠疾病的分类也随着新的认识产生而在不断调整中。

按照第三版国际睡眠疾病分类（international classification of sleep disorders，ICSD-Ⅲ），睡眠疾病分为以下七大类。

1. **失眠症**　失眠症是一种虽然有充分的睡眠机会和环境，但是依然有入睡困难、夜间睡眠中断、早醒等表现，并且可引起日间功能损害。失眠症是患病率最高的睡眠疾患，在人口中约占 10%。与女性、老年、人格、共病、药物等因素存在密切关系。

2. **睡眠相关呼吸障碍**　睡眠相关呼吸障碍为一类睡眠中出现呼吸暂停、低通气、肺泡低通气等呼吸异常事件的疾病，有 20 种左右。分为阻塞性睡眠呼吸暂停综合征、中枢性睡眠呼吸暂停综合征、睡眠相关肺泡低通气障碍、睡眠相关低氧血症以及鼾症或夜间呻吟症等孤立变异症状。一般与上气道阻塞、中枢及神经调控异常和功能异常有关，受年龄、性别、肥胖、遗传、高海拔、药物、婴儿早产、共病、损伤等影响。

3. **中枢嗜睡性疾病**　在没有睡眠干扰和昼夜节律紊乱等客观情况下，存在日间难以克制的过度嗜睡，或在非预期情况下陷入睡眠发作，将这样的症状考虑为中枢嗜睡性疾病。典型疾病有发作性睡病等。

4. **睡眠 - 清醒昼夜节律障碍**　因为基因、疾病、习惯、行为与外部环境发生错位，体内内源性周期不能与地球昼夜保持同步，则可能导致身心失调，引发疾病。

5. **异态睡眠**　异态睡眠是许多种难以归纳的睡眠异常情况，有的发生在入睡时，有的发生在觉醒时，有的发生在睡眠中，患者会表现为多种复杂的异常动作，或者不愉快的情绪、感觉、梦境等。

6. **睡眠相关运动障碍**　涉及多种多样的睡眠期及围睡眠期的身体活动，其中的睡眠磨牙，长期以来与口腔科的关系十分密切。

7. **其他睡眠障碍**

二、睡眠医学特色诊疗

睡眠医学是一门新兴的交叉学科，在 21 世纪初成为独立医学专科。以各种睡眠疾病的诊断和治疗为主，涵盖睡眠 - 觉醒及相关疾病的研究。针对睡眠疾病，产生了许多独具特色的诊断和治疗方法。

1. **睡眠疾病的特色诊断方法**

（1）睡眠日志（sleep logs）：系按照 24 h（一天）为周期记录的睡眠状况。被试者在固定的时间填写睡眠日志（通常是早晨起床以后），评估的具体内容包括入睡时间、睡眠总时间、睡眠效率、睡眠质量、白天思睡。

（2）多导睡眠监测（polysomnography）：一种使用多导睡眠监测仪，采集、记录睡眠状态数据资料的检测技术。通过同步监测脑电图、肌电图、眼动电图、口鼻气流、胸腹呼吸运动、血氧饱和度、心电图、鼾声及呼出气二氧化碳分压等多项参数，分析睡眠结构及其相关生理、行为变化，是诊断睡眠障碍的重要方法。

（3）睡眠量表（sleep questionnaires）：系基于几种常见场景出现睡眠倾向的自我评价，根据计分进行睡眠或睡眠症状判定的主观诊断技术。如艾普沃斯嗜睡量表（Epworth sleepiness scale，ESS）用作白天思睡程度的自我评估工具。柏林问卷（Berlin questionnaire）是国际上较广泛应用的睡眠呼吸障碍定性诊断工具。还有 0～3 岁婴幼儿睡眠调查工具简明婴儿睡眠问卷（brief infant sleep questionnaire）等。

（4）多次小睡睡眠潜伏时间试验（multiple sleep latency test，MSLT）：嘱患者白天进行 4～5 次小睡来判断其白天嗜睡程度的一种检查方法。每 2 h 测试一次，每次入睡后描记 15 min，未入睡则描记 20 min。计算患者入睡的平均潜伏时间及异常快速眼动睡眠出现的次数，睡眠潜伏时间≤8 min 者为嗜睡，＞10 min 者为正常。

（5）体动记录仪（actigraph）：一种小型活动记录仪，也称为活动测量传感器，一般佩戴 1 周或更长时间，持续记录身体大的运动，以客观评估睡 - 醒模式中的身体运动。多导睡眠监测中可包含对四肢运动的监测，常见采用胫骨前导联观测腿动，以反映四肢运动。肢体传感器在睡眠中记录下来的身体运动的参数图形称为体动图。

（6）核心体温和褪黑素监测技术（core body temperature and melatonin test）：通过腋下、口腔、直肠测得的核心体温的波动，或在唾液、血浆、尿中检测到的褪黑素水平的变化，评估昼夜节律，为睡眠觉醒昼夜节律的"金标准"，主要用于与昼夜节律相关疾病的诊断、治疗及疗效评估。

2. 睡眠医学的特色治疗方法

（1）认知和行为治疗：失眠认知行为治疗主要是针对导致长期失眠的因素，通过纠正患者关于睡眠的错误认识，建立程序化睡眠行为，从根本上解决导致失眠的问题。认知行为治疗的具体内容包括：睡眠相关的认知治疗、行为干预及睡眠健康教育等。具体疗法包括睡眠限制、刺激控制疗法、放松训练、认知策略，以及这些方法的联合应用。

（2）气道正压通气：指机械通气时给予的持续的气道正压，患者存在自主呼吸的基础上，在吸气期和呼气期，由呼吸机向气道内输送恒定正压气流，以维持上气道通畅。通过鼻罩、面罩、鼻塞导管、接口器等方式连接患者，无需气管插管或切开。

（3）上气道相关软硬组织手术：口腔颌面外科矫治严重牙颌面畸形的手术，可以通过颌骨相应扩展达到上气道扩张的目的，对阻塞性睡眠呼吸障碍有较稳定的效果，同时可以达到功能与形态的协调统一。针对上气道不同部位和结构还可开展多平面、多层次的软组织手术。通过切除部分肥厚软腭组织、腭垂、多余的咽侧壁软组织及肥大的腭扁桃体，达到扩大咽腔、解除腭后平面阻塞的目的。手术入路在颏舌肌及舌下神经分支周围埋设电极，进行间断性电刺激，促使颏舌肌应激性收缩，增加上气道收缩张力，减轻气道塌陷。鼻腔扩容术是通过矫正鼻腔异常结构、扩大通气容积、恢复双侧通气的对称性，以减轻或缓解上气道阻塞为目的的系列手术。

减重手术（bariatric surgery）：利用医学外科手段，改善肥胖症患者的全身症状如体重超标、高血压、高血脂、糖尿病等的医疗方法。主要包括 4 种方法：缩胃术、胃旁路、胃束带、胃内水球疗法。

（4）口腔矫治器：一种非手术治疗阻塞性睡眠呼吸暂停或其他相关睡眠疾病的装置。通过佩戴口腔矫治器，扩大并稳定上气道，改善通气功能，从而治疗睡眠呼吸紊乱。近年较为推崇定制化，通过牙列印模或扫描，获取患者个体的牙列记录，从而制作出口腔矫治器，也称个性化口腔矫治器。在口腔矫治器上可安装渐进式调整下颌位置的简单装置，使下颌渐进性前移，最终能够在疗效和舒适方面取得更好的平衡。

（5）光疗法：通过干预患者入睡和觉醒的时间或辅以其他手段如光照疗法等，使患者恢复正常的昼夜节律。在合适的时间应用强光照射可以转变体内生物钟的时相，采用定时光照等方法，调整患者的昼夜时相转换过程，使之与正常的昼夜节律相一致。

第二节　口腔医学相关的睡眠疾病

一、成人睡眠呼吸障碍疾患

睡眠疾病的诊疗与大多数口腔疾患有明显区别，需要从全身观念入手，建立诊治的思辨逻辑。

（一）病因及相关因素

成人阻塞性睡眠呼吸暂停低通气综合征（obstructive sleep apnea and hypopnea syndrome，OSAHS）有明显的年龄因素。年轻成人通常不表现出疾病症状，随着年龄增加，通常在 40 岁以后首次被患者或家属关注到疾病表现。增龄的主要影响是逐渐衰老所致的肌张力下降、呼吸调控功能下降以及代谢水平降低引起的脂肪沉积。所以 OSAHS 在从三四十岁向六七十岁过渡中，患病率逐渐趋高。而女性由于有雌激素的保护，发病年龄较晚，常常在更年期以后初患。

性别因素在 OSAHS 中非常重要。一般社会流行病学调查中发现的男性疑似患者是女性的 3～4 倍，而 OSAHS 门诊中男性患者数量可达到女性的 9～10 倍。一方面，由于女性体内有雌激素的保护，上气道塌陷性较低，颏舌肌等肌张力较高；另一方面，女性的脂肪沉积位置与男性有所不同，颈部、面颊部不是主要脂肪沉积部位。此外，女性发病年龄较晚，较短的病程对病情演变影响较小。

肥胖也与 OSAHS 密切相关。脂肪沉积在咽旁间隙、软腭舌体等肌纤维间上气道周围组织中，患者存在齿痕明显、舌体肥大、软腭边缘低垂等，对上气道通常会形成占位性影响。脂肪如沉积在腹部和肋间，会影响膈肌与肋间肌的运动功能，从而降低呼吸驱动能力。而男性较女性更易在颈部及腹部积存脂肪。

饮酒等行为会加重 OSAHS，一则乙醇会造成上气道黏膜下扩张肌的紧张后失代偿，使得上气道在呼吸过程中出现负压时易于趋向塌陷；二则乙醇可导致睡眠时长缩短，夜尿增多，夜间易于早醒，造成睡眠中断。

OSAHS 在睡眠时对血液中 O_2 和 CO_2 浓度的感知、调控功能均是异常的，呼吸中枢的功能相对于白天在睡眠中受到抑制。一些镇静催眠类药物，如苯二氮䓬类安眠药，可加重抑制呼吸中枢，从而影响脑干中枢对呼吸及低氧的调节，使呼吸事件加多、加重。

有些患者仰卧时睡眠呼吸事件可明显集聚，体现了 OSAHS 上气道扩张肌松弛的特点。上气道自喉以上即无软骨支撑，舌体、软腭等软组织以及上气道黏膜下肌群在 OSAHS 患者睡眠中会发生后坠、塌陷等现象。这种肌肉与神经反馈异常的特点可因增龄、饮酒而加剧。

在对蒙古人种与高加索人种 OSAHS 患者的比较中发现，蒙古人种较多源于骨骼因素，而高加索人种较多源于肥胖因素。蒙古人种更易于呈现下颌后缩的表现，骨骼框架限制了软组织的分布和上气道的扩张。另外，如果是非裔，还有其他表现的种族遗传易感性。

（二）症状

打鼾是 OSAHS 较为多见的症状。鼾声的产生机制为呼吸气流通过过于狭窄的上气道时，急速的涡流可能导致哨鸣音，也可能在上气道黏膜层和软腭舌体等软组织颤动的配合下发出噪声。在呼吸暂停事件中，由于气流中断，鼾声也发生中断。根据鼾声的大小、频率和发声特点，可以辅助评估病情、上气道阻塞部位以及阻塞程度。

睡眠呼吸暂停是典型的 OSAHS 夜间表现，特别是有旁证的睡眠呼吸暂停更有佐证意义。上气道内气流中断，因此鼾声中断，导致患者打鼾和胸壁起伏时断时续，并可伴有气喘、间歇暴喘、睡眠中断等表现。但是大多数的睡眠呼吸暂停是静悄悄的，一位中度患者在一晚上可以出现百次以上的呼吸停顿，而自己能察觉到或被观察到的不过一次或数次。

OSAHS 由于反复出现的脑皮层微觉醒而使深睡眠的比例降低，因此睡不解乏、白天渴睡也是阻塞性睡眠呼吸障碍疾病较常见的症状。根据患者陷入打盹时的情境，比如独自静处、做乏味重复动作、交互活动，可以判断其嗜睡的严重程度。嗜睡反映了睡眠缺乏对大脑的影响，患者因而可能有记忆力降低、注意力减退、反应能力下降、脾气变暴躁的表现，甚至会带来交通意外、生产事故等的隐患。

OSAHS 可能导致全身各个系统、脏器的损害，包括高血压、心血管病变、脑血管病变、内分泌紊乱、神经系统损伤、炎性反应均可以出现。OSAHS 患者可以比同龄人更早罹患这些疾病，罹患之后也更容易导致病情加剧。因此，OSAHS 患者整体生活质量降低，生存寿命缩短，使OSAHS 成为身心健康的重要障碍。

（三）诊断

OSAHS 的诊断必须同时满足：有相关联的主诉症状，有达标的客观监测结果。患者可有上述其一或多个主诉表现，再进行多导睡眠监测。口鼻气流传感器可以探测到呼吸暂停或低通气事件，胸腹带传感器可以探测到呼吸肌驱动，指氧仪可以探测到血氧饱和度，脑电图可以统计微觉醒指数，眼电图可以反映睡眠周期，食管压可以反映上气道阻力，体动传感器可以提示睡眠姿势等。OSAHS 的诊断金标准是：在有主诉时，睡眠呼吸暂停及低通气指数≥5 次 / 时，即可确诊。如果没有主诉，这个标准可能要提高 1 ~ 3 倍。

按照 2016 年美国睡眠医学会睡眠及相关事件分图手册，呼吸暂停（apnea）定义为热敏传感器所检测到的呼吸气流曲线峰值下降≥90% 基线值，事件持续时间至少 10 s。低通气（hypopnea）定义为鼻压力信号幅度下降≥30% 基线值，一次下降持续时间至少 10 s，血氧饱和度较事件前基线值下降≥4%。呼吸暂停低通气指数（apnea and hypopnea index，AHI）为全部呼吸暂停和低通气事件数除以总睡眠时间。根据 AHI 对 OSAHS 的严重程度进行分级，AHI 5 ~ 15 次 / 时为轻度OSAHS，15 ~ 30 次 / 时为中度 OSAHS，30 次 / 时以上为重度 OSAHS。

（四）治疗

OSAHS 的治疗应包括生活方式指导和医疗干预两个方面，两者互相影响，互为补充。

首先，通过详细询问 OSAHS 患者的生活习惯与睡眠活动方式，对不良习惯和有害方式进行纠正，不仅是规避风险，这些措施本身也属于治疗范畴。肥胖者可建议其减肥，体脂率下降可有效减小脂肪沉积的危害。由于重点在减脂而非减重，所以推荐消耗性的运动及饮食控制方法，例如每日至少半小时的快步健走等。如果表现为睡姿依赖型，呼吸事件在仰卧位时更多，即可采取"背球法"，在背部以网兜、口袋等各种方式安置仰卧障碍物，或购买商业产品促使患者翻身。而对于有害因素，例如饮酒、吸烟、特定药物，需要向患者指出其危害，对有呼吸中枢抑制作用的药物，要请医生调整为其他可替代药物。

然后，选择适宜的医疗干预手段。OSAHS 存在学术上较为广泛认可的 4 种主要的医疗干预手段：①由呼吸机实现的气道正压通气（positive airway pressure，PAP）；②以纠正打鼾或呼吸暂停为目的的各种口腔矫治器；③耳鼻喉科主导的一系列上气道周围软组织手术；④改变颅面骨骼的一系列正颌外科手术。这些针对 OSAHS 的主要治疗方法详见表 20-1。其中包含两大类手术，均需术野和病灶部位高度重合，才能发挥较好的作用。这些手术的作用范围一般针对单个区域的阻塞，对于多平面、多层次的改善，需先后安排数次手术逐步完成，因此手术创伤可能过大。年轻患者的病程短，并发症轻，机体康复能力强，病变局限，是手术适应证。

OSAHS 的主流疗法是非手术治疗，即气道正压通气和口腔矫治器。两者的区别在于气道正压通气疗效好，口腔矫治器依从性高。对于重症 OSAHS，力求控制症状，改善生命体征，故首选呼吸机。而口腔矫治器简便舒适，患者易于接受和坚持使用，所以是轻中度患者的首选。OSAHS 重度患者如果不能耐受呼吸机或者因为一些身体条件不能使用气道正压，此时口腔矫治器可以作为替代疗法。

表 20-1　针对 OSAHS 的主要治疗方法一览

种类	技术	机制	用途
口腔矫治器	个性化可调式口腔矫治器	指通过牙列印模或扫描，获取患者个体的牙列记录，并且在口腔矫治器上安装有可以调整下颌位置的简单装置，使下颌渐进性前移，最终确保在疗效满意和下颌舒适方面取得平衡	腭咽及舌咽
	个性化非可调式口腔矫治器	针对患者个性化咬合，但是下颌位置在矫治器制作前已经确定，口腔矫治器一旦制作完成，下颌位置即不能调整	腭咽及舌咽
	非个性化可调式口腔矫治器	不需要采集患者个体咬合信息，通过材料和设计适应不同患者的口腔矫治器，但是下颌前后位置可以调整	腭咽及舌咽
	非个性化非可调式口腔矫治器	既非针对患者个别咬合，也不能在戴用后调改下颌定位	腭咽及舌咽
持续正压通气治疗（呼吸机疗法）	持续气道正压通气（CPAP）	患者存在自主呼吸的基础上，在吸气期和呼气期，由呼吸机向气道内输送恒定正压气流，以维持上气道通畅	整体改善
	双水平气道正压通气	无创通气时由呼吸机向气道内输送正压气流时，在吸气期和呼气期提供不同大小的气道正压，以适应吸气和呼气的不同需要	整体改善
	自动持续气道正压通气	全自动持续正压通气，可在设定的压力范围内，根据患者气道阻塞情况，自动调整治疗压力	整体改善
软组织手术	鼻腔扩容术	纠正鼻甲肥大和鼻中隔偏曲对鼻部气道的占位改变	改善鼻咽
	悬雍垂腭咽成形术	切除部分肥厚软腭组织、腭垂、多余的咽侧壁软组织及肥大的腭扁桃体	改善腭咽
	舌根减容术	通过射频温控或手术减少和调整舌根容积及外形	改善舌咽
硬组织手术	上颌前部截骨术	将上颌骨前部截骨，向前移动骨块	改善腭咽
	下颌升支矢状劈开截骨术（SSRO）	通过下颌升支矢状劈开并延长下颌体	改善舌咽
	舌骨悬吊术	将舌骨和下颌正中悬吊固定，使舌骨向前上移位	改善舌咽

（五）口腔矫治适应证和禁忌证

1. 适应证　第一，最佳适应证是轻中度睡眠呼吸障碍，主要为阻塞性呼吸暂停或低通气。第二，口腔矫治器需要保证固位，需要一定数量的稳固的基牙，而且最好均匀分布在上下牙弓的后牙区域。第三，口腔矫治器需要一定下颌前伸度才能保证上气道的扩张，所以颞下颌关节的功能要良好，开口度和前伸度大者为佳。第四，口腔矫治器对腭咽、舌咽、喉咽的狭窄均有一定改善，但对阻塞发生在鼻腔、鼻咽的小概率情况则无能为力。第五，近年研究表明，虽然口腔矫治器以下颌前移方式实施治疗，下颌后缩患者貌似对症，但还是对颌骨发育良好的直面型低角患者疗效更佳。尚无文献表明口腔矫治器对性别、年龄、种族等存在限制。

2. 禁忌证　口腔矫治器没有绝对禁忌证。①由于治疗机制主要源于解剖改变，所以对于呼吸驱动力下降的过度肥胖者以及中枢性睡眠呼吸障碍患者不太适宜；②由于治疗机制来自于下颌定位，所以颞下颌关节紊乱（特别是下颌前伸度受限）的患者不太适宜；③由于过于重度的OSAHS病因机制复杂，并且往往超出常规下颌定位的有效范围，所以AHI>50次/时的患者不太适宜；④由于口腔矫治器需要良好固位，所以缺失牙较多（特别是后牙缺失严重者）或者松动度大的牙周炎患者不太适宜；⑤由于长期戴用口腔矫治器，部分患者可能出现覆𬌗覆盖变小，所以治疗之初覆𬌗覆盖浅的患者不太适宜。

（六）口腔矫治的疗效

矫治疗效取决于下颌定位。国内外通常在下颌最大前伸度的50%~70%之间寻找适宜的前伸位置，垂直开口强调不宜过大。关于前伸确定，一般共识是疗效指标随下颌前伸程度增加而更好，但是不呈线性关系，需要在疗效和舒适度之间寻找平衡点。一些下颌滴定式逐步前伸的研究显示，重度OSAHS往往需要更多的下颌前伸，以换取更佳的疗效。因此，颞下颌关节状况特别是下颌最大前伸度的大小对预期疗效有很大影响。

口腔矫治器的疗效受限于患者下颌伸展范围，患者通常不能达到治愈所需要的前伸度，同时还需兼顾戴用口腔矫治器后的舒适度，将下颌前伸度用满可能会导致患者不能耐受。所以，口腔矫治器常常以AHI降低50%为起效位置，约超过80%的患者可以达到这个程度，而当AHI完全降至正常时，可能仅有30%~40%患者可以达到。重度OSAHS患者并非不能奏效，而是其治愈率低于轻中度患者，换句话说，有更少一些的人能够被治愈。此外，口腔矫治器的疗效还取决于患者上气道扩张肌的松弛度、上气道壁的顺应性、患者颅面软硬组织形态、血液中含氧和二氧化碳的饱和度、呼吸中枢的调节等多方面的因素，但是这些因素常常无法探测和调控。

关于治疗目标，现代睡眠医学强调对OSAHS并发症的控制，即可能导致的白天嗜睡、高血压、高血脂、糖尿病、肾病等是否在治疗后得到改善，而不是仅仅关注AHI数值的变化。口腔矫治器和CPAP在AHI改善上存在显著差异，但对于OSAHS患者最低血氧饱和度、生活质量、嗜睡程度、收缩压和舒张压变化等的一系列循证医学证据表明，二者的疗效并无统计学差异。近年研究带来的共识是，CPAP可以为OSAHS患者提供更好的疗效（特别是重症可为首选疗法），而口腔矫治器依从性更好，为轻中度OSAHS的首选疗法，为重度OSAHS不能耐受CPAP的替代疗法。

需要强调一点，OSAHS患者往往需要多学科联合诊治。首诊医生的身份必须是睡眠医生，基于自身的专业为患者提供某一学科的治疗方法，并在设计方案时从患者个体出发，对患者条件进行多学科角度的综合评估，制订个性化方案。某些患者可能需要软组织手术与口腔矫治器的联合治疗，某些患者可能需要口腔矫治器和正颌手术的先后治疗，甚至某些患者可能需要鉴别共患的其他睡眠疾病，同时治疗睡眠呼吸障碍和失眠症，即同时配置口腔矫治器和服用失眠药物。口腔睡眠医生在完善口腔矫治技术的同时，要能够了解其他学科的理论和技术，能够识别和转诊，保证患者利益的最大化。

（七）综合治疗和长期维护

睡眠疾病是一个全身疾病，睡眠医学强调对患者进行全身心的调理。任何一名接诊医生均要梳理患者的生活习惯，并给予指导。由此可见，在真正戴上口腔矫治器之前，对患者的治疗即已开始。

成功佩戴口腔矫治器，对于 OSAHS 患者来说并不意味着已经大功告成，OSAHS 与错𬌗畸形有所不同，如果不更换为其他治疗手段，口腔矫治器将是终身使用的方法，没有"治疗-保持-结束"的过程，而是纳入慢病管理。这需要结合睡眠与口腔两方面的知识对患者进行长期维护和复查。初戴口腔矫治器的短期内，关注副作用并适当予以调整，缓解牙齿、黏膜及颞下颌关节可能出现的短期不适。然后进入长期随访，关注患者的病情、并发症和身体指标的变化，相应调整诊疗方案；检查口腔矫治器的固位、磨耗、老化和牙周、牙体、颞下颌关节等支持组织的改变，相应更换新装置。OSAHS 患者尤其要注重并发症的进展和演变，不同个体的敏感靶器官不同，有人易于表现为神经系统损伤，出现白天嗜睡、记忆力变差、脾气暴躁；有人易于出现心血管系统损伤，表现为血脂、血压升高；有人易于表现为内分泌系统损伤，出现肾病等病症。这些是 OSAHS 对生活质量和健康的直接影响，对患者而言，远比 AHI 这种指标更有切肤之痛，而 AHI 的严重性与这些症状并不平行。给予治疗后需格外关注这些症状和并发症是否得到缓解，特别是代偿功能较差或体重等指标变化大的患者。要重视增龄变化的速度，及时调整治疗方案，或者更改下颌定位参数制作新的口腔矫治器，或者增加或采用其他治疗手段。是否调改口腔矫治器还需要检查佩戴条件是否依然满足，基牙、咬合、颞下颌关节等是否发生较大变化，原有口腔矫治器还能否控制住病情。国际指南建议每年定期由具备睡眠知识的口腔医生协同内科睡眠医生一起，对患者进行随诊。

【典型病例】

某男，主诉嗜睡。

初诊年龄 69 岁，身高 161 cm，体重 74 kg，体质指数（body mass index，BMI）为 28.5 kg/m^2。

患者嗜睡于午后加重，无明显诱因，但在静处或进行简单重复性操作时容易入睡。夜间睡眠伴有打鼾 20 余年，声音响亮，有旁证睡眠呼吸暂停，仰卧和饮酒后更加明显。平时就寝规律，睡眠时长 7 h，夜间起夜 1 次后能尽快入睡。血脂、血压在服药控制中，否认发生过心血管重要损伤事件。偶有少量晚餐饮酒情况。家族史不详。

口腔检查：中性𬌗，覆𬌗覆盖可，少量固定修复，无松动溢脓牙位点，舌体肥大，软腭边缘低垂，颞下颌关节检查未见明显异常，最大张口度 37 mm，最大前伸度 8 mm。曲面断层片显示双侧髁突前侧存在斜面，骨皮质延续完整；牙槽骨存在 2 mm 左右水平吸收，骨边缘线清晰。头颅定位侧位片显示下颌高角，安氏Ⅱ类骨型，舌骨低，软腭细长，上气道于腭咽、舌咽处均狭窄。

于外院睡眠中心行整夜多导睡眠监测，AHI 为 37 次/时，阻塞型为主，REM 期呼吸事件增多，仰卧时睡眠呼吸事件明显集聚；最低血氧饱和度 78%；Ⅲ期睡眠为 0；夜间肢体运动较多，非节律性和刻板表现。ESS 得分 19 分。

【病例解析】

患者主诉为嗜睡，但是涉及嗜睡的睡眠疾病有很多。除外睡眠剥夺、失眠症、睡眠节律紊乱、异态睡眠、睡眠相关肢体运动障碍等其他睡眠疾病导致的嗜睡外，还要考虑老年人常常发生于神经衰弱、慢性疼痛、肿瘤、癫痫、心脑血管重大事件之后的继发性嗜睡。必要时采取嗜睡量表和客观嗜睡检查。本例患者报告有睡眠打鼾及旁证睡眠呼吸暂停，提示存在睡眠呼吸障碍，但是睡眠噪声需要与患者床伴或睡眠监测人员确认属于鼾声，而不应与其他呻吟、梦呓、睡眠哮喘、夜间喉鸣等混淆。

病因因素方面，本例患者年龄 69 岁，打鼾 20 余年，体现了 OSAHS 的增龄表现。BMI 超过 28 kg/m^2，提示存在肥胖的影响。影像资料还揭示患者存在骨骼结构异常，安氏Ⅱ类高角骨型。

通过以上分析，多数相关症状能够以阻塞性睡眠呼吸暂停来解释，所以应采取 OSAHS 确诊工具以明确诊断，安排包含呼吸气流、血氧、胸腹运动、音频等指标的多导睡眠监测即可确诊。

患者经整夜多导睡眠监测显示为阻塞性为主的偏重度睡眠呼吸障碍，AHI 大于 30 次／时，需要考虑 CPAP 的应用。因患者对呼吸机有恐惧心理，倾向于口腔矫治器的替代疗法。虽然存在骨骼畸形，但患者没有面容、咬合的改善需求，且年事已高，故否决正颌手术。同样，虽然存在软组织肥大，但由于患者多点阻塞且耽于年事，也否决软组织手术。若有息肉、鼻甲等严重占位性疾病，微创的软组织手术患者是不排斥的。该患者颞下颌关节状况既非肌筋膜痛、骨质吸收等活动病变期，亦无功能活动受限，牙体牙周条件尚可，所以不拒绝口腔矫治器的适配。

行为治疗方面，患者轻度肥胖，故对其提出减肥健身的建议；同时还需要关注饮酒行为，虽然患者自述为偶有少量晚餐饮酒情况，但医生仍需要特别解释乙醇对上气道黏膜弛张性的影响，特别是禁忌晚间饮酒。本例表现为明显的体位相关性，其头颅定位侧位片上显示的舌骨低、软腭长通常意味着仰卧睡眠中睡眠呼吸事件较侧卧更为频发和严重，所以建议配合侧卧睡姿。

本例病例属于中重度 OSAHS，最大前伸 8 mm，下颌高角易于发生下颌后旋，故将下颌前伸量定为 5.5 mm，垂直开口度定为上下切缘之间保持 4 mm 间距。

患者在初戴口腔矫治器时，感到戴上后口腔唾液增加，最初几天晨起面颊有明显酸胀感，原有嗜睡症状有一定缓解，但还有少量旁证打鼾。于是为其调整了下颌定位，降低 2 mm 垂直开口，增加 1 mm 前伸度。调整后患者感到口唇麻木感消失，白天困倦好转，自行前往原睡眠监测中心，发现戴用口腔矫治器下整夜睡眠参数明显改善，整夜多导睡眠监测显示，全部睡眠呼吸暂停及低通气均消除为零，属于临床治愈。最低血氧饱和度由治疗前的 77% 上升到治疗后的 95%，大大高于 90% 的诊断值。血压由治疗前的 140/100 mmHg 降低到 130/90 mmHg。遂将该下颌定位固定下来。

患者戴用 2 年时，因拔牙种植，重新制作口腔矫治器，医生为其评估病情及身体变化后决定保留原下颌定位，变更固位设计。患者继续戴用 6 年，床伴证实其出现睡眠呼吸不顺畅，测量体重增加了 5 kg，否认饮酒习惯和相关药物服用，口内检查没有新的修复体和牙齿缺失，覆盖减小 1 mm，颞下颌关节检查未见明显改变，口腔矫治器固位尚可。嘱患者在睡眠中心进行多导睡眠监测复查，基线睡眠呼吸暂停有所加重，AHI 由 8 年前的 37 次／时增加到 46 次／时。在睡眠中心患者对 CPAP 调压后，变更维护方案为 CPAP 与口腔矫治器联合治疗，患者在自己家中使用呼吸机，到子女家或旅游时使用口腔矫治器。医生为其制作了新的口腔矫治器，并进一步加强了固位。

二、儿童睡眠呼吸障碍疾患

（一）儿童 OSAHS 的病因和影响因素

1. 咽淋巴腺体肥大 儿童 OSAHS 与成人 OSAHS 的病因迥然不同，成人较大比例源于功能失衡因素，儿童则完全源于上气道占位因素，后者系由于咽淋巴腺体肥大所致。在鼻腔后部的鼻咽穹隆处，是腺样体所在处，在舌根部的咽弓陷窝是扁桃体所在处，腺样体和扁桃体同属咽淋巴环，在儿童特定生长发育阶段发挥免疫防御作用。在血液免疫系统成熟之前，咽淋巴环会出现生理性肥大，保护深部脏器免受外部感染；当完成这一阶段生理时期的保护作用后，肥大的咽淋巴环便会萎缩。但是，部分患儿会出现咽淋巴腺体过度肥大，或者到萎缩的年龄仍不萎缩，则可能影响上气道的通气功能，使得气流通过能力下降，造成儿童睡眠呼吸障碍。

2. 姿势位和舌位等体位改变 事实上儿童 OSAHS 与成人 OSAHS 的鲜明区别是成人的呼吸障碍是间断性的，白天常常表现为完全正常，功能性因素在清醒时可完全化解，只在夜间会反复发生上气道狭窄症状；而儿童 OSAHS 是全天候的，咽淋巴腺体肿大并不因为日间而消解，除了夜间有类似的打鼾、憋气，白天也存在呼吸不畅。仔细观察一些患儿会采取特殊的姿势来应对。腺样体肥大为主时，患儿多喜仰头、伸颈、张口，这一姿势可能有助于患儿扩张上气道，但这一姿势也会在生长发育旺盛的儿童身上造成下颌发育异常。受颈后部肌肉牵拉和重力影响，患儿下颌长度可能变得短小，下颌平面可能发生后旋。舌位低置，导致对上颌腭部宽度刺激不足，使得上腭狭窄、腭盖高拱、切牙前突、牙列拥挤，患儿宜趋向于长面、高角、安氏Ⅱ类畸形，即腺样体面容。而当以扁桃体肥大为主时，患儿多喜吐舌、张口及前伸下颌，以使得舌咽空间扩大，但在生长发育潜力较大的儿童期，会造成下颌过度生长，患儿易趋向于表现出下颌前突、前牙对刃或反𬌗的安氏Ⅲ类畸形表现，即扁桃体面容。有学者研究发现，人体的体态是各处肌肉、韧带等综合平衡的结果，颅面咀嚼系统的表现可以改变肩颈部的体征，甚至可能影响脊柱的偏曲。

3. 遗传因素　家庭遗传会通过颅面形态、饮食习惯、生活方式等影响儿童的先天条件和后天环境，因而容易出现类似的病情表现。在临床和生活中，患儿明显存在家庭影响者并不少见，父母前牙覆盖浅者的儿童更易出现反𬌗，父母体重超标者的儿童更多见肥胖。儿童 OSAHS 和成人 OSAHS 不同之处在于，儿童未报道有种族差异，而成人 OSASH 则在一些非裔中存在高发。

4. 超重　肥胖是对成人 OSAHS 和儿童 OSAHS 都很重要的病因。脂肪易于沉积在咽旁等软组织间隙中，会侵占上气道通气空间，降低气流通过率。脂肪还容易沉积在肌纤维中间，比如肋间肌、颏舌肌，影响上气道扩张作用的肌肉的收缩效力。当脂肪沉积在腹部时，则会影响膈肌下降，对呼吸驱动功能有阻碍作用，成年患者或幼年患儿均易表现出气喘，运动时尤为加剧。

5. 颅面形态　颅面骨骼形态对于上气道大小有先天的微妙影响。安氏Ⅰ类骨型较下颌发育不足的安氏Ⅱ类骨型和上颌发育不足的安氏Ⅲ类骨型，常常拥有更均匀和较为宽大的上气道；水平生长型的下颌低角者较垂直生长型的下颌高角者，上气道的宽度更明显偏大。虽然上气道大小和形态并不能作为诊断指标用于直接判定呼吸功能，但是宽大的上气道对于各种占位因素具有防范和抵御作用是专家共识。也就是说，同样大小的咽淋巴腺体增生，对于一位先天呈现高角、安氏Ⅱ类的骨型表征的患儿来说，比先天低角、安氏Ⅰ类骨型的儿童，更容易导致 OSAHS 的发生，或更容易出现更严重的病症。

6. 先天畸形　对于这一类由于先天因素导致严重骨骼畸形的患者，往往出生就注定伴有睡眠呼吸问题。比如颅缝早闭症、Pier-Robin 综合征、Crouzon 综合征、唇腭裂等，系由超出正常水平的极度骨缺陷，导致呼吸障碍的发生。而缺氧会加重原有畸形的继发损害，常常会为患儿的生存和发育带来挑战。

7. 后天创伤和疾病　这一类由于各种后天因素导致的包容上气道的骨骼框架减小或呼吸功能减退，常常伴有严重的 OSAHS。例如佝偻病因影响骨代谢而导致下颌短小和变形。再如出生时产钳夹伤或运动中外伤造成颞下颌关节损伤，会导致小颌畸形。这些疾病或创伤所致的 OSAHS 其发病比例不是特别高，但是症状会特别严重，对形态和功能、局部和全身都有影响，一般需要特殊手段处理。

8. 性别与年龄　儿童 OSAHS 没有显著的性别差异，不像成人 OSAHS 具有男性多发的特点。与之相比，年龄则有一定的高发阶段，一般认为 3～6 岁为高发期之一，与儿童接触感染病原机会增多有关，有咽淋巴腺体过度增生的缘故；另一高发期为青春期和青春期前，少年儿童因青春期生长需要会提前进行脂肪储备，有脂肪沉积的缘故。此外，腺样体、扁桃体的生长和肿大，符合淋巴组织的发育规律，在 10 岁左右达到肿大高峰，可加剧对上气道的占位影响。换言之，腺样体、扁桃体天然存在生理性肥大，对于一般儿童而言不会造成不良影响，但是如果还有其他诸如颌骨发育不足、呼吸功能不足者，就有可能造成不良影响。另外，如果腺体的肥大超过正常范围，如前所述也会有不良影响。咽淋巴腺体在高峰期过后会出现逐渐萎缩，即儿童 OSAHS 在一定年龄之后开始有缓和和自愈的倾向，很少持续发展到 18 岁。为了避免在发病期间的损害危及其他脏器系统，以及避免不良影响被永久固化下来，依然需要积极治疗。目前的研究认为，儿童 OSAHS 与成人 OSAHS 没有证据表明存在连续的关系，其间的关联尚待前瞻性研究表明。

（二）高度提示儿童睡眠呼吸障碍的症状

《儿童阻塞性睡眠呼吸暂停诊断治疗指南》中指出，首先应关注睡眠打鼾以及打鼾的频率，其中对于打鼾每周超过 3 个晚上者需要重点关注。在相关联症状中，几乎所有文献均提及打鼾，其次提及频次较高的还有注意力缺陷 / 多动症、呼吸暂停、白天嗜睡、体重减轻或超重、睡眠中肢体活动多、夜间遗尿、多汗、张口呼吸、醒来头痛、认知学习障碍、行为异常、情绪发育不良等。在相关联体征中，最多提及的是腺样体和扁桃体肥大，其次有发绀、直立位颈部过伸、腺样体面容、三凹征、矛盾式呼吸、高血压、肺动脉高压等。

儿童的睡眠质量应该是非常高的，任何时长的呼吸障碍都不正常，也不像成人 OSAHS 那样容易出现严重嗜睡。但是儿童 OSAHS 对于生长发育的影响可能是致命的，因为生长激素在深睡眠时呈现分泌高峰期，因此低幼儿可更为显著地显示生长发育迟缓，比同龄幼儿瘦弱矮小，严重者器官发育受到影响，且易于罹患炎症性疾病。由于快动眼期睡眠对大脑发育的特殊作用，睡眠周期受到微觉醒干扰的患儿，会表现出神经、精神、认知、人格、心理等方面的问题，在记忆力、注意力和自控力等许多方面落后于同龄儿童。在体重方面，某些儿童体现在体格发育受限，表现为瘦小；某些儿童体现的是瘦素分泌受阻，表现为肥胖，因而可能表现不一。

（三）确诊儿童 OSAHS 的手段

1. 问卷 使儿童接受整夜多导睡眠监测更为不易。这其中有硬件方面的原因，用于捕捉幼儿各种生理信息的传感器导联要更小巧灵敏；也有软件方面的原因，儿童各项参数的正常值及基线水平与成人不同，需要多种调整和对技师进行培训；还有患者方面的因素，患儿的配合度往往没有成人好，陪护条件不易满足。所以对于儿童 OSASH 的诊断和鉴别，国际上形成了很多问卷或量表，结合症状体征进行判别。比如小熊睡眠筛查工具（美国）、儿童睡眠习惯问卷（美国）、儿童睡眠紊乱量表（意大利）、简明婴儿睡眠问卷及鼾症儿童睡眠障碍量表（中国）。主要针对儿童睡眠模式、睡眠质量、睡眠障碍和睡眠呼吸障碍进行调查，提供适龄儿童生理特点背景下，各位受试者的得分，以筛查相关睡眠问题的严重程度。

2. 多导睡眠监测（polysomnography，PSG） OSAHS 的诊断金标准来自多导睡眠监测，成人如此，儿童亦如此。对儿童进行睡眠监测时，传感器导联需要特制，参数的基线需要调整，判别指标需要修改。儿童的许多睡眠参数均比成人要求严格，比如睡眠事件没有时长 10 s 的起评限制，低氧阈值高于成人 2 个百分点。在诊断标准上，国际睡眠疾病分类、美国胸科学会、欧洲呼吸学会、新西兰儿科学会和中国的指南，均以 OAHI≥1 作为诊断临界值。但在轻中重分级方面，各个学术组织的推荐不尽相同，中国儿童睡眠呼吸障碍指南经过广泛严密的国内外比较，最终建议使用 OAHI 进行严重等级分级：1~5 为轻度，>5~10 为中度，>10 为重度。

OSAHS 患儿中，重症、拟手术者、具有全身并发症、伴先天畸形或疾病创伤者，更加需要采纳 PSG 进行明确诊断，并准确评估病情。儿童不太适宜使用便携式睡眠监测仪，在没有 PSG 的条件下，可以使用脉氧仪等简单监测装置，但需结合病史、症状、体征和量表等检查进行综合判定。

（四）儿童 OSAHS 治疗方法

1. 腺样体扁桃体切除术 因为儿童 OSAHS 的病因主要为咽淋巴腺体占位，所以采取对因治疗去除过大的腺体，疗效可以预期很好，因而外科手术成为主要的解决方案。许多国家和学会撰写的指南，均指出在临床检查发现 OSAHS 儿童存在肿大的腺样体和（或）扁桃体，且不存在手术禁忌证时，推荐首选手术方法切除。行腺样体 / 扁桃体切除术的患儿一般在全麻下进行，针对Ⅱ~Ⅲ度及以上肿大程度的腺样体和（或）扁桃体实施手术。既往实施过腺样体 / 扁桃体切除术、无过大咽淋巴腺体、病态肥胖、出血性疾病、黏膜下腭裂、患儿身体条件不良等为手术禁忌证。

术后患儿通常可获得呼吸功能、各种并发症、生长发育的改善，特别是生长发育可以呈现追赶性生长。有系统性评价总结了 50 多项临床研究结果，发现患儿在术后各种睡眠监测指标明显好转，术后 AHI<1 次 / 时达标者平均为 51%，AHI<5 次 / 时的成功率为 81%。对于过度肥胖、重症、颜面严重畸形等高危患儿，术后残留率相对高一些。腺样体 / 扁桃体手术后强调随访，患儿

可能出现残留和复发情况，但有文献表明其总体趋势向好。

2. 鼻腔手术　有些 OSAHS 患儿系由鼻甲肥大、鼻中隔过度偏曲、鼻黏膜肥厚所致，这种情况下鼻腔手术可以考虑。对于儿童常见的各种感染性、过敏性鼻炎、鼻窦炎以及经久不息的上呼吸道感染、哮喘，一般先选择鼻喷激素、白三烯受体拮抗剂等单独或联合用药。

3. 口腔矫治　如果患儿没有极其严重的腺样体、扁桃体等肥大表现，或者多次手术屡屡复发，或者症状不十分严重而拒绝手术者，在口颌系统条件满足的情况下，可以采用口腔矫治器进行治疗。

口腔治疗一般包括两个方向：上颌扩弓和下颌前导。对于后牙反𬌗或覆盖浅的患儿，可以设计扩弓器扩宽上腭，藉此扩宽鼻底，增加鼻腔容积，或可增大鼻咽容积，缓解轻症患儿的病情；对于下颌后缩、前牙覆盖大的患儿，可以设计下颌前导装置向前导引下颌，藉此扩大口咽容积，改善呼吸状况。

口腔矫治的疗效与扩弓量、前导量密切相关，扩展量大则效果更好，所以一些中重度患儿在能够进行更大幅度调整的情况下，也能够获得很好的效果；口腔矫治也与生长发育潜力有关，青春期前矫治效果优于青春期后；口腔矫治还与治疗时长有关，治疗周期长则短期获益及长期稳定均有保证。

4. 无创正压通气治疗　对于并发症较为严重的患儿，身体条件无法开展手术治疗者以及存在其他手术禁忌或者不满足口腔矫治条件者，可采用呼吸机治疗。患儿在多导睡眠监测下进行呼吸机调压滴定，调整后需每夜戴用。呼吸机见效快，效果稳定，但需定期随访、重新评估，短期可有一些鼻部、眼部、面部皮肤的刺激症状，长期戴用要监控呼吸机面罩压力对颅面发育的影响。对于先天综合征等患儿，全身情况差且不能耐受手术，可以迅速使用呼吸机维持生命指征，待病情稳定后再考虑联合使用其他治疗方法。

5. 正颌手术　如果患儿存在明显的骨骼缺陷，特别是颞下颌关节强直一类的小下颌畸形，可以在适宜的年龄采取颌骨牵引等口腔正颌外科手术。颌骨牵引虽然有创，但是能够提供较多的骨骼延长，对生长发育严重受阻的患儿可以起到迅速改善的作用。这些患儿往往需要手术前后联合使用多种治疗手段，并大概率要在成年后进行正畸 - 正颌联合治疗。

6. 减重　过于肥胖的患儿，一定要采取措施减重，调整饮食，加强锻炼，但不建议采用成人 OSAHS 使用的外科减重手术。

7. 气管切开造口术　由于气管处有"C"状软骨支撑，一般不会出现气道塌陷，所以在气管处建立对外通气窗口，完全避开鼻腔、软腭、舌根、腺样体、扁桃体等易发阻塞的位点，重建呼吸通路，是一种紧急应对措施。然而避开上述组织的缺点包括可能会导致吸入的空气缺乏湿润、温暖和过滤，引发下呼吸道刺激或感染；切口处容易感染发炎和生成肉芽肿；使发音受到影响，导致社交出现障碍。

（五）儿童 OSAHS 的治疗预后及意义

历史上有几个著名的灵长类实验，将幼小猿猴的鼻气道进行闭塞，之后观察者发现它们选择了各异的姿态去面对，仰颈张口者发育为类似安氏 Ⅱ 类畸形，吐舌伸下颌者发育为安氏 Ⅲ 类畸形，观察者更为仔细地发现舌位在切缘之间者发展为开𬌗，舌位在切牙之后者发展为深覆𬌗。这些与发生在人类身上的表现非常一致。然后，在猿猴尚未长至成熟期时，去除鼻腔闭塞，观察者发现畸形程度逐步减轻，生长在朝向健康的方向逆转。类似的观察在人类儿童中也有报道，以腺样体 / 扁桃体切除术为代表的治疗之后，患儿也逐渐趋向原来的发育方向，骨组织的年增长量会略大于同龄对照。这些队列研究非常好地体现了儿童 OSAHS 对颅面生长发育的影响，而干预措施可以有效抑制 OSAHS 的不良影响，逆转生长发育方向。

由于 OSAHS 能够导致颅面形态异常，将儿童 OSAHS 的面型模板与成人 OSAHS 的面型模板进行比对，会发现两者十分相像：都发生了颌骨后缩、后旋，舌骨位置低，上气道出现阻塞点的表现。

虽然儿童 OSAHS 仅发生在低龄时期，随着年龄增大，咽淋巴腺体萎缩，很多儿童的症状会在进入成年时有所缓解，但是所造成的颅面形态改变，如未能得到及时纠正，是否会增加成年 OSAHS 的发病率？反向思考，如果早期干预，改变了不良颅面形态，是否又能减少成年 OSAHS 的发病率？这些问题揭示了儿童 OSAHS 的治疗意义深远，但是由于目前睡眠医学还是一个年轻的学科，这样的队列研究将历时几十年，尚缺乏能够有所启示的研究，因此研究结论的得出还有待时日。

【病例报告】

这是一个历史报道，见于 Christian Guilleminault 医生记录的个人日志。其著名之处不仅在于这是首例儿童 OSAHS 的报道病例，而且在于 Guilleminault 医生本人是睡眠医学的创始人，使得这个早期病例蜚声国际。

Rrymond 是一个 10 岁半男童，患有进行性血压增高 6 个月，病因不明。患儿有高血压家族史，但家族中从未有这么早发病的情况。住院后对其予以测定肾素、血管紧张素和醛固酮，进行肾功能检查、肾 X 线成像、心功能评价，除血压在 90～100 mmHg/140～170 mmHg 波动外，其他所有检查都提示正常。Guilleminault 医生在会诊时注意到患儿白天嗜睡，问诊其母得知在过去两三年里，学校老师经常反应 Rrymond 上课睡觉，不时有注意力不集中、好动、好斗等"行为问题"，母亲确认他 2 岁时甚至更早就有打鼾现象。体格检查发现该患儿肥胖、颈短、气道狭窄。于是 Rrymond 接受了睡眠测试，结果：食管压为 80～120 cmH$_2$O，呼吸暂停后潮气末二氧化碳为 6%，呼吸暂停时间多为 25～65 s，呼吸暂停指数为 55 次/时，动脉血氧饱和度常低于 60%。

在儿科的病例讨论会上，Guilleminault 医生出示了检查结果，解释了睡眠问题为什么可能引起高血压，儿科医生虽然表示不能相信，但还是征询了相关治疗建议。由于当时只有减肥和气管切开造口术两种办法，Guilleminault 医生只能建议行气管切开造口术。儿科医生想了解当时全美国接受过这种治疗的人数，特别是儿童接受过这种治疗的人数，Guilleminault 医生对这两个问题的答案都是"零"，引发举座震惊，故儿科医生决定还是先采取保守治疗。

后来，Rrymond 接受了半年多的积极的内科治疗，但病情还在加重，于是在 1972 年底接受了气管切开造口术。术后 10 天，血压即降到 90/60 mmHg，并且不再嗜睡了。在之后 5 年的随访过程中，Rrymond 血压一直正常，而且智力水平有所提高，只是造瘘口一直不敢予以关闭。

【病例解析】

本例患儿表现有儿童不常见的高血压，以及白天嗜睡、注意力不集中、多动、好斗等行为问题。这是个极为重度的病例，超过睡眠呼吸障碍指标正常值 10 倍，加之患儿有高血压家族史，存在系统易感性，且受到肥胖等因素的影响，故病症非常严重。从这个病例中，可以了解到儿童罹患 OSAHS 可能会导致非常严重的健康问题，虽然大多数转诊到口腔科的患儿为轻症，但是其对于儿童身心正常发育的影响仍不容忽视，对于某些低龄婴幼儿甚至会存在生命威胁，故需要非常重视。

本例患儿受到家族性心血管系统特性的影响，表现为血压易感性。其他相关关联因为资料不全暂时不得而知，但本例患儿有肥胖、颈短、上气道狭窄，均是儿童 OSAHS 常见的致病因素，应该存在联合病理机制。

Guilleminault 医生报告的这个病例虽然较为久远，但是却揭示了儿童 OSAHS 的主要治疗办法还是手术。在那个年代，腺样体刮治、扁桃体摘除等一系列术式尚未被认识，呼吸机也还没有发明出来，出于时代局限性，不得不采纳极端手术进行治疗。本例患儿在当时的身体条件下，权衡全身健康和成长，采用气管切开造口是值得的。时至今日，这样的患者可以有更多的治疗选择，可以考虑通过呼吸机控制一段时间后，采取腺样体/扁桃体手术、减重、药物治疗的联合方案。术后如有残留或复发，可考虑根据口内情况采取口腔矫治的方法，以期获得更好的效果和更小的代价。

本例中患儿经过手术改善通气后，血压降低、不再瞌睡，且智力水平有所提高，这样的治疗效果也常常见于腺样体/扁桃体切除术后患儿。

本例展示了儿童 OSAHS 可能达到较为严重的程度，造成儿童脏器损伤、认知功能和智力受损、行为异常，甚至存在生命风险。而有效的治疗手段能够迅速控制局面，使患儿重新恢复健康。

三、睡眠磨牙症

睡眠磨牙症是一个古老的睡眠疾病，长久以来在口腔科的诊疗中占有一席之地。磨牙症中有些患者白天和夜晚均有磨牙表现，有些患者仅在夜间出现磨牙表现。自睡眠医学发展起来以后，睡眠磨牙症作为一种睡眠相关肢体运动疾患，也被纳入了睡眠医学的研究范畴。在国际睡眠疾病分类中，睡眠磨牙症分为原发性睡眠磨牙症、继发性睡眠磨牙症和治疗所致睡眠磨牙症。原发性睡眠磨牙症指无明确病因的自发的功能失调导致的睡眠磨牙；继发性睡眠磨牙症指与精神类医疗用药或帕金森病、脑瘫、唐氏综合征、OSAHS 等疾病相关的睡眠磨牙，包括与某些药物的服用或停用相关的医源性睡眠磨牙；治疗所致睡眠磨牙症是指与一些治疗改变相关的睡眠磨牙，比如牙齿充填、修复，神经兴奋性治疗等。

（一）睡眠磨牙症的诊断及表现

在第三版国际睡眠疾病分类中，强调对磨牙声音的辨识和确认。作为诊断的必要条件是：睡眠中出现规律、频繁的磨牙声，并且存在牙齿异常磨耗，或醒来后一过性咀嚼肌疼痛 / 疲劳 / 颞下颌关节强直。

与 OSAHS 不同的是，睡眠磨牙症不强求多导睡眠监测确诊，但是 PSG 仍然是诊断标准，特别是 PSG 可以用于排除需要鉴别的面颌肌阵挛、胃食管反流、REM 相关睡眠障碍、癫痫等疾病以及患者睡眠呓语、咳嗽、吞咽等其他颜面运动。而用于诊断睡眠磨牙症的 PSG 需要有同步记录的颌下音频、嚼肌肌电、视频信号。在肌电图上可以看到成组的时相性肌电活动以及独立的持续性收缩，与之同时的是牙齿咬合声音音频，以及视频上显示的牙齿往复咬合运动或牙关紧咬的状态。

在白天可以检查到牙齿的异常磨耗、嚼肌区或颊肌区或颞肌区的疼痛或压痛、颞下颌关节弹响、颞下颌关节的磨耗影像等，这些虽是最常见的表现，但均不能作为独立的诊断指标。这些症状和体征的主要意义是提示治疗的必要性和紧迫性，有疼痛症状、干扰生活质量者才需要进一步治疗，不少睡眠磨牙症患者由于没有不适，可以视为良性病症而不予干预。

睡眠磨牙症从儿童期历经青年、中年到老年的年龄趋势上，呈现患病率逐渐降低的特点。兴奋型和警觉型的人格特征、来自生活和工作的焦虑和压力、烟酒和咖啡因的饮食刺激、家族遗传、睡眠打鼾和呼吸暂停、儿童消化不良和寄生虫以及服用某些药物等，这些都可以成为睡眠磨牙症的相关诱因。

（二）睡眠磨牙症的治疗

睡眠磨牙症的治疗主要依靠佩戴𬌗垫。依据不同的材质和设计，𬌗垫可以有多种品类，一般可以归为两种：一种为上下颌一体式，主要限制上下牙列之间的相互运动，以达到减少睡眠磨牙动作的目的；另一种为单颌式，主要代替真牙咬合，防止磨耗加重，单颌式𬌗垫据称也有加大颌间距离、改变颞下颌关节肌肉 - 神经反馈的作用。总的来说，睡眠磨牙症的𬌗垫是一种保护性质的，没有短时间治愈的功能，需要患者长期戴用。

存在明显诱因的夜间磨牙症，可以针对诱因进行干预。自我减压、戒烟戒酒、治疗消化道疾患、治疗 OSAHS 等都可望获得有益的作用或影响。

四、睡眠与颞下颌关节紊乱

颞下颌关节紊乱是涉及颞下颌关节髁突、关节盘、韧带和肌肉群的损伤及不调的一组疾病，伴随临床上肌筋膜疼痛、关节弹响、张口受限，甚至骨质吸收、咬合错乱等表现，是研究历史悠久的典型口颌系统的疾病。但是近年来，随着睡眠医学的产生和发展，这两个貌似距离较远的疾病被发现有密切关联，而且是互为因果的双面影响。

（一）睡眠对颞下颌关节紊乱的影响

首先是共病调查。在具有睡眠呼吸疾患的人群中，颞下颌关节紊乱者占比较大，一份调查显示，在寻求口腔矫治器治疗的 OSAHS 患者中，有高达 52% 的患者存在颞下颌关节紊乱，因此建议将颞下颌关节检查纳入 OSAHS 的常规诊疗环节。在对近 6000 人的 OSAHS 患者的队列研究中发现，OSAHS 组比对照组更多地出现初发颞下颌关节紊乱症状，具有更多 OSAHS 表现的患者其初发颞下颌关节紊乱的比例更高。值得注意的是，研究发现，在否认存在颞下颌关节症状的 OSAHS 患者中，有 47.6% 被发现有关节骨质改变。

关于睡眠呼吸障碍与颞下颌关节紊乱的假说有几种。一种存在争议的假说是 OSAHS 的颅面畸形，不仅会加重睡眠呼吸障碍，而且可能与颞下颌关节紊乱相关。儿童 OSAHS 导致的面型改变，可能对成年后的颞下颌关节状况产生影响。另一种假说是 OSAHS 可能成为睡眠磨牙的诱因，而磨牙症是颞下颌关节紊乱的中间环节，所以一部分 OSAHS 患者是因为咀嚼肌紧张度增加而与颞下颌关节产生联系。还有一种假说，OSAHS 可引起患者情绪心理变化，抑郁焦虑的心理 - 生理模型是颞下颌关节紊乱的心理病因。最后，非常令人信服但尚未得到验证的假说，系因 OSAHS 的背景肌电活动增强、间歇性缺氧、睡眠片段，伴随引发的交感神经亢进、氧化应激增强、促炎通路激活，与颞下颌关节的炎症反应和耐受相关。

睡眠磨牙症确实可以增加颞下颌关节紊乱，频次较多的夜间磨牙加剧了颞下颌关节的负担，可引起次日面肌酸痛。在睡眠磨牙症的诊断中，即将颞下颌关节症状作为诊断损伤的必要条件之一。

最多见的睡眠疾病是失眠症。此外，各种原因所致的睡眠剥夺可能会降低疼痛阈值，导致痛感过敏，加大患者对颞下颌关节紊乱的不可耐受。特别是非快动眼期睡眠结构紊乱可能与颞下颌关节纤维肌痛的病理机制有关。

（二）颞下颌关节紊乱对睡眠的影响

颞下颌关节紊乱人群的 OSAHS 患病率也很高，有报道可达 28%，或是对照组的 1.7 倍。

颞下颌关节的疼痛症状可能诱发睡眠微觉醒，破坏睡眠维持和结构完整。问卷调查显示，颞下颌关节紊乱患者比健康人呈现更多的睡眠障碍，睡眠质量下降。但也有研究比较了各种颞下颌关节紊乱的亚型，肌筋膜痛是否比其他如盘易位、关节器质性改变等更容易引起睡眠障碍，尚为争议内容。

颞下颌关节紊乱本身可为睡眠磨牙症的病因因素，还可能由于诱发疼痛而导致失眠。

第三节　睡眠呼吸障碍的诊疗发展

睡眠医学是一个新兴学科，关于睡眠、睡眠调控、疾病机制等的认识，关于诊断与治疗措施的改进，不断有研究刷新人们的知识储备。特别是近年脑认知科学受到重视以来，不断发现存在脑功能与睡眠的联系。

其中，睡眠监测技术是睡眠医学领域独具学科特色的一系列检查方法，而且有一些手段初创时仅见于这一学科，但是在发明后促进了很多其他学科的发展，比如一些脑电探测装置。睡眠疾病的种类繁多，涉及学科广，领域交叉。检测手段需要多学科知识储备的综合应用，从事睡眠医学的工作者也需要全面了解相关各学科的知识和技术。

一、传统评估手段

虽然被称为传统评估手段，但事实上睡眠医学领域的评估手段都很新，与睡眠医学这一新兴学科相呼应，被发明的历史都不长，只有几十年的应用史。

多导睡眠监测技术，通过持续同步采集、记录、分析和解释睡眠期间多项生理参数（脑电图、眼动图、肌电图、心电图、呼吸气流、呼吸运动、体位、氧饱和度及视音频）和病理事件，综合分析睡眠结构及其相关生理、行为变化，是诊断各种睡眠障碍的重要客观评价方法。该方法的技术性非常强，各导联有规范化的粘接和连接方式，各种生物信号有国际通行的调节和解读规则，从人员、设备、实验室空间配备，到信号判读、标准修订、睡眠技师培训，均具专业化限定和学科特色。睡眠监测区分等级，包括睡眠实验室监测和便携式居家监测，在鉴别诊断范围和评估精度上有所差异，当然简易程度和舒适度亦有差别。但是最简单的监测方法也需要一定程度的专业训练和较高的医疗资源占用。因而是近年更新迭代较快的睡眠研究领域。

二、生物信息转化技术

人体的各种生物电信号往往在探测时是有干扰和叠加的，多导睡眠监测技术包括各种生物信号的去除伪迹、滤波、提取和放大。但是现代医工结合技术可以利用复合的生物电信号，分解出相应的单一信号。例如心肺耦合技术，就是利用探测到的混合心电及呼吸信号，对结合在一起的信号实施离析，运用傅里叶变换技术可以分析以下两种特征：其一是心率变异，其二是由呼吸所引起的心电图 R 波振幅的波动。通过计算两种信号的互谱功率与相干度，生成睡眠期间心肺耦合动力学频谱图，可用于评估睡眠质量。再如脉搏波分析技术，通过对脉搏波形及其耦合的其他生物信号如呼吸的影响，从监测到的一个指标而得出多个生物指标，是一种利用血流动力学参数进行的快速无创的睡眠监测方法，被很多腕表式监测装置应用，成为穿戴式医疗设备的一个组成部分。

三、远程监测与维护

由于医疗大数据分析、穿戴式医疗设备、5G 通信技术、物联网技术等在近年的发展，特别是经过 2020 年新冠肺炎疫情的暴发，使远程医疗在睡眠领域得到了迅速推进。同时，睡眠医学也是一个十分适宜开展远程医疗的领域。特别是对于睡眠监测，居家睡眠监测更加贴近自然生活状态，可以减少首夜效应的影响。美国睡眠医学会发布了远程医疗在 OSAHS 的应用指南，对技术和模式均提出了实用性建议，并由学会发起和组织远程诊疗应用，可以实现对 OSAHS 患者进行诊断、治疗和管理一体化的长期慢病监控。

在睡眠医学远程医疗系统中，适合居家监测的 Ⅲ 型家庭睡眠呼吸监测可穿戴装置，目前主要是感测装备，用于初筛、部分诊断和调节反馈；反映睡眠中多种生物信息的电信号，通过互联网传输到远处的管理平台，与人工智能或医疗资源接轨，实施判别和操控；部分得到诊断的适应证患者，可以通过物联网获取呼吸机，并藉由呼吸机内置芯片实施居家无创通气治疗；再次并且可以多次通过可穿戴监测装备，将治疗参数获取并传输到管理平台，管理平台的调整方案通过同一渠道返回到芯片，调改呼吸机的治疗方案，保证病情得到稳定控制。目前的远程医疗仍然需要对患者进行线下随访，医生要对患者进行全面评估，以确保诊断的正确性、全面性和治疗的紧迫性。由于避免了诊疗过程中的多次住院和门诊随诊，避免了许多易于交叉感染的环节，并且节省了时间成本、人力成本和费用支出。

口腔矫治也可以提供相似的远程医疗方案。同样由可穿戴式居家监测装备实施感测，由 5G 通信网络提供医疗大数据传输，实现睡眠呼吸状况的评估和诊断；适应证患者可就近接近口腔中心，获取口腔扫描影像，将数据传输到技术加工中心，进行口腔矫治器制作；口腔矫治器成品可通过物联网传递至患者，目前适宜采用可调式口腔矫治器，在睡眠监测下由患者自己实施调节，达到最终治疗位置，开始长期佩戴；达成疗效和舒适性的兼容，以及睡眠呼吸的长期维护，均可在可穿戴式居家睡眠监测情况下，在手机 APP 管理系统照护下，保证这一治疗方案的有效性和患者的依从性。依然也需要患者一定的面诊，但是可以不受制于地理位置上的口腔医疗资源情况，实现全国或更多区域的联通。

睡眠医疗在远程化方面的探索，既包括医疗技术和服务模式，也包括经济卫生政策和伦理法案的修订，有助于社区医疗的开展，以及同步远程医疗的探索，建立新型医患交互模式，对于人口老龄化带来的许多现实问题，为其他多种学科提供宝贵的先行者经验。

综合思考题

1. 还有哪些口腔表现与全身疾病相关？
2. 口腔医学对睡眠医学的主要贡献有哪些？

（高雪梅）

拓展小故事及综合思考题参考答案见数字资源

参考文献

1. American Academy of Sleep Medicine（2005）. The International Classification of Sleep Disorders：Diagnostic and coding manual. http://www.absm.org/PDF/ICSD.pdf.

2. Flemons W，Buysse D，Redline S，et al. Sleep-related breathing disorders in adults：recommendations for syndrome definition and measurement techniques in clinical research. The report of an American Academy of Sleep Medicine task force. Sleep，1999，22（5）：667-689.

3. Berry R B，Budhiraja R，Gottlieb D J，et al. Rules for scoring respiratory events in sleep：update of the 2007 AASM Manual for the Scoring of Sleep and Associated Events. Deliberations of the Sleep Apnea Definitions Task Force of the American Academy of Sleep Medicine. J Clin Sleep Med，2012，8（05）：597-619.

4. Peppard P E，Young T，Barnet J H，et al. Increased prevalence of sleep-disordered breathing in adults. Am J Epidemiol，2013，177：1006-1014.

5. Bixler E，Vgontzas A，Lin H，et al. Sleep disordered breathing in children in a general population sample：prevalence and risk factors. Sleep，2009，32（6）：731-736.

6. Guilleminault C，Huang Y-S，Glamann C，et al. Adenotonsillectomy and obstructive sleep apnea in children：a prospective survey. Otolaryngol Head Neck Surg，2016，136（2）：169-175.

7. Edwards R R，Grace E，Peterson S，et al. Sleep ontinuity and architecture：associations with pain-inhibitory processes in patients with emporomandibular joint disorder. Eur J Pain，2009，13：1043-1047.

8. Sanders A E，Essick G K，Fillingim R，et al. Sleep apnea symptoms and risk of temporomandibular disorder：OPPERA cohort. J Dent Res，2013，92：70s-77s.

9. Singh J，Badr M S，Diebert W，et al. American Academy of Sleep Medicine（AASM）position paper for the use of telemedicine for the diagnosis and treatment of sleep disorders. J Clin Sleep Med，2015，11（10）：1187-1198.

10. 物联网在睡眠呼吸疾病诊治中的应用专家组. 物联网在睡呼吸疾病诊治中的应用专家共识. 国际呼吸杂志，2013，33（4）：241-244.

第二十一章

种植与修复前正畸治疗

◎ 学习目标

基本目标

1. 熟悉了解种植修复前正畸治疗的特色要求。
2. 掌握修复前正畸常见问题的矫治策略和方法。

发展目标

1. 掌握复杂口腔病例全面系统方案的综合设计能力。
2. 熟练运用各种矫治器形式和各种支抗控制方法开展疑难病例的修复前正畸治疗。

现代医学的发展向着深度和广度不断深入，正畸与多学科联合治疗是当前重要的发展和研究领域，种植与修复前正畸就是其中一个重要的方向。除了常规正畸设计和治疗的通用原则要求之外，种植与修复前正畸也具有其本身的矫治设计和治疗特色。

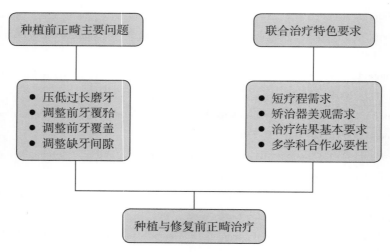

种植与修复前正畸治疗的主要内容与特色要求

第一节　种植与修复前正畸治疗的特色

一、修复前正畸的短疗程需求

修复前正畸患者一般对疗程要求比较苛刻，希望在尽可能短的时间内完成治疗。这就要求修复前正畸具有高效性。高效性的实现，主要从矫治目标设计、矫治器选择、支抗和力学机制设计、多学科治疗时机的优化等方面加以考虑。

修复前正畸的首要目的是通过正畸治疗帮助种植与修复顺利进行，基于这个基本出发点，并不一定要追求完全实现常规正畸治疗的矫治目标，而往往是通过有限的正畸治疗，并结合其他口腔治疗包括牙周、种植、牙体牙髓治疗等，尽快恢复患者的生理𬌗。因此修复前正畸的矫治设计要尽量简洁实用。对于患者同时存在的其他错𬌗问题是否一并解决，需要考虑患者的主诉意愿、是否影响生理𬌗功能的恢复以及矫治的进程设计是否会受到影响。

修复前正畸治疗往往是移动牙列中部分牙齿，调整局部的牙齿排列和咬合关系，因此矫治器的类型、应用范围、粘接要求存在很大的差异。矫治器的类型可以是固定矫治器或活动矫治器。无托槽隐形矫治器更加有利于局部牙齿位置的调整，也是常用的矫治器。固定矫治器较多使用片段弓矫治器，由于治疗仅调整局部牙齿，固定矫治器托槽粘接时需要考虑弓丝入槽后会不会改变支抗牙的位置，因此托槽粘接的位置和角度等与常规正畸的标准粘接有所不同（图 21-1）。

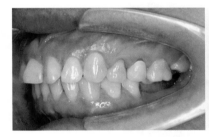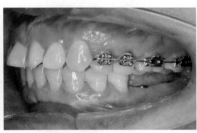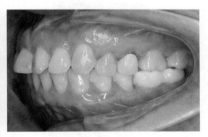

图 21-1　片段弓矫治器压低 26，前磨牙托槽的粘接要求不影响支抗牙的位置

修复前正畸由于较多使用局部矫治器，对于支抗的设计和控制提出了更高的要求。除了使用增强组牙支抗的腭杆和舌弓外，微螺钉骨性支抗是较多使用的增强支抗控制的方法（图 21-2 至图 21-4）。

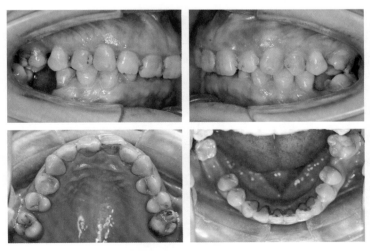

图 21-2　治疗前，第二磨牙前倾，缺牙间隙不当

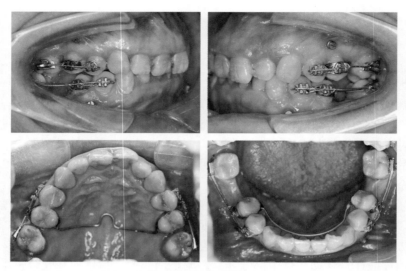

图 21-3　治疗中，片段弓矫治器结合横腭杆和舌弓稳定牙性支抗

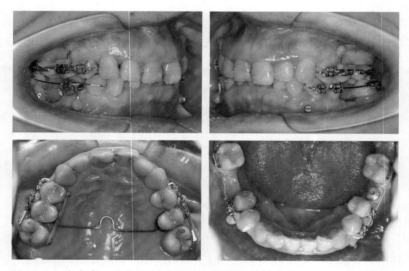

图 21-4　治疗中，片段弓矫治器结合微螺钉骨性支抗，关闭上颌磨牙间隙，扩大下颌磨牙间隙

　　修复前正畸涉及多学科联合治疗，正畸与其他口腔专业的治疗内容有些必须依次进行，而有些可以同时进行，优化不同专业的治疗时机和衔接顺序，可以大大提高患者的治疗效率，使患者得到最大受益。

二、修复前正畸的矫治器美观需求

　　种植修复前正畸治疗属于成人正畸的范畴。患者对于矫治器美观性一般有较高的要求。可以考虑的美观矫治器形式主要有三种：陶瓷固定矫治器、舌侧固定矫治器和无托槽隐形矫治器，可以根据患者的要求、矫治的目标、患者对于矫治费用和疗程的接受能力等选择使用。

　　除了考虑使用上述美观矫治器的形式外，还可以考虑减小矫治器的使用范围，尽可能在牙弓后段设计使用局部矫治和片段弓矫治器，或者只在单颌戴用矫治器进行矫治，以解决治疗中矫治器的美观问题。

　　对于前牙美学区域有牙齿缺失的修复前正畸患者，应该注重正畸治疗中过渡义齿的使用。过渡义齿可以固定于矫治器上，或设计局部活动义齿，或将过渡义齿粘接固定于邻牙上（图 21-5）。使用无托槽隐形矫治器时，同样可以在透明牙套上为缺失牙充填树脂义齿（图 21-6）。

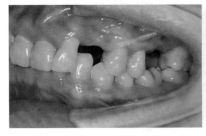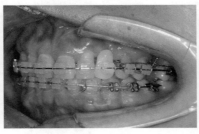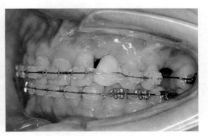

图 21-5　美学区域过渡义齿固定于矫治器或粘接于邻牙上

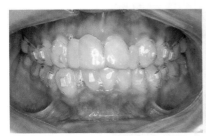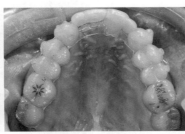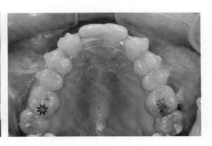

图 21-6　无托槽隐形矫治器，透明牙套上充填过渡义齿

三、修复前正畸治疗结果的基本要求

　　种植与修复前正畸是为最终实现修复创造理想的条件，便于获得更佳的修复效果。所以正畸治疗的结果不仅要考虑达到正畸治疗的标准，更重要的是能够满足种植与修复治疗的要求。

　　如何做到修复前正畸治疗的高品质结果，除了对于常规正畸设计原则和治疗方法的系统化掌握，还要对联合治疗中其他专业的知识体系和治疗手段有基本的认识，准确把握其他专业医师对患者正畸治疗目标的要求。

　　因此在修复前正畸的多学科联合治疗中，正畸的设计和治疗过程一定自始至终考虑患者后续其他专业治疗的可行性，贯彻实现种植修复医师的正畸要求。只有这样才能避免联合治疗中专业衔接产生问题，避免进行二次修复前正畸治疗，以及减少医患纠纷的情况发生（图 21-7 至图 21-9）。

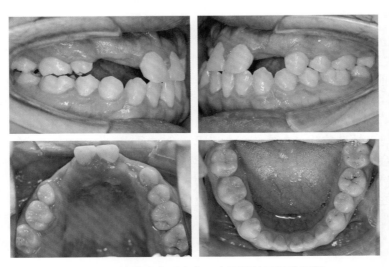

图 21-7　外院治疗后患者，上牙列缺牙间隙不调

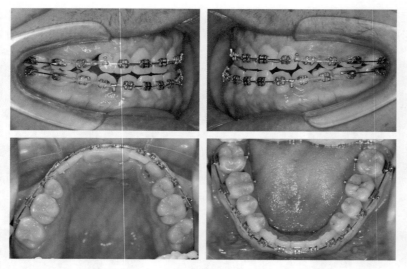

图 21-8　重新设计正畸 - 正颌 - 种植修复联合治疗，术前矫正完成

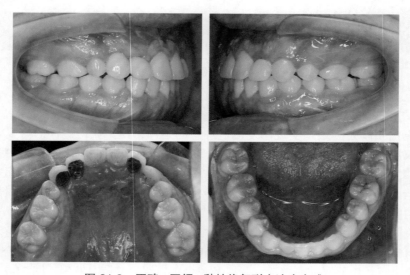

图 21-9　正畸 - 正颌 - 种植修复联合治疗完成

四、修复前正畸的多学科合作必要性

种植与修复前正畸作为多学科联合治疗的一部分，能否顺利成功地完成口腔复杂病例的诊治，完全取决于团队协作的效果，联合治疗所涉及的各个专业学科必须密切合作，才能保证患者得到最大的受益。

如何实现良好的团队协作，主要体现在以下三个方面。首先，联合治疗所涉及的各专业学科需要建立良好的会诊制度。通过会诊，各专业学科对于患者的最终治疗结果达成一致认识，并对治疗内容进行明确的阶段分工。其次，正畸医师应该充分了解联合治疗中相关专业技术上的优势和不足，各专业之间相互促进和弥补，才能高效优质地解决患者复杂的口腔问题。最后，联合治疗团队应该尽可能优化不同专业治疗时机上的衔接，以缩短患者整个口腔治疗的疗程（图 21-10 至图 21-12 ）。

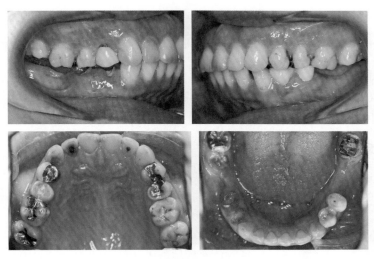

图 21-10　治疗前，双侧上后牙过长，下颌后牙缺失

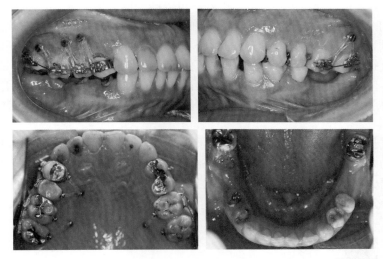

图 21-11　治疗中，微螺钉支抗压低上颌双侧后牙，同时下颌种植治疗

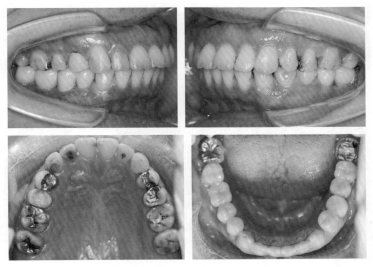

图 21-12　总疗程 14 个月，正畸 - 种植 - 修复联合治疗完成

第二节　种植与修复前正畸治疗的主要内容

种植与修复前正畸主要解决患者修复空间不当和咬合不调两大方面的问题，前者主要包括缺牙区龈𬌗向间距不足和近远中向距离不调（包括冠水平和骨水平）等，后者主要包括前牙覆𬌗覆盖关系不调和后牙反𬌗、锁𬌗等咬合不调。

一、压低过长磨牙

磨牙长期缺失通常会导致对𬌗磨牙过长、缺牙区龈𬌗距离过小，影响种植修复的治疗。磨牙过长也会形成不良的牙列纵𬌗曲线，影响正常的咀嚼功能。压低过长磨牙是修复前正畸最常见的治疗内容。压低过长磨牙恢复缺失牙正常龈𬌗距离的正畸方法主要有以下三种。

（一）应用种植钉支抗压低过长磨牙

严重的单颗磨牙过长或多数后牙过长，首选种植钉支抗的治疗方法。应用骨性支抗压低过长牙齿的方法，可以使磨牙压低实现治疗局部化、美观化、高效化。在各种骨性正畸支抗方法中，微螺钉支抗具有使用简单、植入部位灵活、舒适度好、可以即刻加力等优点，故临床应用最为广泛。

在使用微螺钉支抗压低过长磨牙时，需要在磨牙颊侧和腭侧均植入支抗钉，以避免压低磨牙时出现牙齿的颊舌向倾斜。在过长磨牙的颊侧和舌侧分别粘接颊面管或舌侧扣等正畸附件，以链状橡皮圈连接支抗钉和矫治器附件进行施力压低牙齿。需要注意的是，磨牙过长有时会伴有牙齿的倾斜或扭转，应考虑过长磨牙的具体情况设计施力的大小及方向，通过调整颊侧和舌侧不同的压低力量，使得磨牙压低运动的同时实现对倾斜及扭转的矫治，最终达到理想的矫正位置（图21-13至图21-16）。

另外，压低过长磨牙时，微螺钉是植入在牙齿之间牙根间隔部位，并非在磨牙抗力中心的正上方，磨牙压低力量的水平分力会使牙齿产生近远中向倾斜移动的趋势。对于具体病例的治疗，应考虑在压低过程中其他方向上分力的处理（图21-17）。如果需要减少磨牙压低时牙齿的倾斜移动，支抗钉的设计分布应该尽量考虑颊舌侧的对角线分布或三点分布。

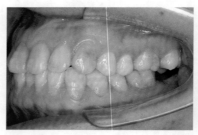
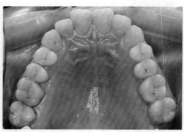

图21-13　治疗前，左上第二磨牙过长伴有颊倾，腭尖过长较多

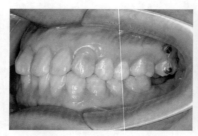
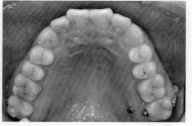

图21-14　治疗中，种植钉支抗压低左上第二磨牙，腭侧压低力量大于颊侧

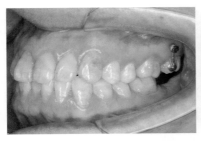
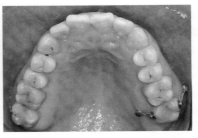

图 21-15　治疗中，左上第二磨牙压低的同时腭向直立

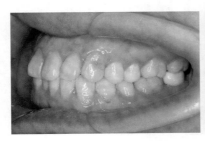
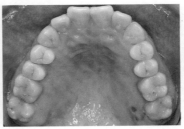

图 21-16　磨牙压低治疗后，左下第二磨牙完成种植修复

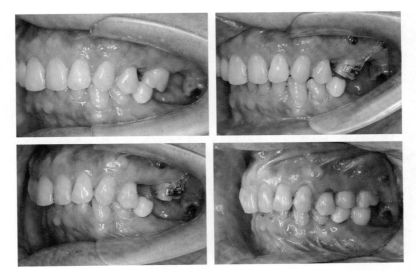

图 21-17　利用磨牙压低的水平分力直立左上第一磨牙，扩大第二前磨牙缺牙间隙

对于磨牙过长进行局部种植钉支抗压低治疗的患者，磨牙压低后如果局部存在轻度拥挤，可以用片段弓丝进行局部牙齿的排齐。通常在过长磨牙压低治疗的同时，对颌缺失牙齿就可以开展种植治疗的工作。磨牙压低治疗完成后，可以用结扎丝吊扎在支抗钉上进行被动保持，等待缺失牙齿种植修复体完成。

（二）应用局部片段弓矫治器压低过长磨牙

对于轻度的磨牙过长，可以应用局部片段弓进行压低治疗，弓丝选用镍钛弓丝。片段弓的范围一般从一侧的尖牙或第一前磨牙延伸到第二磨牙。由于在单颌进行片段弓局部治疗，过长磨牙前后的牙齿咬合关系维持不变，因此片段弓托槽的粘接，要求除了过长磨牙以外，其他牙齿托槽要槽沟排列一致，并且整体稍偏向龈侧方向粘接。

片段弓矫治器压低过长磨牙的支抗来源于牙性支抗，治疗中应注意将邻牙连续结扎成整体，以增加牙性支抗的能力。需要指出的是，在治疗中应注意观察牙性支抗不足带来的副作用，一是邻牙是否产生显著性松动，二是支抗牙是否明显移位造成拥挤和局部开𬌗，应根据治疗进展情况及时调整治疗措施，避免问题恶化。单纯的牙齿支抗不足，可以通过增加支抗牙数量或增加辅助装置，如种植钉支抗来解决。

　　有些情况下颊侧片段弓压低磨牙，对牙齿颊尖有明显压低，腭尖压低不良，则需要考虑增加舌侧片段弓丝或舌侧骨性支抗（图21-18）。应用片段弓矫治器压低过长磨牙，适用于磨牙过长不严重的情况。如果磨牙伸长严重，或多数后牙过长，牙性支抗不足，压低效果不佳，则需考虑在颊腭侧均设计骨性支抗的方法（图21-11）。

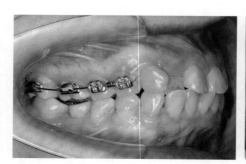
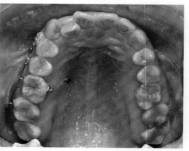

图21-18　右上第一磨牙压低应用颊侧片段弓丝，腭侧微螺钉支抗压低腭尖

（三）应用无托槽隐形矫治器压低过长磨牙

　　无托槽隐形矫治器最大程度地发挥了组牙支抗的功能，将牙列中除被矫治牙以外的所有其他牙齿有效地结合成一个整体，用于压低个别过长磨牙，这已经被证明是一种有效的方法。无托槽隐形矫治器材料的性能、支抗牙附件的设计、压低牙齿的数目对于压低效果具有影响。

　　为了更好地解决无托槽隐形矫治器压低过长磨牙时，压低力量的储备和释放问题，改良设计的无托槽隐形矫治器在过长磨牙的位置加入牵引皮圈，提高了压低效率（图21-19）。

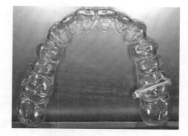

图21-19　改良无托槽隐形矫治器压低过长磨牙

　　需要指出的是，在磨牙过长量较大或多数牙齿过长等情况下，应用无托槽隐形矫治器压低治疗时，也容易出现矫治器脱轨、牙性支抗不足的现象，影响过长磨牙的压低效果。需要考虑辅助应用骨性支抗，以增强支抗控制的力度。

　　以上三种方法压低过长磨牙，虽然矫治器形式各有不同，但归根结底还是要考虑设计一种有效的支抗方式，来实现过长磨牙的压低。

二、调整前牙覆𬌗关系

　　前牙深覆𬌗畸形是影响前牙种植修复的主要问题。矫治前牙深覆𬌗辅助修复治疗通常需要进行全牙列的综合性正畸治疗，而较少采用局部辅助性正畸治疗。

　　前牙深覆𬌗矫治的主要策略包括三种：唇倾前牙、压低前牙、升高后牙。①唇倾前牙在一定程度上能够改善深覆𬌗，但前牙的过度唇倾一方面影响美观，另一方面也会影响种植修复的稳定性，因此唇倾前牙改善覆𬌗的适用范围有限，主要用于内倾性深覆𬌗。②压低前牙是解决种植修复患者前牙深覆𬌗畸形最常应用的矫治策略，对各种垂直骨型的前牙深覆𬌗患者均可适用。至于压低上前牙还是下前牙，需要综合考虑患者年龄、唇齿关系、前牙微笑弧形态、纵𬌗曲线深度等因素。③升高后牙适用于后部齿槽发育不足的低角患者。

　　前牙深覆𬌗畸形常见的治疗方法有以下几种。

（一）应用固定矫治器弓丝压低前牙改善深覆𬌗

通过固定矫治器的摇椅型弓、多用途弓或者压低辅弓，一般就可以达到控制覆𬌗的效果。摇椅型弓丝可采用 0.016 英寸 × 0.022 英寸或 0.017 英寸 × 0.025 英寸的不锈钢方丝弯制，这些弓丝在刚度和弹性上有较好的均衡性，覆𬌗控制的效果比较好。多用途唇弓在尖牙和双尖牙区域弯制 90° 曲，以避开尖牙和双尖牙，从而对前牙达到良好的压低效果。压低辅弓在第一恒磨牙的近中弯制小圈曲，再弯制末端后倾曲，以达到压低前牙的效果。

（二）应用上颌平面导板改善深覆𬌗

上颌平面导板一般在治疗初期单独使用或配合固定矫治器使用，具有压低下颌前牙和升高后牙的作用。平面导板打开后牙咬合的距离超过息止𬌗间隙 2 ~ 3 mm 为宜，必要时配合后牙垂直牵引，提高升高后牙的效果。上颌平面导板有固定和活动两种固位方式。固定的平面导板由于不依赖患者的配合，效果更佳。

（三）应用微螺钉支抗压低前牙改善深覆𬌗

对于比较严重的低角深覆𬌗，下颌 Spee 氏曲线过深或下颌前牙呈台阶式升高，以上治疗方法作用有限时，需要考虑骨性支抗压低前牙。微螺钉支抗可以植入下颌正中联合部位，行闭合式牵引压低下前牙。

（四）应用口外力牵引压低前牙改善深覆𬌗

对于上前牙过长的深覆𬌗患者，应用口外力牵引如 J 钩，可以压低上前牙改善深覆𬌗，同时改善唇齿关系和露龈微笑。由于口外弓仅能在部分时间应用且需要患者良好的配合，随着种植体支抗的发展和广泛使用，应用口外力压低上前牙的情况呈显著减少趋势。

（五）应用正颌手术改善前牙深覆𬌗

严重的骨性低角深覆𬌗患者，尤其是短面综合征患者，需要通过正畸 - 正颌联合治疗来改善前牙深覆𬌗畸形。

（六）应用咬合重建改善前牙深覆𬌗

对于后部齿槽发育不足、后牙普遍重度磨耗或后牙多数牙齿缺失的情况，需要通过咬合重建抬高咬合，改善前牙深覆𬌗，需要与修复科医生密切配合制订相应的治疗计划。

（七）应用冠修复改善前牙深覆𬌗

牙周病患者伴有深覆𬌗畸形的，需要考虑患者的牙周状况。如果下前牙存在普遍的牙槽骨重度吸收，牙齿冠根比例严重失调，可考虑下前牙牙髓治疗后截冠，通过冠修复恢复适宜的冠根比，同时改善下颌深的 Spee 氏曲线，矫治前牙深覆𬌗。

三、调整前牙覆盖关系

许多患者牙齿缺失前本身存在错𬌗畸形，前牙覆盖小且咬合过紧，会影响前牙种植修复的效果和稳定性。需要通过正畸治疗增加修复部位牙齿的覆盖关系。调整前牙覆盖关系辅助修复治疗的常用方法如下。

（一）上前牙唇向开展

如果患者牙弓和面型突度正常，前牙牙轴直立，上颌前牙区存在拥挤或修复间隙变小的情况，可以通过上前牙适度唇向开展扩弓，增加修复部位的覆盖，同时也可以获得排齐牙列和恢复缺牙间隙的效果。

（二）下前牙邻面去釉内收前牙

对于需要增加的前牙覆盖不多且下前牙拥挤度较小的情况，可考虑单纯通过前牙邻面去釉的方式获得小量间隙排齐和内收下前牙，增加需要修复部位的覆盖关系。

（三）减数单颗下切牙内收前牙

在患者存在较明显的下前牙拥挤，但前牙需要内收的量不大的情况下，可以考虑减数单颗下颌切牙获得间隙，排齐和内收下前牙，增加前牙覆盖。减数单颗下颌切牙的治疗，应注意控制拔除牙齿的邻牙牙轴，以实现拔牙部位两侧切牙牙根的平行。无论应用固定矫治器还是无托槽隐形矫治器，在设计和治疗中都要给予拔牙隙两侧邻牙充分的过矫正。

（四）减数前磨牙内收前牙

对于下前牙拥挤度较大，并且预期下前牙内收量比较大，才能获得上前牙修复体充分覆盖关系的情况，应考虑减数下颌双侧第一前磨牙，一般需要较强的磨牙支抗。这种情况比较复杂，通常需要进行系统的综合性正畸治疗，全面考虑患者情况。

（五）下牙列整体远中移动

在下前牙拥挤度较小且牙𬌗关系偏近中的情况下，也可考虑将下颌牙列整体远中移动，通常要借助于骨性支抗或Ⅲ类颌间牵引等方法。

对于具体患者采用何种治疗方法增加覆盖，主要基于对种植修复体预期位置、下前牙拥挤度、下牙列突度、矢状牙𬌗关系等因素的综合考虑。

四、调整缺牙间隙

缺牙间隙不当也是种植与修复患者常见的问题。牙齿缺失时间过长，邻近牙齿会发生移位、倾斜，导致缺牙部位间隙发生变化，牙列中也会出现散在间隙。缺牙间隙不当会使种植修复不能进行或修复美观效果差，需要种植前正畸调整缺牙间隙，才能进行后续的种植治疗。

缺牙间隙不当主要表现为缺牙间隙过小、缺牙间隙过大和牙列散在间隙。缺牙间隙的调整应注意以下几个方面。

（一）恢复合适的缺牙间隙

对于前牙区域的缺失牙间隙恢复，重点从美观方面考虑，缺失牙间隙的恢复应与对侧牙相对称。对后牙缺牙间隙的调整应保证最小植体能够安全植入。间隙的获得一般来源于扩弓或牙齿的邻面去釉。能否采用扩弓治疗需要考虑患者的覆𬌗覆盖情况、牙弓和面型的突度、齿槽骨的丰满程度等。相邻牙齿的邻面去釉是经常采用的扩大缺牙间隙的方法。间隙过大的情况一般使用固定矫治器加以调整，将矫治弓丝更换至稳定弓丝后，应用弹力皮圈或链状皮圈缩小缺牙间隙至合适大小。缩小间隙治疗过程中应注意覆𬌗覆盖和后牙咬合关系的变化。

牙齿缺失后易在相应的牙弓中产生散在间隙，需要通过正畸治疗将散在间隙集中于牙列的某个缺牙部位进行修复，应考虑现有牙齿的位置和排列以及缺失牙部位的骨质情况，并及时与种植、修复医师沟通，确定间隙集中的位置和修复方式，制订针对患者的个体化治疗方案。

（二）缺牙间隙牙根间骨水平宽度的恢复

种植前缺牙间隙的调整，除了在牙冠水平获得适合的近远中间隙，还要确保在牙根间的骨水平得到正常的宽度，才能使种植手术得以顺利进行。正畸移动牙齿调整缺牙间隙大小，需要格外注意对缺失牙邻牙的牙根的控制，牙齿应做到控根移动，最终的治疗结果应达到缺牙间隙两侧邻牙的牙根平行。为了实现缺牙间隙相邻牙齿的牙根平行，无论应用固定矫治器还是无托槽隐形矫治器，正畸设计和治疗时都应注意相邻牙齿的过矫正。

（三）上颌中线的考虑

上颌牙列中线是牙颌面美观中重要的考虑因素。缺牙间隙的调整应注意保持上颌中线的位置正中。上颌牙列中线偏斜 2 mm 之内的治疗设计尚可以接受。如治疗后中线偏斜超过 2 mm，就要在方案设计上做出修改和调整，除非极特别案例的设计要保留明显偏斜的上颌中线，这要与患者沟通并获得知情同意。

（四）矫治器的选择和使用范围的考虑

通常情况下对于缺牙间隙的调整，固定矫治器和无托槽隐形矫治器均适用，根据患者的要求、间隙调整的幅度、邻牙牙根的位置、牙周状况等加以考虑使用。矫治器的使用范围一般根据缺牙的部位有所变化。对于前牙缺牙间隙的调整，全牙列矫治器使用较多。对于后牙间隙的调整，局部矫治器可考虑使用。如果使用局部矫治器治疗，矫治器的粘接要求和常规矫治有所不同，支抗牙上托槽根据需要可偏向龈侧或殆方粘接，并使托槽排列整齐。

典型病例一（图 21-20 至图 21-23）

【**一般情况**】　患者女，38 岁。种植科转诊要求矫治前牙深咬合。

【**临床检查**】　右侧磨牙中性偏远中，左侧尖牙关系基本中性。前牙深覆殆Ⅲ度，前牙覆盖正常。上下牙列拥挤Ⅰ度。23、26 缺失，13、22 牙龈退缩严重。

【**治疗设计**】　非拔牙矫治，全口直丝弓固定矫治器。

【**病例解析**】

1. 此病例修复前正畸主要解决两个问题：影响 23 种植修复的前牙深覆殆和影响 26 种植修复的间隙过大。

2. 前牙深覆殆的矫治，设计全牙列综合性正畸，上颌平面导板并结合使用上下牙列摇椅型不锈钢方丝。

3. 26 间隙的缩小调整是在稳定弓丝上以链状皮圈来实现。

整个正畸和种植修复联合治疗中，注意 23 过渡义齿的设计使用。

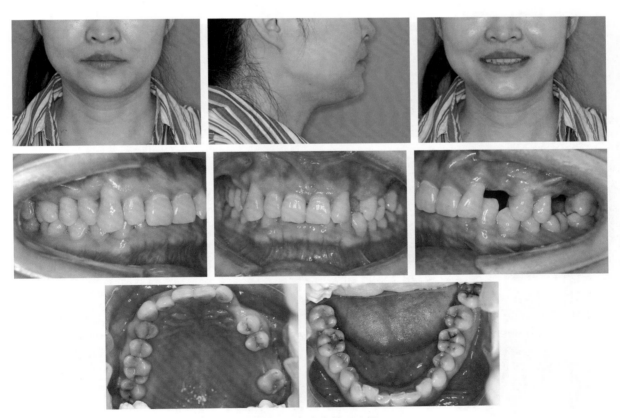

图 21-20　治疗前面殆相

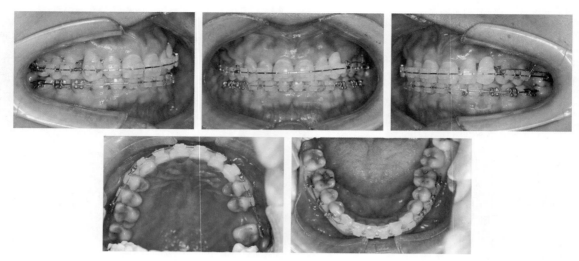

图 21-21 应用固定矫治器综合性矫治，改善前牙深覆𬌗

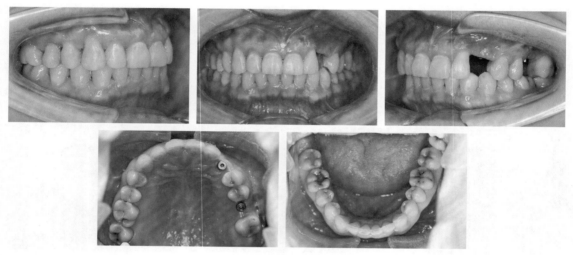

图 21-22 固定矫治结束，种植修复进行中𬌗像

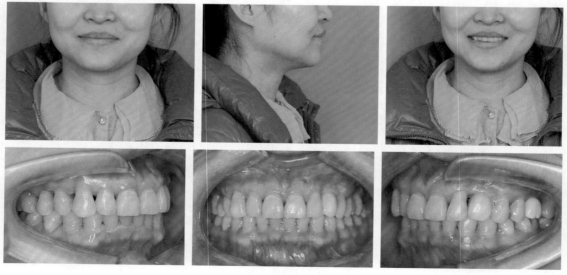

图 21-23 正畸和种植修复全部治疗完成面𬌗像

典型病例二（图 21-24 至图 21-27）

【**一般情况**】 患者女，38 岁。种植科转诊要求压低左上后牙。

【**临床检查**】 双侧尖牙关系中性，前牙深覆合Ⅰ度，覆盖正常。上下牙列轻度拥挤。36、37、46 缺失，36、37 过长 3～4 mm。

【**治疗设计**】 微螺钉支抗压低 26、27，择期种植修复 36、37。

【**病例解析**】 患者对牙列前牙段无矫治需求。修复前正畸的核心问题是压低过长磨牙。微螺钉支抗结合片段弓矫治器，实现磨牙压低治疗的美观和高效。

压低治疗中开始缺失牙齿的种植修复，优化整个联合治疗的疗程。

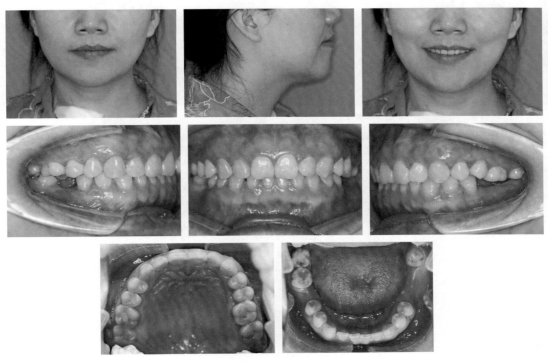

图 21-24 治疗前面殆相

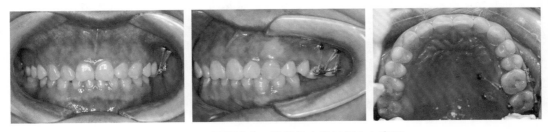

图 21-25 局部治疗，种植钉支抗压低左上磨牙

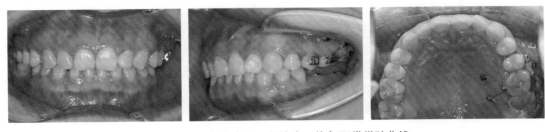

图 21-26 左上磨牙压低治疗，恢复正常纵殆曲线

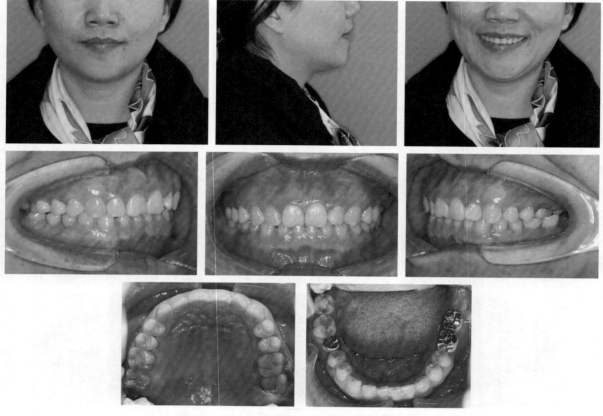

图 21-27　正畸和种植修复治疗完成后面𬌗像

综合思考题

案例题一（图 21-28）

患者女性，46 岁，首诊种植科室，主诉修复下颌 3 颗缺失牙齿。患者自述有金属过敏史。种植科请正畸颗会诊，要求压低缺失牙对𬌗过长牙齿。临床检查显示，下颌缺失右下第二磨牙，左下第一、第二磨牙。右上第二磨牙过长约 2 mm，左上第一、第二磨牙过长约 3 mm。双侧牙𬌗中性关系，牙列轻度拥挤，前牙覆𬌗覆盖关系正常。软组织面型正常。口腔卫生良好。

1. 该病例如果直接接受种植修复可能会有哪些不利后果？

2. 该病例解决牙齿过长的正畸治疗方案有哪些？

3. 该病例进行修复前正畸的支抗设计如何考虑？

案例题二（图 21-29）

患者女，25 岁，首诊种植科室，主诉修复上颌缺失牙齿。患者自述外伤史导致牙齿脱落。种植科请正畸科会诊，要求内收右下前牙，扩大上颌缺牙间隙。临床检查显示：右上缺失 11、12、14，牙槽骨缺损严重，13 远中移动至 14 位置。下颌前牙轻度拥挤。双侧磨牙关系近中。下颌中线轻度左偏。前牙覆𬌗覆盖浅。软组织面型下颌稍前突。口腔卫生良好。

1. 该病例上颌调整间隙的方法有哪些？

2. 该病例下颌增加缺牙区覆盖的方法有哪些？

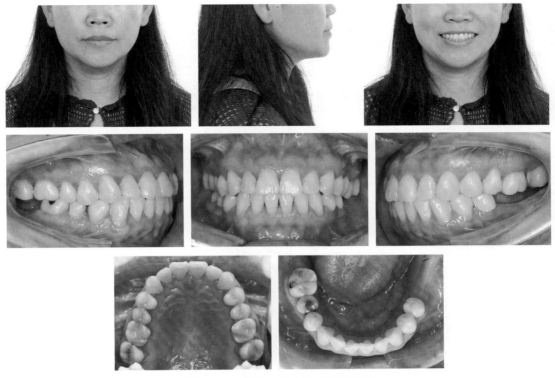

图 21-28　案例一患者治疗前面𬌗相

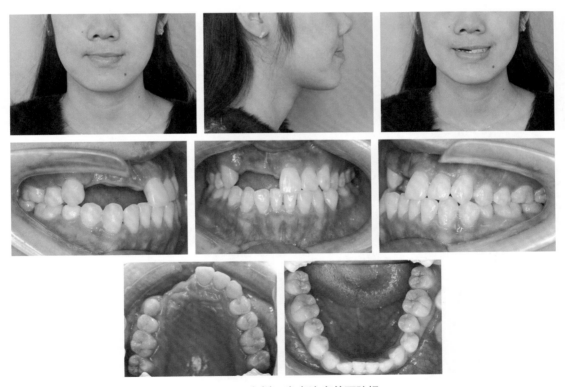

图 21-29　案例二患者治疗前面𬌗相

（寻春雷）

拓展小故事及综合思考题参考答案见数字资源

参考文献

1. 林久祥，李巍然 . 现代口腔正畸学 .5 版 . 北京：北京大学医学出版社，2021.

第二十二章

阻生牙的正畸治疗

◎ 学习目标

基本目标

1. 确定阻生牙的位置，与邻牙的位置关系。
2. 兼顾错𬌗畸形的全面治疗方案和阻生牙治疗的必要性。
3. 掌握轻度异位阻生牙的治疗。

发展目标

1. 掌握中、重度异位阻生牙的治疗。
2. 明确阻生牙治疗中的牵引方向。
3. 阻生牙治疗的支抗设计原则。
4. 培养阻生牙多学科融合性治疗的意识。

第一节　概　述

　　由于骨、牙、纤维组织阻挡或原发性的萌出障碍等原因，牙齿不能顺利萌出到正常位置，称为阻生牙。轻微阻生时牙齿可能出现迟萌、不能继续萌出或错位萌出；严重阻生时可能导致牙齿埋伏于骨内，又称埋伏牙。阻生牙作为一种错𬌗畸形可以单独存在，也可能与其他错𬌗畸形同时存在。临床上，每颗牙齿都有阻生的可能，常见的阻生牙按由多到少的排列顺序依次为：第三磨牙、上尖牙、上中切牙、下第二磨牙、上侧切牙、上前磨牙以及下切牙。其中，除第三磨牙外，上尖牙阻生的患病率在 1.5% ~ 2.2% 之间。

　　阻生牙尤其是埋伏牙的正畸治疗具有一定的难度，特别是埋伏牙的位置和存在根骨粘连的可能性，使得埋伏牙的矫治成功与否具有不确定性。迄今为止，正畸治疗对于原发性的萌出障碍也几乎没有效果。因此，正畸医生在挑战阻生牙正畸治疗的同时，应综合考虑这种治疗的必要性以及正畸治疗方案的整体和局部问题之间的轻重缓急关系，遵循一定的诊断和治疗思路（图 22-1）。此外，阻生牙的治疗，特别是唇向异位阻生的牙齿，涉及正畸、牙槽外科、牙周科、牙体科等多学科的联合治疗。

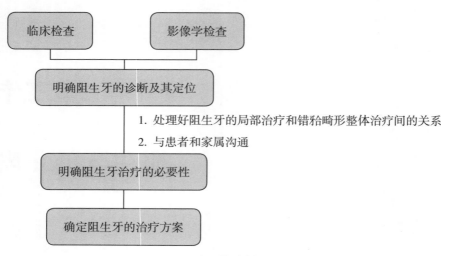

图 22-1 阻生牙的诊断和治疗思路

阻生牙属于严重错位牙，与普通错位牙治疗的最大区别在于：①正畸医生更需要把控阻生牙三维方向的移动；②阻生牙移动的阻力大；③常用的阻生牙治疗策略也有其独特性（图 22-2）。

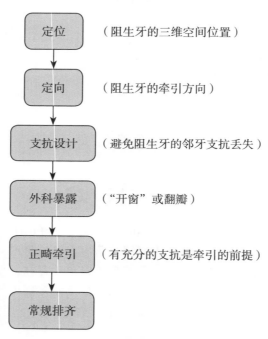

图 22-2 常用的阻生牙治疗策略路径

第二节 阻生牙的病因

一、局部因素

牙齿阻生的原因可以分为牙齿萌出路径障碍及牙胚位置与方向异常两大类。

1. 牙齿萌出路径障碍

（1）乳牙滞留：乳牙滞留是一种常见的替牙障碍。在正常替换牙龄，乳牙无任何松动，占据了继承恒牙的萌出道，即使该恒牙牙根已经发育完成，但仍无法萌出，埋伏于骨内（图 22-3）。

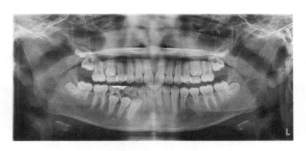

图 22-3　乳牙滞留导致恒牙萌出障碍、阻生

该患者 15 岁，33、34、35 已正常萌出，但临床检查 83、84、85 仍无明显松动迹象，曲面体层片显示，这 3 颗乳牙牙根依然是部分吸收，43、44、45 埋于骨内，萌出方向基本正常，其牙根尖几乎完全形成

（2）多生牙或牙瘤：指多生牙或牙瘤占据了继承恒牙的萌出路径，导致恒牙萌出障碍，甚至阻生（图 22-4）。

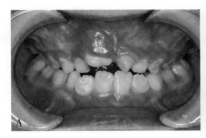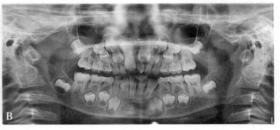

图 22-4　多生牙导致恒牙萌出障碍、阻生

A. 11 冠已萌出，21 未萌。21 处被一颗锥形多生牙占据，其唇、腭侧的牙槽黏膜处无膨胀感　B. 曲面体层片显示，11 萌出顺利，但 21 萌出受阻，21 的𬌗方偏近中可见 1 颗多生牙

（3）颌骨囊肿：指囊肿位于恒牙萌出路径的𬌗方，阻碍恒牙萌出，导致恒牙埋伏阻生（图 22-5）。

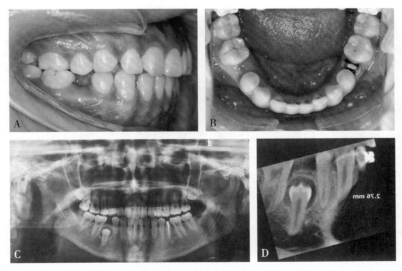

图 22-5　患者 19 岁，颌骨含牙囊肿导致恒牙阻生埋伏

A. 右侧𬌗相显示 45 缺如，45 处牙槽黏膜无膨胀感　B. 下𬌗面相无 45，45 近远中向的间隙大致够；35 正常萌出，残冠　C. 曲面体层片显示 45 埋伏阻生，其冠周囊肿。对侧的 35 正常萌出　D. CBCT 进一步验证了 45 埋伏阻生，根尖已完全形成，冠周有囊肿

（4）萌出间隙不足：第三磨牙大多数情况下萌出间隙不足，阻生最常见。此外，在替牙期第二乳磨牙早失，如果不及时做缺隙保持器维持该牙早失的间隙，第一恒磨牙将近中移动占据此间隙，使得后继的第二前磨牙萌出路径上间隙不足而导致阻生甚至埋伏（图22-6）。

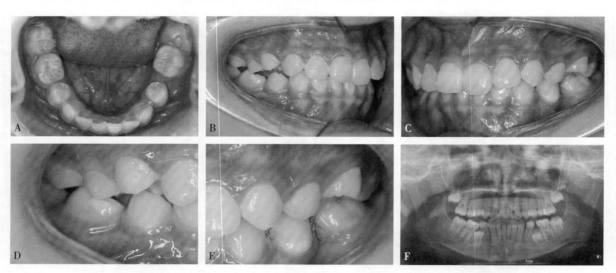

图22-6　患者11岁，恒牙𬌗早期，35、45因萌出间隙不足而阻生

A. 下颌𬌗相未发现35和45，容纳35和45的间隙不足　B. 右侧𬌗相可见46近中倾斜，45未见，也几乎无容纳45的间隙　C. 左侧𬌗相可见36近中倾斜，35未见，也几乎无容纳35的间隙　D. 右侧磨牙关系近中　E. 左侧磨牙关系近中　F. 曲面体层片显示36和46近中倾斜移动，几乎完全占据了35和45的萌出间隙，导致35和45阻生

2. 牙胚位置及萌出方向异常　即使萌出路径上没有任何阻碍，仍会有某些因素导致牙齿阻生。最常见的就是牙胚位置及萌出方向异常。当牙齿萌出方向完全背离生理性萌出方向时，往往会导致牙齿埋伏于骨内（图22-7）。如果牙齿萌出方向异常，与邻牙接触，邻牙阻力会导致该牙阻生（图22-8）。

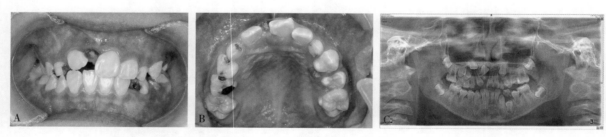

图22-7　患者8岁，替牙𬌗，牙齿完全背离正常萌出方向，导致埋伏阻生

A. 11未出现，21正常萌出，12和21均向11缺隙处倾斜　B. 12和21均向11缺隙处倾斜　C. 11萌出方向朝向根方，萌出间隙虽然也不足，但导致11埋伏的根本原因是其萌出方向异常。21顺利萌出，其根尖发育基本完成

3. 原发性萌出障碍　有一种罕见的牙齿阻生甚至埋伏，其特征是：尽管萌出路径上无任何阻碍，而且萌出方向和牙齿发育都正常，但往往在破龈前或破龈后出现萌出的停滞。这一类型的牙齿阻生，病因尚不明确，其萌出机制的异常是导致阻生的根本原因，统称为原发性萌出不足，常累及单颗或多颗后牙，导致单个或多个象限的后牙无咬合（图22-9）。

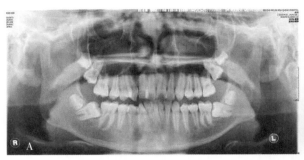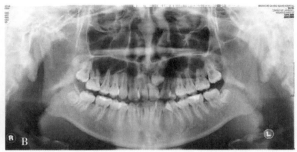

图 22-8 牙齿萌出方向异常导致埋伏阻生

A. 37 和 47 萌出方向异常，其牙冠分别抵住 36、46 的远中牙颈部和远中根，导致近中倾斜阻生，其牙根尖已经发育完成 B. 患者 15 岁，恒牙𬌗，23 萌出方向严重近中倾斜，其牙冠位于 21 和 22 牙根之间，牙根发育基本完成。由于 21 的阻挡，23 无法顺利萌出而阻生埋伏。13 已正常萌出

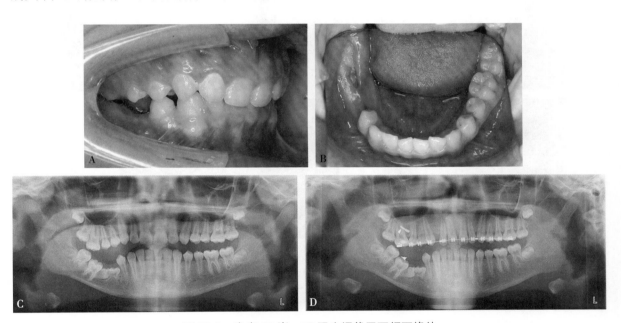

图 22-9 患者 12 岁，46 阻生埋伏于下颌下缘处

A. 右侧𬌗相显示 45、46 未萌，46 萌出间隙足够 B. 下颌𬌗面相可见 46 仅露出少量牙尖，无任何生理性动度 C. 曲面体层片显示：46 牙根发育完成，牙根接近下颌下缘，牙冠𬌗方已无任何骨组织覆盖，萌出方向正常。45 阻生，萌出方向异常。84 阻生埋伏于骨内。左侧后牙段牙齿和颌骨发育正常 D. 46 经正畸牵引 1 年，无任何移动迹象

二、全身因素

口腔颌面部的发育异常，如唇腭裂患者上颌骨前部发育不足，会导致上颌前牙的阻生。此外，多种全身性的发育障碍综合征，如颅骨锁骨发育不全综合征、外胚叶发育不良、唐氏综合征等，也表现出牙齿发育的异常。这些综合征所引起的阻生大多同时累及多数牙齿，并且有明确的全身性发育障碍的表现。

第三节　阻生牙的危害和并发症

一、邻牙的牙根吸收

上颌尖牙是常见的阻生牙，其近中倾斜的萌出路径导致压迫相邻切牙的牙根，造成切牙牙根吸收。这种牙根受损大多是无痛性的，患者无任何不适。如果不拍摄 X 线片，很难被发现。而且吸收常进行性加重，导致被压迫的邻牙松动，增加了治疗难度和风险（图 22-10）。

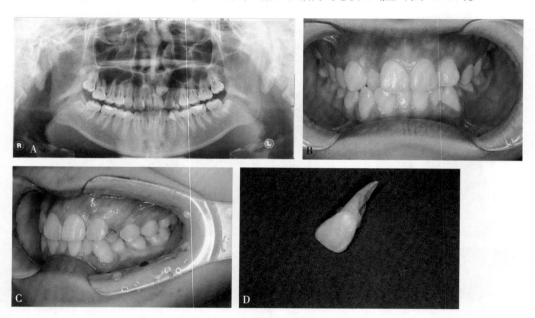

图 22-10　23 阻生导致邻牙牙根吸收

A. 23 近中倾斜阻生，其牙冠位于 21 和 22 的牙根之间　B. 21 松动Ⅲ度　C. 63 滞留　D. 21 设计拔除，可见牙根的远中已大部分吸收

二、阻生牙的囊性变

埋伏于骨内的阻生牙导致周围骨组织变异，形成囊肿，进一步损坏周围的骨组织，甚至波及邻牙周围的牙槽骨，伤及邻牙的牙周支持组织（图 22-11）。

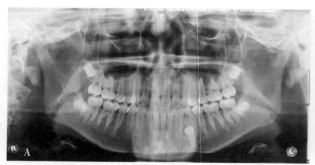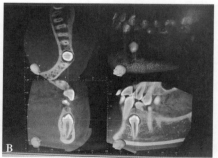

图 22-11　左下第 1 前磨牙阻生埋伏，其冠周形成囊肿

A. 曲面体层显示左下第 1 前磨牙埋伏于骨内，左下第 1 乳磨牙滞留　B. CBCT 显示埋伏的左下第 1 前磨牙牙根发育完成，其牙冠周围形成囊肿

第四节　阻生牙的诊断

阻生牙的诊断并不难，依赖于临床检查和 X 线检查。由于阻生牙的危害和矫治难度较大，其早期诊断更具有临床意义。

一、临床检查

（一）视诊

恒牙生理性的萌出规律（顺序和时间）是正畸医生判断的重要依据。如果有以下情况，提示有牙齿阻生的可能，需要进一步检查。

1. 一侧恒牙已正常萌出，另一侧的同名恒牙未萌出，而且该侧相对应的先前乳牙有时依然存在，无松动等脱落的征象（图 22-12）。

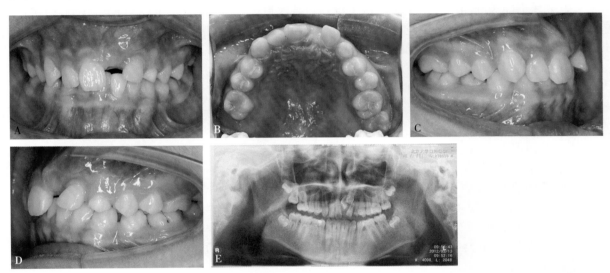

图 22-12　患者 11 岁，11、12、13、22 已经正位萌出，但未见 21 和 23；63 依然存在，且无松动。根据临床检查，判断 21、23 有阻生的可能

A. 正殆相未见 21，触诊 21 处唇舌侧牙槽黏膜，未及膨胧处　B. 上殆相显示 11、12、13、22 正位萌出，21、23 未见，63 依然存在　C. 右侧殆相显示 13 正位萌出　D. 左侧殆相显示 63 依然滞留，23 未见　E. 曲面体层片明确诊断 21、23 阻生埋伏

2. 已经萌出的牙齿唇（颊）或腭（舌）侧的牙槽黏膜或附着龈有异常隆起。
3. 邻牙有移位。如上颌侧切牙的倾斜、扭转、伸长，与牙弓内对侧同名牙位置的差异明显。

（二）触诊

按照乳、恒牙替换的规律，乳牙无脱落征象，触诊时有以下情况，提示阻生的可能。
1. 在继承恒牙应该萌出的位置摸不到牙冠外形的隆起。
2. 在已经萌出的牙齿唇（颊）或腭（舌）侧的牙槽黏膜或附着龈上可扪及隆起。
3. 无龋病、外伤、殆创伤、叩痛、牙周病理性特征等诱因的恒牙松动。

二、影像学检查

绝大多数情况下，曲面体层 X 线片可以诊断阻生牙，此外，头颅侧位 X 线片可以辅助判断是否有阻生牙。需要注意的是，牙槽骨内萌出方向异常（如倾斜）的恒牙，特别是与正常萌出方向的邻牙有重叠的影像，都提示阻生的可能。例如，X 线片显示恒尖牙与恒侧切牙牙根重叠，即恒尖牙牙冠覆盖着侧切牙牙根，侧切牙牙根显示不清，就高度怀疑恒尖牙有阻生的可能。

CT 的应用使得阻生牙的诊断和定位更加简洁和明确，它几乎可以替代以往为了定位阻生牙所需的所有二维影像的平片。CT 影像可以进行三维重建，使得阻生牙的诊断和定位过程更加直观。此外，CBCT 可以明确判断阻生牙的牙齿发育、周围骨组织的情况（如阻生牙的牙根长度、牙根有无弯曲、牙冠形态、多生牙和囊肿等），以及阻生牙与邻牙牙根和牙冠的邻接关系、邻牙牙根的受损情况等。需要说明的是，虽然阻生牙的根骨粘连可以通过 CBCT 及其根尖片是否有牙周膜进行诊断，但是影像学难以保障 100% 的诊断准确率。迄今为止，微小区域的根骨粘连是难以在 CBCT 等相对高端的影像学技术上显示的。可是在临床上，即使是微小的根骨粘连，也可能导致正畸牵引的失败，这需要与患者进行事先沟通。

第五节　阻生牙的治疗策略

阻生牙不能顺利萌出，严重者埋伏于骨内，其牙根一旦完全形成、根尖孔闭合，则其自行萌出的能力几乎丧失。阻生牙的危害，尤其是对邻牙的侵伤，也使其矫治方案的制订变得复杂，矫治的风险性增加以及矫治难度加大，因此对阻生牙的早期发现、预后评估和处理尤为关键。此外，阻生牙的局部性治疗和错𬌗畸形的整体性治疗之间的关系，需要正畸医生综合考虑和协调；阻生牙的治疗也需要正畸科、牙槽外科、牙周科等多科之间的沟通和协作。下面这个病例解析可用于说明如何协调阻生牙的治疗和错𬌗畸形的整体性治疗（图 22-13）。

病例解析

【一般情况】 患者女，19 岁。

【主诉】 牙齿不齐，上牙有缝隙。

【临床检查】 直面型，磨牙中性，上前牙过于直立，前牙覆盖过小，深覆𬌗Ⅲ度，11 和 21 过长，几乎压迫 31 和 41 唇侧牙龈；13、23 未见，上、下牙弓均为中度拥挤，下颌 Spee 氏曲线很深。22 严重唇倾，22 松Ⅱ度、21 松Ⅰ度。

【X 线检查】 Ⅰ类骨型，下颌平面角为均角，上、下前牙均直立，13 和 23 阻生埋伏。

【诊断】 安氏Ⅰ类，毛氏Ⅳ[1]+Ⅰ[1]。

【治疗方案】 减数 13、22、35 和 45。

【治疗目标】 排齐牙列、建立前牙正常覆𬌗、覆盖关系，保持中性的磨牙关系。

【病例解析】 虽然 13、23 阻生埋伏是该病例区别于普通病例的一个重要特征，但是其常规的治疗设计思路不变。

1. **软组织侧貌为主导** 患者为直面型，矫治目标宜维持此面型。如果因为正畸治疗使得前牙过度唇倾，导致侧貌变凸；或前牙继续舌倾，导致侧貌变凹，都是不可取的。

2. **下牙弓是否减数是设计的关键** 如果下颌需要减数，要想获得正常的咬合关系，上颌就必然减数。那么下颌是否必须减数呢？下牙弓中度拥挤，Spee 氏曲线极陡，需要有充足的间隙才能完成下牙弓 Spee 氏曲线的整平和牙列的排齐。如果不减数的话，只能通过过度唇倾下切牙获得间隙，这必然会带来下唇的唇向移动，导致侧貌变凸，因此下颌减数成为唯一的选择。接下来是选择减数 34、44 还是 35、45 的问题。由于唇部也不能后移，即治疗中下切牙不能后移，因此选择减数偏后的 35 和 45，以此控制下切牙的后移。由于下颌减数，上颌也就必然减数，上牙弓中度拥挤也进一步支持这一决定。

3. **上颌选择减数哪颗牙是该病例设计的难点** 首先需要说明的是，对于常规的病例来说，上颌的减数对象必须是前磨牙。但是该病例面临的实际情况是：13、23 呈严重近中倾斜样的埋伏阻生，13、23 的牙冠已触及或近乎触及 21、22、11 和 12 的牙根。其中 21、22 的牙根已经呈现吸收而松动，22 也因 23 的压迫而严重唇倾。严重唇倾的 22 需要充分的控根移动才能达到排齐的理想效果，但这无疑又增加了 22 松动的风险。此外，上牙弓所有前磨牙的位置均正常。面对这些情况，设计方案是仍然遵循常规的设计思路减数上颌前磨牙，然后治疗阻生的上尖牙、面对阻生牙可能牵引失败以及上切牙松动加重甚至脱落的风险？还是选择一个更适合该病例现实状况的方案？此时，规避风险是选择方案时重要的原则。因此，如果减数 13，将完全消除阻生牙治疗失败的风险。而在上牙弓的左侧"象限"，选择减数 22 的好处是，彻底消除 22 松动加重甚至脱落的风险。于是上颌的设计是：减数 13 和 22，即用 23 代替 22 的位置。正畸治疗后，可通过 23 修复治疗，解决 23 如何与 12 牙冠形态协调的美学问题。

4. 治疗的难点和风险 以上的设计方案遵循了规避风险的原则，治疗的难点是 13 的治疗，后续的阻生牙治疗方法将详细介绍。面临的风险主要是 13 阻生埋伏牙的牵引失败和 21 的松动。

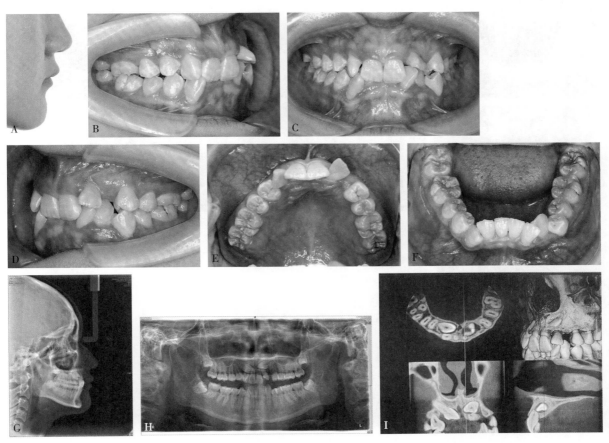

图 22-13 13、23 阻生，21、22 的牙根被阻生牙 23 压迫吸收

A. 侧面相，直面型 B. 右侧𬌗相，前牙闭锁型深覆𬌗，11、21 几乎接触到 31、41 和 42 唇侧牙龈 C. 正𬌗相，前牙闭锁型深覆𬌗 D. 左侧𬌗相，22 严重唇倾，21、22 松动Ⅱ度 E. 上颌𬌗面相，22 唇倾明显，扭转 F. 下颌𬌗面相 G. 头颅侧位 X 线片，骨性Ⅰ类 H. 曲面体层片 I. CBCT 截图

对于阻生牙的治疗来说，其策略应沿着"为阻生牙创造萌出条件、期待阻生牙的自然萌出、外科暴露结合正畸牵引"的思路依次进行。

一、开展间隙，观察萌出

邻牙常占据阻生牙正常所在的位置，因此对于阻生牙的治疗来说，首先应判断其正常的萌出路径是否通畅，牙弓上是否有容纳它的间隙。

所谓"开展间隙"，有两个含义：其一，是真正地在牙弓上"开展"间隙，为阻生牙进入牙弓创造空间；其二，是通过减数拔牙，为阻生牙直接或间接地"提供"间隙。

1. 在牙弓上"开展"间隙是替牙期治疗阻生牙的主要策略，当然也适合恒牙期非减数设计方案中阻生牙的治疗。固定矫治器结合镍钛螺旋推簧是开展间隙最有效的装置，如果上牙弓宽度明显不足，可以先用上颌快速扩大器扩大牙弓宽度，为牙弓创造间隙，再用固定矫治器为阻生牙进一步提供间隙。图 22-14 所示的替牙期患者，由于 73 早失，未及时做缺隙保持器，下切牙向左侧倾斜移动，32 完全占据 33 的位置。如果不做治疗，33 很可能阻生或异位萌出。因此，该患者早期矫治的目的是：消除导致 33 阻生或异位萌出的因素，引导 33 顺利萌出。下颌采用常规固定矫治器，在 32 和 74 之间放置推簧开展间隙。随着 33 间隙的扩大，33 自行萌出到牙弓上大致正常的位置。

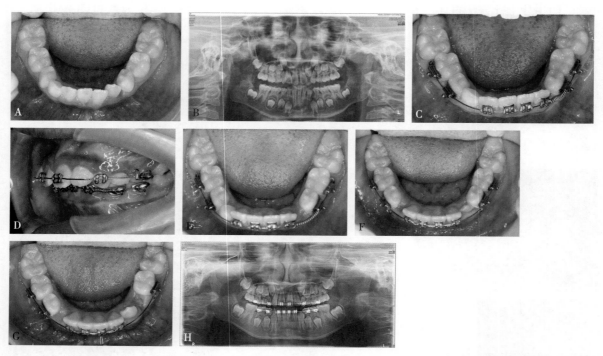

图 22-14　患者 8.5 岁，73 早失，31、32 远中倾斜，导致 33 无萌出间隙，增加了 33 阻生的可能性，经过正畸治疗，为 33 的萌出扩展了间隙，33 在观察过程中正常萌出
A. 73 缺失，31、32 明显远中倾斜占据 73 的位置　B. 曲面体层片显示 33 无萌出间隙　C. 下颌固定矫治器结合推簧扩展 73 处的间隙　D. 下颌 0.016 英寸镍钛丝，32 与 74 之间放推簧　E. 约 2 个月后，73 的间隙明显增加　F. 约 7 个月后，73 处间隙可以满足 33 萌出，而且 33 牙冠已露出　G. 约 9 个月后，33 顺利萌出，位置大致正常　H. 曲面体层片显示 33 正常萌出

2. 减数首先应遵循这样一个原则：若对减数的方案有任何犹豫，都要谨慎减数。对替牙期阻生牙患者来说，在综合考虑未来的恒牙期矫治需要减数矫治、而且明确保留阻生牙的前提下，可以在替牙阶段通过减数，为阻生牙治疗间接或直接提供萌出间隙。需要强调的是，替牙期为阻生牙的治疗采取的减数设计方案，实际是提前为恒牙期矫治制订了方案，这是一种不可逆的选择，需要对阻生牙的预后有几乎百分百的把握，才可采用。如果对阻生牙的治疗预后没有充足的信心，又想尝试保留阻生牙的话，则需要采用首先为阻生牙创造间隙的策略。

如果是恒牙期的阻生牙治疗，综合性矫治的设计方案又是减数的话，在确认阻生牙预后良好的前提下，通过减数矫治直接或间接为阻生牙提供间隙。图 22-15 所示为恒牙殆早期患者，13 阻生，其萌出方向大致正常，14 完全占据了 13 在牙弓上的位置。综合考虑患者的拥挤度和咬合关系的调整等因素，决定减数矫治。根据阻生牙 13 的发育情况以及导致阻生的病因明确，决定尽早拔除 14，观察 13 萌出情况。14 拔除后约 9 个月，13 自行萌出。

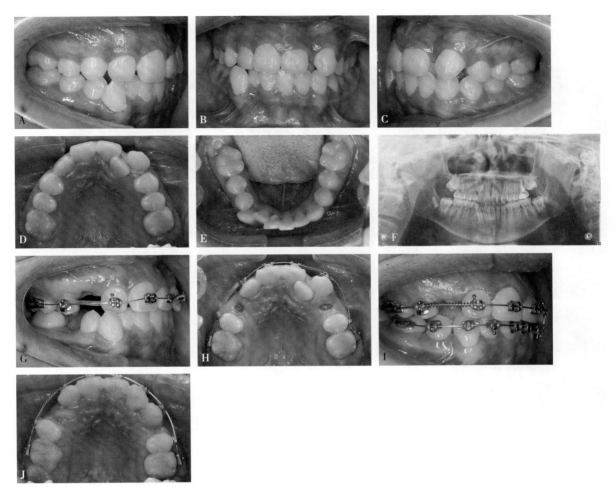

图 22-15　患者 13 岁，13 未萌出，23 正常萌出，减数 14、24、35、45，排齐上牙弓过程中，观察 13 萌出。
14 拔除后约 9 个月，13 自行萌出

A. 矫治前右殆像，13 未见　B. 矫治前正殆相　C. 矫治前左殆相　D. 矫治前上殆面相，13 未见　E. 矫治前下
殆面相　F. 矫治前曲面体层片显示，13 阻生，轻度近中倾斜，无萌出间隙　G. 矫治中右殆相，减数后，维持 14
拔牙间隙　H. 矫治中上殆面相，减数后，维持 14 拔牙间隙，排齐上牙弓　I. 矫治中右殆相，约 9 个月后，可见
13 自行萌出部分牙冠　J. 矫治中上殆面相，可见 13 自行萌出部分牙冠

二、拔除乳牙，诱导恒牙改变萌出方向

恒牙在发育过程中，如果萌出路径异常，可能导致恒牙阻生或错位萌出。当萌出路径轻度异常，即阻生牙的牙根基本在正常位置，但牙冠近中或远中倾斜，位于邻牙、甚至在邻牙的牙根附近时，及时拔除先前的乳牙，有助于阻生牙改变萌出方向，从而顺利萌出。尤其是阻生牙的牙根尚未完全形成时，其萌出方向自行调整的能力更强。Ericson 和 Kurol 利用曲面体层 X 线片研究上颌恒尖牙近中倾斜的程度与其阻生发生率的相关性时发现：近中倾斜过度的上尖牙牙冠在萌出过程中会与侧切牙的牙根重叠甚至接触，从而导致上尖牙阻生。如果上尖牙牙冠与侧切牙牙根重叠，但重叠影像范围小于侧切牙牙根近远中径宽度的 1/2 时，尽早拔除上颌乳尖牙，上尖牙萌出路径自行恢复正常的概率可达到 91%；即使重叠影像的范围超过 1/2，早期拔除乳尖牙后，有阻生倾向的上尖牙仍有 64% 的概率可自行恢复到正常的萌出路径上。图 22-16 所示为恒牙殆早期患者，但 55 和 65 无松动迹象，曲面体层片显示 55 和 65 牙根无明显吸收，牙槽骨内的 15 和 25 萌

出方向朝向远中，牙根发育略超过根长的 1/2。矫治设计尽快拔除 55 和 65，观察 15 和 25 萌出。1 年后，15 和 25 顺利萌出，位置基本正常。

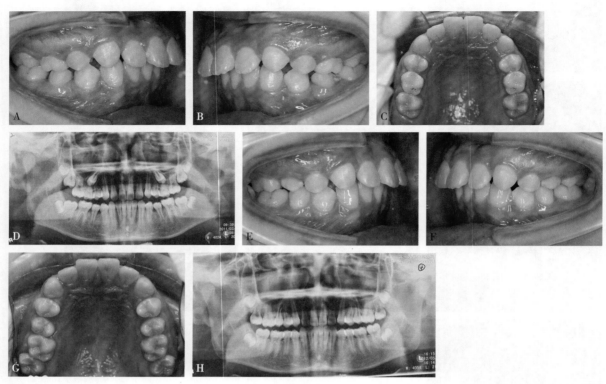

图 22-16　患者 12 岁，55、65 不松，15、25 萌出路径朝向远中。尽快拔除 55 和 65，1 年后，15、25 自动调整萌出方向，正常萌出

A. 初诊时右𬌗相，55 存在　B. 初诊时左𬌗相，65 存在　C. 初诊时上颌𬌗面相　D. 初诊时曲面体层片显示 55、65 牙根几乎无吸收，15、25 萌出方向朝远中，其牙根发育略超过正常根长的 1/2　E. 拔除 55 约 1 年后的右𬌗相　F. 拔除 65 约 1 年后的左𬌗相　G. 拔除 55、65 约 1 年后的上颌𬌗面相，15、25 正常萌出　H. 拔除 55、65 约 1 年后的曲面体层片，15、25 自行调整了萌出方向，从而正常萌出

三、外科手术暴露后正畸牵引

尽管有些阻生牙在扩展间隙或拔除乳牙后能自行萌出，但是仍有部分阻生牙不具备自行萌出的能力。此时就需要借助外科手段暴露阻生牙牙冠，然后进行正畸牵引。暴露阻生牙牙冠有两种方式：其一是直接切除覆盖在阻生牙牙冠唇（颊）或舌（腭）侧的软、硬组织，又称"开窗"；其二是从正常牙槽嵴顶处切开黏膜，采用翻瓣术，必要时结合去除部分骨组织，暴露阻生牙牙冠，简称"翻瓣"。两种暴露方式对阻生牙牵出后的牙周组织健康以及口腔美学效果的影响是不同的。

"开窗"或"翻瓣"结合正畸牵引是治疗阻生牙的重要手段，应按照阻生牙的定位、明确牵引方向、建立支抗系统、外科暴露、正畸牵引的步骤进行。

1. **阻生牙的定位**　一些阻生牙的位置接近牙弓，而且偏向于牙槽骨的唇（颊）侧或舌（腭）侧，临床触诊可以扪及牙冠的膨胀，因此可以大致确定阻生牙的位置。但是阻生牙的精确定位还是要靠影像学（如 CBCT）检查，目的在于明确阻生牙与邻牙牙根的空间位置关系，尤其是预判阻生牙在未来的被牵引和移动过程中是否会接触邻牙牙根、继发邻牙的不当移动或牙根损伤。图 22-17 所示病例为 11 岁患儿，恒牙𬌗早期，21、23 阻生，曲面体层片可以明确定位 21，而且临床可在唇侧扪及膨胀的 21 的牙冠，其正常萌出路径暂时没有邻牙的干扰。但是，22 牙根位于牙槽骨的腭侧靠近骨皮质，23 牙冠在近远中向上位于 21 和 22 的牙根之间、在唇舌向上位于 22 牙根的唇侧，特别是与 22 牙根极其接近。这一重要的定位信息提示正畸医生：如果执意远中移动 23 的牙冠，极易触碰 22 牙根，导致 22 牙根腭向移动，有突破腭侧骨皮质、骨开裂的可能性；同时 22 牙冠更加唇倾、牙齿排列欠佳。

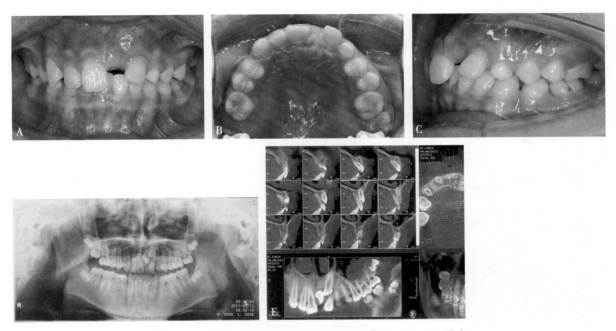

图 22-17　患儿 11 岁，恒牙𬌗早期，63 滞留，21、23 阻生

A. 正𬌗相显示无 21，63 滞留，21 唇侧牙槽黏膜处可扪及膨胀的牙冠　B. 上颌𬌗面相示无 21 和 23，63 滞留，22 腭侧黏膜可触及膨胀的牙根　C. 左侧𬌗相 22 冠唇倾　D. 曲面体层片显示 21、23 阻生，63 滞留，23 牙冠位于 21 和 22 之间　E. CBCT 显示 23 牙冠位于 22 唇向，几乎与 22 牙根接触

2. 明确牵引方向　设定牵引方向的原则是阻生牙的移动不能压迫邻牙的牙根。即在不影响邻牙牙根的前提下向目标位置移动，简单地说就是，"避根方能前行"（这里的"前"是"目的地"的意思）。图 22-17 所示病例的牵引方向应该是：先适量唇向移动 23 牙冠，使其避开 22 牙根，再水平远中移动 23 牙冠（同时适量近中移动 22 牙根，使 22 牙冠竖直），再𬌗向并腭向移动 23 进入牙弓。

设定牵引方向的另一个原则是阻生牙宜朝向阻力最小的方向移动。图 22-18 所示病例，37、47 近中低位倾斜阻生，其中 37 接近水平阻生。其牙冠分别位于 36 和 46 的牙颈部根方的凹陷处。拔除 38 和 48 后，如果仅仅设计牵引方向朝向𬌗方，就有可能因 36 和 46 的牙冠阻力而影响 37 和 47 的𬌗向移动，甚至导致 36 和 46 的伸长。最适宜的牵引方向应是朝向远中，这是阻力最小的方向，可尽量避免𬌗向的分力。

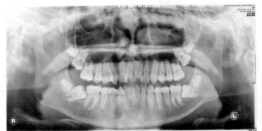

图 22-18　37 和 47 近中倾斜低位阻生，在拔除 38 和 48 后，适宜的牵引方向应该是远中

3. 建立支抗系统　绝大多数情况下，阻生牙的牵引选择颌内支抗（含种植钉支抗），少数情况下要借助于颌间支抗。阻生牙、埋伏牙的错位程度往往大于常见畸形的错位程度，常表现为多个方向上的错位，而且需要克服骨阻力和黏膜阻力（尤其是腭部的黏膜），因此原则上按照强支抗的设计原则来建立支抗系统。

（1）替牙期阻生牙矫治中支抗的设计：对替牙期患者来说，乳、恒牙交替过程中牙齿的坚固程度差，因此很难像恒牙期患者那样，通过牙齿数目的增加来达到增加支抗的目的。此外，靠近阻生牙的邻牙也难以提供强支抗的支持。因此，阻生牙矫治中支抗设计的原则要秉承"少用邻牙、多依托硬腭组织、多依靠磨牙、连接两侧磨牙"等宗旨。基托、横腭弓、舌（腭）弓、Nance 托是主要的支抗辅助装置，通过包埋、铸造、焊接等方式，从基托、舌（腭）弓引出的连接体（常由直径大于 0.9 mm 的不锈钢丝弯制而成）是最终的牵引钩，这样就可以在牵引钩和埋伏牙上的附件（如金属扣）之间挂弹力圈进行牵引（图 22-19）。

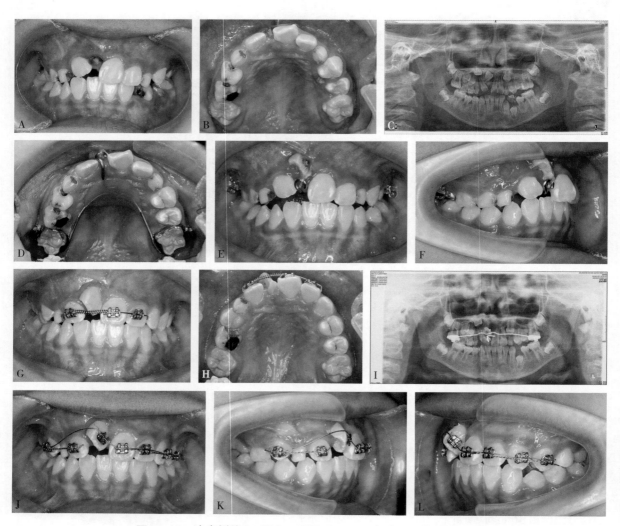

图 22-19　该病例的 11 阻生，采用了 Nance 托作为支抗进行牵引

A. 矫治前正𬌗相，11 未萌，近鼻底的唇侧黏膜下可扪及隆起的牙冠　B. 矫治前上颌𬌗面相，替牙期，51 的残冠滞留，11 未萌，间隙不足　C. 矫治前曲面体层片显示替牙期，11 倒置阻生，12 近中倾斜　D. 矫治中以 Nance 托为支抗，由基托包埋的牵引钩延伸至 11 的牙槽黏膜处，供牵引用　E. 11 开窗后粘接附件，用弹性链状圈将附件与牵引钩相连，𬌗向牵引 11。此时 11 的牙冠已从倒置转变为接近正常萌出的方向　F. 右侧𬌗相显示链状圈连接 11 唇侧粘接的金属扣和牵引钩　G. 9 个月后，11 大致牵引到正常位置，12、21、22 粘接托槽，0.016 英寸镍钛丝片段弓，12 与 21 托槽之间放置推簧扩大 11 间隙　H. 上颌𬌗面相显示推簧扩大 11 间隙　I. 曲面体层片显示 11 朝𬌗向移动过程中，其倒置状态已经矫正　J. 11 间隙基本够，常规固定矫治器排齐整平 11　K. 矫治中右侧𬌗相　L. 矫治中左侧𬌗相

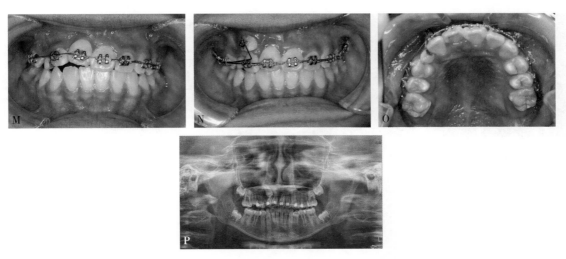

图 22-19（续）

M. 11 排齐、整平中　N. 正殆相，11 基本排齐整平　O. 上颌殆面相，11 基本排齐整平　P. 曲面体层片，11 基本排齐整平

（2）恒牙期阻生牙矫治中支抗的设计：对于严重低位的阻生埋伏牙来说，替牙期的支抗设计原则继续沿用。此外，固定矫治器的优势是可以用整个牙弓作为支抗，但是最好使用较大尺寸的不锈钢方丝作为主弓。此外，种植钉支抗可以承担牵引阻生牙的工作，这就消除了对牙弓本身支抗不足的担忧。如果用颌间支抗辅助牵引埋伏牙，种植钉支抗还可以起到间接增加支抗的作用。图 22-20 显示的病例充分利用了颌内、颌间支抗以及种植钉支抗的相互协同作用，保障了阻生牙的顺利牵出。

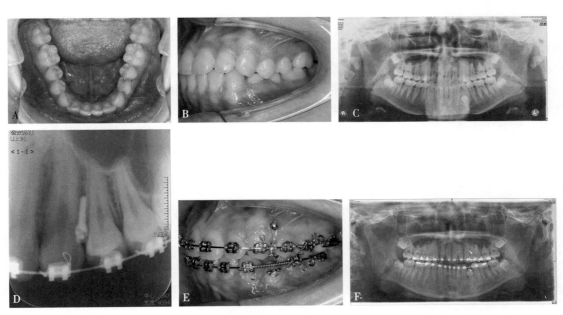

图 22-20　该病例恒牙殆，34 阻生

A. 矫治前下颌殆面相，74 滞留　B. 矫治前左侧殆相，恒牙殆，74 滞留　C. 矫治前曲面体层片显示 34 阻生埋伏，牙根完全形成，74 滞留　D. 在排齐整平上牙弓后，在 23 和 24 之间植入种植钉　E. 下颌 0.019 英寸 × 0.025 英寸不锈钢丝，33 和 35 之间放等距离的推簧，34 开窗后，粘接附件利用下牙弓作支抗，殆向牵引 34。为防止下牙弓因支抗不足可能导致的 33、35 等被压低，嘱患者在 23、33 和 35 之间挂三角形的颌间牵引，同时在种植钉、23 和 24 之间用弹力圈连接，以防 23 和 24 因进行颌间牵引而被伸长　F. 34 殆向牵引过程中的曲面体层片显示 34 已经明显向殆方移动

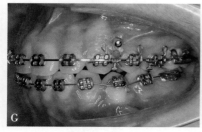 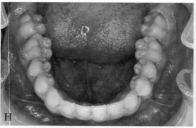 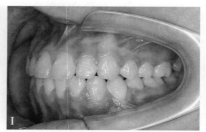

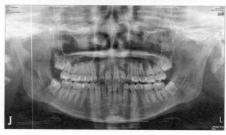

图 22-20（续）

G. 矫治中的 34 已经基本萌出　H. 矫治后的下颌𬌗相　I. 矫治后的左侧𬌗相，34 完全萌出　J. 矫治后的曲面体层片显示 34 被顺利牵出

4. 外科暴露　如果容纳阻生牙的间隙足够，唇侧埋伏阻生的牙齿有自行萌出的可能，此时不必急于外科暴露。阻生埋伏牙自行萌出越多，越可以减少牙周软组织和骨组织的去除量。这不但可以减小患者的不适和医生操作的难度，而且可提高阻生牙牵出后"粉白"美学的效果。一般在前期正畸排齐整平、扩展间隙 3 ~ 6 个月后，观察无任何萌出迹象后再考虑外科暴露。外科暴露的目的是露出阻生牙的牙冠，以便粘接正畸附件。外科暴露有"开窗"和"翻瓣"两种形式。

（1）开窗：开窗就是直接切除覆盖在阻生牙牙冠唇或舌（腭）侧的软组织，达到暴露阻生牙牙冠的目的。适用于阻生牙牙冠表面几乎无骨组织的病例。开窗的创伤程度较小，也便于粘接正畸附件。腭侧开窗较常见，这是因为腭部黏膜厚且坚韧，张力大，阻生埋伏牙冠表面即使没有骨阻力，仅腭黏膜的张力也会极大影响阻生牙的移动。因此去除阻生牙冠表面部分腭黏膜和骨组织，使阻生牙牙冠直接显露在正畸医生的视野内，既有助于正畸加力等操作，又可以减小阻生牙被牵引过程中的软组织阻力。此外，由于阻生牙是在腭侧，与唇侧相比，"粉白"美学的不良影响较小。

但是，唇侧阻生埋伏的上前牙不仅要考虑牵出，还要更多考虑到牵出后唇侧牙周软组织的附着情况以及"粉白"美学的效果。因此是否采用开窗，要根据阻生牙牙冠所处位置的高低，以及其表面是牙槽黏膜还是附着龈来决定。原则上，阻生牙牙冠表面的牙槽黏膜可以适量去除，但是附着龈尽量少去除或不去除。开窗暴露的牙冠面积包括冠的切缘，以刚好满足正畸附件的大小为度，切忌暴露出釉牙骨质界。

（2）翻瓣：即通过外科翻瓣，必要时去除埋伏牙牙冠表面的骨组织，暴露牙面，粘接正畸牵引附件。针对软组织瓣，有两种处理术式：其一，称为翻瓣闭合术，即粘接附件后，将黏膜瓣原位缝合，通过附件引出牵引丝或链以备牵引。该术式较常用，尤其用于埋伏较深的牙齿。但其缺点是粘接的附件在施力过程中若脱落，需要重新切开黏膜。其二，称为翻瓣根向复位术，即缝合时将黏膜瓣朝牙根的方向移位，并缝合于阻生牙的牙颈部，从而充分暴露牙冠。即使附件在牵引过程中脱落，重新粘接并不困难。翻瓣根向复位术多用于前牙唇侧阻生而且牙冠接近牙槽嵴顶的阻生牙牙冠的暴露，其优点是可以减小牵引阻生牙过程中唇侧牙龈组织的张力，并有利于唇侧龈缘美学形态的修复。

外科"开窗"后，宜即刻粘接附件。粘接步骤同常规托槽的粘接。对于埋伏较深的阻生牙来说，可以选择 Begg 托槽、带翼的金属扣或预成的附带金属链的纽扣作为附件。充分止血是粘接成功的首要条件。此外，多余的粘接剂不必急于去除，以消除粘接瞬间任何触碰附件的可能性。附件粘接后，用链状圈、金属长结扎丝或弹力线等的一端与附件相连，另一端引出到创口黏膜表面，以便与支抗装置相连并加力牵引。如果粘接的是预成的有长金属链的纽扣，更便于牵引加力。

5. **正畸牵引**　这是阻生牙得以移动的关键一步。在颌内支抗（含种植支抗）、颌间支抗的保障下，用弱而持续的弹力牵引阻生牙。弹力来源于弹力圈（线）、用不锈钢丝弯制的不同形式的曲等。待阻生牙牙冠暴露于牙槽黏膜外后，再重新粘接托槽，按排齐整平的常规治疗完成。

悬梁臂是一种用不锈钢丝弯制的用以牵引阻生牙的工具，它充分利用了长力臂、轻力的"跳板"原理，尤其适用于在水平方向上唇向或舌（腭）向移动阻生的前牙和前磨牙。图 22-21 所示病例的 23 牙冠近中倾斜阻生埋伏于骨内，其牙冠位于 22 牙根的唇向。矫治策略是：23 开窗后先适量唇向移动 23，使其牙冠避开 22 的牙根，待 23 牙冠稍微暴露后，再远中移动 23 的牙冠。此时悬梁臂的作用是使 23 的牙冠唇向移动，露出到黏膜外。

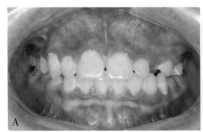
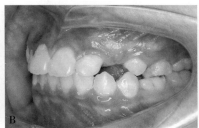
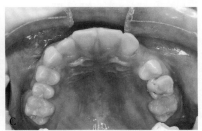
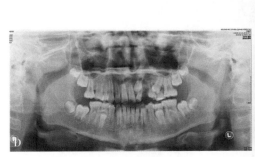
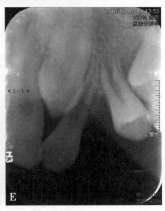

图 22-21　该病例 23 为阻生牙

A. 矫治前正𬌗相　B. 矫治前左侧𬌗相，23 未萌　C. 矫治前上颌𬌗面相　D. 矫治前曲面体层片，23 牙冠异位，近中倾斜阻生，其牙冠位于 21 和 22 之间　E. 矫治前根尖片，22 根远中倾斜，位于 23 的位置

下面以图 22-21 的病例为例来介绍悬梁臂的弯制和应用。首先排齐整平上牙弓，换用 0.019（或 0.018）英寸 × 0.025 英寸不锈钢丝，在 16、26 颊管近中弯制阻挡曲，并将阻挡曲向后结扎（tie back），其他托槽与牙做常规结扎。悬梁臂分水平段和垂直段两部分，用 0.014 英寸或 0.016 英寸的澳丝弯制。具体做法是：①在 25 托槽远中将弓丝末端舌向弯曲 90°，然后将澳丝向近中延伸，形成水平段，水平段位于 22、24、25 托槽的颊侧；在相当于阻生的 23 粘接附件处将弓丝向唇侧弯曲 90°，形成垂直段；水平段和垂直段一般应处于同一水平面上；②测量阻生的 23 附件相应处的主弓丝到阻生牙附件的直线距离，并在垂直段上标记这一距离；③在标记处弯制小圈曲，并剪断剩余的澳丝，至此悬梁臂制作完成（图 22-22）。④将悬梁臂的水平段结扎固定于 24、25 的主弓丝唇

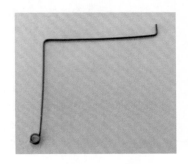

图 22-22　悬梁臂

侧，其中末端舌向弯曲 90° 的一小段放在主弓丝的龈向，但是水平段绝对不要与 22 托槽结扎，以免 22 受到唇向的力；⑤在悬梁臂的水平段与主弓丝结扎固定后，拨动悬链臂的垂直段靠近 23 阻生牙的附件，并用结扎丝将附件与悬梁臂的小圈曲结扎固定，至此完成悬梁臂的牵引加力。23 的牙冠将受到唇向的力，逐渐从唇侧黏膜处露出。此阶段复诊间隔时间控制在 2 ~ 3 周，密切关注上尖牙牙冠的暴露程度，切忌阻生牙的牙冠暴露太多，以至影响阻生牙唇侧的牙龈组织厚度。待阻生的上尖牙稍露出后，就可以拆除悬梁臂，改为向远中牵引 23 了。此时用 Nance 弓作支抗，远中牵引 23。待 23 牙冠跨过 22、位于 23 正常的近远中位置后，再龂向移动 23，并常规排齐 23（图 22-23）。

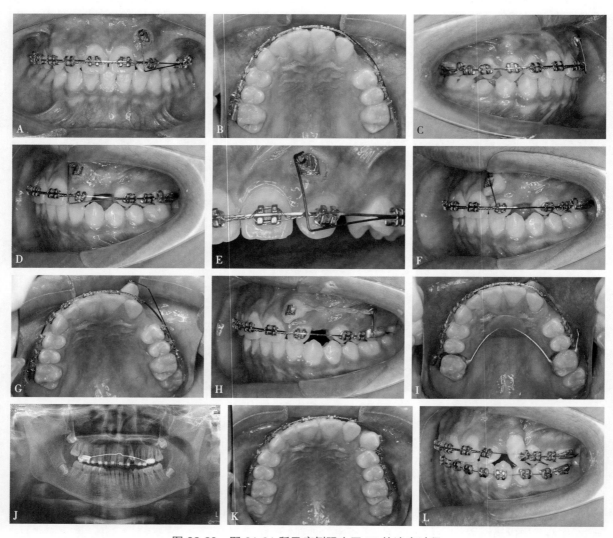

图 22-23　图 21-21 所示病例阻生牙 23 的治疗过程

A. 矫治中正龂相，0.019 英寸 ×0.025 英寸不锈钢丝作主弓丝　B. 矫治中上颌龂面相，容纳 23 的间隙充足　C. 矫治中上颌右侧龂相，将上磨牙颊管与阻挡曲结扎　D. 矫治中上颌左侧龂相，23 开窗后，用悬梁臂适量唇向移动阻生的 23　E. 悬梁臂的垂直段与 23 的附件结扎，其水平段不要与 22 结扎　F ~ G. 1 个多月后，23 明显唇向移动　H. 左侧龂相显示 26 带环焊牵引钩，其高度与 23 附件的高度一致，远中牵引 23　I. 上颌龂面相显示远中牵引 23 时，用 Nance 托增加 26 支抗　J. 曲面体层片显示 23 牙冠向远中移动，但 22 牙根仍偏远中，占据 23 的位置，需要 22 和 23 进一步的近远中向控根治疗　K ~ N. 常规 22 和 23 的排齐和近远中向控根移动

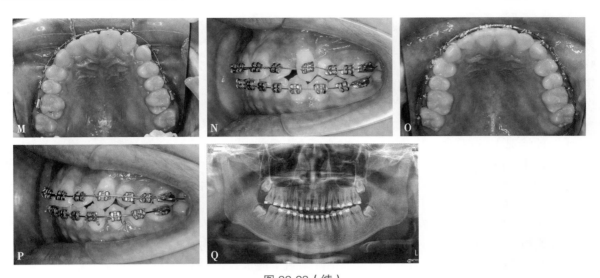

图 22-23（续）

O～P. 23 进入牙弓并基本排齐 Q. 曲面体层片显示 23 阻生牙的矫治顺利完成

四、拔除阻生牙

尽管很多阻生牙可以通过正畸牵引等方法得以保留，但是仍有一部分阻生牙因为原发性萌出障碍、根骨粘连、发育异常、正畸治疗方案、患者主诉等原因而拔除。如果存在以下因素中的一个或多个，可能考虑拔除阻生牙。

1. 原发性萌出障碍或根骨粘连 原发性萌出障碍常表现为完全埋伏、或部分埋伏于骨内，而且牙齿发育正常，没有任何阻碍牙齿萌出的因素。其中部分萌出的牙齿，会给医生判断能否成功牵出带来极大的困惑。原则上讲，远远超过正常萌出年龄还没有萌出的牙齿，特别是与对侧正常萌出的同名牙相比，在垂直向位置上处于明显低位，牙根发育完成，即使有一部分牙冠已经露出骨面，也应高度怀疑原发性萌出障碍（图 22-24），并告知患者牵引不成功的可能性。本章第二节中图 22-9 所示的 46 阻生的病例，46 经正畸牵引 1 年无任何移动的征象，最终拔除 46（图 22-25）。

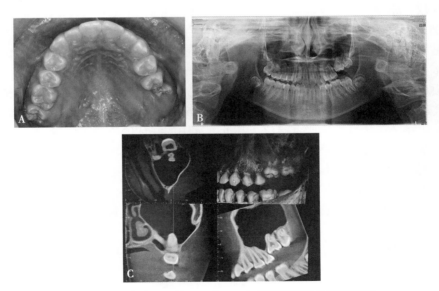

图 22-24 患者 15 岁，26 和 27 高度怀疑原发性萌出障碍

A. 16、17 正常萌出，26 牙冠仅部分萌出，27 未见 B. 曲面体层片显示 26、27 埋伏于骨内，并未见阻碍牙齿萌出的因素 C. CBCT 显示 26、27 牙根已经发育完成

2. **正畸治疗方案**　阻生牙的治疗需事先考虑患者的错𬌗情况、牙齿健康及预后情况。包括是否需要拔牙、拔牙后治疗的难度、治疗时间、疗效以及阻生埋伏牙牵出后可能存在的问题及风险等，确定治疗方案。下面的这个病例解析用来说明阻生牙的处理要综合考虑错𬌗情况、减数矫治方案以及治疗的难度和风险等因素。

病例解析（图 22-26）

【一般情况】　患者女，20 岁。

【主诉】　牙齿不齐，上牙有缝隙。

【临床检查】　直面型，磨牙中性，上前牙直立，前牙覆盖过小，深覆𬌗Ⅱ度；13、23 未见，65 滞留，上、下牙弓中度拥挤，上牙弓因 13 和 23 缺如而有散在间隙；下颌 Spee 氏曲线深。

【X 线检查】　Ⅰ类骨型，下颌平面角为均角，上、下前牙均直立，13 和 23 阻生埋伏。其中 13 呈严重近中倾斜阻生埋伏，牙冠位于 11 牙根的腭侧；23 呈轻度近中倾斜阻生埋伏，牙冠位于 22 牙根的腭侧。25 先天缺失。

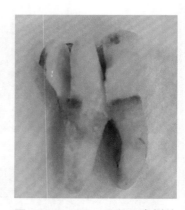

图 22-25　图 22-9 所示病例的阻生牙 46，因根骨粘连、牵引无效而分段拔除后拼对的牙齿。该阻生牙的牙根发育正常

【诊断】　安氏Ⅰ类，毛氏Ⅳ^1+ Ⅰ^1。

【治疗方案】　减数 13、65、35 和 45。

【治疗目标】　排齐牙列，建立前牙正常覆𬌗、覆盖关系，保持中性的磨牙关系。

【病例解析】　虽然 13、23 阻生埋伏是该病例区别于普通病例的一个重要特征，但是常规的治疗设计思路不变。

1. **治疗设计方面的考虑**　患者为安氏Ⅰ类，直面型。矫治的一个基本目标就是要保持患者治疗前的软组织侧貌。要想达到这个目标，就要尽量保持治疗前上、下前牙的唇倾度。首先关注的焦点在下牙弓，因为如果下牙弓需要减数矫治，上牙弓必然要减数矫治。那么，下牙弓是否必须减数矫治呢？答案是肯定的，因为如果下牙弓不减数，要想完成排齐下牙、整平下牙弓 Spee 氏曲线，下前牙必然会明显唇倾，导致下唇前移，不利于保持侧貌。但是，要想既减数，又保持前牙唇倾度尽量不变，下颌最好选择拔除稍偏后的前磨牙，因此下颌设计减数 35 和 45。如此一来，上颌也需要减数。原则上，上颌需要减数第二前磨牙，由于 25 先天缺失，65 滞留，无疑上颌左侧设计拔除 65。

接下来是如何选择上颌右侧的减数对象。13 严重近中倾斜阻生，其牙冠已经位于 11 牙根的腭侧。如果依然设计减数 15，就需要将 13 埋伏牙牵出。由于 13 严重错位且阻生，牙根完全形成，是否能顺利牵出，存在一定的不确定性。假如按常规设计减数 15，若 13 牵引失败，将面临上颌右侧缺失两颗牙的最坏局面。因此，决定保留 15，减数 13 阻生牙。由此看来，当存在阻生牙，而且阻生牙完全在牙弓外，严重错位，其近、远中的邻牙健康、正位时，如果正畸方案是减数矫治，则可以设计减数阻生牙。

2. **治疗策略**　由于 13 设计拔除，就不存在阻生牙牵引问题。23 近中倾斜阻生程度相对较轻，因此应尽快创造间隙，为阻生牙 23 的牵引做准备，这是此病例区别于常规病例的重要策略之一。治疗中在 22 和 24 之间放置推簧，将 24 推向远中，为 23 提供间隙。然后 13 开窗，𬌗向牵引 23 进入牙列。

3. **要点**　需要强调的是，14 将代替 13 的位置，其腭尖需要适量调磨，以消除侧方𬌗运动中的早接触。

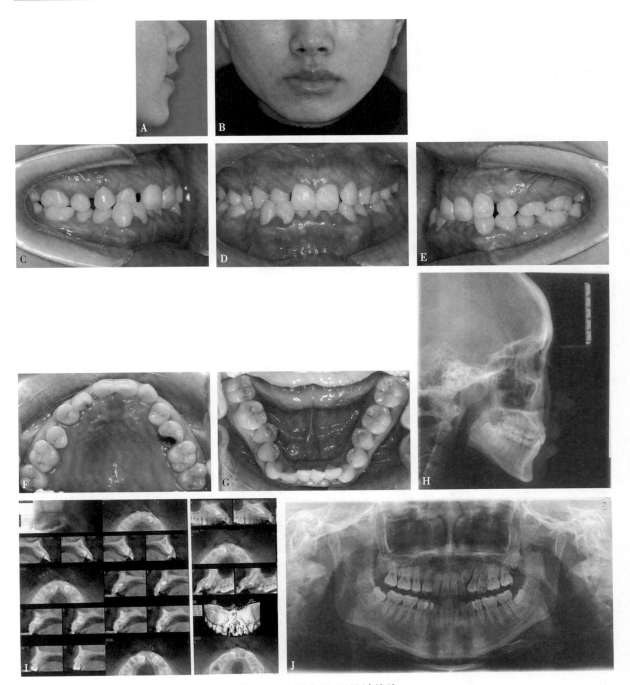

图 22-26 阻生牙 13 设计拔除

A. 矫治前侧面相，直面型　B. 矫治前正面相　C. 矫治前右侧殆相，13 未见，散在间隙，12 反殆　D. 矫治前正殆相，12 反殆，前牙深覆殆，上前牙散在间隙　E. 矫治前左侧殆相，23 未见，65 滞留，下颌 Spee 氏曲线陡　F. 矫治前上殆面相，13 和 23 未见，65 滞留　G. 矫治前下殆面相，牙列中度拥挤　H. 矫治前头颅侧位 X 线片，骨型 I 类，上、下前牙直立　I. 矫治前 CBCT，13、23 近中倾斜阻生，其中 13 牙冠已达 11 牙根的腭侧　J. 13 已设计拔除后的曲面体层片，23 轻度近中倾斜阻生

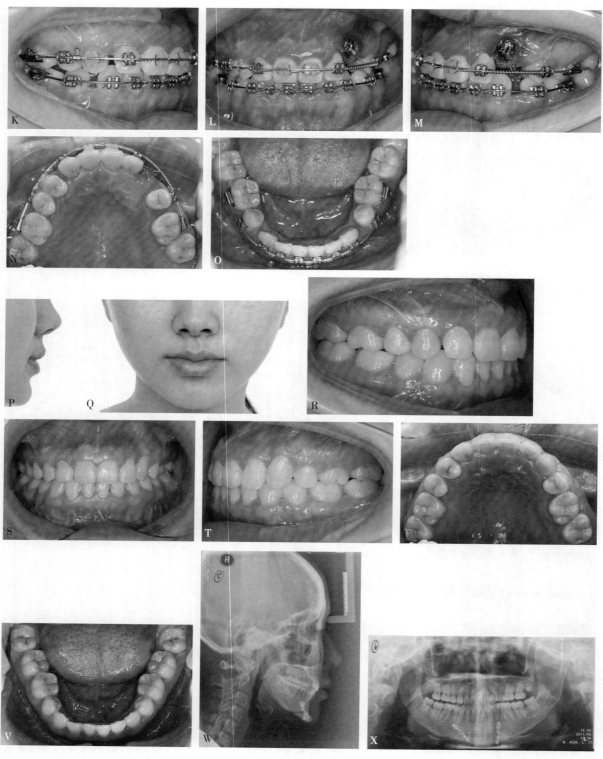

图 22-26（续）

K. 矫治中右侧殆相　L. 矫治中正殆相　M. 矫治中左侧殆相，24 已被推簧推到 25 的位置，23 开窗牵引中　N. 矫治中上殆面相，24 已推向 25 的位置，23 开窗后殆向牵引中　O. 矫治中下殆面相　P. 矫治后侧面相（患者因个人原因在正畸治疗中做了颏成形术）　Q. 矫治后正面相　R. 矫治后右侧殆相　S. 矫治后正殆相　T. 矫治后左侧殆相　U. 矫治后上殆面相　V. 矫治后下殆面相　W. 矫治后头颅侧位（患者因个人原因在正畸治疗中做了颏成形术）　X. 矫治后曲面体层片

3. 阻生牙的发育异常　阻生牙的牙根短小、弯根、倒置、严重低位、牵出的难度很大，或即使牵出，牙齿的健康状况极差，所投入的治疗时间成本与最终的治疗结果预计相差较大时，可以考虑不动或拔除阻生牙。下面的这个病例解析就是由于阻生牙的发育异常，设计拔除了阻生牙。

病例解析（图 22-27）

【一般情况】　患者男，13 岁。

【主诉】　上颌右侧的门牙没有长出，要求治疗。

【临床检查】　替牙𬌗，11、12 均未萌出，21、22 正常萌出，正位，51 滞留。

【X 线检查】　曲面体层片和 CBCT 显示 11 近远中向水平阻生、12 唇舌向水平阻生，13 近中倾斜阻生，12 阻碍了 13 的萌出路径，15 萌出方向近中倾斜，51 滞留。

【诊断】　安氏 I 类，毛氏 I^1。

【治疗方案】　减数 51、53、55 和 63、65，治疗 12 和 13 阻生问题，11 观察，必要时拔除。

【治疗目标】　外科暴露、牵引助萌，排齐牙齿，建立前牙正常覆𬌗、覆盖关系。

【病例解析】　这是针对多颗阻生牙的治疗，矫治难度大。

1. 治疗设计方面的考虑　综合考虑骨型、侧貌、牙𬌗关系、牙列拥挤等情况，首先确定对下牙弓进行非减数治疗，进而确定对上牙弓也行非减数治疗。如果对上牙弓确定非减数矫治，则治疗前阻生、埋伏的 11、12、13 都应该是积极治疗的对象。但是，由于 11 的位置很高，位于鼻底部，几乎呈水平状阻生，而且牙根短小，牵引难度极大，即使耗时牵出，其牙根状况恐难保证牙齿坚固，因此考虑放弃 11 阻生牙的治疗，暂时放置、观察，必要时择期拔除。至于 11 拔除后的间隙问题，待 12 和 13 牵出、进入牙弓、排齐后，再考虑是用义齿修复，还是前移右上后牙缩小间隙，最终用修复 12 的治疗方法"关闭"剩余间隙。

2. 治疗策略　尽快拔除 55，萌出方向异常的 15 有可能自行调整萌出方向，顺利萌出，以避免阻生。此外，拔除 51，首先治疗离𬌗平面最近的阻生埋伏的 12；待 12 牵出并进入上牙弓后，再治疗埋伏的 13；待 13 进入牙弓后，考虑上牙弓剩余的间隙问题，并最终决定近中移动右侧上后牙，缩小 12 近中的间隙，同时尽可能减小 21 右移所致的上中线右偏的程度。正畸结束后，修复 12，使其与 21 外形、大小一致。

3. 治疗要点　①拔除滞留的 55；②拔除 51，对 12 行外科暴露开窗术并牵引；③ 13 开窗并牵引；④近中移动上颌右侧牙段；⑤正畸结束后修复 21 牙冠形状。

4. 治疗的难点和风险　两颗阻生埋伏的 12、13 都有根骨粘连的可能性，12、13 受力后并不移动，导致牵引失败，这是阻生牙牵引的最大风险。12 牙根短小、弯曲，不排除牵出后牙齿松动的可能性。矫治的最大难点还是在 13 埋伏牙：在 12 顺利牵出、排齐后，发现 13 的牙冠几乎与 12 的牙根接触。如果 13 外科牙冠暴露后，直接远中、𬌗向牵引 13，势必造成 13 的牙冠挤压 12 的牙根尖。由此看来，13 的牵引方向非常重要，应该先将 13 适当唇向牵引，避开 12 的牙根后，再向远中牵引 13。直到 13 完全离开 12 后，再做𬌗向牵引。治疗中采用了悬梁臂技术先适量唇向移动 13 的牙冠，然后在保持 13 垂直向高度的前提下远中牵引 13，直至 13 牙冠完全避开 12 牙根，再𬌗向牵引 13。

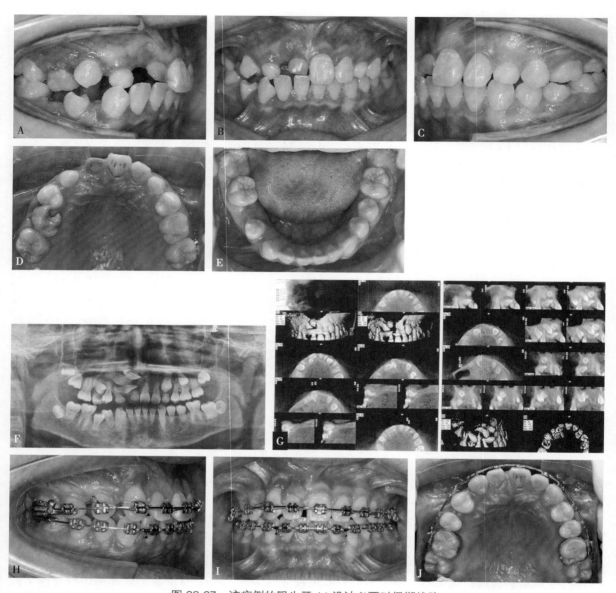

图 22-27　该病例的阻生牙 11 设计必要时择期拔除

A. 矫治前右侧殆相，51、53、55 仍在　B. 矫治前正殆相，21、22 正位，11、12 未见　C. 矫治前左侧殆相，63、65 仍在　D. 矫治前上殆面相，11、12、13、15、23、25 未萌出　E. 矫治前下殆面相，无间隙不足问题　F. 矫治前曲面体层片显示 11、12、13、15 萌出方向异常，阻生　G. 矫治前 CT 显示 11、12、13 阻生埋伏，其中 11 严重低位，牙根短小，唇舌向水平阻生。12 影响 13 的萌出　H. 矫治中右侧殆相，12、13 已牵出并排齐　I. 矫治中正殆相，12、13 已牵出并排齐，11 间隙不足　J. 矫治中上殆面相

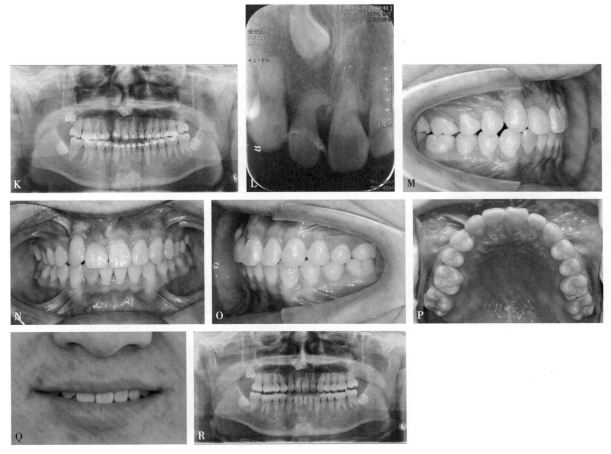

图 22-27（续）

K. 矫治中曲面体层片示 12、13 已顺利牵出，12 短小弯根；11 牙根短小，严重低位阻生　L. 矫治中根尖片显示 12 短小弯根，11 牙根短小，严重低位阻生，考虑到 11 牙根发育差、低位明显、12 牙根短小以及容纳 11 的间隙不足等因素，决定放弃 11 的牵引，择期拔除　M. 矫治后右侧殆相　N. 矫治后正殆相　O. 矫治后左侧殆相　P. 矫治后上殆面相　Q. 矫治后上中线因单侧拔牙而略右偏　R. 矫治后曲面体层片显示 12、13 正位，11 必要时择期拔除

5. 患者主诉　某些成年患者因阻生埋伏牙矫治的难度和疗程以及能否成功牵出的不确定性等原因，放弃了正畸牵引，要求拔除阻生牙，接受种植修复（图 22-28）。

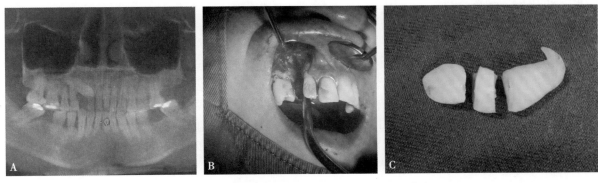

图 22-28　该病例的阻生牙 13 因患者主诉而拔除
（感谢长沙市口腔医院种植中心刘清辉主任提供的病例）

A. 曲面体层片显示 13 近中倾斜阻生　B. 拔除阻生牙，即刻植骨，二期再种植修复　C. 该阻生牙分三段取出，可见阻生牙是弯根

495

第六节　阻生牙治疗的特殊性

阻生牙治疗的特殊性体现在：①是否有必要治疗阻生牙，特别是埋伏牙，这要与患者错𬌗畸形总体的治疗方案相配合；②强支抗源不容易找到。常规依赖牙弓内的牙齿作为支抗，往往显得支抗不足。尽管正畸医生明确阻生牙的牵引方向，但是难寻"发力点"；③牙周软组织美学目标不易达到，尤其是唇向异位阻生牙，由于唇侧牙槽骨量不足，导致附着龈不足，"粉白"美学效果不佳。如果是切牙和尖牙的唇向阻生，有可能影响微笑美学的效果。下面将通过阻生的第二磨牙、倒置阻生的上切牙治疗以及阻生牙治疗中牙周情况的考量，来阐述这些特殊性。

一、阻生的第二磨牙治疗的特殊性

第二磨牙尤其是下颌第二磨牙阻生并不少见，病因多为先天性的萌出方向异常，常表现为近中倾斜阻生。第三磨牙的萌出会加重第二磨牙近中倾斜阻生的程度（图 22-29）。因此，对于近中倾斜阻生的第二磨牙来说，尽早拔除第三磨牙、甚至刳出第三磨牙的牙囊，可以消除导致第二磨牙近中阻生加重的牙源性因素。

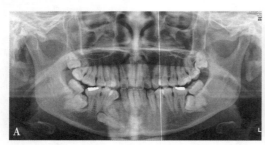 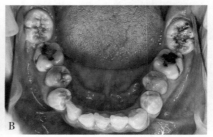

图 22-29　37、47 近中倾斜阻生，38、48 近中移动加剧了 37、47 近中倾斜阻生的程度
A. 37、47 近中倾斜低位阻生，38、48 近中移动，其牙冠与 36、46 靠拢　B. 下𬌗面相可见 38、48 牙冠完全占据了 37、47 的位置

对于第二磨牙近中倾斜阻生的治疗，最理想的牵引方向是远中、𬌗向，其特殊性主要体现在支抗的选择上。

如果第二磨牙近中倾斜不太严重，其牙冠的远中部分已经露出或经简单的开窗能暴露，则可以在牙冠的颊侧甚至𬌗面粘接附件，利用弹簧、niti 丝、不锈钢丝弯制曲、弹力圈等力源，以第二磨牙近中的牙齿为支抗，向远中竖直第二磨牙。这些措施虽然可以有效地远中竖直第二磨牙，但其副作用会使前牙唇倾，必要时需要增加预防前牙唇倾的措施。

如果第二磨牙近中倾斜严重阻生、甚至埋伏时，仍然采用下颌牙弓作支抗，往往支抗不足，勉强使用会带来下前牙的唇倾。此时，种植钉支抗是一个很好的选择。下面具体介绍应用种植钉支抗治疗近中倾斜阻生的下颌第二磨牙的方法。

1. 钉的植入部位　采用 2 mm×13 mm 的种植钉，选择磨牙后垫后方下颌升支颊侧的平坦区域为植钉部位。此区域骨质致密，下方无下牙槽神经通过，无对𬌗牙干扰，钉的牢固性较好、安全性高。但缺点是此区域的黏膜较厚，黏膜的活动度大，容易包绕种植钉，加重黏膜的局部刺激，导致种植钉周围黏膜的炎症，因而产生肿、痛等不适。

2. 钉的植入术　需要外科医生和正畸医生共同完成。外科医生完成下颌第二磨牙的翻瓣、开窗和下颌升支骨壁的暴露，正畸医生完成钉的植入和附件的粘接，即刻用链状弹力圈连接钉和附件。为便于复诊加力和应对链状圈断开的意外，可以在钉子上挂 2 组或 3 组链状圈，并将其延伸到黏膜外，以备加力用。

3. 阻生牙的移动　向远中、秴方是牵引近中倾斜阻生、埋伏的下颌第二磨牙最佳的方向，下颌升支处的种植钉支抗可以提供这一方向的牵引力。当阻生牙牙冠逐渐远中移动至颊侧牙冠完全露出后，即可以进行精确排列和控根处置（图 22-30）。

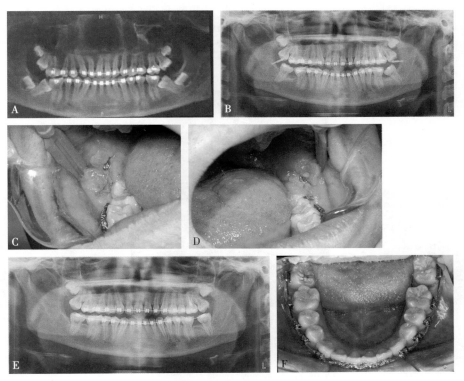

图 22-30　利用种植钉支抗牵引阻生的下颌第二磨牙

A. 37、47 近中倾斜阻生，38、48 牙冠发育中，尽快拔除 38、48　B. 下颌升支处植入种植钉，远中秴向牵引 37 和 47。37、47 已经明显直立　C ~ D. 37、47 牙冠已大部分露出。种植钉周围的黏膜呈肉芽性增生，几乎覆盖钉子　E. 拆除种植钉，继续粘颊面管竖直并排齐 37 和 47。可见 37 和 47 已直立　F. 下颌秴面相显示 37 和 47 常规排齐中

二、倒置阻生的上切牙治疗的特殊性

相比于正常牙齿向秴方萌出，牙齿"倒置"仿佛是牙齿调转 180°，向根方"萌出"，这显然是不可能萌出的，其结局必然是阻生埋伏于骨内（图 22-31）。倒置阻生是一种少见的牙齿阻生，偶发于第三磨牙和上切牙，常为单侧倒置阻生。病因主要是牙胚的先天发育异常，后天的因素可能与牙齿外伤（如上颌乳切牙外伤对恒切牙牙囊的影响）有关。倒置阻生的上切牙治疗难度大，正畸医生需要在治疗的必要性、牵引方向、支抗的选择、多学科的融合性治疗等方面进行考虑。

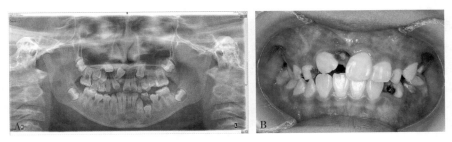

图 22-31　呈倒置阻生的上中切牙

A. 曲面体层片显示 11 倒置阻生　B. 正畸相显示 11 未萌出，21 正常萌出

1. 倒置阻生上切牙的形态特征　牙根发育异常是其主要特征，多表现为短根和弯根。临床发现：除先天因素外，绝对 180° 的倒置阻生牙根发育基本正常，但是处于 90° 至 180° 之间的倒置阻生牙根发育的空间不够，其根尖周部所处位置抵住唇侧或腭侧的骨皮质，导致牙根发育受阻而出现形态的变化（如弯曲）。CBCT 可以评估患牙的牙根位置和形态特点（图 22-32）。如果在临床上能早期发现倒置阻生牙，并能及早治疗，尤其是在上切牙牙根发育不足 1/2 时就进行牵引治疗，修正倒置上切牙的萌出方向，为牙根的发育留出空间，就可能预防或缓解倒置阻生上切牙牙根的弯曲。

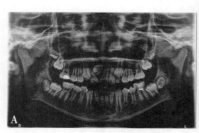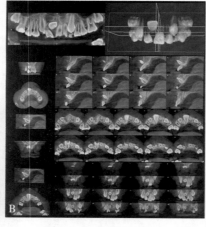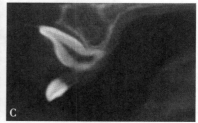

图 22-32　倒置阻生的上切牙牙根发育异常
（感谢保定市冉屹东口腔的冉屹东医师提供的病例图片）

A. 曲面体层片显示 11 倒置阻生　B. CBCT 显示 11 倒置程度不足 180°，牙根发育空间不足，抵住腭侧骨皮质，导致患牙牙根短小、弯曲　C. 倒置阻生的 11 牙根短小、弯曲

2. 倒置阻生上切牙治疗的必要性　单侧发生、弯根、牙根短小、牙胚发育阶段、年龄、治疗难度、功能、美观、错𬌗畸形综合性治疗的总体考虑等众多因素均会影响倒置阻生上切牙治疗的必要性。综合考虑各方面因素，权衡治疗的利与弊、时间成本和患者（家长）的心理成本，往往是正畸医生首先考虑的问题。以下情况可能会选择放弃治疗、拔除倒置阻生的上切牙：①具备修复条件（尤其是种植）的成人；②上颌需减数矫治；③严重低位，位于鼻底；④短根或弯根，预计牵引后弯根的根尖会突破骨面和黏膜；⑤无支抗条件；⑥牙源性囊肿等。

但是，以下情况多选择积极治疗：①非减数矫治；②非严重低位；③替牙或恒牙早期等。尤其是替牙期预计非减数矫治的儿童，即使牙根短小弯根、预后不佳，但是基于上颌中切牙在美观方面重要性的考虑，如能将患牙牵引到位，在美观和心理上会对患者产生积极的影响。同时，牙冠的存在便于维持近远中向和垂直向的修复空间，给成年后的修复治疗创造条件。

3. 倒置阻生上切牙的治疗　在遵循常规阻生牙治疗中"定位、定向、扩展间隙、支抗设计、外科暴露、牵引、就位、排齐"原则的基础上，倒置阻生的上切牙治疗还有其自身特点。

（1）提前外科暴露、牵引：这一治疗程序与普通阻生牙相比，倒置阻生上切牙的牙冠处于更严重的低位状态，与邻牙牙根之间有一定距离，患牙牙冠初期的𬌗向移动通常不会受到邻牙牙根的阻碍，早期外科暴露，尽快𬌗向移动牙冠，使其靠近正常萌出路径是亟待解决的问题。而开展间隙的常规步骤挪后。图 22-31 所示病例，尽管容纳阻生牙 11 的间隙不足，但邻牙牙根并不影响 11 的𬌗向移动，因此可以考虑先开窗牵引 11。待 11 处于非倒置的位置后，再开始为其开展间隙。

（2）支抗设计：由于倒置阻生上切牙的牙冠严重低位，上牙列尤其是乳恒牙混合牙列的支抗能力明显不足，可考虑利用 Nance 托和从基托延伸出的牵引钩，以腭部硬组织和黏膜组织作支抗，𬌗向牵引患牙牙冠。图 22-19 展示的病例，就是利用这样一个支抗系统𬌗向牵引倒置阻生的 11，使其牙冠靠近正常的萌出路径上，然后再利用固定矫治器扩大牙弓间隙，继续𬌗向牵引，排齐 11。

（3）闭合式牵引：倒置阻生的上切牙开窗所暴露的牙冠常是冠的舌侧面（如果患牙还存在扭转，可能暴露的是冠的近中或远中面），这也只能是粘接附件的初始位置。为保障患牙牵引就位后唇侧牙龈和牙槽黏膜组织的连续性和厚度，最好在粘接附件后，缝合创面，做闭合式牵引。为此需要事先准备好与附件相连，并延伸到牙槽黏膜外的弹力圈或金属链，以便复诊加力。粘在阻生牙牙冠表面的金属附件可选择成品的带链金属扣，也可选用附有双翼的金属扣（"舌侧扣"）。粘接金属扣后，至少将两组（其中一组是备用组）有足够长度的弹性链状圈挂在双翼上，并延伸到黏膜外，以备后续的加力牵引。

（4）牵引方向：𬌗向牵引是根本，但是倒置阻生的上切牙在𬌗向牵引过程中，其牙冠在移动过程中必然有一个远离牙槽嵴中央的阶段，如果忽视了这一现象，可能导致该牙唇侧（或腭侧）牙槽骨厚度及牙龈软组织的不足，影响"粉白"美学效果。因此，控制患牙的牵引方向，使其从牙槽嵴的中央区域破龈而出，是牵引的关键。这要求牵引方向除𬌗向外，还要朝向牙槽嵴的中央，大多数情况是朝腭向。这就要求在设计支抗装置时，将牵引钩的位置务必放在牙槽嵴的正中央，甚至偏向相反的一侧（多为牙槽嵴中央偏腭侧）。

（5）及时调整金属扣等附件的粘接位置：倒置阻生的上切牙在𬌗向牵引过程中，围绕其旋转中心做旋转移动，冠的唇侧会逐渐露出，而其腭侧将逐渐靠近牙槽骨和牙龈组织，此时继续利用患牙牙冠腭侧的金属扣进行牵引将失去意义。需要去除腭侧的金属扣，改在患牙唇侧粘接附件，并继续𬌗向牵引。

三、阻生牙治疗中牙周情况的考虑

阻生牙的治疗通常是有创性治疗，初期治疗需要切开牙槽黏膜，甚至部分骨组织，因而或多或少会带来牙周软组织和骨组织的损坏。腭侧黏膜组织厚，质韧，因此腭侧阻生的牙齿软组织缺少的程度以及对美观影响的程度相对较小（图 22-33）。

重点放在唇侧阻生的前牙。与腭侧黏膜和牙龈组织相比，唇侧黏膜和牙龈相对较薄，质地和韧性不如腭侧。因此，开窗所致唇侧骨组织的缺如以及阻生牙过于偏向唇向的黏膜下阻生都会带来最终牙龈组织的附着不足，影响牙龈形态的美观（图 22-34）。由此可见，对唇侧阻生前牙的开窗特别需要正畸医生与外科医生沟通，并注意以下问题。

1. 减小骨量的去除　尽量减少阻生牙唇面骨组织的去除量，以能满足粘接附件为度。忌过度去除骨量至釉牙骨质界。

2. 减小软组织的去除　开窗多以翻瓣闭合助萌或翻瓣根向复位的形式维护黏膜和牙龈软组织量。

3. 减少阻生牙的唇向移动量　在不影响邻牙牙根的情况下，尽量减少阻生牙的唇向移动量，在牵引助萌过程中，适时地改变牵引方向。

4. 牙周膜龈修整　在阻生牙矫治完成后，与牙周医生会诊，能否通过膜龈手术来恢复缺如的唇侧牙龈组织。

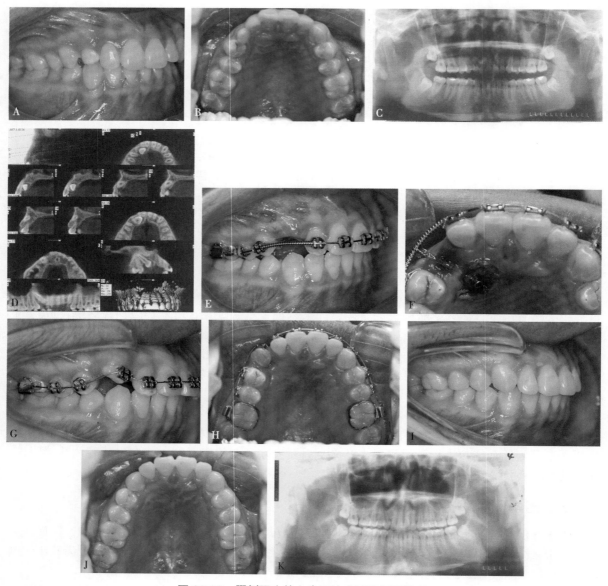

图 22-33　腭侧阻生的上尖牙治疗后的牙周情况

A. 患者矫治前 14 岁，右𬌗相可见 53 滞留，13 未见　B. 上颌𬌗面相未见 13　C. 曲面体层片显示 53 滞留，13 近中倾斜阻生　D. CBCT 显示 13 腭侧阻生　E. 矫治中右𬌗相，13 唇向牵引中，唇侧牙龈并未处置　F. 矫治中上颌𬌗面相，13 腭侧开窗，去除部分腭黏膜和骨组织，粘接附件，唇向牵引　G. 矫治中右𬌗相，13 已牵出，进入牙弓，排齐中　H. 矫治中上颌𬌗面相，13 进入牙弓，腭部牙周组织良好　I. 矫治后右𬌗相，13 唇侧牙龈组织无明显缺损　J. 矫治后上颌𬌗面相，13 腭侧牙龈组织无明显缺损　K. 矫治后曲面体层片

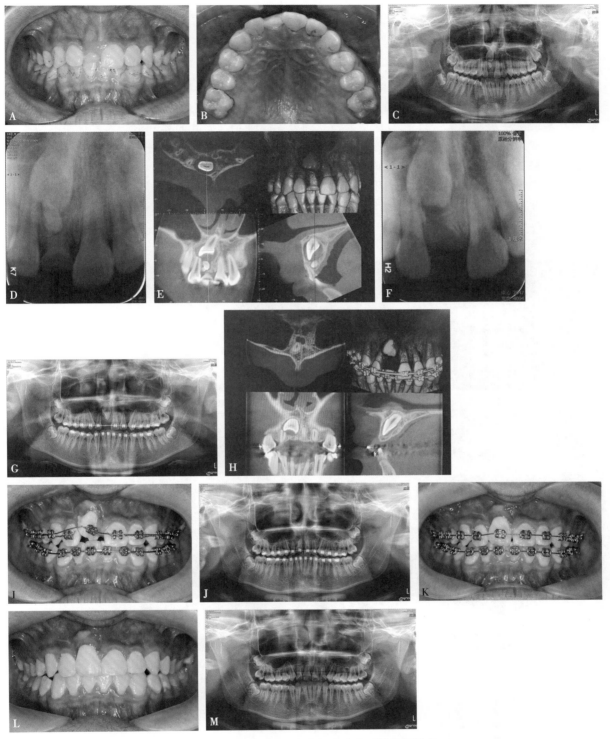

图 22-34　唇侧阻生的上中切牙治疗后的牙周情况

A. 患者矫治前 15 岁，正𬌗相可见 51 滞留，11 未见　B. 上颌𬌗面相未见 11　C. 曲面体层片显示 51 滞留，11 阻生，11 牙冠切方可见一颗多生牙　D. 根尖片显示 51 滞留，11 阻生，11 牙冠切方可见一颗多生牙　E. CBCT 显示 11 阻生，其冠周有囊肿　F. 首先拔除 51 和多生牙，观察 11 能否自行萌出一些　G. 为 11 扩展间隙，并期待 11 自行萌出　H. 在 CBCT 显示无明显萌出后，开始开窗牵引　I. 唇侧开窗切除 11 牙冠表面的黏膜后，粘接附件，做开放式的牵引，11 进入牙弓后，唇侧牙龈组织不足　J. 曲面体层片显示 11 基本进入牙弓　K. 矫治中正𬌗相显示 11 基本排齐，但唇侧牙龈组织缺如　L. 矫治后正𬌗相 11 唇侧牙龈组织缺如　M. 矫治后曲面体层片

病例报告及综合思考题

案例题

患儿女，8岁。主诉左上门牙未长出。替牙殆，直面型侧貌；磨牙中性关系，11未见，51残根滞留，12、21、22正常萌出；12和21近中倾斜，占据11应有的空间，致11萌出间隙不足；前牙覆盖、覆殆基本正常；11相应区域的前庭沟处黏膜可扪及膨胀的牙冠形态；牙弓间隙初步分析结合牙弓的发育潜力和侧方牙段乳恒牙交换的剩余间隙等特点，初步判断下牙弓的恒牙萌出间隙基本有保证，上牙弓的恒牙萌出间隙稍显不足；曲面体层片显示11倒置阻生，12和21向11处倾斜，下牙弓间隙大致能满足恒牙的萌出空间，上牙弓恒牙间隙略显不足；头颅侧位片显示，高角，结合曲面体层片，判断11接近倒置阻生，其牙冠在唇侧，部分冠已突破唇侧骨面，位于黏膜下，其牙根在腭侧（图22-35）。

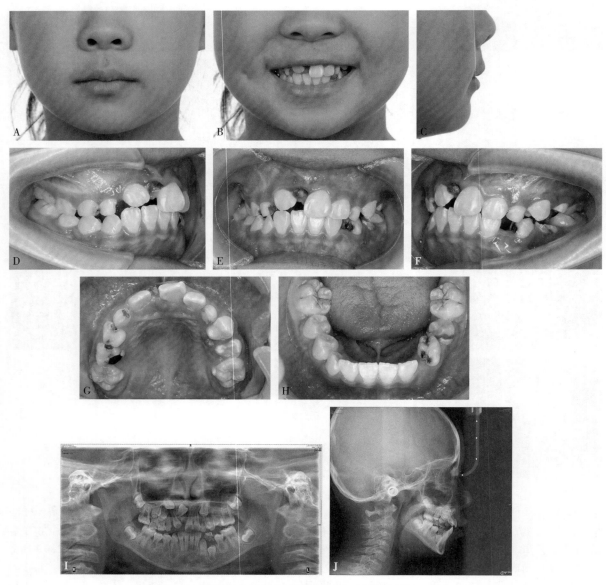

图22-35　矫治前的软组织正侧貌特征、牙殆特征及X线检查

1. 患者的诊断

（1）安氏Ⅰ类，骨型Ⅰ类，高角。

（2）毛氏Ⅰ[1]。

2. 问题列表

（1）牙列轻度拥挤。

（2）11 倒置阻生，13 可能阻生。

3. 间隙情况分析

（1）下牙弓：预计未来恒牙殆无牙列拥挤或轻微拥挤。

（2）上牙弓：预计未来恒牙殆轻度拥挤。

4. 治疗设计

（1）尽早开始矫治。

（2）外科暴露 11，尽早殆向牵引 11。

（3）择机确定是否外科暴露 13，并远中、殆向牵引 13。

（4）排齐上牙弓，观察上、下牙弓替牙情况。

（5）择期确定是否需要恒牙期二次矫治，解决牙齿排列和殆关系等问题。

解析：①可以确定下牙弓不需要减数治疗，因此也可以确定上牙弓非减数治疗；②在上牙弓非减数治疗设计的前提下，需要尽早治疗倒置阻生的 11 和可能阻生的 13；③即使牵引 11 失败，也应通过正畸治疗预留 11 的间隙，以便成年后进行义齿修复。

5. 治疗的风险和难点

（1）风险：不排除阻生埋伏牙因根骨粘连而不能移动，导致牵引失败的可能性。如果阻生牙不能牵动，需要通过正畸治疗预留好缺牙的间隙，以便成年后义齿修复。此外，11 呈倒置阻生埋伏，牙根发育欠佳，不排除 11 牵引成功后，未来出现松动的可能性。

（2）难点：①选择牵引阻生埋伏牙的支抗系统；②倒置阻生牙牵引方向的把控以及牙周软组织的关注；③阻生牙在牵引过程中与邻牙的牙根接触时的处理方法。

6. 治疗步骤

（1）上颌制作 Nance 托，从基托伸出的牵引钩位于 11 相当于牙槽嵴中央处。粘接 Nance 托后，外科开窗，即刻在暴露的 11 牙冠腭侧面粘接附件，并与 Nance 托的牵引钩之间挂链状弹力圈，殆向牵引 11。待 11 殆向移动一些，牙冠唇面暴露一些后，去除腭侧的附件，在其唇面粘接附件，继续殆向牵引 11（图 22-36）。

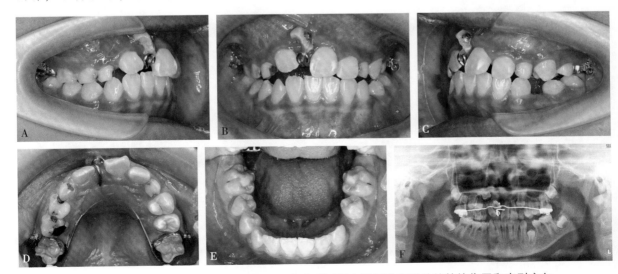

图 22-36　首先治疗 11 的倒置阻生，开窗牵引过程中择机改变附件的粘接位置和牵引方向

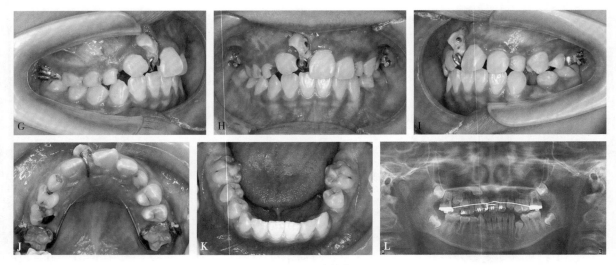

图 22-36（续）

（2）当 11 牙冠基本露出后，拆除 Nance 托，局部粘接固定矫治器，用推簧为 11 扩展间隙，并常规排齐 11（图 22-37）。

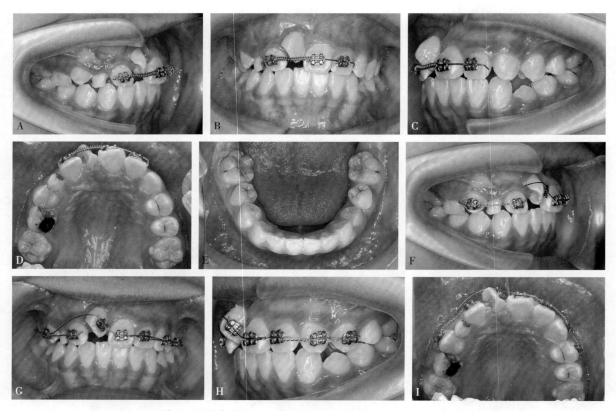

图 22-37　待 11 牙冠位置大致正常后，用固定矫治器为 11 扩展间隙，并排齐

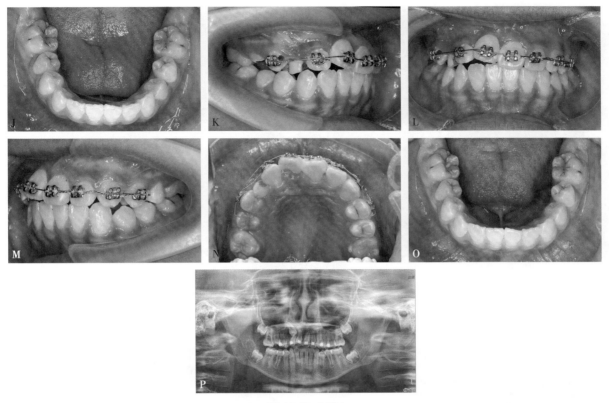

图 22-37（续）

（3）基本排齐 11 后，发现 13 近中倾斜阻生，位于 12 的牙根唇侧，其牙冠与 12 牙根几乎接触，冠周有囊肿形成。决定尽快开窗牵引 13。上颌粘接固定矫治器，13 开窗后，即刻粘接附件，用悬臂梁技术适量唇向移动 13，以避开 12 的牙根（图 22-38）。

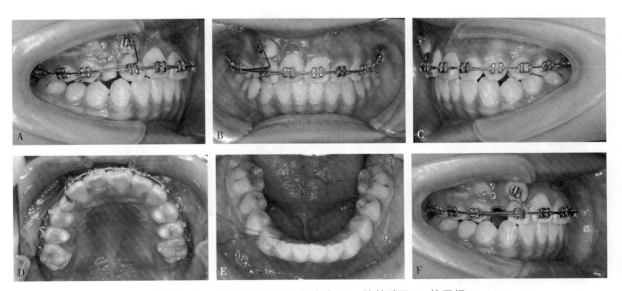

图 22-38　用悬梁臂适量唇向移动 13，使其避开 12 的牙根

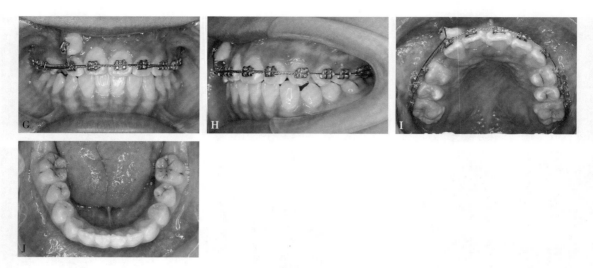

图 22-38（续）

（4）当 13 牙冠唇向移动避开 12 牙根后，13 粘托槽重新粘接新制作的 Nance 托，其中 16 的带环颊侧焊接伸向龈方的牵引钩，牵引钩高度与 13 托槽高度平齐，挂链状弹力圈远中牵引 13（图 22-39）。

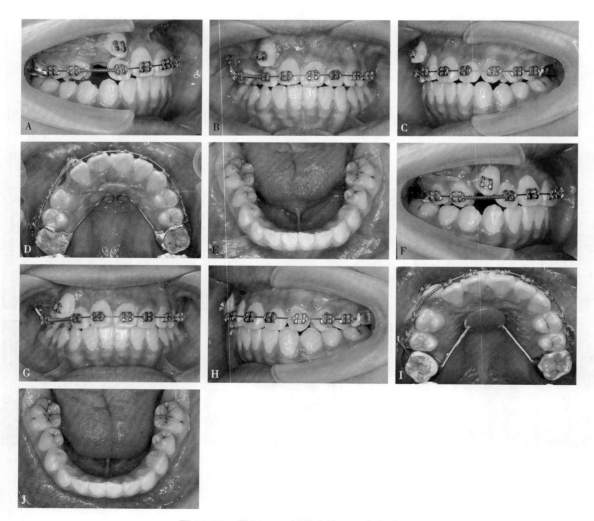

图 22-39　用 Nance 托做支抗，远中牵引 13

（5）当 13 牙冠位于其正常牙弓位置的唇侧时，拆除 Nance 托，常规排齐 13。矫治后，11、13 两颗阻生牙位置正常（图 22-40）。

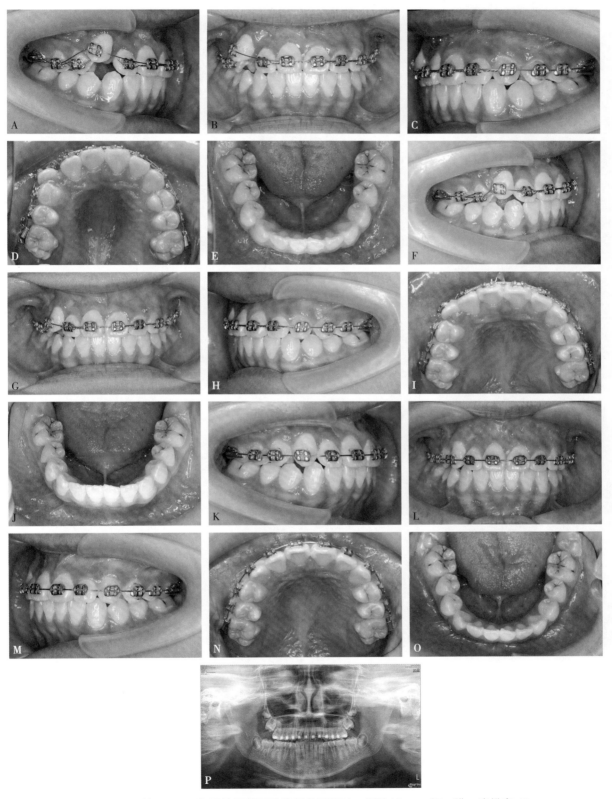

图 22-40　待 13 牙冠位于其正常牙弓位置的唇侧时，拆除 Nance 托，进一步排齐 13

7. 综合思考题

（1）请说明倒置阻生的 11 需要治疗的理由。

（2）殆向牵引阻生牙 11 时，采用了什么支抗系统？这种支抗系统有什么特点？

（3）13 阻生于 12 牙根的唇侧，开窗后为什么首先唇向移动 13？

（4）悬臂梁技术以什么为支抗？

（5）远中移动 13 时，为什么 16 带环上焊的牵引钩高度与 13 托槽高度要平齐？

（魏　松）

拓展小故事及综合思考题参考答案见数字资源

参考文献

1. Proffit W R，Fields H W，Sarver D M. Contemporary Orthodontics. 5th ed. Singapore：Elsevier，2014.

2. 林久祥，李巍然. 现代口腔正畸学. 5 版. 北京：北京大学医学出版社，2021.